Grundkurs Mikrochirurgie

Ulrich Kneser
Raymund E. Horch
Marcus Lehnhardt
(Hrsg.)

Grundkurs Mikrochirurgie

Mit 319 Abbildungen

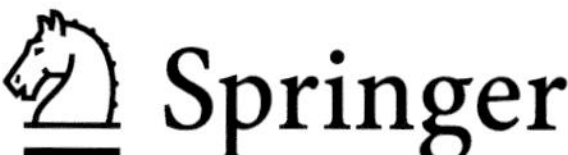
Springer

Herausgeber
Ulrich Kneser
Berufsgenossenschaftliche Unfallklinik Ludwigshafen, Ludwigshafen
Rupprecht-Karls-Universität Heidelberg

Raymund E. Horch
Universitätsklinikum Erlangen
Friedrich Alexander Universität Erlangen-Nürnberg, Erlangen

Marcus Lehnhardt
Berufsgenossenschaftliches Universitätsklinikum Bergmannsheil, Bochum

ISBN 978-3-662-48036-6 978-3-662-48037-3 (eBook)
DOI 10.1007/978-3-662-48037-3

Die Deutsche Nationalbibliothek verzeichnet diese Publikation in der Deutschen Nationalbibliografie; detaillierte bibliografische Daten sind im Internet über http://dnb.d-nb.de abrufbar.

Zeichner: Michaela von Aichberger, Erlangen
Umschlaggestaltung: deblik Berlin
Fotonachweis Umschlag: © Prof. Dr. med. Marcus Lehnhardt, Bochum

Gedruckt auf säurefreiem und chlorfrei gebleichtem Papier

Springer-Verlag ist Teil der Fachverlagsgruppe Springer Science+Business Media
www.springer.com

Vorwort

Die Mikrochirurgie ist eine universelle Technik. Sie ist weder auf einzelne Körperregionen noch auf Fachgebiete beschränkt. Während die anatomischen und physiologischen Grundlagen für die Mikrochirurgie der peripheren Nerven und Blutgefäße schon vor vielen Jahrhunderten gelegt waren, erlaubten erst Innovationen auf dem Gebiet der Medizintechnik und die Entwicklung moderner Anästhesieverfahren die erfolgreiche klinische Anwendung. Somit ist die Mikrochirurgie eine relativ »junge« Technik, deren Entwicklungspotential noch längst nicht ausgeschöpft ist.

Seit der Einführung optischer Vergrößerungshilfen und der Entwicklung mikrochirurgischer Instrumente und Nahtmaterialien, die häufig maßgeblich durch wissenschaftliche und klinisch aktive Chirurgen vorangetrieben wurde, hat sich das Indikationsspektrum mikrochirurgischer Eingriffe beständig erweitert. Während anfangs v. a. die Rekonstruktion traumatischer Defekte im Vordergrund stand – zu nennen sind hier die Replantationschirurgie sowie der freie Gewebetransfer zur Extremitätenrekonstruktion und die Nervenrekonstruktion – werden mikrochirurgische Techniken inzwischen sowohl bei der onkologischen Rekonstruktion als auch bei der Rekonstruktion von Defekten aufgrund degenerativer Erkrankungen mit großem Erfolg eingesetzt. Dabei werden auch komplexe Eingriffe in mikrochirurgischen Zentren mit sehr hohen Erfolgsraten durchgeführt.

Die Grundlage erfolgreichen chirurgischen Handelns ist eine gute praktische und theoretische Ausbildung. Dies gilt wohl für wenige Techniken so sehr wie für die Mikrochirurgie, die im Vergleich zu herkömmlichen Operationen ein völlig »anderes« Vorgehen erfordert. Die Strukturen sind wesentlich vulnerabler und es fehlt insbesondere bei der »Super-Mikrochirurgie« die taktile Rückkopplung. Auch erfordert das Arbeiten am Operationsmikroskop aufgrund des kleinen Gesichtsfeldes sowie der Vergrößerung aller willentlichen und unwillentlichen Bewegungen konsequentes Üben.

Dieses Buch richtet sich an Mikrochirurgen in der Weiterbildung, die parallel zu praktischen Übungen ein theoretisches Fundament für eine breite Ausbildung legen wollen. Auch erfahrene Mikrochirurgen werden von dem umfassenden und aktuellen Überblick über das gesamte Gebiet in diesem Buch profitieren. Bewusst wurde das Buch interdisziplinär angelegt: Es wurde für Kolleginnen und Kollegen aller operativen Fachrichtungen geschrieben, die mikrochirurgische Techniken anwenden. Für jedes Kapitel konnten Experten mit nationaler und internationaler Reputation und großer Erfahrung gewonnen werden, die mit viel Engagement Ihr Fachwissen und insbesondere auch ihre persönlichen Tipps und Trick weitergeben. Neben theoretischen Grundlagen werden Standardtechniken schrittweise erläutert und spezielle Techniken der Lappenchirurgie und der Chirurgie der peripheren Nerven sowie das perioperative Management dargestellt. In einzelnen Kapiteln wird des Weiteren eine Übersicht über die Anwendung mikrochirurgischer Techniken in den verschiedenen chirurgischen Disziplinen und die Grundlagen der mikrochirurgischen Ausbildung gegeben.

Unser Dank gilt den Autoren und dem Team von Springer, die mit Ihrem großen Einsatz dazu beigetragen haben, dass dieses Projekt realisiert werden konnte. Wir sind zuversichtlich, dass das vorliegende Buch dem Leser ein treuer Begleiter auf dem niemals endenden Weg zur mikrochirurgischen Perfektion werden wird.

Ulrich Kneser
Raymund E. Horch
Marcus Lehnhardt
Ludwigshafen, Erlangen und Bochum,
im November 2015

Inhaltsverzeichnis

VII Mikrochirurgischer Lappentransfer

VIII Replantation

IX Composite Tissue-Allotransplantation

X Supermikrochirurgie

XIV Mikrochirurgische Ausbildung

Mitarbeiterverzeichnis

Arkudas, Andreas, PD Dr.
Plastisch und Handchirurgische Klinik
Universitätsklinikum Erlangen
Friedrich Alexander Universität Erlangen-Nürnberg
Krankenhausstraße 12
91054 Erlangen
andreas.arkudas@uk-erlangen.de

Arsalan-Werner, Annika, Dr.

Aszmann, Oskar, Prof. Dr.
Abteilung für Plastische und
Wiederherstellungschirurgie
Medizinische Universität Wien
Währinger Gürtel 18–20
1090 Wien, Austria
oskar.aszmann@meduniwien.ac.at

Baumeister, Ruediger G.H, Prof. Dr.
Drozzaweg 6
81375 München
baumeister@lymphtransplant.com

Bickert, Berthold, Dr.
BG Klinik, Plastische Chirurgie
Ludwig-Guttmann-Str. 13
67071 Ludwigshafen
berthold.bickert@bgu-ludwigshafen.de

Bigdeli, Amir K
Klinik für Hand-, Plastische- und
Rekonstruktive Chirurgie
BG Unfallklinik Ludwigshafen
Ludwig-Guttmann-Str. 13
67071 Ludwigshafen

Bishop, A., Prof. Dr.
Mayo Clinik
Minnesota 200 1st St SW
MN 55902 Rochester, USA

Daigeler, Adrien, Prof. Dr.
Universitätsklinik für Plastische Chirurgie
und Schwerbrandverletzte
BGU Bergmannsheim
Bürkle-de-la-Camp-Platz 1
44789 Bochum
adrien.daigeler@bergmannsheil.de

Djedovic, Gabriel, Dr.
Universitätsklinik für Plastische, Rekonstruktive
und Ästhetische Chirurgie
Anichstr. 35
6020 Innsbruck, Austria
gabriel.djedovic@me.com

Eyüpoglu, Ilker, Prof. Dr.
Neurochirurgische Klinik
Universitätsklinik Erlangen
Schwabachanlage 6
91054 Erlangen
ilker.eyupoglu@uk-erlangen.de

Fansa, Hisham, Prof. Dr.
Ästhetische Plastische Chirurgie
Camparihaus München
Heitmann & Fansa
Maximilianstraße 38/40
80539 München
info@heitmann-fansa.de

Harder, Yves, Prof. Dr.
Ospedale Regionale di Lugano
Sede Italiano (OIL)
FMH Chirurgia Plastica
Ricostruttiva ed Estetica
Via Capelli
6962 Viganello, Schweiz
yves.harder@eoc.ch

Harhaus, Leila, Dr.
Klinik für Hand Plastische und Rekonstruktive Chirurgie – Schwerbrandverletztenzentrum
BG Klinik
Ludwig-Guttmann-Str. 13
67071 Ludwigshafen
leila.harhaus@bgu-ludwigshafen.de

Heil, Jörg, Prof. Dr.
Universitäts-Brustzentrum/Sektion Senologie
Universitäts Frauenklinik Heidelberg
Im Neuenheimer Feld 440
69120 Heidelberg
joerg.heil@med.uni-heidelberg.de

Hirche, Christoph, Dr.
Klinik für Hand Plastische und Rekonstruktive Chirurgie – Schwerbrandverletztenzentrum
BG Klinik
Ludwig-Guttmann-Str. 13
67071 Ludwigshafen
christoph.hirche@bgu-ludwigshafen.de

Homann, Heinz-Herbert, Prof. Dr.
Klinik für Hand- u. Plastische Chirurgie, Brandverletzte
BG Unfallklinik
Großenbaumer Allee 250
47249 Duisburg
heheho@me.com

Horch, Raymund E., Prof. Dr. Dr. h.c.
Plastisch und Handchirurgische Klinik
Universitätsklinikum Erlangen
Friedrich Alexander Universität Erlangen-Nürnberg
Krankenhausstraße 12
91054 Erlangen
Raymund.Horch@uk-erlangen.de

Jaminet, Patrick, PD Dr.
Klinik für Plastische und Ästhetische Chirurgie, Handchirurgie
St. Marien-Hospital Borken
Am Boltenhof 7
46325 Borken
patrick.jaminet@hospital-borken.de

Kapalschinski, R. Nicolai, Dr.
Universitätsklinik für Plastische Chirurgie und Schwerbrandverletzte
Handchirurgiezentrum
BGU Bergmannsheim
Bürkle-de-la-Camp-Platz 1
44789 Bochum
N.Kapalschinski@gmx.de

Kesting, Marco R., Prof. Dr. Dr.
Mund-, Kiefer-, Gesichtschirurgie
am Klinikum rechts der Isar
der Technischen Universität München
Ismaninger Str. 22
81675 München
kesting@mkg.med.tum.de

Kämpfen, Alexandre, Dr.
Plastische Chirurgie
Universitätsspital Basel
Spitalstrasse 21
4031 Basel, Schweiz
Alexandre.Kaempfen@usb.ch

Kleinschmidt, Stefan, Prof. Dr.
Anästhesie
BG Klinik Ludwigshafen
Ludwig-Guttmann-Str. 13
67071 Ludwigshafen
stefan.kleinschmidt@bgu-ludwigshafen.de

Kneser, Ulrich, Prof. Dr. med. Dr. h.c.
Klinik für Hand Plastische und Rekonstruktive Chirurgie – Schwerbrandverletztenzentrum
BG Klinik
Ludwig-Guttmann-Str. 13
67071 Ludwigshafen
ulrich.kneser@bgu-ludwigshafen.de

Kremer, Thomas, PD Dr.
Klinik für Hand-, Plastische- und Rekonstruktive Chirurgie
BG Unfallklinik Ludwigshafen
Ludwig-Guttmann-Str. 13
67071 Ludwigshafen
thomas.kremer@bgu-ludwigshafen.de

Lang, Werner, Prof. Dr.
Schwerbrandverletztenzentrum
Universitätsklinikum Erlangen
Friedrich Alexander Universität Erlangen-Nürnberg
Krankenhausstraße 12
91054 Erlangen
werner.lang@uk-erlangen.de

Lehnhardt, Marcus, Prof. Dr.
Universitätsklinik für Plastische Chirurgie und
Schwerbrandverletzte
Handchirurgiezentrum
BGU Bergmannsheim
Bürkle-de-la-Camp-Platz 1
44789 Bochum
Marcus.Lehnhardt@bergmannsheil.de

Leiber, Christian
Klinik für Urologie
Universitätsklinikum Freiburg
Hugstetter Straße 55
79106 Freiburg im Breisgau
christian.leiber@uniklinik-freiburg.de

Lell, Michael, Prof. Dr.
Radiologisches Institut
Universität Erlangen
Maximiliansplatz 1
91054 Erlangen
michael.lell@uk-erlangen.de

Mannil, Lijo, Dr.
Klinik für Hand-und Plastische Chirurgie
Zentrum für Schwerbrandverletzte
BG Unfallklinik Duisburg
Großenbaumer Allee 250
47249 Dusiburg
lijo.mannil@gmail.com

Machens, H. G., Prof. Dr.
Klinikum rechts der Isar
Technische Universität München
Ismaninger Straße 22
81675 München
Machens@lrz.tu-muenchen.de

Neuhuber, Winfried, Prof. Dr.
Institut für Anatomie I
Universitätsklinik Erlangen
Krankenhausstraße 12
91054 Erlangen
Winfried.Neuhuber@anatomie1.med.uni-erlangen.de

Pierer, Gerhard, Dr. Dr.
Universitätsklinik für Plastische, Rekonstruktive
und Ästhetische Chirurgie
Medizinische Universität Innsbruck
Anichstrasse 35
6020 Innsbruck, Austria
Gerhard.Pierer@uki.at

Radtke, Christine, Prof. Dr.
Klinik und Poliklinik für Plastische, Hand- und
Wiederherstellungschirurgie
Fachärztin für Plastische und Ästhetische Chirurgie
Medizinische Hochschule Hannover
Carl-Neuberg-Str. 1
30625 Hannover
Radtke.Christine@mh-hannover.de

Riss, Rupert, Dr.
Klinik für Anästhesie und Intensivmedizin
Schön Klinik Nürnberg Fürth
Europa-Allee 1
90763 Fürth
Rriss@schoen-kliniken.de

Rudolf, K. D., Dr.
Berufsgenossenschaftliches Unfallkrankenhaus
Bergedorfer Str. 10
21033 Hamburg
k.rudolf@buk-hamburg.de

Salminger, Stefan, Dr.
Abteilung für Plastische und Wiederherstellende
Chirurgie
Medizinische Universität Wien
Universitätsklinik für Chirurgie
Währinger Gürtel 18–20
1090 Wien, Austria
stefan.salminger@meduniwien.ac.at

Sauerbier, Michael, Prof. Dr.
Klinik für Plastische, Hand- und Rekonstruktive Chirurgie
BGU Frankfurt
Friedberger Landstraße 430
60389 Frankfurt am Main
pc-hc@bgu-frankfurt.de

Schäfer, Dirk, Prof. Dr.
Plastische Chirurgie
Universitätsspital Basel
Spitalstrasse 21
4031 Basel, Schweiz
Dirk.Schaefer@usb.ch

Schaller, Hans Eberhard, Prof. Dr.
Plastische Chirurgie
BGU Tübingen
Schnarrenbergstr. 95
72076 Tübingen
HSchaller@bgu-tuebingen.de

Schipper, Jörg, Prof. Dr. Dr. h.c.
Universitätsklinikum HNO-Klinik
Universitätsklinikum Düsseldorf
Moorenstr. 5
40225 Düsseldorf
Eschenbruch@med.uni-duesseldorf.de

Schmauß, Daniel, Dr.
Klinik für Plastische Chirurgie und Handchirurgie
MRI Klinikum rechts der Isar
Technische Universität München
Ismaningerstr. 22
81675 München
daniel.schmauss@mri.tum.de

Schmidt, Joachim, Prof. Dr.
Anästhesiologische Klinik
Universitätsklinikum Erlangen
Krankenhausstraße 12
91045 Erlangen
Joachim.Schmidt@kfa.imed.uni-erlangen.de

Schmitz, Marweh, Frau Dr.
Plastisch und Handchirurgische Klinik
Universitätsklinikum Erlangen
Friedrich Alexander Universität Erlangen-Nürnberg
Krankenhausstraße 12
91054 Erlangen
Marweh.Schmitz@uk-erlangen.de

Sohn, Christof, Prof. Dr.
Universitäts-Brustzentrum/Sektion Senologie
Universitätsfrauenklinik Heidelberg
Im Neuenheimer Feld 440
69120 Heidelberg
Christof.Sohn@med.uni-heidelberg.de

Uder, Michael, Prof. Dr.
Radiologie
Universitätsklinikum Erlangen
Maximiliansplatz 1
91054 Erlangen
michael.uder@uk-erlangen.de

Vogt, Peter M., Prof. Dr.
Klinik und Poliklinik für Plastische, Hand- und Wiederherstellungschirurgie Fachärztin für Plastische und Ästhetische Chirurgie
Medizinische Hochschule Hannover
Carl-Neuberg-Str. 1
30625 Hannover
peter.vogt@mh-hannover.de

Voigt, Judith, Dr.
Anästhesiologische Klinik
Universitätsklinikum Erlangen
Krankenhausstraße 12
91045 Erlangen
Judith.Voigt@kfa.imed.uni-erlangen.de

Wetterauer, Ulrich, Prof. Dr.
Urologie
UniversitätsKlinikum Freiburg
Hugstetter Straße 55
79106 Freiburg im Breisgau
ulrich.wetterauer@uniklinik-freiburg.de

Wolfram, Dolores, Ass. Prof. Dr.
Universitätsklinik für Plastische, Rekonstruktive
und Ästhetische Chirurgie
Anichstr. 35
6020 Innsbruck, Austria
dolores.wolfram@i-med.ac.at

Wolff, Klaus Dietrich, Prof. Dr. med. Dr. med. dent.
Klinik und Poliklinik für Mund-, Kiefer-, Gesichtschirurgie
Klinikum rechts der Isar
Technische Universität München
Langerstraße 3
81675 München
wolff@mkg.med.tu-muenchen.de

Zimmermann, Robert, Prof Dr.
Universitätsklinik für Plastische, Rekonstruktive
und Ästhetische Chirurgie
Anichstr. 35
6020 Innsbruck, Austria
robert.zimmermann@i-med.ac.at

Propädeutik

Geschichte der Mikrochirurgie

R. E. Horch

U. Kneser et al. (Hrsg.), *Grundkurs Mikrochirurgie*,
DOI 10.1007/978-3-662-48037-3_1, © Springer-Verlag Berlin Heidelberg 2016

1.1 Definition und Einleitung

Mikrochirurgie stellt im weitesten Sinne eine Bezeichnung für diffizile chirurgische Eingriffe an sehr feinen Gewebsstrukturen dar, die in zahlreichen chirurgischen Disziplinen verwendet werden. Sie zeichnet sich insbesondere dadurch aus, dass sie mithilfe von sehr stark vergrößernden optischen Sehhilfen an kleinsten anatomischen Strukturen unterschiedliche operative Eingriffe ermöglicht. Neben diversen Lupensystemen, welche üblicherweise eine etwa bis zu 4-fache Vergrößerung ermöglichen, werden hierfür meistens als Vergrößerungsinstrumente spezielle mit effektiven Lichtquellen ausgestattete »Operationsmikroskope« eingesetzt. Diese erreichen im Durchschnitt zwischen 6- und 40-fache Vergrößerungen. In Verbindung mit speziellen Operationsinstrumenten und sehr feinen Nahtmaterialien können daher kleinste Strukturen behandelt werden, z. B. die Vereinigung von arteriellen, venösen oder lymphatischen Systemen durch sog. »Mikrogefäßanastomosen« bei der Transplantation von Geweben in der rekonstruktiven Chirurgie.

1.2 Historische Entwicklung vor dem Hintergrund der chirurgischen Neuerungen

Die Voraussetzungen für die Entwicklung der rekonstruktiven Mikrochirurgie wurden über Jahrhunderte durch verschiedene chirurgische Entdeckungen und Leistungen geschaffen. Dabei verlief die Entwicklung der Mikrochirurgie wesentlich in Abhängigkeit von den Entdeckungen und Neuerungen in der Gefäßchirurgie.

Etwa in der Mitte des 16. Jahrhunderts entstanden die Prinzipien der Gefäßnaht oder Ligatur bei der Versorgung von Kriegsverletzungen. Die Erfindung von ersten Mikroskopen wird Janssen in Holland 1590 zugeschrieben, und die Beschreibung eines Blutkreislaufs von Harvey 1628 und von Hooke (Micrographia) ließen das wissenschaftliche Interesse an der Mikroskopie entstehen. Antonie van Leeuwenhoek, der über 500 Mikroskope baute, veröffentlichte 1678 erstmals eine Schrift über seine Beobachtungen von Mikroorganismen unter dem Mikroskop (Leeuwenhoek 1977).

Seit Paré, der neben der von ihm propagierten Methode der Leitungsblockade durch kurzzeitiges Abdrücken von Nerven zur Wundversorgung auch die Ligatur von verletzten Gefäßen 1552 einführte, bestand die Versorgung von Gefäßverletzungen in der Unterbindung. Lambert beschrieb bereits 1761 in seiner Monografie »A new technique of treating an aneurysm«, dass Hallowell 1759 eine verletzte Brachialarterie nicht ligiert, sondern durch eine Naht rekonstruiert habe. Zwischen 1800 und 1900 wurden dank der Bemühungen von Eck, Carrel, Czerny und Guthrie, Varianten der gefäßchirurgischen Verbindungen beschrieben. Die erste End-zu-End-Gefäßanastomose geht auf Jassinowski 1899 zurück. Neben End-zu-End- oder End-zu-Seit-Anastomosen wurde in der Folge auch die Interposition von autologen Venentransplantaten etabliert. Danach wurden mehrere Versuche zur Transplantation von Organen und Gliedern durchgeführt.

1.3 Entwicklung von Operationsmikroskopen

Die Geschichte der modernen Mikrochirurgie, wie sie heute verstanden wird, wird allgemein mit dem ersten Einsatz eines statischen monokularen Mikroskops für die Inspektion des Ohres durch den schwedischen HNO-Arzt Carl-Olof Siggesson Nylén (1892–1978) verknüpft. Nylén benutzte im Jahr 1921 erstmals ein von ihm eigens für chirurgische Zwecke umgebautes Stativmikroskop zur intraoperativen Inspektion des freigelegten Endolymphschlauchs im Bogengang des Ohres bei einem Kaninchen. Sein Lehrer Holmgren setzte dann das Mikroskop noch im gleichen Jahr im klinischen Einsatz bei einem Patienten bei der chirurgischen Behandlung einer Otosklerose ein.

Nylén hatte hierfür ein modifiziertes monokulares Brinell-Leitz-Mikroskop eingesetzt. Sein Kollege Gunnar Holmgren (1875–1954) entwickelte 1923 ein binokulares Mikroskop und schuf die Voraussetzungen für ein räumliches Sehen während der chirurgischen Dissektion. Die Verwendung solcher Operationsmikroskope und die klinische Nutzung der optischen Vergrößerung blieben aber zunächst einem kleinen Kreis von Otologen vorbehalten und auf wenige Indikationen beschränkt.

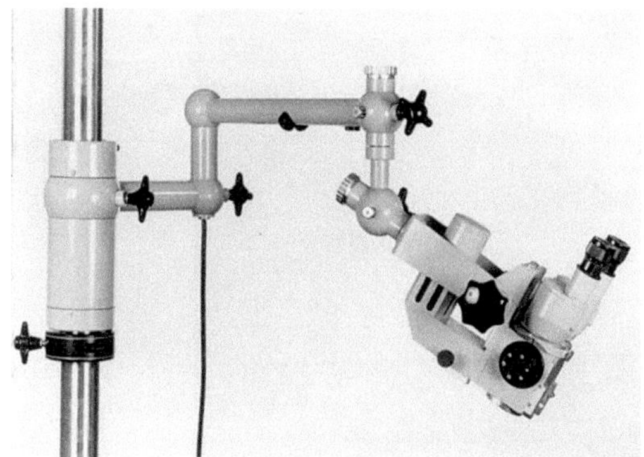

■ **Abb. 1.1** Historische Abbildung des 1953 durch Zeiss eingeführten »OPMI® 1« mit der von Wullstein eingeführten Aufhängung, welches auf fahrbaren Rollen an einem Stativ mit mehreren Freiheitsgraden bewegt werden konnte. (Mit freundlicher Genehmigung: Quelle und copyright: Zeiss Archiv)

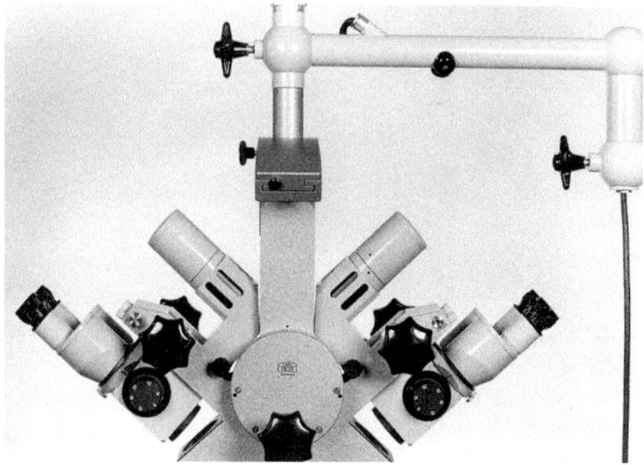

■ **Abb. 1.2** Durch die Einführung eines »Diploskops« im Jahr 1961, welches aus zwei OPMI-1-Geräten bestand, wurden die Strahlengänge über ein komplexes Prismensystem derart umgelenkt, dass ein gemeinsames Sehfeld für Beobachter und Operateur entstand. Dadurch wurde auch die Bildübertragung ermöglicht. (Mit freundlicher Genehmigung: Quelle und copyright: Zeiss Archiv)

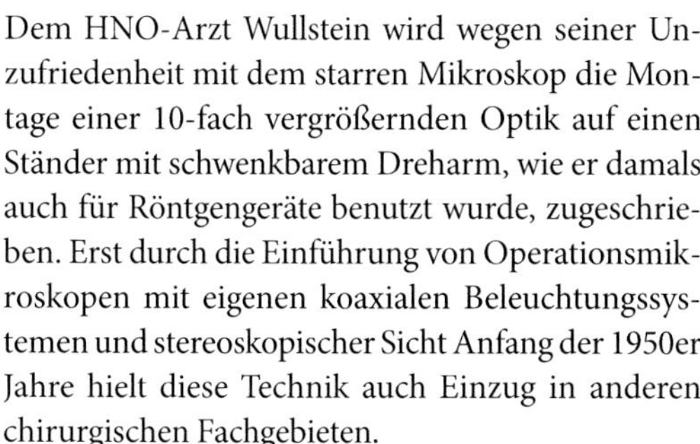

Dem HNO-Arzt Wullstein wird wegen seiner Unzufriedenheit mit dem starren Mikroskop die Montage einer 10-fach vergrößernden Optik auf einen Ständer mit schwenkbarem Dreharm, wie er damals auch für Röntgengeräte benutzt wurde, zugeschrieben. Erst durch die Einführung von Operationsmikroskopen mit eigenen koaxialen Beleuchtungssystemen und stereoskopischer Sicht Anfang der 1950er Jahre hielt diese Technik auch Einzug in anderen chirurgischen Fachgebieten.

Letztlich wurde erst Anfang der 1950er Jahre durch die Firma Carl Zeiss eine konstruktive Entwicklung des Operationsmikroskops eingeleitet, die eine grundlegende Verbreitung in verschiedenen chirurgischen Gebieten nach sich zog. Voraussetzung war ein Mikroskopkörper, der praktisch in allen Ebenen des Raums beweglich war und eine unterschiedliche Vergrößerung bei gleichem Arbeitsabstand erlaubte. Während zunächst ein sehr sperriger Mikroskopkörper mit eingeschränkter Mobilität und einem kleinen Operationsfeld sowie einer limitierten Schärfentiefe die Möglichkeiten begrenzte, sind moderne Mikroskope mittlerweile vom Bau her wesentlich leichter. Durch entsprechende solide und bewegliche fahrbare Stative ergab sich eine praktische Anwendbarkeit in unterschiedlichen Operationssälen, die entscheidend zum Siegeszug der mikrochirurgischen Technik in vielen chirurgischen Disziplinen beigetragen hat.

Eine wesentliche Verbesserung war dabei die Konstruktion eines stereoskopischen Mikroskops mit eigener koaxialer Lichtquelle, wie des Zeiss Operationsmikroskops (z. B. OPMI-System, ■ Abb. 1.1, ■ Abb. 1.2), welches auf einem ausreichend stabilen Stativ und mit frei beweglicher Optik, sowie stufenlos einstellbaren verschiedenen Vergrößerungen bei gleich bleibendem Arbeitsabstand eine Verfügbarkeit in unterschiedlichen Operationssälen und bei diversen Arbeitsabständen und anatomischen Lokalisationen erlaubte.

Dazu kamen ferner fest installierte Deckenmikroskope sowie motorbetriebene verstellbare Objektive. Moderne OP-Mikroskope sind gut beweglich oder aufgrund von Deckeninstallationen leichter positionierbar. Durch Kaltlichtquellen wurde die Ausleuchtung des mikrochirurgischen Operationsfeldes signifikant verbessert (■ Abb. 1.3, ■ Abb. 1.4). Die Position des Mikroskops kann entweder mit sterilen Handgriffen oder über Fußschalter beliebig verändert werden. Der Kopf des Mikroskops kann in beliebige Ebenen gekippt werden, sodass die jeweilige Stellung dem Operationsfeld angepasst werden kann. Der Fokus für die Schärfentiefe erlaubt ein größeres Arbeitsfeld und die wechselweise bei den verschiedenen Operationsphasen benötigten Vergrößerungsfaktoren lassen sich mit z. B. Fußschaltern zwischen 6-facher und 40-facher Vergrößerung stufenlos während der Operation verändern. Auch

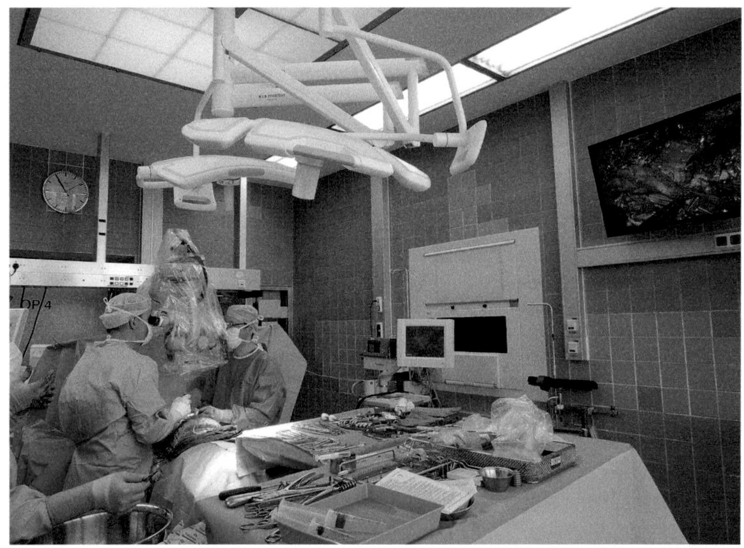

■ **Abb. 1.3** Typisches Setting eines mobilen Operationsmikroskops mit zusätzlichem, hier fest montiertem, externem Monitor und Möglichkeit der Bildübertragung auf verschiedene Monitore

erlauben die Einrichtungen heutzutage ein Mitbeobachten des Operationsvorgangs durch den Assistenten in gleicher Qualität wie durch den Operateur. Darüber hinaus können selbstverständlich Bildsignale abgegriffen werden und projiziert, übertragen oder aufgezeichnet werden. Die Mikroskopständer sind ebenfalls wesentlich leichter geworden, obwohl sie ein gewisses Grundgewicht aufweisen müssen, um das Mikroskop zu stabilisieren. Deckenmikroskope sind für Eingriffe, die keine wesentliche Manipulation des Patienten erfordern, oder bei Operationen, bei welchen der Patient praktisch immer in einer standardisierten Position zu liegen kommt, in einzelnen Fachgebieten mittlerweile verbreitet. Aufgrund der zunehmenden Anforderungen an die Flexibilität in größeren Operationseinheiten, ist der Einsatz aber eher eingeschränkt.

Mittlerweile kamen vereinfachte Bedienungshilfen, wie Fußpedale, zunächst mit Kabeln, später ferngesteuert, sprachgesteuerte Bedienungen hin-

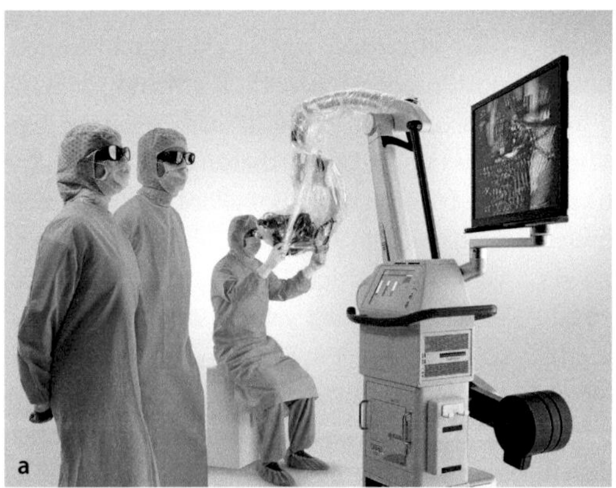

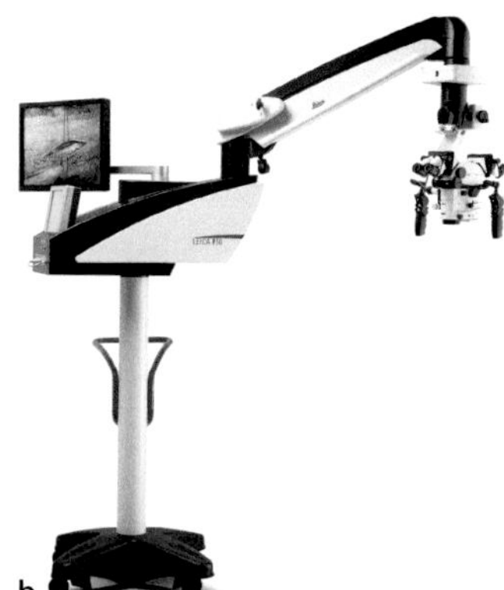

■ **Abb. 1.4a, b** Beispiel für ein modernes Operationsmikroskop mit zusätzlicher 3D-Visualisierung auf Monitor; durch ein Gegengewicht wird der optische Schwenkarm gekontert, damit er frei bewegt werden kann. (Mit freundlicher Genehmigung: Quelle und copyright: Leica Microsystems, Wetzlar)

zu, die den praktischen Einsatz weiter erleichtern. Die Entwicklung von ultrahochauflösenden und -ergrößernden Operationsmikroskopen hat darüber hinaus die Etablierung der sog. Supramikrochirurgie befördert.

Für die rasante Entwicklung der Mikrochirurgie waren neben allgemeinen Entwicklungen der chirurgischen Heilkunst und dem zunehmenden klinischen Einsatz von Operationsmikroskopen in der Folge die Entwicklung und die Perfektion von Mikroinstrumenten, Mikronähten und Mikronadeln maßgebend. Die Herstellung von feinen Mikroinstrumenten, die ursprünglich von Uhrmacher- und Feinmechanikerwerkzeugen abgeleitet waren, ebenso wie die hochpräzise Fertigung von dünnsten Nahtmaterialien mit speziellen atraumatischen Mikronadeln, führten zu einer Ausweitung und stetigen Weiterentwicklung der Mikrochirurgie.

Bestimmte Gebiete der Mikrochirurgie, bei denen keine sehr hohen Auflösungen benötigt werden, konnten aber auch durch die Entwicklung verbesserter OP-Lupensysteme erschlossen werden. Hier wurden verschiedene Operationshilfen entwickelt, die im Wesentlichen ein Vergrößerungsfaktoren von 2-fach bis 4,5-fach, maximal 10-fache Vergrößerung, abdecken. Chevalier, ein französischer Optiker, hatte 1838 und 1843 erstmals eine Lupe konstruiert, die eine 6- bis 10-fache Vergrößerung bei einem freien Objektabstand zwischen 0 und 7 cm ermöglichte. Westin, ein Mechaniker aus Rostock, erfand eine tragbare Doppellupe mit Kopfhalte und baute 1886 ein binokulares Vergrößerungsinstrument für einen Zoologen. Dieses wurde später an der Universitätsaugenklinik in Rostock vom Ordinarius für Augenheilkunde Wilhelm von Zehender für die augenärztliche Diagnostik modifiziert und 1886 erfolgreich bei einer Operation eingesetzt.

1.4 Lupensysteme in der Mikrochirurgie

Trotz aller Verbesserungen besitzen Lupensysteme auch einige Limitationen. So ist die Vergrößerung fix und begrenzt. Je höher die Vergrößerung ist, desto schwerer wird das Gewicht der Linsen. Die Lichtintensität ist nicht justierbar und benötigt zusätzlich Lichtquellen von außen. Bei höheren Vergrößerungen sind entsprechend aufwendige und durch die damit zusammenhängende Konstruktionsweise vergleichsweise schwergewichtige Lupensysteme erforderlich. Diese können zwar für viele mikrochirurgische Tätigkeiten Operationsmikroskope ersetzen, werden aber bei längeren Operationszeiten als unangenehm bzw. unbequem empfunden. Vereinzelt wird auch über das Auftreten von Schwindelgefühlen berichtet. Da man den Abstand der Pupillen genau einstellen muss, um Doppelbilder zu verhindern, müssen die Lupensysteme exakt eingestellt werden, sodass die Konvergenz in vertikaler und horizontaler Linie übereinstimmt. Wenn dies nicht gegeben ist, kann der Operateur zwar durch Justierung versuchen, das Phänomen zu minimieren, allerdings auf Kosten einer frühzeitigen Ermüdung. Daher sollten Lupensysteme in der Regel individuell auf den Operateur angefertigt sein. Da der Arbeitsabstand limitiert ist, muss der Operateur den Kopf sehr still halten, was neben Ermüdung zu Verspannungen führen kann. Dennoch hat der Einsatz solcher einfach verfügbaren und überall einsetzbaren Lupensysteme auch für viele andere Gebiete der chirurgischen Rekonstruktion die Entwicklung von chirurgischen Verfahren vorangetrieben. So ist es mittlerweile üblich, dass bei Operationen in der Handchirurgie in den allermeisten Fällen mit Lupenbrillen-Vergrößerung operiert wird. Dadurch wird die Identifikation und Dissektion von Nerven und Gefäßen auf ein anderes Niveau gehoben als bei Operationen mit dem bloßen Auge.

1.5 Geschichte der mikrochirurgischen Anwendungen

Nach und nach wurde die Mikrochirurgie von verschiedenen klinischen Disziplin einschließlich HNO-Heilkunde, Augenheilkunde, Plastische Chirurgie, Neurochirurgie, Orthopädie, Gefäßchirurgie, Viszeralchirurgie, Herzchirurgie, Kinderchirurgie, Transplantationschirurgie, Gynäkologie und Urologie in das Spektrum der Methoden übernommen und angepasst.

So wurden zunächst etwa in der HNO-Heilkunde bestimmte Operationsverfahren, wie die Steigbügel-Mobilisierung, bzw. Tympanoplastiken, von

Rosen 1953 wiederbelebt und mit bis dahin nicht gekannter Präzision durchgeführt, die von den Erstbeschreibern noch ohne Vergrößerungshilfen vorgenommen worden waren. Wegen der wechselnden Ergebnisse der Steigbügel-Mobilisation wurde das Verfahren dann von der Stapedektomie abgelöst, die immer mit dem Mikroskop durchgeführt wurde.

Nachdem in der Neurochirurgie in den späten 1950er Jahren der translabyrinthäre Zugangsweg für neue Techniken der Felsenbeinchirurgie perfektioniert wurde, und diese Methode auch für die Entfernung von Akustikusneurinomen zum Einsatz kam, erweiterte und standardisierte Yasargil schließlich den Einsatz von Operationsmikroskopen für diese Operationen (Yasargil 1970). Er hatte zuvor Erfahrungen im mikrochirurgischen Labor von Donaghyin Burlington, Vermont gesammelt. Seine Monographien zur Mikrochirurgie können als ein Meilenstein für die Weiterverbreitung der Methode angesehen werden.

Die allgemeinen Fortschritte der Technik und der speziellen Technologien in den frühen 1960er Jahren führten bald zum Einzug der Mikrochirurgie in andere Bereiche. Die erste mikrochirurgische Gefäßanastomose unter Zuhilfenahme eines Mikroskops 1960 geht auf den Gefäßchirurgen Jacobson, von der Universität Vermont zurück. Er anastomosierte Blutgefäße mit einem Durchmesser von 1,4 mm und erfand hierfür den Begriff »Mikrochirurgie« (Jacobson et al. 1962). Kleinert, Handchirurg von der Universität Louisville in Kentucky, beschrieb 1963 dann die erste erfolgreiche Revaskularisation einer partiellen Fingeramputation (Kleinert et al. 1963, Kleinert et al. 1973).

Über eine erste größere Serie von freien mikrochirurgischen Gewebetransfers durch Transplantation von Jejunumsegmenten zur Speiseröhrenrekonstruktion berichtete schließlich Nakayama, ein japanischer Herz-Thorax-Chirurg. Die von ihm anastomosierten Gefäße wiesen einen Durchmesser von 3–4 mm auf, und er verwendete für die Venenverbindung ein spezielles Anastomosensystem (Nakayama et al. 1964).

Eine deutlich kleinere Gefäßdimension beschrieb der amerikanische Plastische Chirurg Buncke 1964 anhand einer erfolgreichen Kaninchenohrreplantation. Diese hatte er in seiner Garage mit selbst hergestellten Mikroinstrumenten durchgeführt (Buncke u. Schulz 1966), und damit erstmals die technische Machbarkeit von Gefäßanastomosen von unter einem Millimeter Durchmesser nachgewiesen. In der Folge konnte er schließlich die erfolgreiche erste freie mikrochirurgische Großzehentransplantation auf eine Hand beim Primaten zeigen (Buncke 1974). Darauf folgten die Beschreibung der ersten mikrochirurgischen Transplantation der zweiten Zehe beim Menschen als Daumenersatz im Februar 1966 von Yang und Gu in Shanghai, China (Cheng 1982), sowie die erste Großzehen-Verpflanzung als Ersatzdaumen beim Menschen im April 1968 von Cobbett in England (Cobbett 1969).

In Australien beschrieb Taylor 1973 erstmal die Transplantation eines freien composite Lappens sowie später auch Techniken des vaskularisierten Knochentransfers von der Hüfte oder aus der Fibula zur Rekonstruktion von Defekten im Kopf -und Halsbereich nach onkologischen Resektionen (Taylor u. Daniel 1973). O'Brien berichtete 1976 dann ebenfalls über größere Serien von erfolgreichen Replantationen und Composite-Gewebetransplantationen [O'Brien 1976]. Die Ergebnisse mit einer Erfolgsquote von über 70% Lappenüberlebensraten wurden in den ersten Jahrzehnten der freien Gewebetransplantation als sehr gut angesehen. James berichtete 1976 über die erste erfolgreiche Replantation eines abgerissenen größeren Segments von Nase und Oberlippe.

Zur gleichen Zeit erfolgte die erste Beschreibung von mikrochirurgischen Lymphgefäßanastomosen durch Clodius, der den Weg für lymphovenöse Anastomosen ebnete (Clodius et al. 1976), die bis heute nur in ausgewählten Zentren durchgeführt wird. In Deutschland wurde in der Folge die Mikrolymphchirurgie besonders von Baumeister und Mitarbeitern vorangetrieben und standardisiert (Baumeister et al. 1981).

1.6 Entwicklung der Replantationschirurgie

Die Replantationschirurgie wurde in den 1970er Jahren auf der ganzen Welt populär, und Erfolgsraten von 80–90% wurden veröffentlicht, u. a. auch in Deutschland von Biemer und Mitarbeitern (Biemer et al. 1978). Bei größeren Gliedmaßenreplantationen folgten aber bald Mitteilungen über toxämische Nebenwirkungen im Tierexperiment und temporäre Gewebekühlung in Eiswasser wurde als effektiv beschrieben. Gordon et al. beschrieben Veränderungen in der ausgeklemmten ischämischen Muskulatur und rieten, die warme Ischämiezeit auf 1 h zu begrenzen (Gordon et al. 1978). Durch weitere Forschungen zur Ischämie und Reperfusion wurden unterschiedliche Ansätze zur Optimierung der Ischämiephase und zur Verminderung des ischämischen Schadens untersucht, die dann jeweils mehr oder weniger Eingang in die klinische Praxis fanden. So wurde die in den Frühzeiten der mikrochirurgischen Gewebetransplantation anfangs übliche vorgenommene Anastomosierung zunächst der zuführenden Arterie, gefolgt von einer arteriellen Perfusion des Lappens bei noch geöffneter Vene, und schließlich erneutes Ausklemmen und Vornahme der Venenanastomose durch die wissenschaftlichen Untersuchungen als ungünstig erkannt, weil es dadurch zu einem sog. Ischämie-Reperfusionsschaden kommt. Klinisch setzte sich deshalb in der Folgezeit bei den meisten die Durchführung der venösen und arteriellen Anastomose und anschließende Freigabe durch. Letztlich bestehen hier Parallelen zu der Revaskularisation des ischämischen Myokards mittels arteriellen oder Veneninterponaten. Diese Art der Gefäßchirurgie kann ebenfalls als eine Form der Mikrogefäßchirurgie bezeichnet werden, wenngleich die Durchmesser der Gefäße meistens so groß sind, dass Lupensysteme für die Anastomosierung ausreichen. Derartige Revaskularisationsoperationen sind ebenfalls seit den frühen 1970er Jahren zunehmend Gegenstand der klinischen Routine und der experimentellen Weiterentwicklung (Green 1970).

1.7 Einführung von Gefäßinterponaten

Das Problem der Anastomosierung von traumatisch geschädigten Gefäßen bei der Replantation erkannte Cooney bereits 1978. Er zeigte, wie schon zuvor von Fujikawa 1975 im Experiment dargestellt, dass die Interposition von autologen Venengrafts bei der Replantation wichtig ist, um die geschädigten Segmente von verletzten Gefäßen zu ersetzen, und die Erfolgsrate zu erhöhen (Cooney 1978, Cooley 1998). Derartige Veneninterponate fanden bald auch Einzug in die mikrochirurgische Extremitätenrekonstruktion (Biemer 1977), wo sie mittlerweile auch für extrem große Defekte am Rumpf (Miller et al. 1993), an den oberen Extremitäten, oder bei Patienten mit arterieller Verschlusskrankheit im Rahmen von interdisziplinären Verfahren mit arteriellen Bypasses zur Revaskularisation und gleichzeitigen Defektdeckung eingesetzt werden (Vlastou et al. 1992, Germann u. Steinau 1996). Besonders als ultimativer Versuch des Extremitätenerhalts bei ansonsten ausweglosen und therapierefraktären Verläufen hat sich ein solches kombiniertes Vorgehen trotz einer höheren Komplikationsrate als beim gefäßgesunden Patienten in den meisten Fällen als erfolgreich erwiesen (Taeger et al. 2014, Horch et al. 2007).

Die Verwendung von alloplastischen Bypass-Materialien zu diesem Zweck wurde zwar im Einzelfall beschrieben, konnte sich aber wegen der hohen Verschlussraten in Kunststoffbypasses nicht durchsetzen. Ein Vorteil der ein- oder zweizeitigen kombinierten arteriellen Rekonstruktion mit zusätzlichen freien Lappenplastiken ist die Reetablierung eines mikrokapillären Betts in der Empfängerregion (Erol u. Spira 1979). Diese Revaskularisation der Endstrohmbahn bleibt gelegentlich auch bei Unterbindung des Bypasses bestehen.

1.8 Entwicklung des Indikationsspektrums

Die wahrscheinlich erste freie Lappenplastik war die freie Temporalislappen-Transplantation in Tokyo durch Ohmori Sr, Harii und Ohmori Jr 1972 (Harii et al. 1974), wenngleich meistens in der Literatur der erste freie Leistenlappen-Transfer durch Daniel und Taylor zitiert wird, der allerdings schon 1973 publiziert wurde (Taylor u. Daniel 1973).

Im Rahmen der Sekundärrekonstruktion nach Replantationen oder auch bei Gewebsdefekten an der Hand wurden freie Fußrückenlappen oder sog. »first web space flaps« zur weiteren Rekonstruktion propagiert (Morrison et al. 1978, Strauch u. Tsur 1978, Rose u. Buncke 1981). Zu diesen Rekonstruktionen zählt auch die Sekundärrekonstruktion mit freien mikrochirurgischen Zehen-Transplantaten als Daumen- oder Fingerersatz, den Cobbett schon früher beschrieben hatte (Cobbett 1969) und der später allgemeine klinische Verbreitung fand (Buncke 1976, Lister et al. 1983, Gordon et al. 1984, Gu et al. 1985).

In der Folgezeit erweiterte sich das Indikationsspektrum in verschiedenen Fachgebieten zunehmend. So beschrieb Goald 1978 in einer Langzeitstudie den Vorteil der mikrochirurgischen lumbalen Diskektomie bei 147 Patienten mit einer Erfolgsrate von 96% (Goald 1978). Die mikrochirurgische Salpingostomie bei Hydrosalpinx erreichte nach Gomel eine postoperative Durchgängigkeitsrate von über 90% (Gomel 1978). Zahlreiche weitere experimentelle und klinische Untersuchungen zur Salpingostomie haben die Technik bis heute verfestigt. Analog setzten Urologen die Mikrochirurgie nicht nur bei der Replantation von abgetrennten Genitalien sowie für Eingriffe bei kleinen Kindern ein (Silber 1977), sondern etablierten die Technik für die Reanastomosierung von Samenleitern in der Refertilisierungschirurgie. So berichtete Silber bereits 1977 über eine 76%ige Refertilisierungsrate nach Umkehr der Sterilisation des Mannes (Silber 1975). Diese wird heute für diese Indikation der Vaso-Vasostomie oder Epidymovasostomie als Standard angesehen und mittlerweile auch für die chirurgische Behandlung der Impotenz eingesetzt.

McLlean und Buncke beschrieben 1972 die freie mikrochirurgische Omentum-Transplantation mit Spalthautbedeckung nach einer Resektion eines Plattenepithelkarzinoms der Kopfhaut, die auch von anderen Autoren aufgenommen (Uhlschmid u. Clodius 1978, Harii 1973) und später durch den Autor als minimal-invasive Variante mit laparoskopischer Hebung des Omentums und Verlängerungsbypasses zur Unterschenkelrekonstruktion erweitert wurde (Horch et al. 2007).

Freie Muskellappen wurden seit den 1970er Jahren als Mittel der Defektdeckung und -auffüllung von Kavitäten, etwa bei Knochendefekten, zunehmend angewandt (Harii et al. 1976). Sie wurden von Ikuta erfolgreich zur Wiederherstellung der Muskelfunktion nach Volkmann-Kontrakturen beschrieben und in der Folge bei verschiedenen Indikationen propagiert (Freilinger et al. 1985). Wegen des großen Kapillarbetts von Muskeln und der relativ konstanten Gefäßdurchmesser wurden sie auch als »Notfall-Lappenplastiken« in der Frühphase von schweren Extremitäten- oder Rumpfverletzungen mit freiliegenden vitalen Strukturen beschrieben (Horch u. Stark 1999).

Auf der Suche nach einem ausreichend großen und günstigen Spenderareal für die autologe Brustrekonstruktion beschrieb Holmström 1975 erstmals den freien mikrochirurgischen TRAM-Flap (Holmstrom 1979). Nach der Verbreitung dieses Verfahrens – zunächst als gestielter TRAM-Lappen mit allerdings sehr hoher Hebemorbidität – stellt die Weiterentwicklung des freien TRAM (Coleman u. Bostwick 1989, Holm et al. 2006) eines der in Zentren am häufigsten durchgeführten mikrochirurgischen Verfahren dar. Dies gilt auch für die heute üblichen Perforator-basierten Lappen (hier sind mehrere Spendergebiete verfügbar [Arnez et al. 1999, Taeger et al. 2012, Blondeel 1999]), wie dem am häufigsten für diesen Zweck verwandten DIEP-Flap (Blondeel u. Boeck 1994, Kroll et al. 2011, Chang 2012, Seidenstucker et al. 2010), der auf den Perforatorgefäßen auf der tiefen epigastrischen Gefäßachse basiert (Andree et al. 2008, Dragu et al. 2010, Beier et al. 2009).

Zahlreiche Modifikationen zum Defektersatz oder zur Rekonstruktion funktioneller Strukturen, einschließlich der knöchernen Wiederherstellung mit freien Fibula-, Scapula-, Beckenkamm-, Kondylen- oder anderen Transplantaten wurden von vielen kreativen Mikrochirurgen in aller Welt seither entwickelt und bereichern das rekonstruktive Spektrum der Mikrochirurgie seither immens (Beier et al. 2013). Das bezieht auch die Wiederverwendung von Teilen von Amputaten oder von distalen Elementen nach Tumoroperationen, z. B. sog. Filet-free-flaps mit ein (Küntscher et al. 2001, Germann u. Wieczorek 1999) oder die Präkonditionierung oder Prälaminierung von individualisierten Lappenplastiken (Schipper et al. 2006). Die Arterialisierung von venösen Lappen sowie der Einsatz von venösen Lappen, deren Pathophysiologie bezüglich der Stromumkehr und der Neuorganisation des Kapillarbetts noch nicht endgültig geklärt ist (Fukui et al. 1994), belegt den Einfallsreichtum der Chirurgen bei der Weiterentwicklung von mikrochirurgischen Verfahren, die in vielen Ländern parallel verläuft (Baudet et al. 1993). Ein Charakteristikum ist in den letzten Jahren die zunehmende Standardisierung der Routineverfahren in der Mikrochirurgie (Andree et al. 2008, Vega et al. 2008, Langer et al. 2010).

Auf die Plexus- und Nervenchirurgie, die durch die Arbeitsgruppe um Narakas und Millesi in Europa popularisiert wurde, soll hier nur kurz eingegangen werden, da dieses Thema Gegenstand weiterer Kapitel dieses Buchs ist, auf die hiermit verwiesen wird. Die Verwendung von Venentransplantaten als Schutz von mikrochirurgischen Nervenkoaptationen oder als Interponat (Flores 2010) ist seit den 1990er Jahren in etlichen Zentren ein effektives Verfahren (Heijke et al. 1993, Brunelli et al. 1993, Konofaos et al. 2013), welches das Spektrum der Nervenrekonstruktionen wegen seiner geringen Spendermorbidität bereichert hat.

Manche Entwicklungen, wie die seit der Erstbeschreibung durch Roberts 1961 (Roberts u. Douglass 1961) zeitweise häufig eingesetzten mikrochirurgischen Jejunum-Transplantate zum Ersatz des Pharynx und der Speiseröhre erfreuten sich hoher Beliebtheit (Flynn u. Acland 1979, Biel u. Maisel 1987, Coleman et al. 1987, Omura et al. 1993, Piza-Katzer u. Piza 1988), gerieten jedoch trotz der technischen Vorteile wegen der Entwicklung neoadjuvanter Therapieverfahren in den Hintergrund und sind heute nur noch Spezialindikationen vorbehalten, insbesondere bei zirkulären Defekten. Auch für andere Indikationen, wie etwa die Vaginalrekonstruktion, stellt die Verwendung von freien Darmabschnitten eher eine Ausnahme dar (Sakurai et al. 2000).

1.9 Ausblick

Die klinische Anwendung der rekonstruktiven Mikrochirurgie umfasst mittlerweile alle Altersgruppen von Patienten, vom Säuglingsalter bis ins hohe Greisenalter. Sie kommt bei kongenitalen oder erworbenen Krankheiten, wie Krebs, Trauma, einschließlich Verbrennungen und degenerativen Veränderungen, zum Einsatz. Sie durchzieht viele Fachspezialitäten, aber die rasantesten Entwicklungen fanden in der Plastischen und Rekonstruktiven Chirurgie, Orthopädischen, Pädiatrischen und Neurochirurgie statt. Nachdem in diesem Zuge zahlreiche Ideen, technische Erfindungen, Konzepte und Prinzipien der Mikrochirurgie die ersten Jahrzehnte der Entwicklung bestimmt haben, wurde schon von verdienstvollen Pionieren dieses Fache vermutet, dass künftig wohl das Hauptanliegen eine Verbesserung der funktionellen und kosmetischen Ergebnisse der rekonstruktiven Mikrochirurgie sein werde. Dies ist sicher ein wichtiger Aspekt, der für die gesamte rekonstruktive Chirurgie anwendbar ist. Dennoch scheinen signifikante technische Fortschritte auch in der Mikrochirurgie sehr wohl denkbar, wie es in anderen Bereichen der Medizin und Technik immer wieder als treibender Motor für Neuentwicklungen zu beobachten ist. Als Beispiel sei etwa die rasante Entwicklung der Computertechnik, der Bildverarbeitung und der Informationsübermittlung, lokal oder als Telemedizin, der Robotik, oder Nanotechnologie angeführt. Inwieweit neue Verfahren zur Gefäßanastomosierung oder der Einsatz von Techniken des Tissue Engineering oder aus der Regenerativen Medizin die Mikrochirurgie bereichern werden, kann derzeit noch nicht abgeschätzt werden. Solche Verfahren können aber ebenso wie rein apparative Verbesserungen ungeahnte Erweiterungen der heutigen Methoden bringen. Es besteht daher nach Ansicht der Verfasser auch weiterhin die berechtigte Hoffnung, dass in Zukunft durch bisher ungeahnte technische Fortschritte und Innovationen die Mikrochirurgie noch längst nicht am Ende ihrer Entwicklungen stehen dürfte.

Literatur

Andree C, Munder BI, Behrendt P et al. (2008) Improved safety of autologous breast reconstruction surgery by stabilisation of microsurgical vessel anastomoses using fibrin sealant in 349 free DIEP or fascia-muscle-sparing (fms)-TRAM flaps: a two-centre study. Breast 17(5): 492-8. Epub 2008/05/27.

Arnez ZM, Khan U, Pogorelec D, Planinsek F (1999) Rational selection of flaps from the abdomen in breast reconstruction to reduce donor site morbidity. British journal of plastic surgery 52(5): 351-4. Epub 2000/01/05.

Baudet J, Martin D, Bakhach J, Demiri E (1993) Microvascular surgery in Europe: the early achievements and development. Microsurgery 14(4): 234-40. Epub 1993/01/01.

Baumeister RG, Seifert J, Wiebecke B, Hahn D (1981) Experimental basis and first application of clinical lymph vessel transplantation of secondary lymphedema. World journal of surgery 5(3): 401-7. Epub 1981/05/01.

Beier JP, Horch RE, Bach AD (2009) Breast reconstruction after breast-cancer surgery. The New England journal of medicine 360(4): 418-9; author reply 20-1. Epub 2009/01/24.

Beier JP, Horch RE, Kneser U (2013) Bilateral pre-expanded free TFL flaps for reconstruction of severe thoracic scar contractures in an 8-year-old girl. Journal of plastic, reconstructive & aesthetic surgery: JPRAS 66(12): 1766-9. Epub 2013/05/16.

Biel MA, Maisel RH (1987) Free jejunal autograft reconstruction of the pharyngoesophagus: review of a 10-year experience. Otolaryngology – head and neck surgery : official journal of American Academy of Otolaryngology-Head and Neck Surgery 97(4): 369-75. Epub 1987/10/01.

Biemer D (1977) Vein grafts in microvascular surgery. British journal of plastic surgery 30(3): 197-9. Epub 1977/07/01.

Biemer E, Duspiva W, Herndl E, Stock W, Ramatschi P (1978) Early experiences in organising and running a replantation service. British journal of plastic surgery 31(1): 9-15. Epub 1978/01/01.

Blondeel PN (1999) The sensate free superior gluteal artery perforator (S-GAP) flap: a valuable alternative in autologous breast reconstruction. British journal of plastic surgery 52(3): 185-93. Epub 1999/09/04.

Blondeel PN, Boeckx WD (1994) Refinements in free flap breast reconstruction: the free bilateral deep inferior epigastric perforator flap anastomosed to the internal mammary artery. British journal of plastic surgery. 47(7): 495-501. Epub 1994/10/01.

Brunelli GA, Battiston B, Vigasio A, Brunelli G, Marocolo D (1993) Bridging nerve defects with combined skeletal muscle and vein conduits. Microsurgery 14(4): 247-51. Epub 1993/01/01.

Buncke HJ (1974) Microvascular replantation and transplantation surgery. The Western journal of medicine 121(6): 493-4. Epub 1974/12/01.

Buncke HJ (1976) Toe digital transfer. Clinics in plastic surgery 3(1): 49-57. Epub 1976/01/01.

Buncke HJ, Jr., Schulz WP (1966) Total ear reimplantation in the rabbit utilising microminiature vascular anastomoses. British journal of plastic surgery 19(1): 15-22. Epub 1966/01/01.

Chang DW (2012) Breast Reconstruction with Microvascular MS-TRAM and DIEP Flaps. Archives of plastic surgery 39(1): 3-10. Epub 2012/07/12.

Cheng GL (1982) [Replantation for complete avulsion amputation of the thumb]. Zhonghua wai ke za zhi [Chinese journal of surgery]. 20(12): 712-5, 81. Epub 1982/12/01.

Clodius L, Uhlschmid G, Smahel J, Altdorfer J (1976) Microsurgery and lymphatics. In: Damiller AI, Strauch B, editors. Symposium on microsurgery. St. Louis: CV Mosby p 196-215.

Cobbett JR (1969) Free digital transfer. Report of a case of transfer of a great toe to replace an amputated thumb. The Journal of bone and joint surgery British volume 51(4): 677-9. Epub 1969/11/01.

Coleman JJ, 3rd, Bostwick J (1989) Rectus abdominis muscle-musculocutaneous flap in chest-wall reconstruction. The Surgical clinics of North America. 69(5): 1007-27. Epub 1989/10/01.

Coleman JJ, 3rd, Searles JM, Jr., Hester TR et al. (1987) Ten years experience with the free jejunal autograft. American journal of surgery 154(4): 394-8. Epub 1987/10/01.

Cooley BC (1998) History of vein grafting. Microsurgery 18(4): 234-6. Epub 1998/10/21.

Cooney WP, 3rd (1978) Revascularization and replantation after upper extremity trauma: experience with interposition artery and vein grafts. Clinical orthopaedics and related research 137: 227-34. Epub 1978/11/01.

Dragu A, Unglaub F, Wolf MB et al. (2010) Scars and perforator-based flaps in the abdominal region: a contraindication? Canadian journal of surgery Journal canadien de chirurgie 53(2): 137-42. Epub 2010/03/26.

Erol OO, Spira M (1979) New capillary bed formation with a surgically constructed arteriovenous fistula. Surgical forum 30: 530-1. Epub 1979/01/01.

Flores LP (2010) The use of autogenous veins for microsurgical repair of the sural nerve after nerve biopsy. Neurosurgery 66(6 Suppl Operative): 238-43; discussion 43-4. Epub 2010/05/29.

Flynn MB, Acland RD (1979) Free intestinal autografts for reconstruction following pharyngolaryngoesophagectomy. Surgery, gynecology & obstetrics 149(6): 858-62. Epub 1979/12/01.

Freilinger G, Frey M, Holle J (1985) [Free muscle transplantation]. Handchirurgie, Mikrochirurgie, plastische Chirurgie: Organ der Deutschsprachigen Arbeitsgemeinschaft fur Handchirurgie : Organ der Deutschsprachigen Arbeitsgemeinschaft fur Mikrochirurgie der Peripheren Nerven und Gefässe 17 (Suppl): 25-7. Epub 1985/11/01. Die freie Muskeltransplantation.

Fukui A, Inada Y, Maeda M, Mizumoto S, Yajima H, Tamai S (1994) Venous flap--its classification and clinical applications. Microsurgery 15(8): 571-8. Epub 1994/01/01.

Germann G, Steinau HU (1996) The clinical reliability of vein grafts in free-flap transfer. Journal of reconstructive microsurgery 12(1): 11-7. Epub 1996/01/01.

Germann G, Wieczorek D (1999) Combined pedicle and free-tissue transfer to improve functional restoration of the foot: the «backpack principle". Journal of reconstructive microsurgery 15(6): 409-13. Epub 1999/09/10.

Goald HJ (1978) Microlumbar discectomy: followup of 147 patients. Spine 3(2): 183-5. Epub 1978/06/01.

Gomel V (1978) Salpingostomy by microsurgery. Fertility and sterility 29(4): 380-7. Epub 1978/04/01.

Gordon L, Buncke HJ, Townsend JJ (1978) Histological changes in skeletal muscle after temporary independent occlusion of arterial and venous supply. Plastic and reconstructive surgery 61(4): 576-9. Epub 1978/04/01.

Gordon L, Rosen J, Alpert BS, Buncke HJ (1984) Free microvascular transfer of second toe ray and serratus anterior muscle for management of thumb loss at the carpometacarpal joint level. The Journal of hand surgery. 9(5): 642-4. Epub 1984/09/01.

Green GE, Spencer FC, Tice DA, Stertzer SH (1970) Arterial and venous microsurgical bypass grafts for coronary artery disease. The Journal of thoracic and cardiovascular surgery 60(4): 491-503. Epub 1970/10/01.

Gu YD, Wu MM, Zheng YL, Yang DY, Li HR (1985) Vascular variations and their treatment in toe transplantation. Journal of reconstructive microsurgery 1(3): 227-32. Epub 1985/01/01.

Harii K, Ohmori K, Torii S (1976) Free gracilis muscle transplantation, with microneurovascular anastomoses for the treatment of facial paralysis. A preliminary report. Plastic and reconstructive surgery. 57(2): 133-43. Epub 1976/02/01.

Harii K, Omori K, Omori S (1974) Hair transplantation with free scalp flaps. Plastic and reconstructive surgery 53(4): 410-3. Epub 1974/04/01.

Harii K, Omori S (1973) Use of the gastroepiploic vessels as recipient or donor vessels in the free transfer of composite flaps by microvascular anastomoses. Plastic and reconstructive surgery 52(5): 541-8. Epub 1973/11/01.

Heijke GC, Klopper PJ, Dutrieux RP (1993) Vein graft conduits versus conventional suturing in peripheral nerve reconstructions. Microsurgery 14(9): 584-8. Epub 1993/01/01.

Holm C, Mayr M, Hofter E, Ninkovic M (2006) Perfusion zones of the DIEP flap revisited: a clinical study. Plastic and reconstructive surgery 117(1): 37-43. Epub 2006/01/13.

Holmstrom H (1979) The free abdominoplasty flap and its use in breast reconstruction. An experimental study and clinical case report. Scandinavian journal of plastic and reconstructive surgery 13(3): 423-27. Epub 1979/01/01.

Horch RE, Horbach T, Lang W (2007) The nutrient omentum free flap: revascularization with vein bypasses and greater omentum flap in severe arterial ulcers. Journal of vascular surgery 45(4): 837-40. Epub 2007/04/03.

Horch RE, Stark GB (1999) The rectus abdominis free flap as an emergency procedure in extensive upper extremity soft-tissue defects. Plastic and reconstructive surgery 103(5): 1421-7. Epub 1999/04/06.

Jacobson JH, 2nd, Wallman LJ, Schumacher GA, Flanagan M, Suarez EL, Donaghy RM (1962) Microsurgery as an aid to middle cerebral artery endarterectomy. Journal of neurosurgery 19: 108-15. Epub 1962/02/01.

Kleinert HE, Kasdan ML (1963) Restoration of Blood Flow in Upper Extremity Injuries. The Journal of trauma 3: 461-76. Epub 1963/09/01.

Kleinert HE, Serafin D, Kutz JE, Atasoy E (1973) Reimplantation of amputated digits and hands. The Orthopedic clinics of North America 4(4): 957-67. Epub 1973/10/01.

Konofaos P, Ver Halen JP (2013) Nerve repair by means of tubulization: past, present, future. Journal of reconstructive microsurgery 29(3): 149-64. Epub 2013/01/11.

Kroll SS, Reece GP, Miller MJ et al. (2001) Comparison of cost for DIEP and free TRAM flap breast reconstructions. Plastic and reconstructive surgery 107(6): 1413-6; discussion 7-8. Epub 2001/05/04.

Kuntscher MV, Erdmann D, Homann HH, Steinau HU, Levin SL, Germann G (2001) The concept of fillet flaps: classification, indications, and analysis of their clinical value. Plastic and reconstructive surgery 108(4): 885-96. Epub 2001/09/08.

Langer S, Munder B, Seidenstuecker K et al. (2010) Development of a surgical algorithm and optimized management of complications - based on a review of 706 abdominal free flaps for breast reconstruction. Medical science monitor: international medical journal of experimental and clinical research 16(11): CR518-22. Epub 2010/10/29.

Leeuwenhoek DA (1977) Observationes D. Anthonii Lewenhoeck, De Natis E Semine Genitali Animalculis. Phil Trans 12: 1040-6.

Lister GD, Kalisman M, Tsai TM (1983) Reconstruction of the hand with free microneurovascular toe-to-hand transfer: experience with 54 toe transfers. Plastic and reconstructive surgery 71(3): 372-86. Epub 1983/03/01.

Miller MJ, Schusterman MA, Reece GP, Kroll SS (1993) Interposition vein grafting in head and neck reconstructive microsurgery. Journal of reconstructive microsurgery 9(3): 245-51; discussion 51-2. Epub 1993/05/01.

Morrison WA, O'Brien BM, MacLeod AM, Gilbert A (1978) Neurovascular free flaps from the foot for innervation of the hand. The Journal of hand surgery 3(3): 235-42. Epub 1978/05/01.

Nakayama K, Yamamoto K, Tamiya T et al. (1964) Experience with Free Autografts of the Bowel with a New Venous Anastomosis Apparatus. Surgery 55: 796-802. Epub 1964/06/01.

O'Brien BM (1976) Replantation and reconstructive microvascular surgery. Part I. Annals of the Royal College of Surgeons of England 58(2): 87-103. Epub 1976/03/01.

Omura K, Misaki T, Urayama H, Ishida F, Watanabe Y (1993) Composite reconstruction of the esophagus. Journal of surgical oncology 52(1): 18-20. Epub 1993/01/01.

Piza-Katzer H, Piza F (1988) [Vascular surgery problems in 65 free jejunal transplants in reconstruction of the pharyngoesophagolaryngeal area]. VASA Zeitschrift fur Gefässkrankheiten. 17(1):21-5. Epub 1988/01/01. Gefässchirurgische Probleme bei 65 freien Jejunumtransplantaten zur Rekonstruktion der pharyngo-osophago-laryngealen Region.

Roberts RE, Douglass FM (1961) Replacement of the cervical esophagus and hypopharynx by a revascularized free jejunal autograft. Report of a case successfully treated. The New England journal of medicine 264: 342-4. Epub 1961/02/16.

Rose EH, Buncke HJ (1981) Free transfer of a large sensory flap from the first web space and dorsum of the foot including the second toe for reconstruction of a mutilated hand. The Journal of hand surgery 6(2): 196-201. Epub 1981/03/01.

Sakurai H, Nozaki M, Sasaki K, Nakazawa H (2000) The use of free jejunal autograft for the treatment of vaginal agenesis: surgical methods and long-term results. British journal of plastic surgery 53(4): 319-23. Epub 2000/07/06.

Schipper J, Leffler M, Maier W, Kopp J, Bach AD, Horch RE (2006) [Reconstruction of tumor induced defects in head and neck surgery with individualized prefabricated three dimensional flaps with the use of continuous vacuum therapy]. Zentralblatt fur Chirurgie 131(Suppl 1): S141-5. Epub 2006/04/01. Rekonstruktion von tumorbedingten Defekten in der Kopf-Hals-Chirurgie mit individualisierten dreidimensionalen Lappen unter Anwendung der Vakuumtherapie.

Seidenstucker K, Munder B, Richrath P et al. (2010) A prospective study using color flow duplex ultrasonography for abdominal perforator mapping in microvascular breast reconstruction. Medical science monitor : international medical journal of experimental and clinical research 16(8): MT65-70. Epub 2010/07/31.

Silber SJ (1975) Microsurgery in clinical urology. Urology 6(2): 150-3. Epub 1975/08/01.

Silber SJ (1977) Microsurgery in pediatric urology. Birth defects original article series 13(5): 445-54. Epub 1977/01/01.

Strauch B, Tsur H (1978) Restoration of sensation to the hand by a free neurovascular flap from the first web space of the foot. Plastic and reconstructive surgery 62(3): 361-7. Epub 1978/09/01.

Taeger CD, Arkudas A, Beier JP, Horch RE (2014) Emergency arterio-venous loop for free-flap defect reconstruction of the lower thigh with a post-irradiated and heavily infected wound. International wound journal. Epub 2014/04/15.

Taeger CD, Horch RE, Dragu A, Beier JP, Kneser U (2012) [Perforator flaps. A new era in reconstructive surgery]. Der Chirurg; Zeitschrift fur alle Gebiete der operativen Medizen 83(2): 163-71. Epub 2011/07/13. Perforatorlappen. Eine neue Ära in der rekonstruktiven Chirurgie.

Taylor GI, Daniel RK (1973) The free flap: composite tissue transfer by vascular anastomosis. The Australian and New Zealand journal of surgery 43(1): 1-3. Epub 1973/07/01.

Uhlschmid G, Clodius L (1978) [A new use for the freely transplanted omentum. Management of a late radiation injury of the brachial plexus using freely transplanted omentum and neurolysis]. Der Chirurg; Zeitschrift fur alle Gebiete der operativen Medizen 49(11): 714-8. Epub 1978/11/01. Eine neue Anwendung des frei transplantierten Omentums. Behandlung des Strahlenspatschadens des Armplexus mit frei transplantiertem Netz und Neurolyse.

Vega S, Smartt JM, Jr., Jiang S et al. (2008) 500 Consecutive patients with free TRAM flap breast reconstruction: a single surgeon's experience. Plastic and reconstructive surgery 122(2): 329-39. Epub 2008/07/16.

Vlastou C, Earle AS, Jordan R (1992) Vein grafts in reconstructive microsurgery of the lower extremity. Microsurgery 13(5): 234-5. Epub 1992/01/01.

Yasargil MG (1970) Intracranial microsurgery. Clinical neurosurgery 17: 250-6. Epub 1970/01/01.

Physiologie und Pathophysiologie der Blutgerinnung

J. A. Voigt, J. Schmidt, R. Riss, M. Schmitz

U. Kneser et al. (Hrsg.), *Grundkurs Mikrochirurgie*,
DOI 10.1007/978-3-662-48037-3_2,

2.1 Einleitung

Kommt es zu Verletzungen von Gefäßen und des umgebenden Gewebes, droht rasch der Verlust größerer Mengen Blut. Bereits Sekunden nach Eintreten des Schadens werden Reparaturvorgänge im Körper in Gang gesetzt, die unter dem Begriff Hämostase zusammengefasst werden. Die Hämostase ist ein komplexer Prozess der Blutstillung und Blutgerinnung. Die Hämostase ist zum besseren Verständnis in eine primäre und eine sekundäre Hämostase aufgeteilt, die jedoch in vivo eng miteinander vernetzt sind.

2.2 Primäre Hämostase

Die primäre Hämostase umfasst folgende pathophysiologischen Stadien:

- Vasokonstriktion
- Thrombozytenadhäsion
- Thrombozytenaggregation
- Weißer Thrombus

2.2.1 Vasokonstriktion

Bei einer Gefäßverletzung kommt es sofort zum Übertritt von Blutzellen und Plasma in den Extravasalraum. Bereits Sekunden nach der Verletzung kommt es zur Vasokonstriktion im betreffenden Gefäßabschnitt, und zwar zum einen direkt durch die reaktive Konstriktion der glatten Gefäßmuskulatur, zum anderen durch die Aktivierung vasomotorischer Nerven und durch freigesetzte Mediatoren (Endothelin-1, Wasserstoffperoxid, Angiotensin II, Thromboxan A2, Prostaglandine und freie Radikale) aus den verletzten Endothelzellen. Parallel dazu aktiviert das freigelegte subendotheliale Kollagen die ruhenden Thrombozyten. Diese setzen wiederum vasokonstriktive Mediatoren frei, wie Serotonin, Platelet derived growth factor (PDGF) und Thromboxan A2.

2.2.2 Thrombozytenadhäsion

Durch den Endothelschaden kommt es zur Freilegung von subendothelialen Kollagenfasern. Mithilfe eines von den Endothelzellen und Megakaryozyten bzw. Thrombozyten freigesetzten Proteins, dem von-Willebrand-Faktor (vWF), heften sich die Thrombozyten über ihren spezifischen Kollagenrezeptor, dem Glykoprotein-Komplex Ib/IX/V (GP-Komplex Ib/IX/V), an die Schadstelle. Direkte Verbindungen zwischen den Kollagenfasern und den Thrombozyten sind über die GP-Ia/IIa- und GP-VI-Komplexe auch ohne Hilfe des von-Willebrand-Faktors möglich ( Abb. 2.1). Die Thrombozyten werden aktiviert und verändern infolge einer kalziuminduzierten Interaktion zwischen Aktin und Myosin ihre Form. Dabei wird der Rezeptorkomplex GP IIb/IIIa freigelegt. Zwischen den GP-IIb/IIIa-Rezeptoren bilden sich Fibrinogenbrücken, welche die Quervernetzung zwischen den Thrombozyten untereinander stabilisieren und die Anheftung an subendotheliales Fibronektin ermöglichen. Gleichzeitig entleeren die Thrombozyten nach Aktivierung ihre präformierten Granula.

> **Dreimal A!**
> - Thrombozytenadhäsion
> - Thrombozytenaktivierung
> - Thrombozytenaggregation
>
> Die Hauptrolle in der Primären Hämostase spielen die Thrombozyten mit Bildung des »weißen Thrombus«.

Praxistipp

Bei Störungen des GP-IIb/IIIa-Rezeptors kommt es zur sog. **Glanzmann-Thrombasthenie.** Die Patienten zeigen eine erhöhte Blutungsneigung bei normalen Thrombozytenzahlen und einer unauffälligen Blutgerinnung. Es handelt sich bei dieser Erkrankung um den häufigsten angeborenen Thrombozytendefekt.

2.2.3 Thrombozytenaggregation

Zur Anlockung weiterer Thrombozyten und zur Stabilisierung des Thrombozytenthrombus, werden aus den elektronendichten Granula der Thrombozyten u. a ADP, Thromboxan A2, Ca^{2+}, Platelet

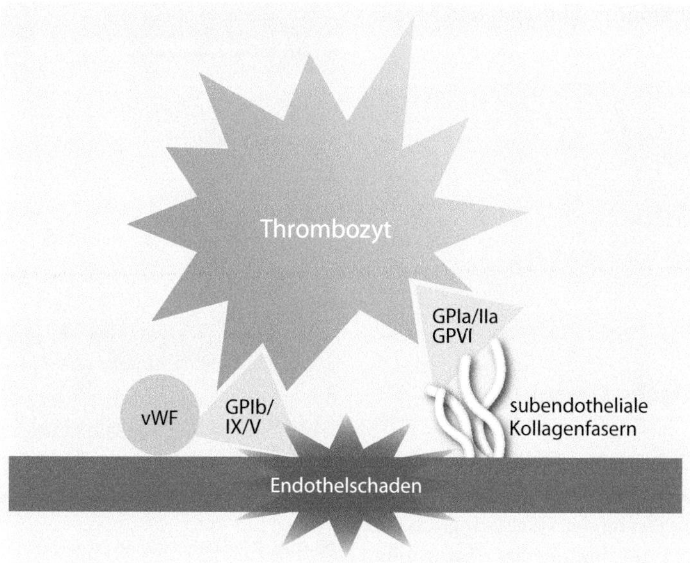

Abb. 2.1 Schematische Darstellung der Thrombozytenadhäsion

activating factor (PAF), Serotonin, vWF, Fibrinogen und Fibronektin ausgeschüttet. Es kommt zur Membranverschmelzung der Thrombozyten untereinander und zur Ausbildung eines »weißen« Thrombozytenthrombus an der Schadstelle. Aus dem vorbeiströmenden Blut werden weitere Thrombozyten angelockt und eingelagert. Die primäre Blutstillung mit der Vasokonstriktion und der Bildung des »weißen Thrombus« zur Abdichtung der Schadstelle nimmt im Regelfall ca. 1–3 min in Anspruch (Blutungszeit).

> **Thrombozytenaggregationshemmer blockieren irreversibel die Cyclooxygenase. Dadurch wird kein Thromboxan A2 gebildet und es kann keine Aggregation stattfinden.**

Praxistipp

Zeichen einer Thrombozytenfunktionsstörung (Thrombozytopenie oder Thrombozytopathie) sind kleine punktförmigen Blutungen, die sog. Petechien, sowie eine gestörte Blutstillung mit einer verlängerten Blutungszeit >1–3 min.

2.2.4 Schutz des intakten Gewebes vor Thrombozytenaktivierung und Thrombusbildung

Das intakte Endothel schüttet physiologischerweise kontinuierlich Stickstoffmonoxid (NO) und Prostacyclin (Prostaglandin) aus, welche einer Aktivierung der Thrombozyten direkt entgegenwirken. Des Weiteren besitzt das intakte Endothel keine thrombozytenbindenden Rezeptoren.

> **Das intakte Endothel verhindert die Anheftung und Aktivierung von Thrombozyten durch Freisetzung von NO und Prostacyclin.**

2.3 Sekundäre Hämostase

Nach Ablauf der primären Hämostase wird zur Stabilisierung des Wundverschlusses die sekundäre Hämostase aktiviert. Es gibt zwei aktuelle Modelle zur Erklärung des physiologischen Ablaufs der sekundären Hämostase: Zum einen die durch Gerinnungsfaktoren kontrollierte Gerinnungskaskade, die noch heute gelehrt wird, aber teilweise modifiziert wurde. Zum anderen die seit 2001 bestehende Theorie von einem zellbasierten Gerinnungsmodell von Hoffman und Monroe (Hoffman und Monroe 2001).

Sekundäre Hämostase
1. Aktivierungsphase
2. Koagulationsphase
3. Retraktionsphase
4. Bildung des roten Thrombus

2.3.1 Plasmatische Gerinnung

Die plasmatische Gerinnung erfolgt in vier nacheinander ablaufenden Phasen. Die erste Phase beginnt mit der Aktivierung der Gerinnungskaskade und endet mit der Umwandlung von Prothrombin zu Thrombin – die sog. Aktivierungsphase. Lange Zeit ging man davon aus, dass die Aktivierung der Gerinnungskaskade über einen »endogenen« (intrinsisches System) und »exogenen« (extrinsisches System) Weg möglich ist. Heute vermutet man, dass beide Systeme in vivo zusammen ablaufen und nur in vitro getrennt voneinander aktiviert werden können. Bei den Gerinnungsfaktoren handelt es sich um Plasmaproteine, welche normalerweise in ihrer inaktiven Form vorliegen. Bezeichnet werden sie durch römische Ziffern sowie vereinzelt zusätzlich durch Eigennamen. Die Kennzeichnung der aktiven Form erfolgt mit einem kleinen arabischen »a«. Kommt es zur Aktivierung der Gerinnungskaskade über einen der oben genannten Wege, so werden die Faktoren kaskadenartig durch proteolytische Spaltung ihrer inaktiven Vorstufen aktiv und fungieren dann selber als Aktivator oder Kofaktor nachgeschalteter Faktoren (Camerer et al. 1996) (◘ Abb. 2.2).

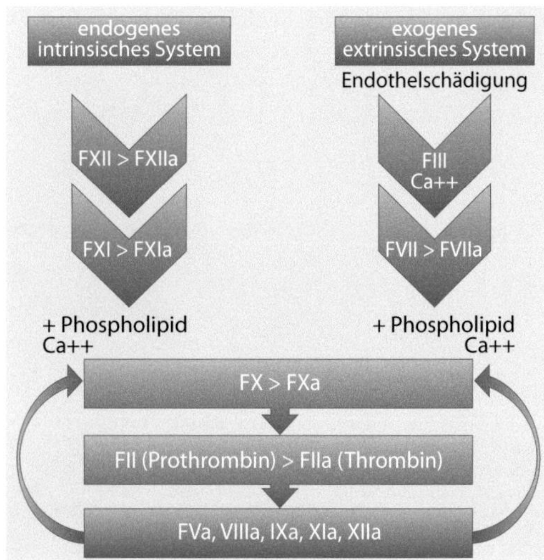

◘ **Abb. 2.2** Schematische Darstellung der plasmatischen Gerinnung

Aktivierungsphase

Endogene Aktivierung

Die sog. endogene Aktivierung erfolgt über den Kontakt des Faktor XII mit negativ geladenen Oberflächen, wie z. B. freiliegendes Kollagen (in vivo) oder Kontakt mit einem Reagenzglas (in vitro). Da Patienten mit Mangel an diesem Faktor keine erhöhte Blutungsneigung zeigen, geht man davon aus, dass dieser Weg praktisch keinerlei Bedeutung bei der Aktivierung der Gerinnungskaskade unter physiologischen Bedingungen hat. Er verstärkt lediglich nach Aktivierung der Gerinnung über den exogenen Weg die Blutgerinnung.

Praxistipp

Über die partielle Thromboplastinzeit (PTT) gewinnt man ein Bild über die Funktion der endogenen Aktivierung und der gemeinsamen Endstrecke der Blutgerinnung. Durch speziell negativ geladene Partikeloberflächen (z. B. Kaolin) kommt es zur Kontaktaktivierung der Faktoren XII, XI, IX und VII.

Exogene Aktivierung

Sie erfolgt über den Tissue Factor (TF, Faktor III, Gewebsthromboplastin). Es handelt sich dabei um den einzigen Faktor, der ein membranständiges Protein ist und nur in geringen Mengen frei im Blut zirkuliert. Normalerweise befindet er sich in der Adventitia der Endothelzellen und im Bindegewebe. Er wird erst nach Verletzung des Gefäßes in die Blutbahn freigesetzt und aktiviert gemeinsam mit Ca^{2+} den Faktor VII. Der aktivierte Faktor VIIa wiederum bildet als TF-VIIa-Ca^{2+}-Phospholipidkomplex den Aktivator für den Faktor X. Damit ist wieder die gemeinsame Endstrecke der exogenen und endogenen Aktivierung erreicht. In kleinsten Mengen kann der TF-VIIa-Ca^{2+}-Phospholipidkomplex bereits eine Umwandlung von Prothrombin zu Thrombin (Faktor IIa) in Gang setzen. Diese Umwandlung braucht eine Verstärkung, da sie binnen kürzester Zeit durch TFPI (Tissue Factor Pathway Inhibitor) gehemmt wird. Das in kleinen Mengen aktivierte Thrombin wiederum aktiviert die Faktoren V, VIII, XI und XII. So entsteht eine gerinnungsverstärkende positive Rückkopplung, durch welche erst eine effektive Gerinnung ermöglicht wird.

Aus Faktor VIIIa und Faktor IX wird ein stark Faktor X aktivierender Komplex gebildet. Dies erklärt wiederum die große Bedeutung der Faktoren VIII und IX für den physiologischen Ablauf der Gerinnung (Butenas u. Mann 2002).

Praxistipp

Der Quick-Wert informiert über die Funktion der exogenen Aktivierung und der gemeinsamen Endstrecke der Blutgerinnung. Hierbei wird die Thromboplastinzeit durch Zugabe von Gewebethromboplastin und $CaCl_2$ bestimmt (Normwert 11–15 s). Die INR (International Normalized Ratio) wurde aufgrund der unterschiedlichen Wirksamkeit der Tests in Abhängigkeit vom eingesetzten Thromboplastin eingeführt, um die Werte international vergleichbar zu machen.

Gemeinsame Endstrecke der Aktivierungsphase

Der aktivierte Faktor Xa bildet zusammen mit Ca^{2+} an der Thrombozytenoberfläche einen Komplex mit Faktor Va. Dieser Xa-Va-Ca^{2+}-Phospholipidkomplex fungiert als sog. Prothrombinase, die Prothrombin in Thrombin umwandelt. Das aktivierte Thrombin wiederum aktiviert über positive Rückkopplungsmechanismen die Faktoren XI, VIII und V (Mann et al. 2006).

Koagulationsphase

Nach seiner Aktivierung beginnt das aktivierte Thrombin (Faktor IIa) mit der Abspaltung von Fibrinopeptiden aus den vorliegenden langkettigen Fibrinogenen. Die so entstehenden Fibrinmonomere A und B bilden untereinander über nichtkovalente Bindungen (z. B. Wasserstoffbrücken) Fibrinpolymere. Das so entstandene Gerinnsel ist noch sehr instabil. Durch Thrombin wird Faktor XIII aktiviert, sodass nichtkovalente Bindungen zu stabilen kovalenten Bindungen werden (Mann et al. 2006).

Retraktionsphase

Mit der Retraktionsphase ist das Ende der sekundären Blutgerinnung erreicht. Die Fibrinfäden werden über den Glykoproteinrezeptor IIb/IIIa an die Thrombozyten gebunden. Ein Verschluss der Wundränder erfolgt durch das durch Thrombin aktivierte Aktin-Myosin-System der Thrombozyten. Die sich kontrahierenden Thrombozyten führen über die angehefteten Fibrinfäden zum Verschluss der Wunde. Durch zahlreiche Erythrozyten, die sich im Fibrinnetz verfangen, entsteht der sog. »rote Thrombus« (Mann et al. 2006).

Aufgabe der sekundären Hämostase ist die Umwandlung von Fibrinogen zu Fibrin. Mit Fibrin wird ein stabiles Thrombus-Fibrinnetz gebildet, in dem sich u. a. Leukozyten und Erythrozyten verfangen und gemeinsam den »roten Thrombus« bilden, d. h. einen mechanisch stabilen Wundverschluss.

Praxistipp

Über den Quick-Wert und die PTT kann man einen Mangel an Blutgerinnungsfaktoren feststellen. Allerdings entsprechen die Aktivierungswege nicht exakt denen im Körper und somit kommt es nur beim Fehlen bestimmter Faktoren tatsächlich zu Blutgerinnungsstörungen.

Gerinnungsstörungen

Hämophilie A (Faktor VIII Mangel) und **Hämophilie B (Faktor IX Mangel)** führen zu ausgeprägten Gerinnungsstörungen. Die Blutungszeit und der Quickwert sind normal, die PTT ist erhöht. Klinisch kommt es zu Nachblutungen in Gelenken und Unterhaut.

Disseminierte intravasale Koagulation (DIC): Hier kommt es z. B. durch einen Schock parallel zur überschießenden Gerinnungsaktivierung und zur Aktivierung der Fibrinolyse. Ergebnis ist das rasche Aufbrauchen beider Systeme und nachfolgend ein absoluter Mangel an Faktoren beider Systeme.

2.3.2 Zellbasierte Gerinnung

Maureane Hoffman und Douglas M. Monroe III entwickelten 2001 gemeinsam eine Theorie über die zellbasierte Gerinnung. Sie vermuten, dass die Gerinnung nicht in Kaskaden abläuft, sondern in drei sich überlappenden Schritten, welche wesentlich über zelluläre Komponenten reguliert werden. In ihrem Modell spielt der Tissue Factor (Faktor III, TF) eine zentrale Rolle als Auslöser für die Thrombinbildung und Gerinnung. Es handelt sich um ein integrales Membranprotein, welches auf zahlreichen extravaskulären Zellen zu finden ist. So befindet sich der TF u. a. auf der Adventitia der Gefäße. Er wird zudem während einer Entzündung von Endothelzellen, Thrombozyten und Monozyten exprimiert (Hoffman u. Monroe 2001).

- **Initationsphase:** Durch Gewebsverletzung kommt es zu Blutaustritt. Das extravasal austretende Blut kommt mit TF in Kontakt (ähnlich dem extrinsischen Weg!). Dort bindet initial Faktor VIIa, welcher immer in geringen Mengen durch Autokatalyse in aktivierter Form vorliegt, an die TF-Rezeptoren. Zusammen bilden sie einen membrangebundenen Komplex, welcher die Faktoren X und IX aktiviert. Faktor Xa aktiviert wiederum Faktor V. Zusätzlich aktiviert der Komplex weiterhin Faktor VII, im Sinne einer positiven Rückkopplung.
- **Amplifikationsphase:** Die Gewebsverletzung führt auch zum Kontakt der Thrombozyten mit extravaskulärem Gewebe und TF. Durch die Anheftung der Thrombozyten an die subendothelialen Kollagenfasern werden sie aktiviert. Nach ihrer Aktivierung binden sie zahlreiche aktivierte Kofaktoren auf ihrer Oberfläche (Faktor XI, VIII, V, IX, X).
- **Propagationsphase:** So kommt es zum Thrombinburst (ähnlich dem intrinsischen Weg!) und zur Fibrinpolymerbildung.

2.3.3 Regulation und Hemmung der Hämostase

Zur Regulation der Hämostase muss das Gleichgewicht zwischen Gerinnung und Fibrinolyse ständig aufrechterhalten werden, um die Fließfähigkeit des Bluts zu gewährleisten und eine generalisierte Gerinnung zu verhindern. Durch eigene antithrombotische Glykoproteine (Antithrombin III, Alpha-2-Makroglobulin, Alpha-1-Antithrypsin und Protein C) verhindert die endotheliale Glykokalix sowohl das Anheften der Thrombozyten als auch die Aktivierung von Gerinnungsfaktoren.

Die Glykoproteine liegen zusätzlich frei im Plasma vor. **Antithrombin III** bildet das wichtigste Thromboseschutzprotein des Körpers, indem es mit Thrombin und den Faktoren IX, Xa, XIa und XIIa durch Komplexbildung ihre Protease-Aktivität hemmt (◘ Abb. 2.3).

Heparin verstärkt die antithrombotische Wirkung des Antithrombin III um den Faktor 1000.

Zusätzlich wird Thrombomodullin an der Endothelfläche exprimiert und bindet Thrombin, welches dann statt Fibrin Protein C bindet und aktiviert. Protein C wiederum bindet nach seiner Aktivierung an Protein S. Zusammen inaktivieren sie Faktor Va und VIIIa (◘ Abb. 2.4). Alpha-2-Makroglobulin und Alpha-1-Antithrypsin sind weitere Gegenspieler von Thrombin (Butenas u. Mann 2002).

2.3.4 Fibrinolyse

Die Fibrinolyse wird zeitgleich mit der Gerinnung aktiviert, um zu viel oder an falscher Stelle gebildetes Fibrin wieder aufzulösen. Sie läuft in zwei Hauptschritten ab (Aktivierung und Thrombusauflösung). Eine zentrale Rolle spielt Plasmin, welches normalerweise in seiner inaktiven Form, dem Plasminogen, im Blut vorliegt. Die Aktivierung von Plasminogen zu Plasmin erfolgt v. a. durch den **Faktor XIIa** zusammen mit **Kallikrein**. Weitere Plasmin-

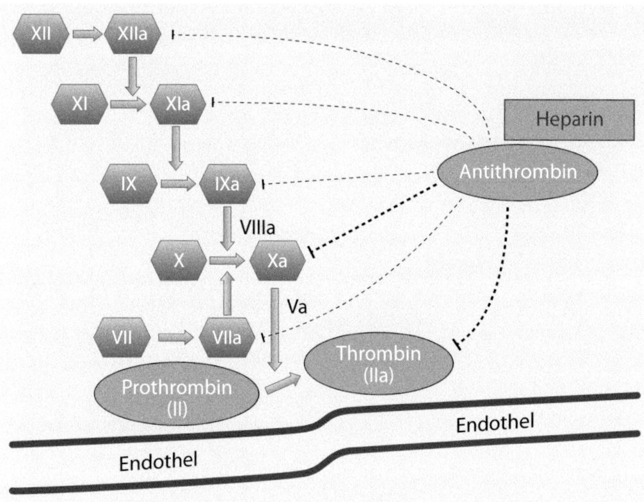

Abb. 2.3 Schematische Darstellung der Funktion von Antithrombin III

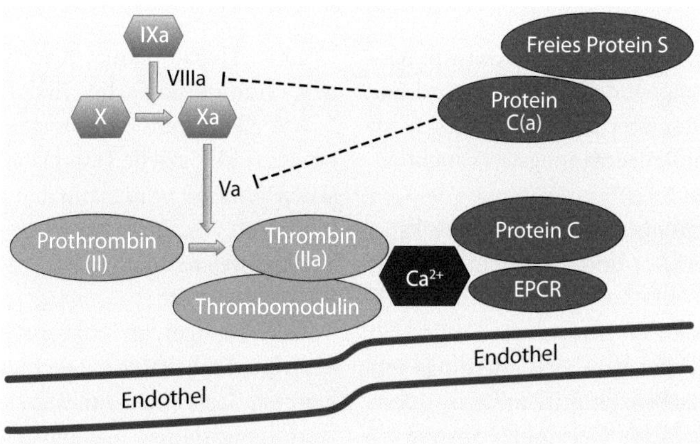

Abb. 2.4 Schematische Darstellung der Funktion von Protein C

aktivatoren sind der **Gewebe-Plasminogenaktivator (tissue-type plasminogen activator, t-PA)** und die **Urokinase**. Endothelzellen sezernieren die t-PA nach Aktivierung durch Thrombin im Sinne einer negativen Rückkopplung der Hämostase. Die Urokinase wird extravaskulär in der Niere selber gebildet, um im Harntrakt entstandene Gerinnsel aufzulösen. Plasmin selbst ist eine Protease, welche Fibrin zu löslichen Spaltprodukten abbaut. Sie hemmen die Bildung eines Thrombus im Sinne einer negativen Rückkopplung, um einen zeitgleichen Thrombusaufbau zu verhindern. Neben Fibrin kann Plasmin noch die Faktoren V, VIII, IX und XI spalten und damit inaktivieren. Ein Überschießen der Fibrinolyse wird durch Alpha-2-Antiplasmin verhindert (Mann et al. 2006).

2.3.5 Labordiagnostik prä- und perioperativ

Vor jedem operativem Eingriff sollte die Frage gestellt werden, ob der Patient aufgrund einer angeborenen oder erworbenen Gerinnungsstörung mit einem erhöhten Blutungsrisiko behaftet ist (Tab. 2.1). Dies sollte mit einem standardisierten

Tab. 2.1 Klinische Hinweise auf Gerinnungsstörungen in der Anamnese. (Adaptiert nach Bauer et al. 2012)

Symptom	Mögliche Gerinnungsstörung
Nachblutung vom Soforttyp (Blutung ist bereits primär nicht oder erschwert stillbar)	Thrombozytopathie (z. B. von-Willebrand-Syndrom, ASS etc.) Thrombozytopenie (angeboren oder erworben) Vasopathie (z. B. Gefäßmissbildung)
Nachblutung vom verzögerten Typ (Blutung beginnt bis zu Stunden postoperativ)	Koagulopathie
Petechien, Purpura	Thrombozytopathie Thrombozytopenie Vasopathie
Ekchymosen, Hämatome	Koagulopathie hochgradige Thrombozytopenie
Gelenkblutung	Hämophilie
Stichkanalblutung	Hypofinrinogenämie
Einblutung in den OP-Bereich	Faktor-XIII-Mangel

Fragebogen erfolgen, da die häufigsten Gerinnungsstörungen durch angeborene oder erworbene Thrombozytenfunktionsstörungen verursacht sind, welche mit den Standardgerinnungstests nicht erfasst werden können.

Bei unauffälliger Blutgerinnungsanamnese kann normalerweise bei ASA1- und -2-Patienten (ASA: American Society of Anesthesiologists) und Eingriffen ohne Blutungsrisiko auf eine weitere Diagnostik verzichtet werden. Handelt es sich allerdings um einen mikrochirurgischen Eingriff sollte in jedem Fall mindestens eine kleine Gerinnungsanalyse erfolgen, unabhängig vom ASA-Status. Bei positiver Blutungsanamnese, bei ASA3- und -4-Patienten oder bei Eingriffen mit Blutungsrisiko sollten immer die Bestimmung von der Prothrombinzeit (PZ), der aktivierten partiellen Thromboplastinzeit (aPTT), von Fibrinogen, der Thrombozytenzahl (Thr) und ein Thrombozytenfunktionstest durchgeführt werden. Bei begründetem Verdacht auf eine Gerinnungsstörung sollten zusätzlich noch Antithrombin (AT) und D-Dimere quantitativ (DD) bestimmt werden. Mit diesen 6 Tests werden >95% der klinisch relevanten Blutgerinnungsstörungen erfasst (Bauer et al. 2012).

Thrombozytenfunktionsstörungen (durch ASS, Clopidogrel, NSAR, GPIIb/IIIa Antagonisten, Phytopharmaka wie Gingko, Ginseng, Johanniskraut, Urämie, Hepatopathie, Knochenmarkerkrankungen, Immunologische Erkrankungen) machen 3–4 % aller Blutungsstörungen aus. Um sie zu erfassen, sind spezielle Tests erforderlich. In der klinischen Routine wird dafür häufig die Blutungszeit bestimmt. Als Ersatz kann die PFA-100 bestimmt werden, welche auch das von-Willebrand-Syndrom (vWF) detektiert.

Ein Mangel an Faktor XIII und gering erniedrigte Einzelfaktoren werden mit den oben genannten Tests nicht miterfasst. Wenn der »kleine Gerinnungsstatus« Auffälligkeiten zeigt, sollte ein hämostaseologisches Konsil angefordert werden, welches die Bestimmung der Konzentration von Einzelfaktoren und eine gezielte Abklärung der vermuteten Gerinnungsstörung beinhaltet (Bauer et al. 2012).

> **Bei mikrochirurgischen Eingriffen sollte grundsätzlich unabhängig vom ASA-Status des Patienten mindestens eine kleine Gerinnungsanalyse erfolgen.**

Thrombelastometrische Verfahren wurden in den letzten Jahren Point Of Care (POC) tauglich, was eine patienten- und zeitnahe Diagnostik ermöglicht. Mit diesen Verfahren können im Gegensatz zu den herkömmlichen Gerinnungsanalysen nicht nur Aussagen über die Gerinnungsaktivierung (s. o.), sondern auch über das Gerinnungsprodukt, also über die Gerinnselfestigkeit gemacht werden. Sie gelten zudem heutzutage als Goldstandard für die Detektion einer Hyperfibrinolyse.

Allerdings weisen auch thromboelastometrische Verfahren gewisse Limitationen auf:

Probleme der primären Hämostase werden nicht erfasst. Damit werden ein vWS und die Einnahme von ASS/Clopidogrel sowie GPIIb/IIIa-Antagonisten nicht erkannt. Weiterhin hat die Thromboelastometrie nur eine mäßige Korrelation zu plasmatischen Gerinnungstests und damit eine geringe Sensitivität für orale Antikoagulanzien und niedermolekulare Heparine. Bei extremer Anämie (Hämatokrit 12–15%) ist die Thromboelastometrie nicht mehr valide.

2.4 Störungen der Hämostase

2.4.1 Hämorrhagische Diathese

Hämorrhagische Diathesen äußern sich klinisch durch eine erhöhte Blutungsneigung. Entsprechend dem Pathomechanismus unterscheidet man 4 verschiedene Hauptgruppen, denen erworbene oder kongenitale Erkrankungen zuzuordnen sind:

- Zu den **Thrombozytopathien** zählen neben der Einnahme von ASS das autosomal-rezessiv vererbte Bernard-Soullier-Syndrom sowie Morbus Glanzmann-Naegeli.
- **Thrombozytopenien,** wie sie beim Hypersplenismus, der idiopathisch thrombozytopenischen Purpura (Morbus Werlhof) und der Heparininduzierten Thrombozytopenie (HIT) vorkommen, gehören ebenso dazu wie
- **Koagulopathien** (Hämophilie A/B, von Willebrandt-Jürgens-Syndrom, primäre Hyperfibrinolyse, Verbrauchskoagulopathie).
- Zu der letzten Gruppe der **vaskulär hämorrhagischen Diathesen** zählt man die Purpura Schoenlein-Henoch und den Morbus Osler.

Bei Verdacht bzw. zum Ausschluss einer hämorrhagischen Diathese sollte der Gerinnungsstatus erhoben werden. Hierzu zählen als Basisdiagnostik:

- die Bestimmung der Thrombozytenzahl (Thrombozytopenie?),
- Blutungszeit (Thrombozytopathie?), Fibrinogen (primäre Hyperfibrinolyse? Verbrauchskoagulopathie?),
- INR (Faktor II, V, VII und X?) und
- PTT (Faktor VIII, XI und XII?).

Um Faktor XIII zu bestimmen bedarf es eines Speziallabors, da er in keinem der Globaltests abgebildet ist. Im Bedarfsfall kommen zur vertiefenden Diagnostik Thrombozytenfunktionstests zum Einsatz.

2.4.2 Thrombophilie

Bei einer Hämostasestörung kann es neben einer hämorrhagischen Diathese umgekehrt auch zu einer erhöhten Thrombose-/Embolieneigung kommen. Thrombophilien sind genetisch determiniert oder erworben. Zu den hereditären Formen gehören die APC-Resistenz bzw. Faktor-V-Leiden-Mutation, die Prothrombinmutation (Faktor-II-Mutation), der Antithrombinmangel sowie der Protein-C- und Protein-S-Mangel.

Die APC-Resistenz stellt den häufigsten kongenitalen Defekt für ein erhöhtes Thrombembolierisiko dar. Sie wird autosomal-dominant vererbt und beruht zu 90% auf einer Mutation des Faktor-V-Gens. Heterozygote Träger haben ein 5- bis 10-fach erhöhtes Thrombembolierisiko, homozygote Träger ein 50- bis 100-faches Risiko. Mit 2–15% besteht ein hohes Risiko in der europäischen bzw. kaukasischen Bevölkerung. Bei den afrikanischen, asiatischen, amerikanischen und australischen Ureinwohnern kommt diese Erkrankung praktisch nicht vor.

Die Funktion von APC ist die Inaktivierung der prokoagulatorischen Faktoren V und VIII in ihrer inaktivierten Form durch proteolytische Spaltung. Beim Vorliegen der Mutation läuft die Spaltung etwa 10-mal langsamer ab, daraus resultiert eine nicht ausreichende Inaktivierung des Faktors Va und eine erhöhte Gerinnungsfähigkeit des Blutes. Venöse Thrombosen sind häufiger als arterielle. Erworbene APC-Resistenzen können durch die Einnahme von Ovulationshemmern, in der Schwangerschaft und durch Antiphospholipid-Antikörper auftreten. Zu einer pathologischen APC-Resistenz kann auch ein Mangel oder eine Dysfunktion von Protein S, eine erhöhte Konzentration von Faktor VIII oder das Vorliegen eines Lupus antikoagulans führen.

Der Antithrombinmangel kann ebenfalls durch eine Leberfunktionsstörung, Verbrauchskoagulopathien oder eine längerfristige Heparinbehandlung erworben werden. Wegen der zeitgleich mangelnden prokoagulatorischen Gerinnungsfaktoren überwiegt hier allerdings meistens die erhöhte Blutungsneigung.

Das Vorhandensein von Lupusantikoagulanzien und Anticardiolipin-Antikörper stellen genauso wie eine >150%ige, persistierende Faktor-VIII-Erhöhung sowie das Antiphospholipid-Syndrom (APS) Thrombophilien dar, die erworben sind bzw. bei denen bisher keine genetische Determinante bekannt ist.

Derzeit stehen noch folgende thrombophile Veränderungen zur Diskussion: Faktor-XII-Erniedrigung, Faktor-XIII-Mutation und Tissue-Factor-Plasminogen-Inhibitor-Mutation (TFPI-Mutation). Die Methylentetrahydrofolatreduktase-Mutation (MTHFR-Mutation) bzw. klinisch manifeste Hyperhomocysteinämie stellt v. a. einen Risikofaktor für arterielle Thrombosen dar.

Bei mikrochirurgischen Eingriffen sollte immer ein Patientenfragebogen zum **präoperativen Screening** eingesetzt werden. Bei positiver Familienanamnese, Thrombosen bei Patienten <45 Jahren, atypischen Lokalisationen (z. B. Mesenterialvenen), Rezidivthrombosen und wiederholten Aborten sollte in jedem Fall ein Thrombophilie-Screening erfolgen. Bei der Einnahme von Ovulationshemmern empfiehlt sich ebenfalls eine entsprechende präoperative Diagnostik. Hierzu erfolgen Untersuchungen der plasmatischen Gerinnung sowie im Bedarfsfall eine weiterführende molekularbiologische Diagnostik. Als Basisscreening gilt die Faktor-V- und Faktor-II-Genanalyse. Erweiternd kann die Aktivität von Faktor VIII, Antithrombin, Protein C und S bestimmt werden. Für die APC-Resistenz wird die Ratio mittels aPTT mit und ohne APC analysiert. Des Weiteren können noch die lupussensitive PTT sowie Anticardiolipin-IgG und -IgM erhoben werden.

Literatur

Bauer F, Baumann G, Gary T et al. (2012). Gerinnung im klinischen Alltag. In: Tschulik DH, ed. 8020 Graz: ISG Interdisziplinäre Gerinnungsgruppe Steiermark.

Butenas S, Mann KG (2002). Blood coagulation. Biochemistry (Mosc), 67(1): 3-12.

Camerer E, Kolsto AB, Prydz H (1996). Cell biology of tissue factor, the principal initiator of blood coagulation. Thromb Res 81(1): 1-41.

Hoffman M, Monroe DM 3rd. (2001). A cell-based model of hemostasis. Thromb Haemost 85(6): 958-965.

Mann KG, Brummel-Ziedins K, Orfeo T, Butenas S (2006). Models of blood coagulation. Blood Cells Mol Dis 36(2): 108-117. doi: 10.1016/j.bcmd.2005.12.034.

Pharmakologie, Gerinnung und Mikrochirurgie

M. Schmitz, J. A. Voigt, J. Schmidt, R. Riss

U. Kneser et al. (Hrsg.), *Grundkurs Mikrochirurgie*,
DOI 10.1007/978-3-662-48037-3_3,

3.1 Einleitung

Gerade bei mikrochirurgischen Eingriffen spielt das **hämostaseologische Gleichgewicht** eine große Rolle, da eine Thrombosierung an der Anastomose oder Blutung im Bereich der Lappenplastik fatale Folgen für das Operationsergebnis haben kann. So ist ein fundiertes Wissen über Ablauf und Regulation des Gerinnungssystems unabdingbar, um im perioperativen Setting Koagulopathien sicher zu erkennen. Peri- aber v. a. postoperativ muss ggf. durch entsprechende Medikamentengabe dieses Gleichgewicht unterstützt werden.

Ein weiterer wichtiger Aspekt in der Mikrochirurgie im Hinblick auf die Mikrozirkulation des transplantierten Gewebes ist die **Stabilisierung der Hämodynamik**, insbesondere während der Reperfusionsphase. Dabei sollte besonderes Augenmerk sowohl auf die intra- als auch postoperativ applizierten Substanzen gelegt werden. Ziel ist es, eine optimale Rheologie und einen guten Perfusionsdruck zu erreichen sowie eine Vasokonstriktion des Gefäßsystems im transplantierten Gewebe zu vermeiden.

3.2 Volumentherapie im Rahmen des perioperativen Gerinnungsmanagements in der Mikrochirurgie

Durch operativ verursachte traumatische Gewebeschäden wird eine Kausalkette in Gang gesetzt, welche am Ende diverse Koagulopathien zur Folge haben kann (Schmitz et al. 2011). Ein anhaltender massiver Blutverlust kann im weiteren Verlauf zur Verlust- und Verbrauchskoagulopathie führen. Die kompensatorische Volumengabe führt zur Dilutionskoagulopathie, wobei die Gerinnungsfaktoren nicht gleichmäßig abfallen. Das Substrat Fibrinogen erreicht als erster Faktor eine kritische Grenze, während die Thrombozyten erst bei einem Blutverlust des 2-fachen Blutvolumens in kritische Bereiche kommen. Damit ist sehr früh die Fibrinpolymerisation gestört (Schmitz et al. 2011). Hypovolämische Zustände, die zu Gewebehypoperfusion führen und damit eine Hyperfibrinolyse triggern können (Frith und Brohi 2010), müssen allerdings genauso vermieden werden wie hypervolämische Zustände.

Hypervolämie führt nicht nur zur Verdünnungskoagulopathie, sondern auch zu einer Dehnung der Vorhöfe und damit zur Freisetzung von atrialem natriuretischem Peptid (ANP). Zirkulierendes ANP wiederum führt zur Natriurese und Vasodilatation. Die endotheliale Glykokalix, welche als Hauptkolloidfilter fungiert und den kolloidosmotischen Gradienten aufrechthält, verringert sich durch ein ANP-induziertes Shearing. Damit verliert das Gefäß eine entscheidende Determinante der vaskulären Barriere gegen Extravasation und es kommt zu massiven Ödemen durch Austritt von Albumin und weiteren Plasmaproteinen (Bruegger et al. 2005, Curry et al. 2010, Chappell und Jacob 2014).

> **Es sollte deshalb eine bedarfsgerechte Flüssigkeits- und Volumentherapie intraoperativ angestrebt werden.**

In den letzten Jahren hat sich gezeigt, dass ein internistisch gesunder Erwachsener auch nach 8 h Nüchternheit kein relevantes intravasales oder extrazelluläres Flüssigkeitsdefizit hat. Dementsprechend kann bei gesunden Erwachsenen, die bis 2 h vor dem Eingriff klare Flüssigkeit zu sich genommen haben, auf Flüssigkeitsboli bei der Narkoseinduktion verzichtet werden.

Der **Flüssigkeitsbedarf** des Patienten bei Operationen kann mit der sog. 4-2-1-Regel berechnet werden:

- Für die ersten 10 kg des Körpergewichts werden 4 ml/kg/h,
- für die zweiten 10 kg des Körpergewichts 2 ml/kg/h und
- für alle weiteren 10 kg Körpergewicht jeweils 1 ml/kg/h als Grundbedarf berechnet.

Ein 70 kg schwerer Patient hat demzufolge folgenden Basisbedarf einer Flüssigkeitszufuhr:

$$10\times4\text{ ml}+10\times2\text{ ml}+50\times1\text{ ml}=110\text{ ml/kg/h}$$

Flüssigkeitssubstitution für den Basisbedarf nach der 4-2-1-Regel:

- erste 10 kg KG → 4 ml/kg/h
- zweite 10 kg KG → 2 ml/kg/h
- alle weiteren 10 kg KG → 1 ml/kg/h

Die **Perspiratio insensibilis** bei diesen Patienten beträgt 0,5 ml/kg KG/h; während einer Operation verringert sich diese gegenüber dem Wachzustand.

Zusätzlich zum Basisbedarf müssen **intraoperativ auftretende Flüssigkeitsverluste** ersetzt werden. So sollten perioperativ auftretende Blutverluste im Verhältnis 1:3 bis 1:4 mit balancierten Kristalloidlösungen (Goetz und Heckel 2007) ausgeglichen werden. Erst bei akuten Blutverlusten >1000 ml wird in der Regel der Einsatz von natürlichen oder künstlichen Kolloiden erforderlich. Hier stehen als natürliches Kolloid Humanalbumin und als künstliche Kolloide Gelatine- und Hydroxyäthylstärke (HAES)-Präparate zur Verfügung. Die Zulassung für HAES-Präparate wurde 2013 auf einen sonst nicht therapierbaren Volumenmangelschock eingeschränkt. Bei Hypovolämie ist für Präparate mit einem mittleren Molekulargewicht von 130.000 Dalton ein nahezu 100%iger Volumeneffekt beschrieben (Jacob et al. 2003). Bei Normovolämie hingegen zeigen sie einen Volumeneffekt von <50% (Rehm et al. 2001).

Gelatinepräparate weisen nur einen Volumeneffekt von ca. 80% auf und verursachen nach Applikation gehäuft allergische Reaktionen bis zum Vollbild des allergischen Schocks.

Humanalbumin ist aus gepoolten Plasmaspenden gewonnen und weist daher trotz Virusinaktivierung ein Restrisiko für infektiöse Komplikationen auf.

Bei einer weiter persistierenden Blutung mit einem Blutverlust von >1500 ml und einem Abfall des Hämoglobinwerts <7 g/dl sollte die Notwendigkeit zur Applikation von Blut- und Blutprodukten geprüft werden. Bei kardiovaskulär und zerebrovaskulär vorerkrankten Patienten kann der Transfusionstrigger auf Hämoglobinwerte zwischen 7 und 9 g/dl angehoben sein, wobei nicht aufgrund eines einzelnen Hämoglobinwerts transfundiert wird, sondern eine patientenindividuelle Indikation unter Berücksichtigung von Vorerkrankungen, Operation und anhand von physiologischen Determinaten (z. B. Tachykardie, Laktatanstieg, ST-Streckenveränderungen) hämodynamischer Instabilität gestellt wird.

Kommt es intraoperativ zum **massiven Blutverlust**, empfiehlt sich die sofortige Bestimmung von PTZ, aPTT, Fibrinogen, kleinem Blutbild und Durchführung eines thrombelastometrischen Verfahrens. Je nach Befund sollte in einem ersten Schritt eine Hyperfibrinolyse ausgeschlossen bzw. mittels Applikation von Tranexamsäure behandelt werden. Flankierend muss die Homöostase der Kofaktoren erhalten bzw. wiederhergestellt werden.

Praxistipp

Bei intraoperativem massivem Blutverlust empfiehlt sich die sofortige Bestimmung von PTZ, aPTT, Fibrinogen, kleines Blutbild, Thromboelastometrie (z. B. ROTEM), um fehlende Faktoren substituieren zu können.

Bei nachgewiesenem Fibrinogenmangel muss bei einer weiterbestehenden Blutung Fibrinogen (2–6 g Fibrinogen-Konzentrat oder 20–30 ml/kg KG FreshFrozen Plasma (FFP)) substituiert werden, danach sollte die plasmatische Gerinnung mit Prothrombinkonzentrat (PPSB) und/oder FFP stabilisiert werden.

Es gibt Hinweise, dass ein zielwertorientierter, POC-gesteuerter Algorithmus die Effektivität der Gerinnungstherapie steigert (Schöchl et al. 2012).

Rekombinanter Faktor VII sollte auch bei weiterbestehender Blutung unter Ausschöpfung aller Möglichkeiten nur mit Zurückhaltung angewendet werden, da kein Vorteil nachgewiesen ist und es sich bei dieser Indikation um einen Off-label-use mit der Gefahr thrombembolischer Komplikationen handelt.

3.3 Der intra- und postoperative Medikamenteneinfluss auf die Mikrochirurgie

Die mikrochirurgische Gefäßanastomose ist der entscheidende Schritt zur erfolgreichen freien Gewebetransplantation und wird in Sektion III dieses Buchs ausführlich beschrieben. Neben der chirurgischen Technik gibt es allerdings weitere Aspekte, die es zu berücksichtigen und beeinflussen gilt, um eine **Thrombosierung möglichst zu verhindern**.

Zum temporären mechanischen Schutz des anastomosierten Gefäßstiels (vor Druck und Kinking bspw.) dient Fibrinkleber, welcher das Anastomosenareal in idealer Position einbettet und stabilisiert. Er baut sich in der Regel in der frühen postoperativen Phase wieder ab. Systemische Wirkungen auf die Gerinnung und Hämodynamik sind bei lokaler Applikation von Fibrinklebern nicht beschrieben (Schwabegger et al. 2008).

Bei der arteriellen Anastomose kann es häufiger zu Gefäßspasmen sowohl durch die chirurgische Manipulation als auch durch eine Schädigung der Gefäßintima kommen. In diesen Fällen kann die lokale Applikation von Vasodilatatoren hilfreich sein, z. B. Papaverin, Lidocain oder Verapamil. Inwieweit die lokale Applikation vasoaktiver Substanzen einen systemischen Einfluss hat, ist bis dato nicht eindeutig geklärt, weshalb grundsätzlich eine maßvolle Dosierung zu empfehlen ist (Mussa et al. 2003, Yokoyama et al. 2011). Eine Sympathikolyse durch periphere oder rückenmarknahe Verfahren der Regionalanästhesie kann im Hinblick auf das dem Gewebetransplantat vorgeschalteten Gefäßsystem ebenfalls hilfreich sein, sofern das Ausmaß des mikrochirurgischen Eingriffs diese Anästhesieform als einzige oder adjuvante Methode zulässt (Ilfeld 2011).

Praxistipp

Durch die lokale Applikation von Vasodilatatoren, wie z. B. Papaverin, Lidocain oder Verapamil, kann ein Gefäßspasmus an der Anastomose oder im Gefäßstiel häufig behoben werden.

Als **Narkoseverfahren** bei mikrochirurgischen Eingriffen werden heutzutage neben der klassisch balancierten Anästhesie mit volatilen Anästhetika und Opioiden vermehrt die total intravenöse Anästhesie (TIVA) mit Propofol und einem Opioid verwendet. Das Opioid der Wahl ist hierbei Remifentanil. Aufgrund seiner extrem kurzen konstanten Halbwertzeit von 3–4 min ist es gut steuerbar. Somit kann auf wechselnde chirurgische Stimuli im Rahmen der Narkose sofort reagiert werden, ohne dass die Gefahr einer Kumulation besteht (Stroumpos et al. 2010).

Während der mikrochirurgischen Präparation spielt der Einfluss von **Muskelrelaxanzien** (z. B. Rocuronium, Cis-Atracurium oder Mivacurium) eine große Rolle. Durch ihren Einsatz kann die Muskelkontraktion bei Koagulation und Präparation in Nervennähe verhindert werden. Dies unterbindet allerdings nicht die direkte Muskelstimulation.

Durch nichtdepolarisierende Muskelrelaxanzien kann zwar die Muskelkontraktion bei Koagulation oder Präparation in Nervennähe verhindert werden, aber eine direkte Muskelstimulation wird dadurch nicht unterbunden.

Mit einer systemischen Gabe **vasoaktiver Medikamente** kann sowohl die Makro- als auch die Mikrozirkulation durch Regulation des Gefäßmuskelzelltonus beeinflusst werden. In der Vergangenheit galt die Gabe von Katecholaminen in der Mikrochirurgie als grundsätzlich kontraindiziert. Heutzutage weiß man, dass im Bedarfsfall systemisch applizierte Katecholamine die Perfusion des Transplantats nicht einschränken (Chen et al. 2010). Bei einer peripheren Vasodilatation ist in der Regel der systemisch vaskuläre Widerstand erniedrigt und das Herzzeitvolumen bzw. der Herzindex normal bis erhöht bei normwertigen Volumenparametern. Mit Noradrenalin als Vasokonstriktor kann in diesem Fall kurzfristig Abhilfe geschaffen werden. Für die Mikrozirkulation der Lappenplastik ist ein suffizienter arterieller Mitteldruck von größerer Bedeutung als das potenzielle Risiko einer niedrig dosierten systemischen Gabe von Noradrenalin.

Sollte eine kardiogene Ursache bestehen, kann zur akuten hämodynamischen Stabilisierung der positiv inotrope und chronotrope Beta-Adrenozeptoragonist Dobutamin verabreicht werden. Da Dobutamin auch peripher vasodilatierend wirkt, kann die zusätzliche Gabe von etwas Noradrenalin erforderlich werden. Reichen diese beiden Medikamente nicht aus, muss die kurzzeitige Gabe von Adrenalin erwogen werden. Grundsätzlich sollte allerdings die Behebung der kardiogenen Ursache dabei nicht in Vergessenheit geraten.

Bei mikrochirurgischen Eingriffen spielt die **medikamentöse Thromboseprophylaxe** eine wichtige Rolle, da v. a. in den ersten drei postoperativen Tagen von einem deutlich erhöhten Risiko für eine sowohl venöse als auch arterielle Thrombusbildung überwiegend im Anastomosenbereich auszugehen ist (Chen et al. 2007).

Arterielle Thrombosen entstehen hauptsächlich durch Plättchenaggregation (zelluläre Gerinnungsaktivierung). Bekanntester Vertreter der Plättchenaggregationshemmer ist Acetylsalicylsäure (ASS). Durch Acetylierung der Cyclooxygenase (COX) führt bereits eine geringe Dosis ASS (z. B. 100 mg) zu einer stärkeren, irreversiblen Hemmung der Thromboxanbildung als Prostaglandinsenkung, sodass diese Menge zur prophylaktischen Plättchenaggregationshemmung ausreicht. In der Gefäßchirurgie ist die **»duale Plättchenhemmung«** weit verbreitet. Zusätzlich zu ASS wird Clopidogrel als irreversibler ADP-Rezeptor-Antagonist eingesetzt, um zwei verschiedene Wirkprinzipien zur Thrombozytenaggregationshemmung nutzen zu können. Im Bedarfsfall muss im Rahmen des mikrochirurgischen Eingriffs gerade im Hinblick auf eine evtl. größere Wundfläche des Hebedefekts das erhöhte Blutungsrisiko durch die irreversible Plättchenaggregationshemmung gegenüber der erstrebenswerten Thrombosehemmung abgewogen werden. In der Regel lassen sich Lappenplastiken unter singulärer Thrombozytenaggregationshemmung mit vertretbarem Blutungsrisiko durchführen, während die duale Thrombozytenaggregationshemmung zumindest eine relative Kontraindikation gegen ausgedehnte Weichteileingriffe darstellt.

In vielen Zentren wird inzwischen ASS 100 mg/Tag standardisiert zur Thromboseprophylaxe perioperativ appliziert. Bei intraoperativen Problemen im arteriellen Gefäßsystem (z. B. Arteriosklerose) kann auch eine intravenöse Applikation von 100–500 mg Aspisol sinnvoll sein.

Wie bereits im vorherigen Kapitel beschrieben, entstehen venöse Thrombosen vorwiegend aufgrund von Problemen der plasmatischen Gerinnung. Dabei entwickelt sich aus Thrombin ein Fibrin-Gerinnsel. Um dieser Thrombusbildung entgegen zu wirken, wird in der Mikrochirurgie Heparin eingesetzt. Dieses Polyglykosaminoglykan bindet an Antithrombin III und beschleunigt dadurch die Antiproteaseaktivität und Substratbindung um das 1000-Fache. Die Gerinnungskaskade wird durch Hemmung der Faktoren II (Thrombin), IX, X, XI und XII inaktiviert. Durch die Thrombininhibition werden wiederum Faktor V und XIII inaktiviert und somit letztendlich die Fibrinbildung (zu einem geringeren Teil auch die Plättchenaktivierung) unterdrückt (Hirsh et al. 2001). Neben dem »unfraktionierten« Heparin (UFH) ist v. a. das durch Hydrolyse entstehende Derivat als »niedermolekulares« Heparin (NMH) im Einsatz. Das NMH hemmt in gleichem Maße Faktor Xa, unterstützt allerdings in geringem Maße die Antithrombinaktivität (Faktor II). Die Dosis-Wirkungsbeziehung von NMH ist günstiger im Vergleich zu UFH. Es besteht eine höhere Bioverfügbarkeit mit spezifischerer Bindung und längerer Wirkdauer (8–16 h bei Resorption) bzw. einer Halbwertzeit von 2–3 h. Zudem ist das Risiko für eine heparininduzierte Thrombozytopenie (HIT II) um das 10-Fache geringer. Sowohl UFH als auch NMH sind durch Protamin antagonisierbar, NMH allerdings nur zu 50%. Die Kontrolle einer therapeutischen Dosierung von UFH kann über die Bestimmung der PTT erfolgen. Bei NMH kann die Kontrolle mittels Bestimmung der Anti-Xa-Aktivität erfolgen. Da die NMH überwiegend renal ausgeschieden werden, besteht bei einer Niereninsuffizienz das Risiko einer Akkumulation mit entsprechendem Blutungsrisiko.

Auch bei der Verwendung von Heparin muss die erhöhte Blutungsgefahr als unerwünschte Nebenwirkung gegenüber der gewünschten Antikoagulation immer individuell abgewogen werden.

Derzeit gibt es keine evidenzbasierte Empfehlung für die Gabe von UFH oder NMH bei mikrochirurgischen Eingriffen. Selbstverständlich ist zumindest eine allgemein übliche perioperative Thromboseprophylaxe, z. B. mit NMH, zwingend erforderlich. Darüber hinausgehende Antikoagulationsregime sollten individuell angepasst werden. Inzwischen gibt es einen klaren Trend weg von der hochdosierten antikoagulatorischen Therapie. Selbst die Gabe eines intravenösen Heparin-Bolus vor Freigabe der Anastomosen wird in den meisten Zentren nur noch im Einzelfall durchgeführt. Lediglich bei Revision der Anastomosen, komplexen Rekonstruktionen der unteren Extremität sowie kombinierten Bypass-Lappenplastiken ist in jedem Fall eine vorübergehende therapeutische Antikoagulation mit UFH oder NMH erforderlich.

3.4 Fazit

Für ein langfristig erfolgreiches mikrochirurgisches Ergebnis ist ein optimiertes hämodynamisches Management intra- und perioperativ ebenso wichtig wie die chirurgische Technik. Bereits intraoperativ, aber auch postoperativ kann durch differenzierte Medikation systemisch und/oder lokal die Makro- und Mikrozirkulation zielorientiert beeinflusst werden. Dabei kommen sowohl lokale Spasmolytika, systemisch applizierte Katecholamine als auch v. a. postoperativ applizierte Antikoagulanzien zum Einsatz.

Literatur

Bruegger D, Jacob M, Rehm M et al. (2005). Atrial natriuretic peptide induces shedding of endothelial glycocalyx in coronary vascular bed of guinea pig hearts. Am J Physiol Heart Circ Physiol 289(5): H1993-1999. doi: 10.1152/ajpheart.00218.2005

Chappell D, Jacob M (2014). Role of the glycocalyx in fluid management: Small things matter. Best Pract Res Clin Anaesthesiol 28(3): 227-234. doi: 10.1016/j.bpa.2014.06.003

Chen C, Nguyen M-D, Bar-Meir E et al. (2010). Effects of vasopressor administration on the outcomes of microsurgical breast reconstruction. Ann Plast Surg 65(1): 28-31

Chen KT, Mardini S, Chuang DC et al. (2007) Timing of presentation of the first signs of vascular compromise dictates the salvage outcome of free flap transfers. Plast Reconstr Surg 120(1): 187-95

Curry FR, Rygh CB, Karlsen T et al. (2010). Atrial natriuretic peptide modulation of albumin clearance and contrast agent permeability in mouse skeletal muscle and skin: role in regulation of plasma volume. J Physiol 588(Pt 2): 325-339. doi: 10.1113/jphysiol.2009.180463

Frith D, Brohi K (2010) The acute coagulopathy of trauma shock: clinical relevance. Surgeon 8(3): 159-163. doi: 10.1016/j.surge.2009.10.022

Goetz AE, Heckel K (2007). [Perioperative fluid and volume management. Goal-directed therapy necessary!]. Anaesthesist 56(8): 745-746. doi: 10.1007/s00101-007-1243-4

Hirsh J, Warkentin TE, Shaughnessy SG et al. (2001) Heparin and low-molecular-weight-heparin: mechanisms of action, pharmakokinetics, dosing, monitoring, efficacy, and safety. Chest 119(1 Suppl): 64S-94S

Ilfeld BM (2011) Continuous peripheral nerve blocks: a review of the published evidence. Anesthesia and analgesia, 113(4): 904-25

Jacob M, Rehm M, Orth V et al. (2003) [Exact measurement of the volume effect of 6% hydoxyethyl starch 130/0.4 (Voluven) during acute preoperative normovolemic hemodilution]. Anaesthesist 52(10): 896-904. doi: 10.1007/s00101-003-0557-0

Mussa S, Guzik TJ, Black E, Dipp MA., Channon KM, Taggart DP (2003). Comparative efficacies and durations of action of phenoxybenzamine, verpamil/nitroglycerin solution, and papaverine as topical antispasmodics for radial artery coronary bypass grafting. J Thorac Cardiovasc Surg 126(6): 1798-805

Rehm M, Haller M, Orth V et al. (2001) Changes in blood volume and hematocrit during acute preoperative volume loading with 5% albumin or 6% hetastarch solutions in patients before radical hysterectomy. Anesthesiology 95(4): 849-856

Schmitz M, Riss R, Kneser U et al. (2011) [Perioperative coagulation management in microsurgery: report of the consensus workshops in the course of the 31st and 32nd Annual Meeting of the German-language Working Group for microsurgery of the peripheral nerves and vessels (DAM) November 2009 in Erlangen and November 2010 in Basel]. Handchir Mikrochir Plast Chir 43(6): 376-383. doi: 10.1055/s-0031-1291317

Schöchl H, Maegele M, Solomon C, Görlinger K, Voelckel W (2012) Early and individualized goal-directed therapy for trauma-induced coagulopathy. Scand J Trauma Rescusc Emerg Med 24(20): 15. doi: 10.1186/1757-7241-20-15

Schwabegger AH, Engelhardt TO, Jeschke J (2008) Stabilization of microvascular pedicles in intricate locations using fibrin glue. Microsurgery 28 (7): 509-13

Stroumpos C, Manolaraki M, Paspatis GA (2010) Remifentanil, a different opioid: potential clinical applications and safety aspects. Expert Opin Drug Saf 9(2): 355-364

Yokoyama T, Kadota S, Takeuchi K et al. (2011) Changes in the blood flow and prevention of vasospasm of the femoral artery by topical application of lidocaine in rats. Ann Plast Surg 67(2): 178-83. doi: 10. 1097/SAP.0b013e1381e7dbb6

Anatomische Grundlagen

W. Neuhuber

U. Kneser et al. (Hrsg.), *Grundkurs Mikrochirurgie*,
DOI 10.1007/978-3-662-48037-3_4,

4.1 Blutgefäße und Nerven

4.1.1 Blutgefäße

Blutgefäße sind Endothelschläuche, die je nach Abschnitt von Bindegewebe, glatter Muskulatur und Perizyten umgeben sind. Letztere besitzen nicht nur kontraktile Eigenschaften, sondern dürften auch Stammzellen sein, aus denen sich z. B. glatte Gefäßmuskelzellen differenzieren können (Drenckhahn 2004). Die typischen Wandschichten Intima, Media und Adventitia können im arteriellen Schenkel bis zu den Arteriolen, im venösen ab den Venulen abgegrenzt werden. Kapillaren bestehen nur aus Endothel, das von Perizyten lückenhaft umhüllt wird.

Arterien treten in zwei Formen auf, nämlich als elastischer und muskulärer Typ. Die Aorta und ihre großen Abgänge, ebenso wie die A. pulmonalis gehören zum elastischen, alle anderen Arterien zum muskulären oder, wie z. B. die A. thoracica interna zum intermediären Typ. Eine elastische Arterie ist durch elastische Membranen gekennzeichnet, die über die gesamte Breite der Media zu finden sind, während bei einer muskulären Arterie die elastischen Elemente an der Intima-Media- und der Media-Adventitiagrenze konzentriert sind (Membrana elastica interna bzw. externa) (◘ Abb. 4.1).

Die glatte Muskulatur bildet bei einer Arterie vom muskulären Typ eine ziemlich kompakte, in zirkulär bis flach-spiraligen Touren verlaufende mehrlagige Schicht; bei einer Arterie vom elastischen Typ liegen die Bündel glatter Muskelfasern zwischen den elastischen Membranen, deren Spannung sie beeinflussen können. Die glatten Muskelfasern sind durch Nexus (gap junctions) elektrisch gekoppelt (Drenckhahn 2004). Bei den **Arteriolen** ist die Zahl der Muskellagen auf ein bis zwei reduziert.

> **Das Endothel der Arterienintima ist durch tight junctions abgedichtet.**

In der Intima mancher Arterien finden sich longitudinal verlaufende glatte Muskelfasern oder epitheloide kontraktile Zellen, die das Lumen einengen oder verschließen können (sog. Sperrarterien). In den meisten Gebieten stehen Arterien durch **Anastomosen** untereinander in Verbindung. Manche Organe hingegen, z. B. die Niere, werden von sog. Endarterien versorgt, deren embolischer Verschluss zu einem Infarkt im versorgten Territorium führt. Andere Organe, wie das Herz oder das Gehirn, werden von funktionellen Endarterien gespeist. Deren akuter Verschluss resultiert zwar wegen der insuffizienten Anastomosen auch in einem Infarkt, eine allmähliche Einengung kann aber durch die Erweiterung der Anastomosen und durch Neubildung von Kollateralen kompensiert werden.

Kapillaren bestehen nur aus Endothel, das einer Basallamina aufsitzt und werden von Perizyten begleitet. Das Endothel kann kontinuierlich mit und ohne Fenestrierung oder diskontinuierlich sein; dadurch wird der Stoffaustausch zwischen Blut und Interstitium bzw. Parenchym organspezifisch mehr oder weniger eingeschränkt (bis zum Extrem der Blut-Hirn- und der Blut-Nerven-Schranke) bzw. freigegeben (extrem z. B. in der Leber und in endokrinen Organen). Auch die Basallamina kann kontinuierlich oder diskontinuierlich ausgebildet sein.

Der **venöse Schenkel** der Mikrozirkulation (postkapilläre Venulen und Venulen) erfährt einen allmählichen Zuwachs an Wandschichten. Allerdings bleibt das Endothel noch mehr oder weniger durchlässig, was v. a. bei Entzündungen das Aus-

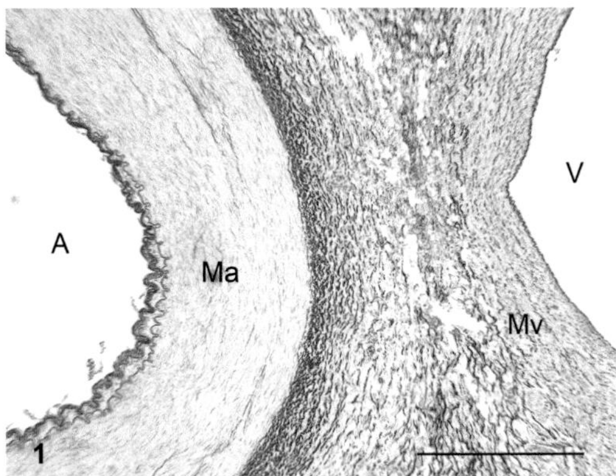

◘ **Abb. 4.1** Querschnitt durch eine muskuläre Arterie (A) und ihre Begleitvene (V). Die Media der Arterie (Ma) wird lumenwärts von der Membrana elastica interna und zur Adventitia hin von der mehrlagigen Membrana elastica externa begrenzt. Die Media selbst enthält nur wenige elastische Elemente zwischen den hier blass erscheinenden glatten Muskelfasern. Die Media der Vene (Mv) hingegen, ebenso wie die Adventitia zwischen beiden Gefäßen, ist gleichmäßig durchsetzt von elastischen Fasern. Elasticafärbung, Mensch, Maßstab 500 μm

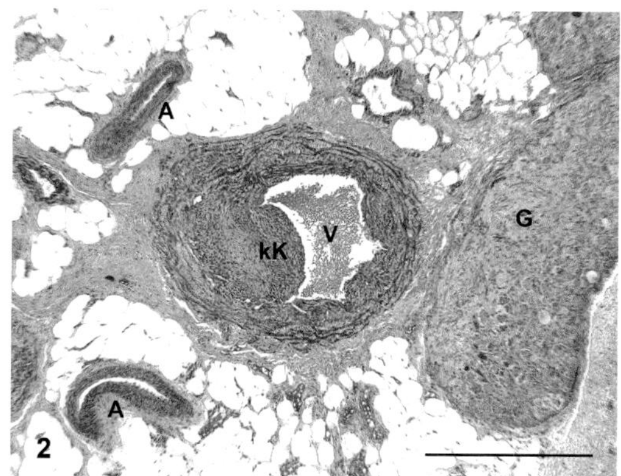

Abb. 4.2 Eine Sperrvene (V) in der Adventitia der Vagina, flankiert von zwei muskulären Arterien (A) und einem Ganglion des Plexus pelvinus (G). Die Media der Vene erscheint durch die Vermischung von glatter Muskulatur (rot) mit Bindegewebe (grün) aufgelockert. In ihrer Intima ist ein Kissen aus kontraktilen Elementen (kK) zu sehen, welches das Lumen einengt. Trichromfärbung, Mensch, Maßstab 500 µm

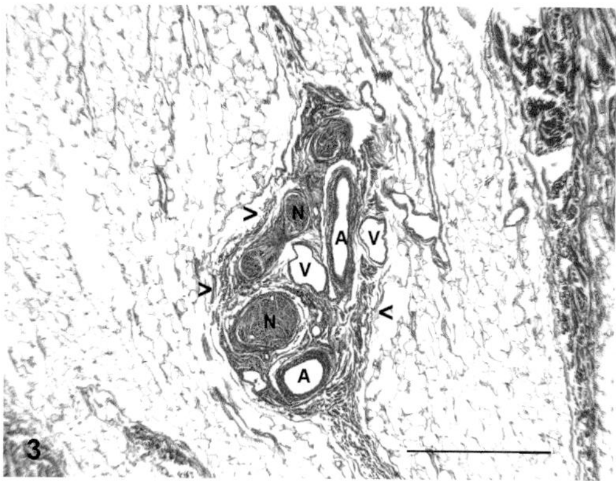

Abb. 4.3 Kleines Gefäß-Nerven-Bündel aus der Subkutis der Kopfschwarte. Muskuläre Arterien (A) und ihre Begleitvenen (V) werden zusammen mit perineural umhüllten Nervenästchen (N) von einer bindegewebigen Scheide (Pfeilspitzen) umhüllt. Hämatoxilin-Eosin-Färbung, Mensch, Maßstab 500 µm

wandern von Leukozyten und die Plasmaextravasation begünstigt. Kleinere und größere **Venen** zeigen dann wieder den typischen Schichtenbau mit Intima, Media und Adventitia; allerdings erscheint die Media im Vergleich zu jener einer Arterie durch die Vermischung von glatter Muskulatur und Bindegewebe aufgelockert (Abb. 4.2), und die glatten Muskelfaserbündel verlaufen ungeordneter in steileren Spiralen oder gar longitudinal. Elastische Fasern und Membranen sind eher gleichmäßig von innen nach außen verteilt, sodass die klare Abgrenzung der Wandschichten verwischt wird (Abb. 4.1, Drenckhahn 2004). Auch in der Intima von Venen können kontraktile »Kissen« vorkommen und sie so zu Sperrvenen machen (Abb. 4.2).

Begleitvenen, die parallel mit den Arterien verlaufen, sind manchmal auch plexusartig angeordnet. An den Extremitäten sind sie mit den Arterien in Gefäßscheiden eingebunden. Diese Konfiguration ist typisch für die subfaszialen Regionen der Extremitäten und der Leibeswand sowie für viele innere Organe. In der Subkutis verlaufen größere Venen meist allein; kleinere Hautarterien werden aber in der Regel von Venen begleitet (Abb. 4.3).

Neben arterio-arteriellen Anastomosen gibt es auch in manchen Organen **arterio-venöse Anastomosen**. Eine spezielle Form stellen die sog. Glomera dar, wie z. B. die Hoyer-Grosser-Organe in der Dermis der Fingerkuppen; sie spielen eine wichtige Rolle bei der Blutverteilung im Rahmen der Thermoregulation (Drenckhahn 2004).

Die Wand der Blutgefäße wird üblicherweise vom Lumen her mit Sauerstoff versorgt und ernährt. Die großen Arterien- und Venenstämme verfügen allerdings über **Vasa vasorum**, die von der Adventitia her in die Wand eindringen (Drenckhahn 2004).

Die **Innervation** der Blutgefäße variiert entlang des arterio-venösen Verlaufs sowie nach Körperregion. Alle Gefäße in allen Regionen und Organen, außer den Kapillaren erhalten sympathische postganglionäre adrenerge Axone, die ein Geflecht in der Adventitia bilden (Abb. 4.4). Die Dichte der sympathischen Innervation nimmt gegen die Arteriolen hin erheblich zu; die Venulen und Venen hingegen werden deutlich spärlicher sympathisch innerviert. Die sympathischen Vasokonstriktorneurone, die für die Haut, die Skelettmuskulatur oder die Eingeweide zuständig sind, werden getrennt zentral gesteuert, sodass je nach physiologischem Kontext Hautvasokonstriktoren aktiv sind, während jene für den Muskel ruhen und umgekehrt (Jänig 2006). Eine parasympathische cholinerge und nitrerge dilatierende Gefäßinnervation findet sich nur im Kopf sowie in den Hals-, Brust-, Bauch- und Beckenorganen einschließlich des äußeren Genitales.

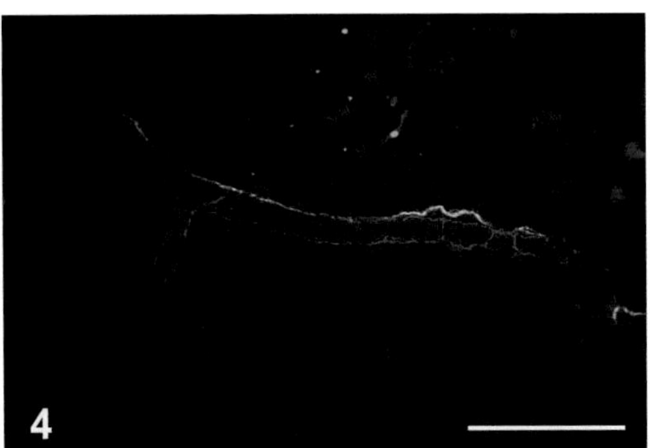

Abb. 4.4 Kleine Arterie in der oberflächlichen Schicht der Fascia thoracolumbalis der Ratte, umsponnen von Tyrosinhydroxylase-positiven sympathischen (rot) und CGRP-positiven primärafferenten (grün) Axonen. Konfokale Doppelimmunfluoreszenz-Aufnahme, Maßstab 100 µm

Ausnahmen bilden Niere und Nebenniere sowie die lymphatischen Organe Milz und Lymphknoten, welche nur sympathisch innerviert werden (Neuhuber 2009) Neben dieser klassisch-autonomen Innervation werden Blutgefäße in allen Körperregionen von dünnkalibrigen primärafferenten Neuronen versorgt (Abb. 4.4). Die meisten dieser sensorischen Neurone enthalten Peptide, z. B. CGRP und Substanz P, die bei Reizung peripher freigesetzt werden und zu Vasodilatation und Plasmaextravasation, der sog. neurogenen Entzündung führen können (Holzer 1988).

Für die Regulation von Gefäßweite und -permeabilität mindestens ebenso wichtig sind **vasoaktive Mediatoren**, die vom Endothel aller Gefäße gebildet werden, wie das konstringierende Endothelin und das dilatierende Stickoxid.

4.1.2 Blutgefäßversorgung von Haut, Skelettmuskulatur und »Lappen«

Die **Haut** wird arteriell von Ästen versorgt, die aus subfaszialen größeren Arterienstämmen entspringen und als **Perforatoren** die Faszie durchdringen, nachdem sie zuerst den Muskel (muskulokutane Perforatoren) oder ein intermuskuläres Septum (septokutane Perforatoren) durchsetzt haben (z. B. Schaverien et al. 2008, Watanabe et al. 2009, Schmidt et al. 2012). Begleitet werden diese relativ dünnen (etwa 1 mm und darunter) Perforatorarterien von Venen, die eine Verbindung zwischen dem subkutanen und subfaszialen Venensystem herstellen. Nach Abgabe von Ästen zum subkutanen Fettgewebe ergießen sich diese Arterien in einen profusen **subdermalen Plexus**, aus dem wiederum die Arteriolen und Kapillaren der Dermis hervorgehen.

Ursprüngliche Methoden zur Transplantation von Hautlappen bauten darauf, dass die Arterien und Venen des dermalen und subdermalen Plexus des Lappens zufälligen Anschluss an die entsprechenden Gefäße der Empfängerregion fänden **(random flap)**. Das Überleben des transplantierten Lappens wurde jedoch wesentlich verbessert durch die Verwendung eines axialen Gefäßstiels, der durch die Isolation eines Perforators gewonnen und an ein geeignetes Empfängergefäß angeschlossen wurde **(axial flap)**. Grundlage dafür ist eine präzise Kenntnis der Hautversorgungsterritorien, die in Gestalt der **Angiosomen** systematisiert wurden (Unterarm: Inoue u. Taylor 1996, Unterschenkel: Taylor u. Pan 1998, Kopf und Hals: Houseman et al. 2000, Flanke: Offman et al. 2005, Gesäß und Oberschenkel: Pan u. Taylor 2009).

> **Durch Verwendung eines axialen Gefäßstiels bei Transplantation von Hautlappen (axial flap) wurde das Überleben des Transplantats gegenüber den ursprünglichen Methoden mit random flap entscheidend verbessert.**

Da der M. rectus abdominis sowie die über ihm liegende Rektusscheide, Faszie und Haut häufig verwendete Quellen für axiale Lappen sind (DIEP-, TRAM- und VRAM-Lappen, Schaverien et al. 2008, Beier et al. 2013, Horch et al. 2014), kommt der genauen Kenntnis der Gefäßversorgung der Bauchdecken größte Bedeutung zu. Die aus der A. epigastrica inferior entspringenden muskulokutanen Perforatoren treten in einer medialen und einer lateralen Reihe aus, und ungeachtet erheblicher individueller Variabilität lässt sich ein periumbilikales Areal mit einem Radius von etwa 10 cm definieren, in dem sie zu finden sind. Auch bei Verwendung nur eines Perforatorgefäßstiels lassen sich relativ große Hautlappen perfundieren, da über den subdermalen Plexus ausreichende Anastomosen auch über die Mittellinie hinweg vorhanden sind (Schaverien et al. 2008, Beier et al. 2013).

Das Angiosomen-Prinzip gilt auch für axiale Lappen, die aus **Muskeln** mit oder ohne zugeordneter Faszie und darüber liegender Haut gewonnen werden (▶ Kap. 19, ▶ Kap. 20). Das Angiosomen-Konzept lässt sich analog auch auf das Skelett anwenden, was für axiale Haut-/Muskel-/Knochenlappen bedeutsam ist (Giessler u. Schmidt 2013, Kim et al. 2014).

4.2 Nerven

Periphere Nerven sind Abkömmlinge von Spinal- oder Hirnnerven (III–XII) sowie des sympathischen Grenzstrangs. Sie durchziehen mit ihren Verästelungen sämtliche Organe und Gewebe des Körpers und stellen die reziproken Kommunikationswege des Zentralnervensystems (ZNS) mit dem Körper und der Umwelt dar. Zusammen mit Nervenzellanhäufungen außerhalb des ZNS, den sensorischen und autonomen Ganglien, bilden sie das periphere Nervensystem (PNS). Die Grenze zwischen ZNS und PNS findet sich an der Hinterwurzeleintritts- bzw. Vorderwurzelaustrittszone.

Ab der Vereinigung von Vorder- und Hinterwurzel am peripheren Pol des Spinalganglions zum Spinalnerv weisen periphere Nerven einen stereotypen Bau auf. Bündel myelinisierter und unmyelinisierter Axone sind eingebettet ins Endoneurium und umhüllt von Perineurium. Diese Faszikel werden vom Epineurium zu größeren peripheren Nerven zusammengefasst, mit der Umgebung verbunden, aber auch gegen sie abgegrenzt (◘ Abb. 4.5). Kleinere Nervenäste besitzen kein eigentliches Epineurium; bei ihnen bildet das Perineurium die Grenzschicht zur Umgebung (◘ Abb. 4.3). Periphere Nerven verlaufen sowohl allein als auch gemeinsam mit Blutgefäßen als Gefäß-Nervenbündel (◘ Abb. 4.3). In letzterem Fall sind sie bisweilen von einer Gefäß-Nerven-Scheide umhüllt (z. B. Vagina carotica, die den N. vagus, die A. carotis communis und die V. jugularis interna enthält). Häufiger und typischerweise in den Extremitäten, umhüllt eine Bindegewebsscheide nur die Arterien und ihre Begleitvenen, während die Nerven getrennt daneben verlaufen.

Das **Epineurium** besteht größtenteils aus kollagenem Bindegewebe (Typ I), enthält aber auch

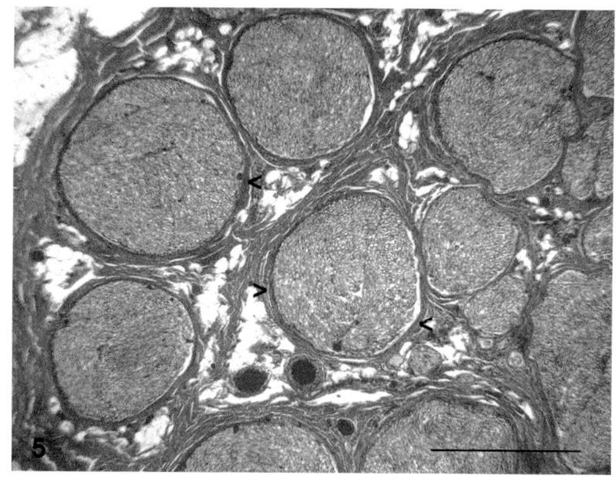

◘ **Abb. 4.5** Querschnitt eines peripheren Nervs. Axonbündel werden von Perineurium (Pfeilspitzen) umhüllt und von blau gefärbtem Epineurium zu größeren Einheiten zusammengefasst. Das Epineurium enthält kleine Arterien und Venen (Vasa nervorum), im Endoneurium sind zwischen den Axonen blutgefüllte Kapillaren zu erkennen. Azanfärbung, Mensch, Maßstab 500 µm

längsorientierte elastische Elemente (Oxytalan, Elaunin; Montes et al. 1984). Es schützt durch seine Zugfestigkeit die Nerven vor Überdehnung, und seine elastischen Fasern führen nach Streckung immer wieder seine »Ruhelänge« herbei, wodurch die Axone »in Ruhe« den typischen parallel-welligen Verlauf zeigen. Das Epineurium führt Blutgefäße an die Nerven heran, die das Perineurium durchsetzen und sich in das endoneurale Kapillarnetz ergießen (**Vasa nervorum**; Isenflamm u. Doerffler 1768) (◘ Abb. 4.5). Die Gefäßversorgungsterritorien peripherer Nerven lassen sich, analog zu jenen von Haut und Muskeln, im Sinne von Angiosomen topografisch-strömungsfunktionell systematisieren (Levy et al. 2003, Suami et al. 2003).

> **Vasa nervorum werden von sympathischen adrenergen und primärafferenten peptidergen Axonen umsponnen; diese Innervation stoppt jedoch am Perineurium, sodass das endoneurale Gefäßbett nicht innerviert ist (Appenzeller et al. 1984, Rechthand et al. 1986).**

Das **Perineurium** (Perineuralendo- oder epithel) umhüllt in mehreren (3–15) Lagen flacher Epithelzellen die Axonbündel (Akert et al. 1976) (◘ Abb. 4.6). Diese Perineuralzellen sind an ihrer epi- und endoneuralen Seite von einer Basallamina bedeckt; zwischen den Zelllagen finden sich ein-

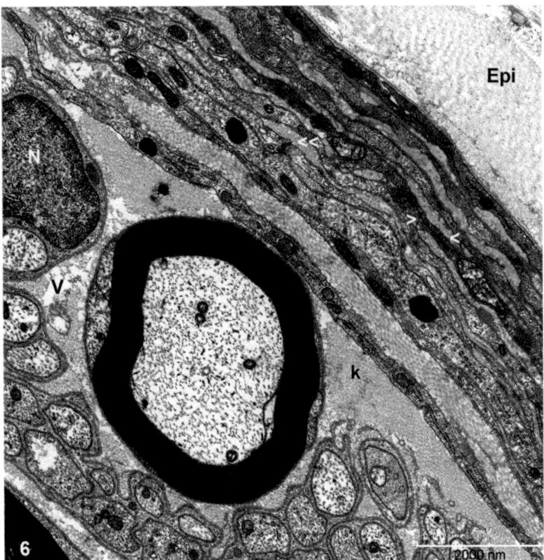

■ **Abb. 4.6** Elektronenmikroskopische Aufnahme aus dem Randbereichs des N. ischiadicus der Ratte. Das Endoneurium, in dem ein myelinisiertes und mehrere unmyelinisierte Axone zu sehen sind, wird von einem mehrlagigen Perineuralepithel mit zahlreichen Caveolae gegen das Epineurium (Epi) abgegrenzt. Weiße Pfeilspitzen zeigen auf eine tight junction zwischen zwei Perineuralzellen, die weiße Doppelpfeilspitze auf einen Adhaerenskontakt. Die kollagenen Fibrillen des Endoneuriums (k) sind dünner als jene zwischen den Lagen der Perineuralzellen, und diese wiederum etwas dünner als jene des Epineuriums. V deutet auf ein Bündel elastischer Oxytalanfasern im Endoneurium; ähnliche Fasern sind auch zwischen den beiden innersten Perineuralzelllagen in der linken oberen Bildecke zu erkennen. N bezeichnet den Kern einer nichtmyelinisierenden Schwann-Zelle. Maßstab 2 µm

zelne Fibroblasten, Kollagenfasern v. a. des Typs III sowie elastische Oxytalanfasern (Montes et al. 1984, Chen et al. 2014). Die Zahl der Zelllagen nimmt nach peripher hin ab, sodass die dünnsten Nervenäste nur mehr von einer Epithellage umgeben sind (Kerjaschki u. Stockinger 1970). Diese Perineuralapithelzellen, die morphologisch eine gewisse Heterogenität zeigen, sind über spezialisierte Zell-Zell-Kontakte vom Adhaerens- und v. a. Tight-junction-Typ miteinander verbunden und reich an Caveolae (■ Abb. 4.6). Vor allem die tight junctions machen aus dem Perineurium eine Diffusionsbarriere, die den Endoneuralraum v. a. gegen schädigende Einflüsse schützt (Akert et al. 1976, Ghabriel et al. 1989, Peltonen et al. 2013). Distal endet der Perineuralschlauch offen, sodass eine freie Kommunikation zwischen Endoneurium und Interstitium möglich ist (Kerjaschki u. Stockinger 1970).

> **Die tight junctions machen aus dem Perineurium eine Diffusionsbarriere, die den Endoneuralraum v. a. gegen schädigende Einflüsse schützt.**

Das Perineurium erfüllt aber auch andere Funktionen. So spielt es etwa, gemeinsam mit Schwann-Zellen und dem endoneuralen Kollagen eine wichtige Rolle bei der Entwicklung (Kucenas et al. 2008) und Regeneration zumindest von motorischen Axonen (Lewis u. Kucenas 2014). Entgegen klassischer Ansicht, scheint sich das Perineurium nicht von dem die auswachsenden Axone umgebenden Mesenchym, sondern von Zellen des ventralen Neuralrohres abzuleiten (perineurale Glia, Kucenas et al. 2008).

Das feine retikuläre Bindegewebe des **Endoneuriums** bettet die myelinisierten und unmyelinisierten Axone sowie die Kapillaren in die »Schläuche« des Perineuriums ein. Seine Fibroblasten produzieren verschiedene Arten von Kollagen, wobei die Typen III, VI und XV hervorzuheben sind; die daraus gebildeten kollagenen Fibrillen sind deutlich dünner als jene des Epineuriums (Montes et al. 1984, Chen et al. 2014) (■ Abb. 4.6). Dem endoneuralen Kollagen kommt eine große Bedeutung für die Differenzierung der Schwann-Zellen und die Myelinisierung zu (Chen et al. 2014). Neben kollagenen Fasern findet man auch elastische Oxytalanfasern (Montes et al. 1984) (■ Abb. 4.6).

> **Dem endoneuralen Kollagen kommt eine große Bedeutung für die Differenzierung der Schwann-Zellen und die Myelinisierung zu.**

Die **Axone** werden von myelinisierenden bzw. nichtmyelinisierenden Schwann-Zellen begleitet, die eine Basallamina gegen den endoneuralen Extrazellulärraum bilden. Myelinisierende Schwann-Zellen umfassen stets nur ein dickeres motorisches oder sensorisches Axon, während nichtmyelinsierende Schwann-Zellen mehrere dünnere Axone (C-Fasern) umschließen und so eine Remak-Einheit bilden (■ Abb. 4.6). In einer Remak-Einheit finden sich sensorische und efferent-autonome (sympathische oder parasympathische) postganglionäre Axone gemischt.

Die **Blutgefäße** des Endoneuriums, Kapillaren und postkapilläre Venulen, zeichnen sich gegenüber jenen des Epineuriums durch ein kontinuierliches nichtfenestriertes Endothel mit zahlreichen tight junctions aus. Auch die begleitenden Perizyten sind über tight junctions verbunden.

> Endothelzellen und Perizyten bilden so eine Blut-Nerv-Schranke, analog zur Blut-Hirn-Schranke (Peltonen et al. 2013).

Neben der bereits eingangs erwähnten gefäßassoziierten epineuralen Innervation versorgen **Nervi nervorum** die Hüllen peripherer Nerven mit dünnkalibrigen Axonen, von denen ein Teil peptiderg ist und eine nozizeptive Funktion zu haben scheint (Bove u. Light 1995, Sauer et al. 1999).

Im Endoneurium finden sich auch verschiedene **Immunzellen**, z. B. Makrophagen und Mastzellen (Monaco et al. 1992). In diesem Zusammenhang sei auf die distal offene Kommunikation des Endoneuralraums mit dem Interstitium hingewiesen. Doch auch proximal, im Bereich der Spinalganglien, steht das Endoneurium mit dem Subarachnoidalraum in Verbindung (Zenker et al. 1994), sodass eine möglicherweise für die Pathogenese entzündlicher Erkrankungen relevante bidirektionale Kontinuität zwischen dem Interstitium der Organe und dem Liquorraum besteht.

4.3 Fazit

Der Grundbauplan der Blutgefäße mit Intima, Media und Adventitia erfährt entlang ihres Verlaufs, in Abhängigkeit vom arteriellen und venösen Schenkel sowie vom Makro- bzw. Mikrozirkulationsbereich jeweils typische Modifikationen. Anastomosen unterschiedlicher Kapazität, kontraktile Intimakissen, die Gefäßinnervation sowie lokal gebildete vasoaktive Mediatoren sind die anatomischen und molekularen Grundlagen für die Regulation der Organdurchblutung. Periphere Nerven enthalten efferente und afferente Axone unterschiedlicher Kaliber und Myelinisierungstypen, was mit ihrer funktionellen Bedeutung korreliert. Die konzentrisch geschichteten Hüllen des Epi-, Peri- und Endoneuriums erfüllen mechanische und molekular-homöostatische Aufgaben, von denen die perineurale Diffusionsbarriere und die Blut-Nerven-Schranke hervorzuheben sind.

Danksagung: Ich danke Frau Karin Löschner und Frau Andrea Hilpert für die ausgezeichnete technische Assistenz.

Literatur

Akert K, Sandri C, Weibel ER, Peper K, Moor H (1976) The fine structure of the perineural endothelium. Cell Tissue Res 165: 281-295

Appenzeller O, Dhital KK, Cowen T, Burnstock G (1984) The nerves to blood vessels supplying blood to nerves: the innervation of vasa nervorum. Brain Res 304: 383-386

Beier JP, Horch RE, Arkudas A, Dragu A, Schmitz M, Kneser U (2013) Decision-making in DIEP and ms-TRAM flaps: The potential role for a combined laser Doppler spectrophotometry system. J Plast Reconstr Aesthet Surg 66: 73-79

Bove GM, Light AR (1995) Calcitonin gene-related peptide and peripherin immunoreactivity in nerve sheaths. Somatosens Mot Res 12: 49-57

Chen P, Cescon M, Bonaldo P (2014) The role of collagens in peripheral nerve myelination and function. Mol Neurobiol DOI 10.1007/s12035-014-8862-y

Drenckhahn D (2004) Blutgefäße. In: Drenckhahn D (Hrsg.) Benninghoff Anatomie, Bd 2, 16. Aufl., Elsevier, München, S 71-79

Ghabriel MN, Jennings KH, Allt G (1989) Diffusion barrier properties of the perineurium: an in vivo ionic lanthanum tracer study. Anat Embryol 180: 237-242

Giessler GA, Schmidt AB (2013) The functional peroneus brevis as a third muscle component in the osteomyocutaneous fibula free-flap system. J Plast Reconstr Aesthet Surg 66: e137-e140

Holzer P (1988) Local effector functions of capsaicin-sensitive sensory nerve endings: involvement of tachykinins, calcitonin gene-related peptide and other neuropeptides. Neuroscience 24: 739-768

Horch RE, Hohenberger W, Eweida A et al. (2014) A hundred patients with vertical rectus abdominis myocutaneous (VRAM) flap for pelvic reconstruction after total pelvic exenteration. Int J Colorectal Dis 29: 813-823

Houseman ND, Taylor GI, Pan WR (2000) The angiosomes of the head and neck: anatomic study and clinical applications. Plast Reconstr Surg 105: 2287-2313

Inoue Y, Taylor GI (1996) The angiosomes of the forearm: anatomic and clinical implications. Plast Reconstr Surg 98: 195-210

Isenflamm JF, Doerfffler JF (1768) De vasis nervorum. Erlangen

Jänig W (2006) The integrative action of the autonomic nervous system. Cambridge University Press

Kerjaschki D, Stockinger L (1970) Zur Struktur und Funktion des Perineuriums. Die endigungsweise des Perineuriums vegetativer Nerven. Z Zellforsch 110: 386-400

Kim BC, Chung MS, Kim HJ, Park JS, Shin DS (2014) Sectioned images and surface models of a cadaver for understanding the deep circumflex iliac artery flap. J Craniofac Surg 25: 626-629

Kucenas S, Takada N, Park HC, Woodruff E, Broadie K, Appel B (2008) CNS- derived glia ensheath peripheral nerves and mediate motor root development. Nature Neurosci 11: 143-151

Levy SM, Taylor GI, Baudet J et al. (2003) Angiosomes of the brachial plexus: an anatomic study. Plast Reconstr Surg 112: 1799-1806

Lewis GM, Kucenas S (2014) Perineurial glia are essential for motor axon regrowth following nerve injury. J Neurosci 34: 12762-12777

Mathes SJ, Nahai F (1981) Classification of the vascular anatomy of muscles: experimental and clinical correlation. Plast Reconstr Surg 67: 177-187

Monaco S, Gehrmann J, Raivich G, Kreutzberg GW (1992) MHC-positive, ramified macrophages in the normal and injured rat peripheral nervous system. J Neurocytol 21: 623-634

Montes GS, Cotta-Pereira G, Junqueira LCU (1984) The connective tissue matrix of the vertebrate peripheral nervous system. Adv Cell Neurobiol 5: 177-218

Neuhuber W (2009) Anatomie des Autonomen Nervensystems. In: Haensch CA, Jost W (Hrsg) Das Autonome Nervensystem, Kohlhammer, Stuttgart, S 15-44

Offman SL, Geddes CR, Tang M, Morris SF (2005) The vascular basis of perforator flaps based on the source arteries oft he lateral lumbar region. Plast Reconstr Surg 115: 1651-1659

Pan WR, Taylor GI (2009) The angiosomes of the thigh and buttock. Plast Reconstr Surg 123: 236-249

Peltonen S, Alanne M, Peltonen J (2013 Barriers oft he peripheral nerve. Tissue Barriers 1: e24956-1–e24956-6

Rechthand E, Hervonen A, Sato S, Rapoport SI (1986) Distribution of adrenergic innervation of blood vessels in peripheral nerve. Brain Res 374: 185-189

Sauer SK; Bove GM, Averbeck B, Reeh PW (1999) Rat peripheral nerve components release calcitonin gene-related peptide and prostaglandin E2 in response to noxious stimuli: evidence that nervi nervorum are nociceptors. Neuroscience 92 :319-325

Schaverien M, Saint-Cyr M, Arbique G, Brown SA (2008) Arterial and venous anatomies of the deep inferior epigastric perforator and superficial inferior epigastric artery flaps. Plast Reconstr Surg 121: 1909-1919

Schmidt VJ, Horch RE, Dragu A et al. (2012) Perineal and vaginal wall reconstruction using a combined inferior gluteal and pudendal artery perforator flap: a case report. J Plast Reconstr Aesthet Surg 65: 1734-1737

Suami H, Taylor GI, Pan WR (2003) Angiosome territories of the nerves of the lower limbs. Plast Reconstr Surg 112: 1790-1798

Taylor GI, Pan WR (1998) Angiosomes of the leg: anatomic study and clinical implications. Plast Reconstr Surg 102: 599-616

Watanabe K, Kiyokawa K, Rikimaru H, Koga N, Yamaki K, Saga T (2010) Anatomical study of latissimus dorsi musculocutaneous flap vascular distribution. J Plast Reconstr Aesthet Surg 63: 1091-1098

Zenker W, Bankoul S, Braun JS (1994) Morphological indications for considerable diffuse reabsorption of cerebrospinal fluid in spinal meninges particularly in the areas of meningeal funnels. Anat Embryol 189: 243-258

Allgemeine und Labordiagnostik vor mikrochirurgischen Eingriffen

S. Kleinschmidt

U. Kneser et al. (Hrsg.), *Grundkurs Mikrochirurgie*,
DOI 10.1007/978-3-662-48037-3_5,

5.1 Allgemeine Zielsetzung der präoperativen Risikoevaluation

Die präoperative Beurteilung des Patienten ist eine Kernkompetenz aller an der Patientenversorgung beteiligten Fachgebiete. Ziele sind hierbei immer die Einschätzung und weitestmögliche Reduktion des perioperativen Risikos jedes einzelnen Patienten vor der Durchführung eines Eingriffs und dem hierfür ausgewählten Anästhesieverfahren. Während in der Vergangenheit bezüglich des präoperativen diagnostischen Vorgehens ein ziemlicher »Wildwuchs« herrschte und die Anordnung und Durchführung präoperativer Untersuchungen einschließlich einer Labordiagnostik mehr oder weniger von der persönlichen Einschätzung des Anästhesisten geprägt war, wurde in den letzten Jahren durch eine intensive Zusammenarbeit der Fachgesellschaften versucht, auf einer einheitlichen, konsentierten und wissenschaftlich fundierten Grundlage möglichste verbindliche Regeln zu schaffen. Die im Jahre 2010 publizierten Empfehlungen (Deutsche Gesellschaft für Anästhesiologie und Intensivmedizin, Deutsche Gesellschaft für Innere Medizin, Deutsche Gesellschaft für Chirurgie, 2010) waren mit der Erwartung verbunden, die Strategien und die Vorgehensweise bei der Risikoevaluation, der Risikominimierung, der Durchführung von apparativen Untersuchungen und Laboranalysen festzulegen und zu vereinheitlichen. Hierdurch sollten die Anordnung unnötiger bzw. fragwürdiger Untersuchungen reduziert und damit eine höchstmögliche Patientensicherheit und -zufriedenheit bei geringeren Kosten erreicht werden.

> **Einheitliche präoperative Risikoevaluation bedeutet eine fokussierte Beurteilung der Vorerkrankungen des Patienten, der typischen Charakteristika des operativen Eingriffs und des Anästhesieverfahrens mit dem Ziel, durch wenige, gezielte Untersuchungen eine größtmögliche Sicherheit zu erzielen.**

5.2 Allgemeine Prinzipien der präoperativen Evaluation

5.2.1 Zeitpunkt der Evaluation

Die präoperative Evaluation soll zu einem akzeptablen zeitlichen Abstand zum operativen Eingriff erfolgen, um evtl. notwendige Maßnahmen zur Verminderung des perioperativen Risikos effektiv durchführen zu können. Im Idealfall sollte dies unmittelbar nach der Indikationsstellung erfolgen (Böhmer et al., 2012 und 2014). Insbesondere bei Risikopatienten mit einer signifikanten kardiovaskulären Komorbidität (KHK, pAVK, Carotisstenosen etc.), die sich einem mikrochirurgischen Eingriff unterziehen, muss präoperativ genügend Zeit vorhanden sein, um sinnvolle Untersuchungen sowie eine Optimierung der perioperativen Medikation durchzuführen.

5.2.2 Anamnese und körperliche Untersuchung

Grundlage einer präoperativen Evaluation sind eine gründliche Anamnese einschließlich einer Medikamenten- und Blutungsanamnese, eine körperliche Untersuchung (insbesondere des Gefäßstatus bei mikrochirurgischen Eingriffen) sowie die Ermittlung der körperlichen Belastbarkeit. Hierzu empfiehlt sich ein standardisiertes Schema, welches auch »hausspezifisch« im Sinne einer Standardanweisung (Standard Operating Procedure, SOP) formuliert werden kann. Ergeben sich keine Hinweise auf pathologische Befunde, sind weitere apparative Untersuchungen wie ein 12-Kanal-EKG, Dopplersonografie der Gefäße, Echokardiografie, Lungenfunktion etc. nicht erforderlich. Für die operative Planung eines mikrochirurgischen Eingriffs ist jedoch die Kenntnis der Gefäßanatomie von entscheidender Bedeutung, sodass auch bei kardiovaskulär gesunden Patienten eine entsprechende Diagnostik von Seiten des operativen Fachgebiets durchgeführt wird (▶ Kap. 6, Radiologische Diagnostik).

Tab. 5.1 Minimalempfehlungen für Laborparameter bezogen auf Vorerkrankungen und mikrochirurgische Eingriffe. (Adaptiert nach Deutsche Gesellschaft für Anästhesiologie und Intensivmedizin; Deutsche Gesellschaft für Innere Medizin; Deutsche Gesellschaft für Chirurgie, 2010)

Parameter	Herz-/Lungen-erkrankung	Nieren-erkrankung	Leber-erkrankung	Blut-erkrankung	OP: Freie Lappenplastik
Hämoglobin	+	+	+	+	+
Leukozyten	-	-	-	+	
Thrombozyten	-	-	+	+	+
Natrium, Kalium	+	+	+	+	
Kreatinin	+	+	+	+	+
ASAT, Bilirubin	-	-	+	-	-
INR, aPTT, Fibrinogen	-	-	+	+	+
ROTEM	-	-	+	+	+

Abkürzungen: ASAT Aspartat-Aminotransferase, INR International Normalized Ratio, aPTT aktivierte partielle Thromboplastinzeit, ROTEM Rotations-Thrombelastometrie

5.2.3 Präoperative Untersuchungen

Laboruntersuchungen (Klinische Chemie und Hämostaseologie)

Die laborchemische Diagnostik hat das Ziel, auffällige Befunde in der Anamnese und der körperlichen Untersuchung zu überprüfen und den Schweregrad einer möglichen vorbestehenden Erkrankung abzuschätzen. Es empfiehlt sich, klinikinterne Profile zu hinterlegen, welche Parameter beim Vorliegen bestimmter Erkrankungen (klassifiziert nach Organsystemen oder auch nach operativen Eingriffen) bestimmt werden. Es sei ausdrücklich betont, dass jede Laboranforderung eine konkrete Fragestellung mit einer klaren möglichen therapeutischen Konsequenz beinhalten muss und dass bei einer ungezielten »breiten« Anforderung von Laborparametern die Wahrscheinlichkeit steigt, falsch positive Ergebnisse zu erhalten, die ihrerseits keinen Einfluss auf das geplante Vorgehen haben (Kumar et al. 2011, Fritsch et al. 2012, Johansson et al. 2013).

> **Angeordnete Untersuchungen müssen vom »Anforderer« jedoch zwingend zur Kenntnis genommen und ausgewertet werden. Unerwartet (fraglich) pathologische Befunde, insbesondere auch bei im Nachhinein nicht indizierten Untersuchungen, ziehen eine diagnostische Konsequenz nach sich! »Routineuntersuchungen« ohne eine rechtfertigende Indikation stellen per se keine »medikolegale Absicherung« dar!**

In Tab. 5.1 sind die Laboruntersuchungen aufgeführt, die bei Patienten mit vorbestehenden oder vermuteten Organerkrankungen sowie bei der Vorbereitung von mikrochirurgischen Eingriffen (z. B. freier Gewebetransfer) als sinnvoll angesehen werden. Die Rotationsthrombelastometrie (ROTEM) bietet den diagnostischen Vorteil, dass im Gegensatz zur globalen Gerinnungsdiagnostik der gesamte Vorgang der Gerinnselbildung einschließlich der Gerinnselstabilität und einer etwaigen Fibrinolyse beurteilt werden kann. Bei Risikopatienten mit einer thrombophilen Diathese oder bereits stattgehabten Thromboembolien kann die Rotationsthrombelastometrie unter Berücksichtigung von anderen Risikofaktoren (u. a. Alter, Gefäßstatus) Hinweise auf eine Gefährdung des Patienten im Sinne eines postoperativen Lappenverlusts liefern (Kolbenschlag et al. 2014). Abb. 5.1 zeigt die präoperative Rotationsthrombelastometrie bei einem

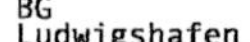

BG Ludwigshafen 1166

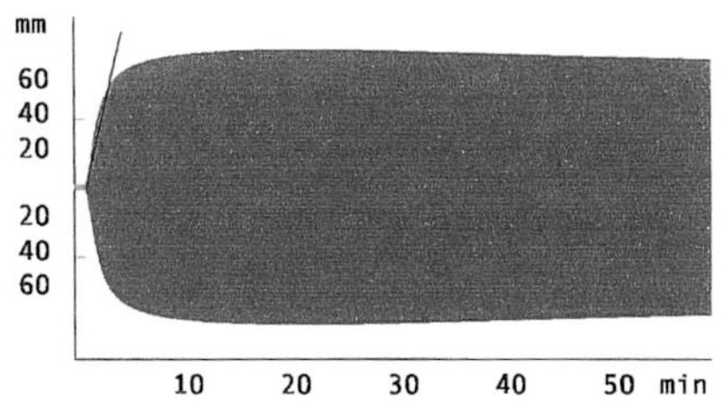

EXTEM

201408875 10371031

RT: 01:22:17 ST: 2014-03-13T11:37:55

CT :	67	s	MAXV :	41		G :	20005	
CFT :	30	s	MAXV-t :	87	s	A5 :	72	mm
α :	84	°	AUC :	7898		A15 :	80	mm
A10 :	78	mm	MCE :	400		A25 :	80	mm
A20 :	80	mm	MCF-t :	1084	s	A30 :	79	mm
MCF :	80	mm	CFR :	84	°	AR5 :	539	mm^2
ML :*	10	%	LOT :		s	AR10 :	1296	mm^2
LI30 :	99	%	CLR :		°	AR15 :	2085	mm^2
LI45 :	95	%	LT :		s	AR20 :	2883	mm^2
LI60 :	92	%	ACF :*	72	mm	AR25 :	3683	mm^2

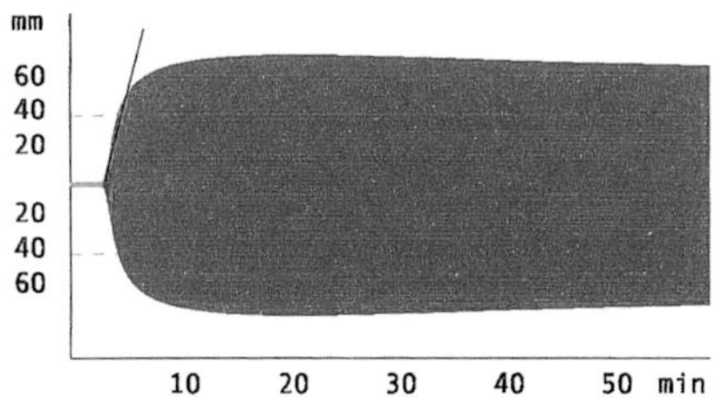

INTEM

201408875 10371031

RT: 01:21:31 ST: 2014-03-13T11:38:42

CT :	186	s	MAXV :	39		G :	15278	
CFT :	35	s	MAXV-t :	215	s	A5 :	67	mm
α :	83	°	AUC :	7441		A15 :	75	mm
A10 :	73	mm	MCE :	306		A25 :	75	mm
A20 :	75	mm	MCF-t :	969	s	A30 :	74	mm
MCF :	75	mm	CFR :	84	°	AR5 :	491	mm^2
ML :*	11	%	LOT :		s	AR10 :	1201	mm^2
LI30 :	98	%	CLR :	5	°	AR15 :	1947	mm^2
LI45 :	94	%	LT :		s	AR20 :	2698	mm^2
LI60 :	91	%	ACF :*	67	mm	AR25 :	3449	mm^2

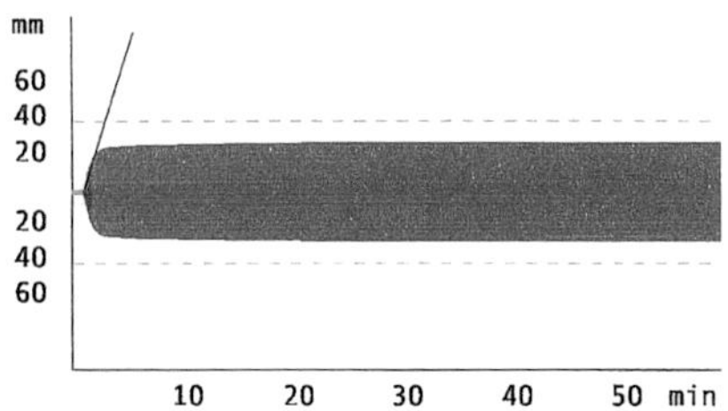

FIBTEM

201408875 10371031

RT: 01:20:48 ST: 2014-03-13T11:39:26

CT :	68	s	MAXV :	28		G :	1943	
CFT :	52	s	MAXV-t :	79	s	A5 :	26	mm
α :	81	°	AUC :	2754		A15 :	28	mm
A10 :	27	mm	MCE :	39		A25 :	28	mm
A20 :	28	mm	MCF-t :	1247	s	A30 :	28	mm
MCF :	28	mm	CFR :	82	°	AR5 :	231	mm^2
ML :*	0	%	LOT :		s	AR10 :	499	mm^2
LI30 :	100	%	CLR :		°	AR15 :	773	mm^2
LI45 :	100	%	LT :		s	AR20 :	1050	mm^2
LI60 :	100	%	ACF :*	29	mm	AR25 :	1331	mm^2

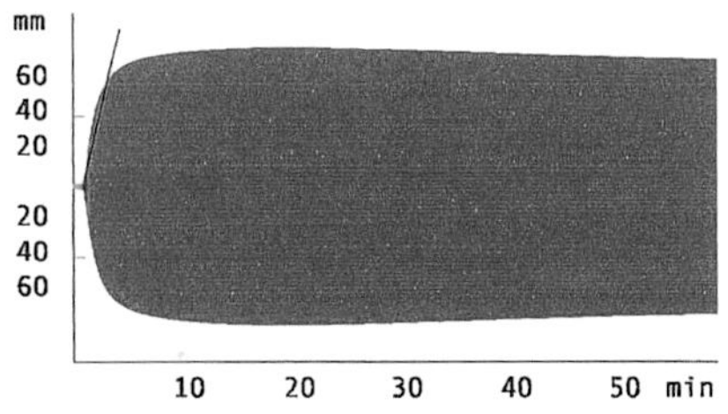

APTEM

201408875 10371031

RT: 01:20:05 ST: 2014-03-13T11:40:11

CT :	59	s	MAXV :	45		G :	19163	
CFT :	27	s	MAXV-t :	77	s	A5 :	72	mm
α :	84	°	AUC :	7818		A15 :	79	mm
A10 :	77	mm	MCE :	383		A25 :	79	mm
A20 :	79	mm	MCF-t :	969	s	A30 :	78	mm
MCF :	79	mm	CFR :	85	°	AR5 :	549	mm^2
ML :*	11	%	LOT :		s	AR10 :	1304	mm^2
LI30 :	98	%	CLR :	6	°	AR15 :	2089	mm^2
LI45 :	94	%	LT :		s	AR20 :	2881	mm^2
LI60 :	91	%	ACF :*	70	mm	AR25 :	3673	mm^2

2014-03-24T11:44:47 1 / 1

Abb. 5.1 Präoperative Rotationsthrombelastometrie (ROTEM) bei einem 70-jährigen Patienten vor geplantem freiem Gewebetransfer. Erläuterung im Text

70-jährigen Patienten ohne relevante kardiovaskuläre Vorerkrankung vor einem freien Gewebetransfer (ALT zur Deckung eines Weichteildefekts am Unterschenkel). Als wesentlicher Befund zeigen sich eine rasche Gerinnselbildung, eine verbreiterte Amplitude und eine adäquate Gerinnselfestigkeit im Sinne einer leichten »Hyperkoagulabilität«. Intra- und postoperativ kam es unter Gabe von unfraktioniertem Heparin und nachfolgendem Wechsel auf niedermolekulares Heparin zu keinerlei thromboembolischen Komplikationen bei suffizienter Funktion des freien Transplantats.

Elektrokardiografie

Ziel der elektrokardiografischen Diagnostik ist das Aufdecken von pathologischen Befunden, die das perioperative Vorgehen tatsächlich beeinflussen. Die »Domäne« der EKG- Diagnostik ist die Rhythmusanalyse sowie die Detektion von Myokardischämien.

Kardiale Risikofaktoren ergeben sich aus folgenden anamnestischen und/oder klinischen Befunden (Flamm et al., 2011, American Society of Anesthesiologists, 2012):

- Koronare Herzerkrankung (KHK)
- Periphere arterielle Verschlusskrankheit (pAVK)
- Zerebrovaskuläre Insuffizienz
- Niereninsuffizienz
- Diabetes mellitus
- Herzinsuffizienz

Ein 12-Kanal-EKG ist nur bei kardial symptomatischen Patienten, bei Schrittmacherträgern oder bei kardial asymptomatischen Patienten bei Vorliegen von mehr als einem der o. g. kardialen Risikofaktoren (z. B. Diabetes mellitus und Niereninsuffizienz) in Zusammenhang mit dem operativen Verfahren indiziert. Bei mikrochirurgischen Eingriffen handelt es sich im Regelfall um Eingriffe mit mittlerem operativem Risiko. Grundsätzlich reicht das Patientenspektrum in der Mikrochirurgie von primär biologisch gesunden Patienten (z. B. freier Gewebetransfer zur Defektdeckung nach Traumen) bis zu Hochrisikopatienten (z. B. Patienten nach koronarer Revaskularisierung und nachfolgenden Weichteil-/Knochendefekten im Bereich des Sternums oder Patienten mit Resektion von Weichteiltumoren und adjuvanter Radiatio einschließlich Chemotherapie).

Erweiterte kardiale Diagnostik

Bei Patienten mit einer bekannten kardiovaskulären Vorerkrankung kann eine erweiterte Diagnostik sinnvoll sein, deren Indikation jedoch eher streng gestellt werden sollte. Wichtig hierbei erscheint die Abwägung von dem Vorliegen einer akuten kardialen Erkrankung (active cardiac condition) und dem (mittleren) kardialen Risiko eines länger dauernden mikrochirurgischen Eingriffs: Ein instabiles Koronarsyndrom, eine dekompensierte Herzinsuffizienz, signifikante Arrhythmien oder relevante Klappenvitien müssen z. B. echokardiografisch (ggf. einschließlich Myokardszintigrafie) und elektrokardiografisch (z. B. durch ein Belastungs-EKG) abgeklärt werden. Weiterhin kann nach konsilarischer Erörterung mit einem Kardiologen eine Koronarangiografie indiziert sein. Hier sollte vor einem elektiven Eingriff eine medikamentöse oder interventionelle Optimierung des Patientenzustandes erfolgen. Eine adäquate Belastbarkeit eines Patienten liegt dann vor, wenn eine Arbeit von ca. 100 Watt geleistet werden kann; dies bedeutet beispielsweise das Verrichten leichter Hausarbeit oder Treppensteigen über ein Stockwerk ohne das Auftreten von Dyspnoe. Die Auswahl der Untersuchungsmethode muss letztendlich unter Berücksichtigung der lokalen diagnostischen Verfügbarkeiten und den Erfahrungen des Untersuchers erfolgen.

Röntgenuntersuchungen der Thoraxorgane einschließlich Lungenfunktionsprüfung

Die Durchführung der präoperativen radiologischen Diagnostik ist nur dann indiziert, wenn sich aus der Anamnese und der klinischen Befunde Konsequenzen für das perioperative Vorgehen herleiten lassen. Dies betrifft u. a. Thoraxdeformitäten und/oder -verletzungen, der Verdacht auf pulmonale Infiltrate, Pleuraergüsse oder Atelektasen. Das Vorliegen einer chronisch obstruktiven Lungenerkrankung (COPD) alleine rechtfertigt noch nicht die Röntgendiagnostik. Eine Lungenfunktionsprüfung (z. B. Spirometrie einschließlich einer kapillären Blutgasanalyse) ist nur bei neu aufgetretenen akuten pulmonalen Veränderungen (z. B. Infektexazerbation einer COPD) sowie zur Verifizierung der medikamentösen Beeinflussung einer pulmonalen Obstruktion (z. B. mittels inhalativ verabreichter β-2-Mimetika) indiziert.

5.3 Dauermedikation des Patienten

Die genaue Erfassung der Dauermedikation des Patienten ist unerlässlich, um u. a. Wechselwirkungen mit Anästhetika zu erfassen und um die Homöostase möglichst gering zu beeinflussen. Welche Dauermedikation perioperativ in welcher Dosierung fortgeführt oder abgesetzt werden soll, hat häufig lediglich Empfehlungscharakter. Daher sind in vielen Fällen diese Entscheidungen individuell nach interdisziplinärer Absprache zu treffen.

Bei der Entscheidung über die Beibehaltung oder Absetzung einer Dauermedikation sind folgende Substanzgruppen wesentlich:

- **Antihypertensiva und β-Rezeptorenblocker**
- **Antidiabetika**
- **Thrombozytenfunktionshemmer**
- **Antikoagulanzien: Vitamin-K-Antagonisten, »neue orale Antikoagulanzien (NOAK)«**
- **ZNS-Pharmaka**

5.3.1 Antihypertensiva und β-Rezeptorenblocker

Eine antihypertensive Therapie z. B. mit Angiotensin-Converting-Enzym-Inhibitoren (ACE-Inhibitoren) oder Angiotensin-II-Rezeptor-Antagonisten (Sartane) wird im Regelfall perioperativ weitergeführt, wenn keine relevanten Volumenverschiebungen, z. B. durch Blutungen, zu erwarten sind. Das Blutungsrisiko nach einer freien Lappenplastik betrifft hauptsächlich die postoperative Phase, was eine relativ engmaschige Überwachung des Volumenstatus des Patienten erfordert. Das Hauptproblem bei einer perioperativen Hypotension unter einer Medikation mit den beiden o. g. Substanzgruppen kann ein fehlendes Ansprechen einer Hypotension auf konventionelle Vasokonstriktoren sein, was für ein freies Lappentransplantat eine kritische Minderperfusion bedeuten kann. Die Weiterführung einer bestehenden Therapie mit β-Rezeptorenblockern ist besonders bei Patienten mit bestehender koronarer Herzerkrankung und dokumentierter Ischämie unter Belastung indiziert.

5.3.2 Antidiabetika

Die Entscheidung, orale Antidiabetika wie Sulfonylharnstoffe oder Glitazone abzusetzen oder perioperativ beizubehalten, sollte vor dem Hintergrund der ohnehin perioperativ engmaschigen Kontrolle des Blutglukosespiegels erfolgen. Biguanide (Metformin) können nach individueller Abwägung auch bis zum Vorabend der Operation verabreicht werden. Ist eine präoperative Angiografie mit Kontrastmittel zur Darstellung der Gefäßstruktur und Operationsplanung bei einer freien Lappenplastik erforderlich, muss Metformin entsprechend der aktuellen Arzneimittelinformation 48 h vorher abgesetzt werden. Die Gefahr einer Laktazidose erscheint bei normaler Nierenfunktion im perioperativen Umfeld sehr gering zu sein.

5.3.3 Thrombozytenfunktionshemmer

Patienten mit koronarer Herzerkrankung oder peripherer arterieller Verschlusskrankheit (pAVK) erhalten meist eine Dauermedikation mit niedrig dosierter Azetylsalizylsäure (ASS) und zudem auch mit sog. ADP-Antagonisten (z. B. Clopidogrel oder Prasugrel). Nach Implantation koronarer Stents muss die Therapie mit ASS und ADP-Antagonisten (sog. »duale Plättchenhemmung«) über mindestens 4 Wochen (bei Bare Metal Stents, BMS) bzw. 12 Monate (bei Drug Eluting Stents, DES) beibehalten werden. Hier ist die unerlässliche »koronare Schutzfunktion« gegenüber dem perioperativen Blutungsrisiko abzuwägen. Während mikrochirurgische Eingriffe unter ASS-Medikation in der Regel problemlos durchgeführt werden können, ist insbesondere die Hebung von Muskellappen unter dualer Plättchenhemmung mit ASS und ADP-Antagonisten mit einem signifikanten Blutungsrisiko verbunden. In diesen Fällen ist eine individuelle Risikoabwägung erforderlich.

Cave
Ein »Bridging« mit Heparinen kann die Thrombozytenaggregationshemmung durch ADP-Antagonisten funktionell nicht ersetzen! Hier ist eine sorgfältige Beobachtung des Patienten zur raschen Diagnose einer etwaigen Myokardischämie oder anderweitigen kritischen Durchblutungsstörung indiziert.

5.3.4 Antikoagulanzien: Vitamin-K-Antagonisten, neue orale Antikoagulanzien (NOAK)

Bei Patienten, die u. a. aufgrund eines mechanischen oder biologischen Klappenersatzes Vitamin-K-Antagonisten (VKA, z. B. Phenprocoumon, Marcumar) einnehmen, können nach Gabe von Vitamin K und Pausieren des VKA perioperativ Heparine erhalten. Bei Nicht-Notfalleingriffen ist im Regelfall keine Substitution mit Prothrombinkomplex-Konzentrat erforderlich.

In der Gruppe der sog. »neuen oralen Antikoagulanzien« (NOAK) finden sich Faktor Xa-Antagonisten (z. B. Rivaroxaban) und Thrombin-Antagonisten (z. B. Dabigatran). Die Indikationen zur Therapie sind u. a. die Thromboembolieprophylaxe nach elektivem Hüft- und Kniegelenkersatz sowie Vorhofflimmern sowie die Rezidivprophylaxe einer Lungenembolie oder eines Schlaganfalls. Die Vertreter beider Substanzgruppen haben eine Halbwertszeit von ca. 12 h und können im Notfall pharmakologisch nicht sicher antagonisiert werden. Daher empfiehlt sich ein Absetzen dieser Substanzen 2–3 Tage (d. h. 4–6 »Halbwertszeiten«) vor einem geplanten mikrochirurgischen Eingriff und die perioperative Therapie mit Heparinen.

5.3.5 ZNS-Pharmaka

Eine Dauermedikation mit Antidepressiva wird im Regelfall beibehalten. Es müssen jedoch mögliche Wechselwirkungen mit Pharmaka, die z. B. den Serotoninspiegel beeinflussen können (wie Pethidin oder Tramadol), beachtet werden. Hier droht die Gefahr des »Serotoninsyndroms« mit Hyperthermie, vegetativer Instabilität oder gar Koma. Antiepileptika werden perioperativ beibehalten. Die Gabe von Anti-Parkinson-Medikamenten sollte ebenfalls nicht unterbrochen werden, zumal mit Ausnahme von Amantadin alle Anti-Parkinson-Medikamente lediglich oral verabreicht werden können.

5.4 Fazit

Eine sinnvolle und fokussierte Diagnostik vor elektiven mikrochirurgischen Eingriffen ist fachgruppenübergreifende Teamarbeit. Es gilt, überflüssige und fragwürdige »Routine«- Untersuchungen zu vermeiden und eine zielgerichtete Diagnostik unter Berücksichtigung der Vorerkrankungen, des Eingriffs und der daraus resultierenden therapeutischen Konsequenz durchzuführen. Hiermit kann der präoperative »Vorlauf« mitunter deutlich verkürzt und oft eine Kosteneinsparung erzielt werden. Neben den dargestellten Empfehlungen der Fachgesellschaften empfiehlt sich eine Standardanweisung, die den Strukturen und Möglichkeiten der einzelnen Institutionen gerecht wird. Wichtig sind in diesem Kontext ein strukturiertes Implementierungsprogramm, regelmäßige Schulungen der am Behandlungsprozess Beteiligten und die stetige Aktualisierung der Vorgehensweise auf Basis wissenschaftlicher Erkenntnisse.

Literatur

American Society of Anesthesiologists Task Force (2012) Practice advisory for preanaesthesia evaluation. Anesthesiology 116: 522-538

Böhmer AD, Defosse J, Geldner G, Mertens E, Zwissler B, Wappler F (2012) Präoperative Risikoevaluation erwachsener Patienten vor elektiven, nicht-kardiochirurgischen Eingriffen. Ergebnisse einer Onlinebefragung zum Status in Deutschland. Anaesthesist 61: 407-419

Böhmer A, Defosse J, Geldner G, Mertens E, Zwissler B, Wappler F (2014) Präoperative Risikoevaluation erwachsener Patienten vor elektiven, nichtkardiochirurgischen Eingriffen. Follow Up Umfrage zu den 2010 publizierten Empfehlungen. Anaesthesist 63: 198-208

Deutsche Gesellschaft für Anästhesiologie und Intensivmedizin; Deutsche Gesellschaft für Innere Medizin; Deutsche Gesellschaft für Chirurgie (2010) Präoperative Evaluation erwachsener Patienten vor elektiven, nichtkardiochirurgischen Eingriffen. Gemeinsame Empfehlung der Deutschen Gesellschaft für Anästhesiologie und Intensivmedizin, Deutschen Gesellschaft für Innere Medizin, Deutschen Gesellschaft für Chirurgie. Anaesthesist 59: 1041–1050

Flamm M, Fritsch G, Seer J, Panisch S, Sönnichsen AC (2011) Non-adherence to guidelines for preoperative testing in a secondary care hospital in Austria: the economic impact of unnecessary and double testing. Eur J Anaesthesiol 28: 867-873

Fritsch G, Flamm M, Hepner DL, Panisch S, Seer J, Sönnichsen A (2012) Abnormal pre- operative tests, pathologic findings of medical history, and their predictive value for perioperative complications. Acta Anaesthesiol Scand 56: 339-350

Johansson T, Fritsch G, Flamm M et al. (2013) Effectiveness of non-cardiac preoperative testing in non-cardiac surgery: A systematic review. Br J Anaesth 110: 926-939

Kolbenschlag J, Daigeler A, Lauer S et al. (2014) Can rotational thrombelastometry predict thrombotic complications in reconstructive Surgery? Microsurgery 34(4): 253-60

Kumar A, Srivsatava U (2011) Role of routine laboratory investigations in preoperative evaluation. J Anesthesiol Clin Pharmacol 27: 174-181

Bildgebung vor plastischen Rekonstruktionen

M. Lell, M. Uder

U. Kneser et al. (Hrsg.), *Grundkurs Mikrochirurgie*,
DOI 10.1007/978-3-662-48037-3_6,

6.1 Einleitung

In der plastisch-rekonstruktiven Chirurgie ist zur Deckung von Defekten oft ein Gewebetransfer notwendig. Dazu wurde eine Vielzahl unterschiedlicher Lappenplastiken entwickelt, die sich in 3 große Gruppen einteilen lassen:

- freier Gewebetransfer ohne Gefäßversorgung
- Gewebetransfer mit gestielter Gefäßversorgung
- freier Gewebetransfer mit mikrovaskulär anastomosierter Gefäßversorgung.

Mikrovaskulär anastomosierte Plastiken sind zwar technisch aufwendiger, haben jedoch vielfach eine geringere Komplikationsrate an der Entnahmestelle und ein besseres ästhetisch und funktionelles Ergebnis. Zur Planung des Gewebevolumens, Abschätzung der Gewebeperfusion und der Festlegung der Größe und Lokalisation des vaskulären Pedikels wird eine präoperative Bildgebung des Entnahmeorts regelhaft durchgeführt. Des Weiteren muss gewährleistet sein, dass durch die Entnahme eines Lappens mit zugehörigem Gefäßbündel die lokale Perfusion in der Spenderregion gewährleistet bleibt. Dies ist insbesondere bei osteomyokutanen Lappen (Radialis-, Fibulalappen) von Bedeutung. Der Untergang oder eine partielle Nekrose eines Lappens bei einer ansonsten erfolgreichen Operation kann durch individuelle Variationen der Gefäßanatomie begründet sein. Dazu gehören angeborene anatomische Varianten (Aplasie oder Hyperplasie eines Gefäßes) und sekundäre Verschlüsse durch Trauma und Operation oder durch Erkrankungen der Gefäßwand im Rahmen einer Arteriosklerose und Bestrahlung.

Aufgrund der erheblichen anatomischen Varianz v. a. von Perforatorgefäßen, aber auch den großen Arterien des Körperstamms und der Extremitäten, ist ein bildgestütztes »Perforator-Mapping« zur Operationsplanung sinnvoll und kann möglicherweise die Erfolgsrate erhöhen und die Operationszeit verringern (Pratt et al. 2012).

> **Durch ein bildgestütztes »Perforator-Mapping« lässt sich möglicherweise die Erfolgsrate der rekonstruktiven Operation erhöhen.**

6.2 Bildgebung des Entnahmeorts

6.2.1 Ultraschall

Seit den 1975er Jahren wurden tragbare Doppler-Ultraschall (US) Geräte verwendet, um die Gefäßversorgung potenzieller Lappen zu lokalisieren (Aoyagi et al. 1975, Karkowski u. Buncke 1975). Dies ist eine relativ einfache und günstige Methode des Gefäßmappings (▣ Abb. 6.1), jedoch ohne morphologische Informationen und verbunden mit einer eingeschränkten Treffsicherheit (Pratt et al. 2012).

Mit hochauflösenden Ultraschallsonden können im B-Mode die morphologischen Gegebenheiten exakt dargestellt werden und mit dem Color- oder Power-Mode lässt sich der Blutfluss farbkodiert visualisieren. Zwar können auch sehr kleinkalibrige (bis 0,5 mm) versorgende Gefäße (Arterien und Venen) in ihrem Verlauf dargestellt und der Blutfluss quantifiziert werden, jedoch ist die Vorhersage der Gewebeperfusion des Transplantats schwierig und zeitintensiv. Der Ausschluss einer relevanten arteriosklerotischen Erkrankung der Gefäße, die z. B. bei der Entnahme einer Arterie an der oberen oder unteren Extremität zu einer kritischen Ischämie führen könnte, gelingt mit dem US ebenfalls, an der unteren Extremität jedoch nur eingeschränkt. Die US-Diagnostik ist zudem untersucher- und geräteabhängig (Pratt et al. 2012).

6.2.2 Computertomografie

Die Computertomografie (CT) bzw. die CT-Angiografie (CTA) ist ein etabliertes nichtinvasives Ver-

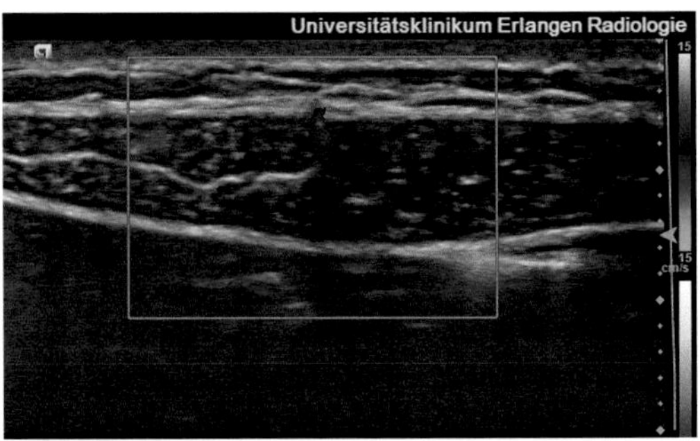

▣ **Abb. 6.1** Farbkodierte Doppler-Sonografie: Querschnitt des M. rectus abdominis mit transmuskulär verlaufendem Perforator

fahren zur Gefäßdarstellung des Körperstamms und der Extremitäten. Mit einer intravenösen Injektion von 40–100 ml Kontrastmittel (KM) können einzelne Körperabschnitte während der arteriellen oder venösen KM-Passage abgebildet werden, es sind aber auch Ganzkörpergefäßdarstellungen möglich. In den letzten Jahren wurde eine Reihe von Techniken zur Dosisreduktion entwickelt, dazu gehören die Röhrenstrommodulation, die schwächungsbasierte Spannungswahl, Vorfilterung und iterative Rekonstruktion (Lell et al. 2015). Das Röntgenspektrum bei niedrigerer Röhrenspannung (low-kV imaging) ist näher an der K-Kante von Jod, das bedeutet, dass die Absorptionswerte von Jod höher sind und somit der KM-Effekt steigt. Dies kann genutzt werden, um Strahlenexposition und das KM-Volumen zu reduzieren oder um die Kontrastierung zu steigern und noch kleinere Gefäße darzustellen (Lell, Jost et al. 2015).

Die CT bietet gegenüber den anderen bildgebenden Verfahren eine Reihe von **Vorteilen**:

1. Das Verfahren ist weitgehend untersucherunabhängig und lässt sich gut standardisieren.
2. Die gewonnenen Daten lassen sich im dreidimensional nachverarbeiten und visualisieren, sie können auch zur Simulation einer virtuellen Operation verwendet werden. Die gebräuchlichsten und am weitesten verbreiteten Bildverarbeitungsverfahren sind multiplanare Reformation (MPR), Maximale Intensitäts-Projektion (MIP) und Volume Rendering (VR) (Lell et al. 2006).
3. Es werden sämtliche Gewebearten, nicht nur die Gefäße dargestellt, sodass neben Kaliber, Verlauf und Verzweigung der Gefäße wichtige Informationen über das Volumen und die Zusammensetzung des zu hebenden Lappens gewonnen werden.

Demgegenüber stehen folgende **Nachteile**:

1. Strahlenexposition (2–4 mSv)
2. Artefakte bei metallischen Implantaten
3. Notwendigkeit der Injektion jodhaltiger Kontrastmittel.

Die Eigenschaft, dass sowohl Verkalkungen der Gefäßwand als auch das intravasale Kontrastmittel mit hoher Intensität dargestellt werden, kann als Vorteil (sichere Erkennung arteriosklerotischer Wandveränderungen) oder als Nachteil (Überschätzung von Stenosen bei sehr kleinen Gefäßen und zirkulärer Wandverkalkung) gesehen werden. Die CTA wird derzeit v. a. zur Planung von DIEP-Lappen bei der Brustrekonstruktion angewendet (DIEP: deep inferior epigastric artery perforator) (Pratt et al. 2012, Chae et al. 2015, Symonette und Gan 2013) (◘ Abb. 6.2).

6.2.3 Magnetresonanztomografie

Die Magnetresonanzangiografie (MRA) hat gegenüber der CTA den Vorteil ohne Strahlenexposition angiografische Bilder zu erzeugen. Der Flusseffekt von Blut kann genutzt werden, um Gefäße ohne Gabe von Kontrastmittel darzustellen. Diese Technik (TOF, Time-of-flight-MRA) wird vorwiegend bei intrakraniellen Fragestellungen angewendet, weil sie eine hohe örtliche Auflösung besitzt. Für den Körperstamm ist die TOF-MRA weniger geeignet, da die Messzeit deutlich länger als eine Atemanhaltephase ist. Am Körperstamm wie auch den Extremitäten werden nahezu ausschließlich 3D-Gradientenecho-Sequenzen zur kontrastmittelgestützten MRA (CE-, contrast-enhanced-MRA) verwendet (◘ Abb. 6.3). Sie hat den Vorteil einer relativ hohen örtlichen Auflösung und einer kurzen Messzeit (15–20 s). Mit diesen 3D-Gradientenechotechniken, können die A. epigastrica inferior und die Perforatoräste mit hoher Auflösung dargestellt werden. Bei fehlender Strahlenexposition können multiple KM-Phasen aufgenommen werden, um dynamische Informationen über die Makroperfusion zu bekommen. Bei Verwendung sog. Blood-pool-Kontrastmittel und Messungen in der Equilibriumsphase sind zwar Arterien und Venen kontrastiert, es sind jedoch längere Messzeiten und damit eine höhere räumliche Auflösung möglich. In einer Pilotstudie wurde eine Sensitivität von 100% bei der Lokalisation von Perforatorgefäßen vor DIEP-Lappenplastik berichtet (Versluis et al. 2013). Die Bauchlagerung während der MRA kann Bewegungsartefakte durch die Atmung minimieren, jedoch ist dadurch im Vergleich zur Rückenlagerung die Anatomie verändert.

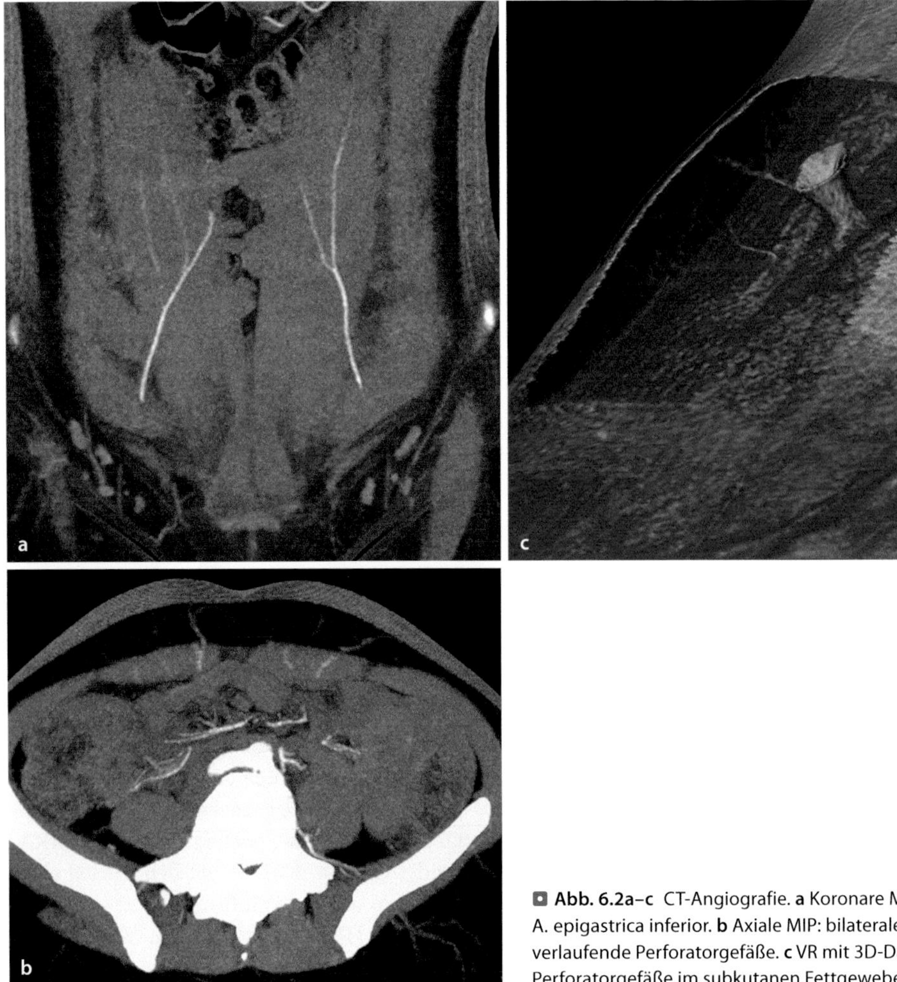

Abb. 6.2a–c CT-Angiografie. **a** Koronare MIP: Verlauf der A. epigastrica inferior. **b** Axiale MIP: bilaterale transmuskulär verlaufende Perforatorgefäße. **c** VR mit 3D-Darstellung der Perforatorgefäße im subkutanen Fettgewebe

Zur Darstellung der intrakraniellen Gefäße eignet sich die Time-of-flight-MRA, zur Darstellung der Gefäße am Körperstamm wegen der längeren Messzeit (Atemanhaltephase) eher 3D-Gradientenecho-Sequenzen zur kontrastmittelgestützten MRA.

Zur nichtinvasiven Darstellung der Extremitätengefäße ist die hochauflösende CE-MRA die Methode der Wahl und wird deshalb häufig präoperativ vor Entnahme eines Fibula-Transplantats angewendet. Non-CE-MRA-Techniken, z. B. die EKG-getriggerte single-shot-balanced-steady-state-free-precession-MRA (QISS, quiescent single shot) nutzt den verstärkten Einstrom nichtgesättigter Spins während der Systole zur Bilderzeugung (Edelmann et al. 2010). Diese Techniken sind flusssensitiv und bei hochgradigen Stenosen der CE-MRA unterlegen, reichen aber zur Dokumentation einer regelrechten Anatomie vor Gefäßentnahme aus.

6.2.4 Angiografie

Die klassische intraarterielle Katheterangiografie in DSA-Technik (DSA, digitale Subtraktionsangiografie) ist ein invasives Verfahren, das jedoch nach wie vor hinsichtlich örtlicher wie zeitlicher Auflösung den Referenzstandard darstellt. Mit relativ geringen KM-Mengen können sowohl kleinste Ge-

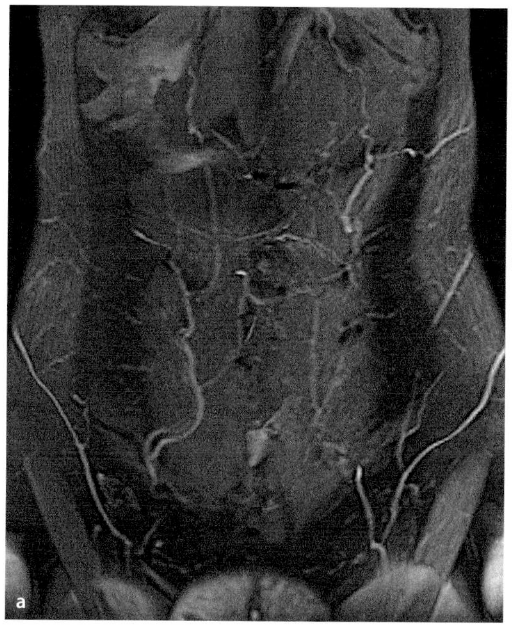

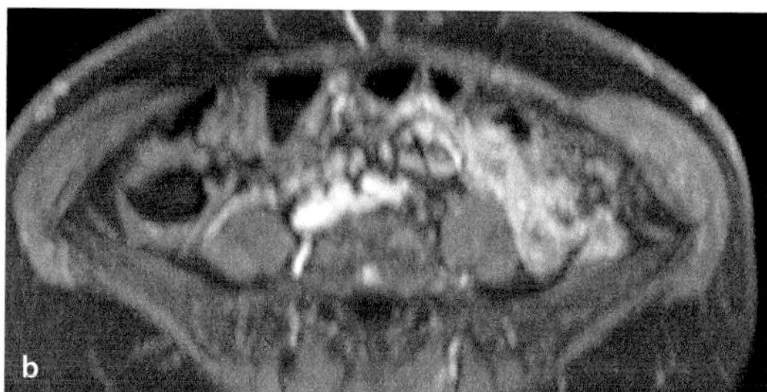

Abb. 6.3a, b MRT (3D-VIBE). **a** Koronare MIP: Verlauf der A. epigastrica inferior. **b** Axiale MIP: bilaterale transmuskulär verlaufende Perforatorgefäße. Im Vergleich zur CTA (Abb. 6.2) etwas geringere Auflösung durch die Anisotropie der Voxelgröße

fäße als auch eine komplexe Gefäßanatomie übersichtlich dargestellt und zusätzlich zur Anatomie dynamische Informationen gewonnen werden. Zur Darstellung einer Extremität reicht eine »Feinnadel-DSA« aus, bei der zur Darstellung der unteren Extremität die A. femoralis retrograd mit einer 18-20 G-Verweilkanüle, zur Darstellung des Unterarms die A. brachialis retrograd mit einer 20-22 G-Verweilkanüle punktiert wird, über die dann manuell oder mit einem Hochdruckinjektor KM appliziert wird (Abb. 6.4). Zur selektiven Gefäßdarstellung und zur Darstellung von Arterien des Körperstamms ist eine Sondierung mittels Katheter erforderlich.

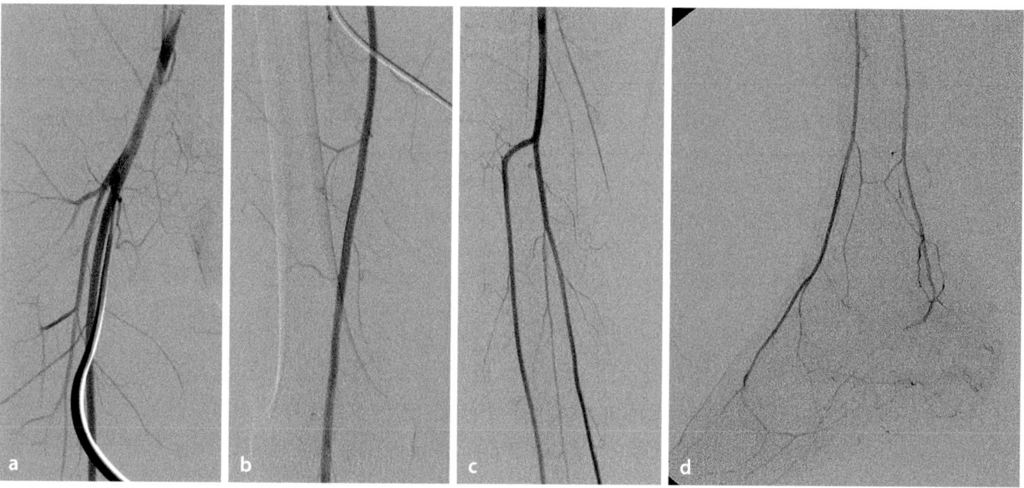

Abb. 6.4a–d Feinnadel-Angiografie (DSA): Patient mit Zustand nach Kalkaneustrümmerfraktur und ausgedehntem Weichteildefekt (gleicher Patient wie in Abb. 6.6) vor Lappenplastik. Regelrechte Gefäßanatomie, keine Stenosen, schmächtige A. fibularis, entzündliche Hypervaskularisation am Rückfuß

Komplikationen der Katheterangiografie sind sehr selten und ergeben sich durch die Invasivität des Verfahrens. Dazu gehören Verletzungen der Gefäßwand (Dissektion, Ausbildung eines Pseudoaneurysmas, Plaqueruptur) sowie das Risiko einer Embolisation.

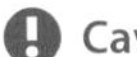
Cave

Komplikationen bei Katheterangiografie sind sehr selten; dazu gehören Verletzungen der Gefäßwand und das Risiko einer Embolisation.

6.3 Bildgebung des Zielorts

6.3.1 Ultraschall

Mit Color- oder Power-Mode-fähigen hochauflösenden US-Geräten kann das Empfängergefäß präoperativ evaluiert werden. Bei Patienten mit ausgedehnter Tumorresektion und Bestrahlung kann die Beurteilung im Ultraschall durch Narbenbildung erschwert sein.

6.3.2 Computertomografie

Bei Patienten mit Tumoren der Mundhöhle, die eine sekundäre Rekonstruktion von Unterkieferdefekten nach Tumorresektion benötigen, oder bei Patienten mit Radionekrose des Unterkiefers führen wir regelhaft eine CTA des Halses durch, um die Anatomie der A. carotis externa zur Planung der mikrovaskulären Anastomose exakt darzustellen (◘ Abb. 6.5). Die CTA hat die DSA hierfür vollständig abgelöst (Lell et al. 2005), im gleichen Untersuchungsgang kann ein Tumorrezidiv ausgeschlossen werden. Bei Traumapatienten, die eine plastische Deckung mit freiem Gewebetransfer benötigen, ermöglicht die CTA ebenfalls eine exakte Beurteilbarkeit der Gefäßanatomie in der Empfängerregion (◘ Abb. 6.6), Artefakte durch Osteosyntheseplatten oder Fixateure sind meist weniger stark ausgeprägt als in der MRA und seit Kurzem existieren potente Verfahren zur Metallartefaktreduktion in der CT (Kuchenbecker et al. 2015, Lell et al. 2013, Meyer et al. 2010, Meyer et al. 2012).

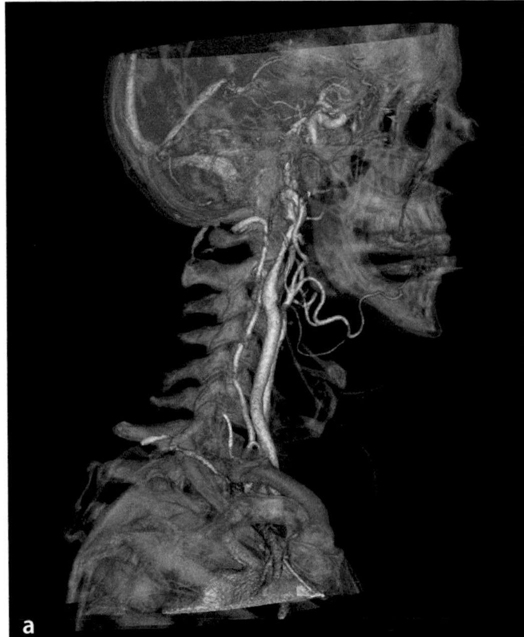

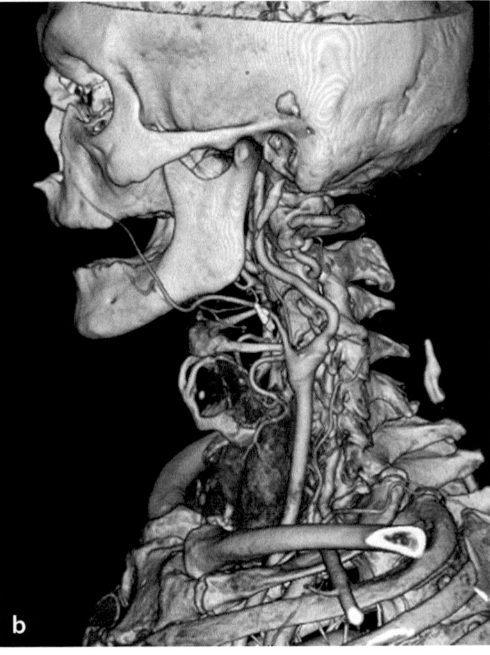

◘ **Abb. 6.5a, b** CTA-Darstellung der Empfängerregion. **a** Patient vor Unterkieferteilresektion, regelrechte Darstellung der A. carotis-externa-Äste ohne Stenosierung. **b** Zustand nach Lappenplastik bei Resektion eines Plattenepithelkarzinoms der Nase. Die Anastomose wurde End-zu-End auf den Hautstamm der A. carotis nach Abgang der A. lingualis durchgeführt. Regelrechte Perfusion der Lappenarterie (Pfeil) sowie der verbliebenen Äste der A. carotis externa

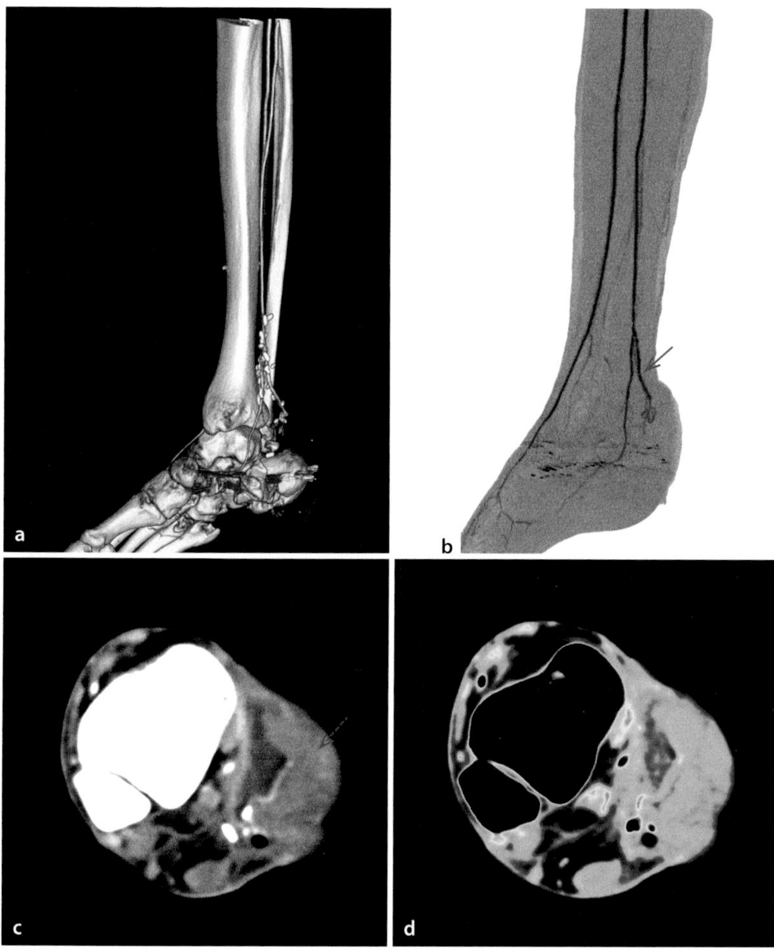

Abb. 6.6a–d CT-Angiografie: End-zu-Seit-Anastomose der Transplantatarterie (A. thoracodorsalis, Pfeil) auf die A. tibialis posterior zur Deckung eines ausgedehnten Weichteildefekts nach offener Trümmerfraktur des Kalkaneus mit einem Serratus-anterior-Lappen. **a** Volume rendering mit Darstellung der Gefäßanastomose und des Knochens. **b** MIP nach vorheriger Knochensubtraktion. **c** Axiales Schnittbild mit Kontrastmittelaufnahme im transplantierten Muskel (gestrichelter Pfeil) als Zeichen der regelhaften Perfusion. **d** Farbkodierung der Gewebeperfusion

6.3.3 Magnetresonanztomografie

Die MRT liefert wie die CT Informationen über die Gefäßverhältnisse im Empfängergebiet (Kramer et al. 2008, Kramer et al. 2012, Kramer et al. 2014) (Abb. 6.7). Metallische Fremdkörper wie Osteosyntheseplatten oder Fixateure können durch eine Beeinflussung des lokalen Magnetfeldes zu ausgeprägten Artefakten und Auslöschungen bei der MRA führen; außerdem ist darauf zu achten, dass die Fremdkörper für eine MR-Untersuchung zugelassen sind.

6.3.4 Angiografie

Die intraarterielle Katheterangiografie ist wie oben beschrieben der Referenzstandard in der Gefäßdiagnostik sowohl der Spende- wie auch der Empfängerregion. Aufgrund ihres invasiven Charakters bleibt sie jedoch speziellen Indikationen vorbehalten.

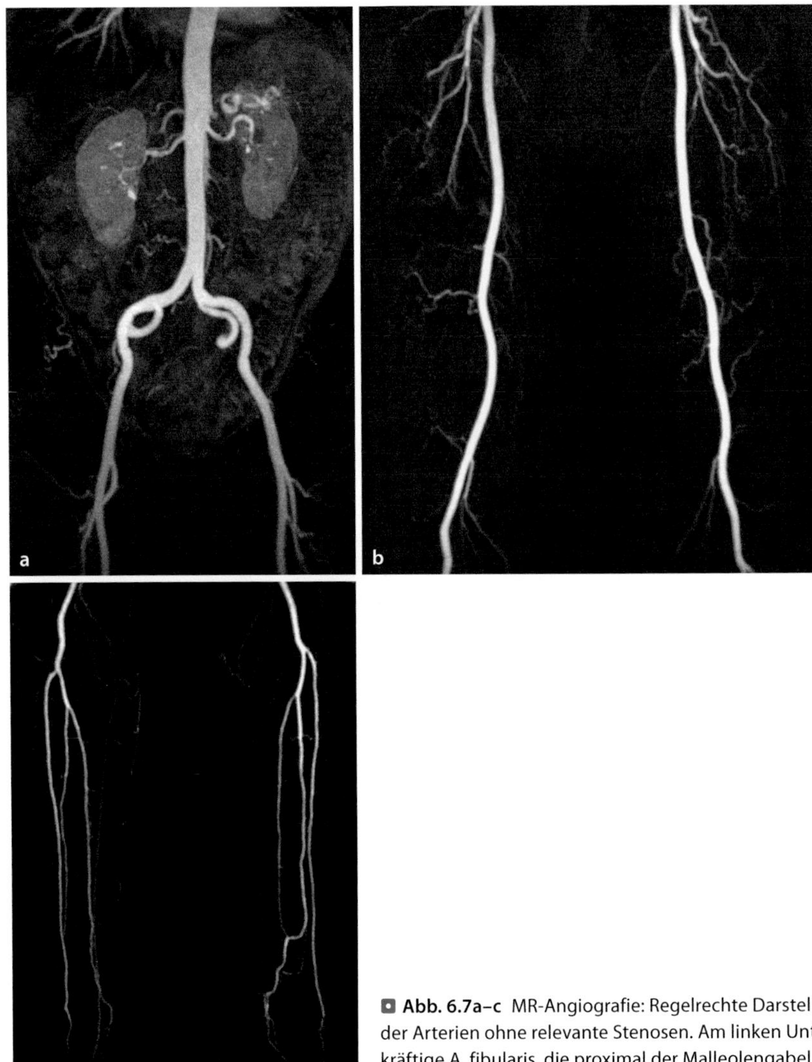

■ **Abb. 6.7a–c** MR-Angiografie: Regelrechte Darstellung der Arterien ohne relevante Stenosen. Am linken Unterschenkel kräftige A. fibularis, die proximal der Malleolengabel mit der A. tibialis posterior fusioniert

6.4 Radiologische Interventionen vor plastischer Deckung und bei Komplikationen

Vor mikrochirurgischer Deckung von Defekten insbesondere an der unteren Extremität nach Trauma oder bei schwerer arterieller Verschlusskrankheit kann es notwendig sein, die Durchblutung des Gewebes oder des Gefäßes proximal der vorgesehenen mikrochirurgischen Anastomose zu verbessern. Stenosen und Gefäßverschlüsse können durch Ballondilatation (PTA) oder durch Implantation metallischer Gefäßendoprothesen (Stents) behandelt werden. Diese Verfahren stellen im Vergleich zu offenen, gefäßchirurgischen Eingriffen eine vielfach gleichwertige Alternative dar (Bradbury et al. 2010) und können oft noch eingesetzt werden, wenn eine offene Operation nicht möglich ist (■ Abb. 6.8).

Die Erfolgsrate interventioneller Maßnahmen an den Beinarterien ist abhängig von der Lokalisation der behandelten Gefäßläsion. So sind an den Beckenarterien 5 Jahre nach einem erfolgreichen Eingriff Offenheitsraten von 90–98% dokumen-

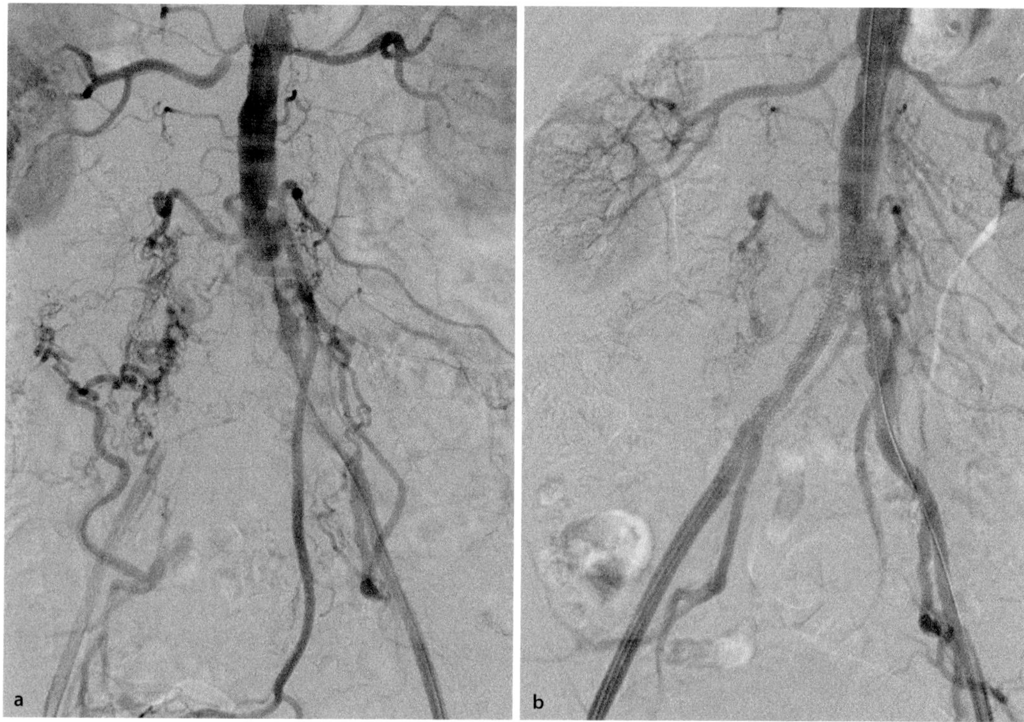

Abb. 6.8a, b Katheter-DSA zur Intervention an den Beckenarterien: 71-jährige Patientin mit pAVK im Stadium IV nach Fontaine rechts vor plastischer Deckung. Langstreckiger Verschluss der A. iliaca communis rechts, hochgradige Stenose der A. iliaca communis links. Rekanalisation beidseits in »Kissing-Stent-Technik«

tiert. Für die Offenheit der Beckenarterien spielt es dabei, sofern der Eingriff gelingt und unmittelbar nach Therapie ein gutes morphologisches Ergebnis erzielt werden kann, keine Rolle, ob eine Stenose oder eine komplette Okklusion vorgelegen hat. Vielfach werden Gefäßengen in dieser Region heute primär mit Stents versorgt. Alternativ kann eine selektive Stenttherapie, vorgenommen werden, d. h. ein Stent kommt nur dann zur Anwendung, wenn die Ballondilatation erfolglos war. Randomisierte Untersuchungen zeigen, dass beide Herangehensweisen zu gleichwertigen Ergebnissen führen (Norgren et al. 2007).

Weniger günstig sind die Rekanalisationen bei Gefäßokklusionen unterhalb des Leistenbandes. Für die A. femoralis superficialis liegen die Offenheitsraten nach interventionell-radiologischen Eingriffen lediglich ca. 70% innerhalb des ersten Jahres. Die Verwendung von Stents hat in dieser Region gegenüber der Ballondilatation eine signifikante Verbesserung gebracht, dennoch treten Rezidivstenosen oder -verschlüsse viel häufiger und viel früher auf als bei den Interventionen an den Beckenarterien (Norgren et al. 2007). Neuartige Behandlungen wie die Dilatation mit medikamentenfreisetzenden Ballons oder die Verwendung von Stens, die antiproliferative Medikamente abgeben, haben nach den heute vorliegenden Untersuchungen einen positiven Einfluss auf den Therapieerfolg. Ähnliches gilt für neuartige Stentsysteme, bei denen das Metall mit ePTFE ummantelt ist oder bei denen der Stent aus einem Draht geflochten ist. Flexible Stents können heute mit gutem Erfolg auch in die Bewegungssegmente wie die distale A. femoralis superficialis oder die A. poplitea eingebracht werden.

Für Eingriffe an den Unterschenkelarterien sind Offenheitsraten um die 50–90% dokumentiert. Viel wichtiger aber ist, dass sich durch dieses Rekanalisationen in 70–90% ein Erhalt der Extremität herbeiführen lässt und vielfach Minor- oder Major-Amputationen verhindert werden können (Norgren et al. 2007, Raab 2010, Bosiers et al. 2006). Heute stehen miniaturisierte Ballonkatheter und Führungsdrähte speziell für die Anwendung am Unterschenkel zur Verfügung. Damit ist die Rekanalisation langstreckiger Verschlüsse der Arterien am Unterschenkel genauso möglich wie eine sehr periphere Intervention an den Fußarterien selbst.

Die interventionellen Therapieoptionen, insbesondere die PTA, stehen prinzipiell auch zur Behandlung von Stenosen an Bypassanastomosen bzw. Lappenanastomosen zur Verfügung.

6.5 Zusammenfassung

Die CTA ist derzeit das am besten evaluierte bildgebende Verfahren zur Planung von mikrovaskulären Lappenplastiken (Pratt et al. 2012, Chae et al. 2015, Symonette u. Gan 2013). Mit der MRA steht ein weiteres Verfahren zur Verfügung, das ohne Strahlenexposition ein genaues Gefäßmapping erlaubt.

Literatur

Aoyagi F, Fujino T, Ohshiro T (1975) Detection of small vessels for microsurgery by a Doppler flowmeter. Plast Reconstr Surg 55: 372-3

Bosiers M, Hart JP, Deloose K, Verbist J, Peeters P (2006) Endovascular therapy asthe primary approach for limb salvage in patients with critical limb ischemia: experience with 443 infrapopliteal procedures. Vascular 14(2): 63-9

Bradbury AW, Adam DJ, Bell J et al.; BASIL trial Participants (2010) Bypass versus Angioplasty in Severe Ischaemia of the Leg (BASIL) trial: An intention-to-treat analysis of amputation-free and overall survival in patients randomized to a bypass surgery-first or a balloon angioplasty-first revascularization strategy. J Vasc Surg 51(5 Suppl): 5S-17S

Chae MP, Hunter-Smith DJ, Rozen WM (2015) Comparative analysis of fluorescent angiography, computed tomographic angiography and magnetic resonance angiography for planning autologous breast reconstruction. Gland Surg 4: 164-78

Edelman RR, Sheehan JJ, Dunkle E et al. (2010) Quiescent-interval single-shot unenhanced magnetic resonance angiography of peripheral vascular disease: Technical considerations and clinical feasibility. Magn Reson Med 63: 951-8

Karkowski J, Buncke HJ (1975) A simplified technique for free transfer of groin flaps, by use of a Doppler Probe. Plast Reconstr Surg 55: 682-86

Kramer M, Nkenke E, Kikuchi K et al. (2012) Whole-body magnetic resonance angiography for presurgical planning of free-flap head and neck reconstruction. Eur J Radiol 81: 262-6

Kramer M, Schwab SA, Nkenke E et al. (2014) Whole body magnetic resonance angiography and computed tomography angiography in the vascular mapping of head and neck: an intraindividual comparison. Head Face Med 10: 16

Kramer M, Vairaktaris E, Nkenke E et al. (2008) Vascular mapping of head and neck: computed tomography angiography versus digital subtraction angiography. J Oral Maxillofac Surg 66: 302-7

Kuchenbecker S, Faby S, Sawall S et al. (2015) Dual energy CT: how well can pseudo-monochromatic imaging reduce metal artifacts? Med Phys 42: 1023-36

Lell M, Tomandl BF, Anders K et al. (2005) Computed tomography angiography versus digital subtraction angiography in vascular mapping for planning of microsurgical reconstruction of the mandible. Eur Radiol 15: 1514-20

Lell MM, Anders K, Uder M et al. (2006) New techniques in CT angiography. Radiographics 26 Suppl 1: S45-62

Lell MM, Jost G, Korporaal JG et al. (2015) Optimizing contrast media injection protocols in state-of-the art computed tomographic angiography. Invest Radiol 50: 161-7

Lell MM, Meyer E, Schmid M et al. (2013) Frequency split metal artefact reduction in pelvic computed tomography. Eur Radiol 23: 2137-45

Lell MM, Wildberger JE, Alkadhi H et al. (2015) Evolution in Computed Tomography: The Battle for Speed and Dose. Invest Radiol 50(9):629-44

Meyer E, Raupach R, Lell M et al. (2012) Frequency split metal artifact reduction (FSMAR) in computed tomography. Med Phys 39: 1904-16

Meyer E, Raupach R, Lell M et al. (2010) Normalized metal artifact reduction (NMAR) in computed tomography. Med Phys 37: 5482-93

Norgren L, Hiatt WR, Dormandy JA, Nehler MR, Harris KA, Fowkes FG; TASC IIWorking Group (2007) Inter-Society Consensus for the Management of Peripheral Arterial Disease (TASC II). Journal of Vascular Surgery Volume 45; Issue 1: S5-S67

Pratt GF, Rozen WM, Chubb D et al. (2012) Preoperative imaging for perforator flaps in reconstructive surgery: a systematic review of the evidence for current techniques. Ann Plast Surg 69: 3-9

Raab GM (2010) BASIL trial Participants. Bypass versus Angioplasty in Severe Ischaemia of the Leg (BASIL) trial: An intention-to-treat analysis of amputation-free andoverall survival in patients randomized to a bypass surgery-first or a balloonangioplasty-first revascularization strategy. J Vasc Surg 51(5 Suppl): 5S-17S

Symonette CJ, Gan BS (2013) Computed tomography-based preoperative vascular imaging in autologous breast reconstruction: A Canadian perspective. Can J Plast Surg 21: 11-4

Versluis B, Tuinder S, Boetes C et al. (2013) Equilibrium-phase high spatial resolution contrast-enhanced MR angiography at 1.5T in preoperative imaging for perforator flap breast reconstruction. PLoS One 8: e71286

Der mikrochirurgische Arbeitsplatz

Optische Hilfsmittel, Instrumentenkunde und Ergonomie des Arbeitsplatzes

A. Daigeler, M. Lehnhardt

U. Kneser et al. (Hrsg.), *Grundkurs Mikrochirurgie*,
DOI 10.1007/978-3-662-48037-3_7, © Springer-Verlag Berlin Heidelberg 2016

7.1 Einleitung

Die Durchführung mikrochirurgischer Eingriffe erfordert vom Operateur und Assistenten äußerste Konzentration, manuelle Geschicklichkeit und sorgfältiges Arbeiten. Abgesehen davon wird der Operationserfolg maßgeblich von der Qualität der Hilfsmittel und der optimalen Ausgestaltung des mikrochirurgischen Arbeitsumfeldes bestimmt. Einerseits helfen optische Vergrößerungsgeräte die zu präparierenden Strukturen so darzustellen, dass sie vom menschlichen Auge besser wahrgenommen werden, andererseits verbessern besondere Lichtquellen die Ausleuchtung des Situs. Durch Fortschritte in der Herstellung feinster und präzise funktionierender Instrumente lassen sich mittlerweile auch kleinste Strukturen schonend behandeln, sodass das Zusammenspiel aus handwerklicher Perfektion und optimaler apparativer Ausstattung der Mikrochirurgie neue Behandlungsoptionen zum Wohle der Patienten eröffnet. Insbesondere bei langdauernden Operationen oder schwieriger Präparation gewinnt die ergonomische Gestaltung des Arbeitsplatzes Bedeutung, da durch sie die Handhabung der mikrochirurgischen Instrumente erleichtert und der Ermüdung der Operierenden vorgebeugt wird.

7.2 Optische Hilfsmittel

7.2.1 Lupenbrillen

Die Entwicklung optischer Hilfsmittel, also im weitesten Sinne von Lupen verschiedener Gestalt, hat die Mikrochirurgie erst möglich gemacht. Mittlerweile werden einfache Lupenbrillen nicht nur eingesetzt, wenn Nerven oder Gefäße genäht werden sollen, sondern auch dann, wenn feine Strukturen bei der Darstellung des Situs für nicht mikrochirurgische Versorgungen zu schonen sind. Dadurch gehören sie beispielsweise bei handchirurgischen Eingriffen zur Standardausrüstung des Operateurs und auch für die Feinpräparation bei gestielten Lappenplastiken sind unterstützende Lupen zu empfehlen. Immer dann, wenn die zu präparierenden Strukturen klein oder besonders empfindlich sind, gehören sie, wie in der HNO, operativen Augenheilkunde oder Urologie, zur Routineausrüstung.

Sinnvoll erscheinen Vergrößerungen von 2- bis 6-fach, bei Arbeitsabständen von 35–45 cm, je nach körperlichen Voraussetzungen des Trägers. Zu bedenken ist, dass, je stärker die Vergrößerung ist, desto besser zwar die Detaildarstellung wird, desto kleiner aber das Sichtfeld und damit schlechter die Gesamtübersicht im Situs ist.

Von einfachen auf individuell verstellbaren Brillengestellen (◘ Abb. 7.1a) oder auf Brillengläsern fixierten Lupen (◘ Abb. 7.1b), bis hin zu großen, auf verstellbaren Stirnreifen angebrachten oder mit Brillen über Knickbrücken kombinierten, Lupenbrillen (◘ Abb. 7.1c) mit und ohne Lichtquellen gibt es Lupenbrillen in verschiedenster Ausführung und Preisklasse. Da die Lupenbrillen in Deutschland bei Preisen von einigen hundert bis einigen Tausend Euro oft nicht vom Arbeitgeber finanziert werden, empfehlen sich die genaue Auswahl und auch der Angebotsvergleich verschiedener Anbieter vor der Anschaffung.

Sollte man sich für die Mikrochirurgie entschieden haben, ist erfahrungsgemäß bereits am Beginn der Weiterbildung die Anschaffung einer hochwertigen Lupenbrille, im Idealfall auch mit Lichtquelle, überlegenswert. Im Verlauf wird eine Anschaffung ohnehin notwendig sein und somit können die Mehrkosten einer Doppelanschaffung wegfallen. Außerdem stellen diese optischen Hilfsmittel eine enorme Arbeitserleichterung dar, auf die gerade der noch Unerfahrene nicht verzichten sollte. Wichtige Strukturen werden nicht nur größer sondern während der Präparation auch früher gesehen, was für den Operationserfolg wesentlich sein kann. Die Kombination aus binokularer Lupe und Brillenglas erhöht die Sicherheit für den Operateur durch den Schutz der Augen vor Kontamination aus dem OP-Situs und ermöglicht dem Fehlsichtigen die Vorschaltung der den Sehfehler ausgleichenden, geschliffenen Gläsern.

Konventionelle Lupenbrillen beruhen optisch auf dem galileischen Prinzip und funktionieren wie ein Operngkas. Das Objektiv hat einen positiven, das Okular einen negativen Brechwert, wodurch am Ende durch zweimaliges Invertieren des Bildes am Auge des Betrachters wieder ein aufrecht stehendes Bild ankommt (◘ Abb. 7.2). Bei Arbeitsabständen zwischen 20 und 50 cm können Vergrößerungen um das bis zu 3-Fache erreicht werden. Über diese

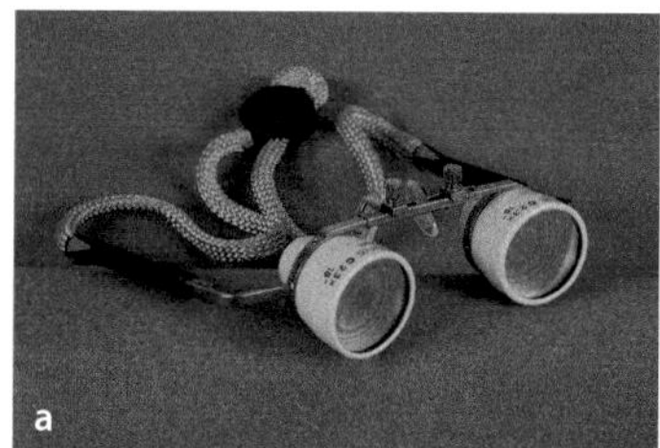

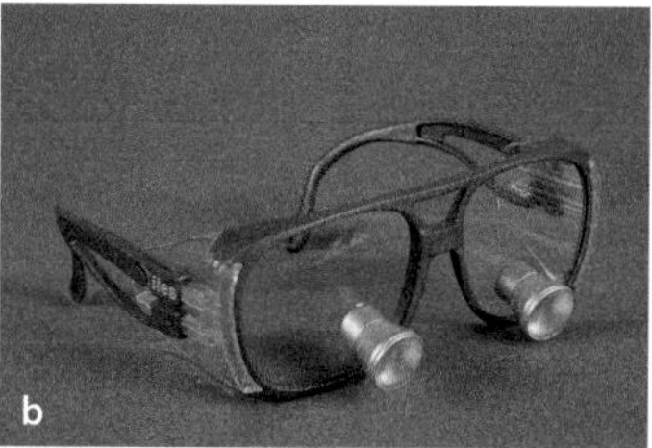

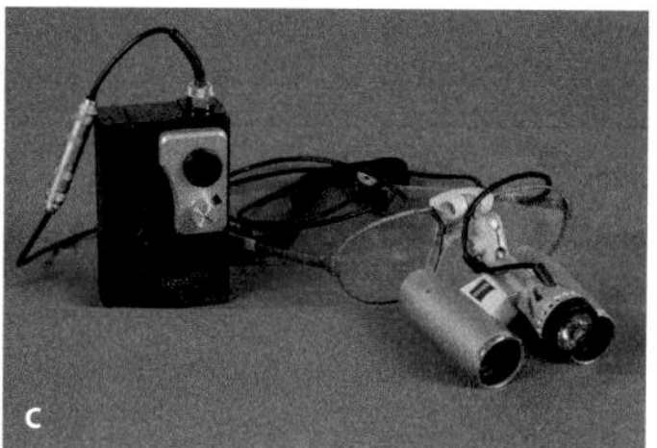

Abb. 7.1a–c a Einfache Lupenbrille ohne Brillengläser. Die Lupen sind auf einer Schiene dem Augenabstand anpassbar und vergrößern 2,3-fach. Diese Lupenbrillen sind leicht und kosten meist unter 300 €. **b** Lupenbrille mit individuell auf Brillengläsern montierten Lupen mit 2-facher Vergrößerung. Die zusätzlichen Brillengläser bieten Spritzschutz und können Fehlsichtigkeit korrigieren. Auch diese Brillen sind leicht allerdings jeweils nur für einen Träger justiert und nicht verstellbar. **c** Lupenbrille mit Knickbrücke und abnehmbarer Lampe mit Akku. Sie vergrößert 4-fach. Die modernen Akkus halten durchaus 10 h und trotz des Gewichts können diese Brillen lange komfortabel getragen werden. Sie sind variabel verstellbar und bieten bei ausreichendem Sehfeld eine starke Vergrößerung. Für Brillen dieser Art inklusive Lampe und Akku müssen meist über 2000 € ausgegeben werden

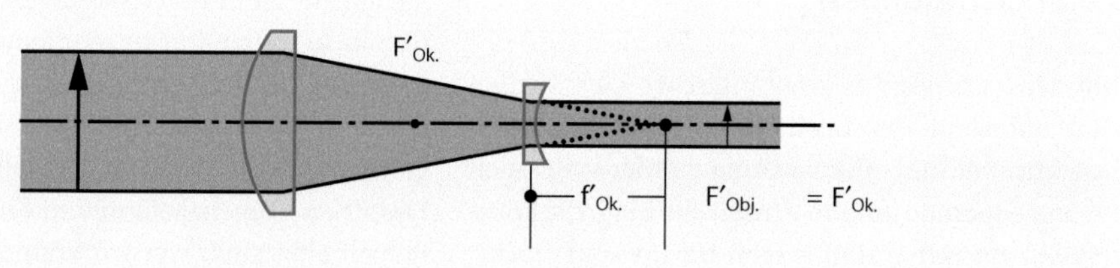

Abb. 7.2 Optisches System der einfachen Lupenbrille nach dem Galilei-Prinzip

Vergrößerung hinaus würde die Bildqualität zu schlecht und das Sehfeld zu klein werden. Das Sehfeld ist unscharf begrenzt und am Rand nimmt die Helligkeit ab. Vorteile dieser Luppen sind das geringe Gewicht und die geringe Größe, sodass sie auf Brillengläsern fixiert oder an einem Brillengestell befestigt lange komfortabel getragen werden können.

Prismenlupenbrillen basieren auf dem **Kepler-Prinzip**, funktionieren also wie ein Fernglas. Objektiv und Okular haben hier einen positiven Brechwert, weshalb das entstehende umgekehrte Bild erst durch ein Umkehrprisma gedreht werden muss, um aufrecht am Auge anzukommen (Abb. 7.3). Das Sehfeld ist scharf begrenzt und am Rand nicht abgedunkelt, sodass es voll genutzt werden kann. Durch die Bauweise zwar schwerer, ermöglichen diese Lupenbrillen bei Arbeitsabständen von 20–50 cm Vergrößerungen in guter Bildqualität bis zum 8-Fachen. Diese größeren Binokulare werden entweder über spezielle Bügel an Brillengestellen fixiert oder an Stirnreifen. Gelenke an den Knickbrücken erlauben die Anpassung an den Augenabstand.

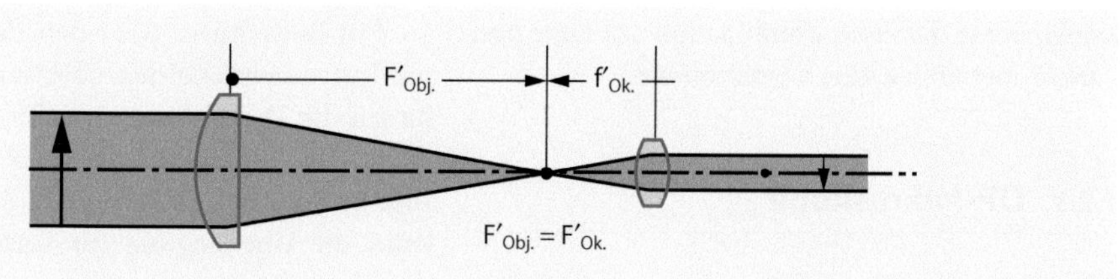

Abb. 7.3 Optisches System der Prismenlupe nach dem Kepler-Prinzip

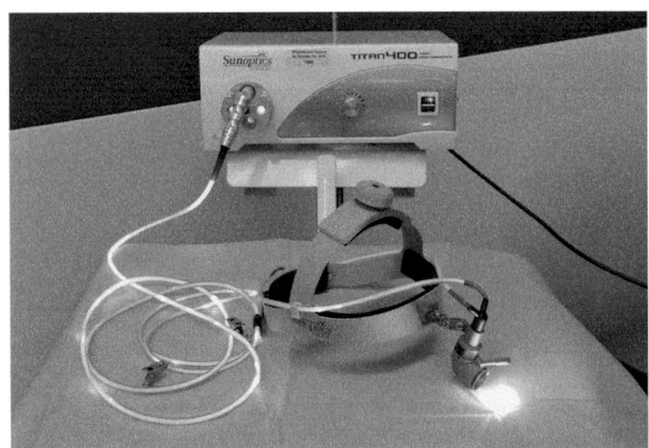

Abb. 7.4 Lichtquelle bestehend aus Stirnreif mit Akkutasche und Akku und variabel einstellbarer Lampe. Diese Lichtquelle kann gut mit Lupenbrillen kombiniert werden

7.2.2 Lichtquellen

Mit den Lupenbrillen kombinierbare Lichtquellen sind aufgrund der besseren Technik bezüglich Leuchtmittel und Akkuleistung mittlerweile auch für langdauernde mikrochirurgische Eingriffe komfortabel einsetzbar und sorgen für optimale Lichtverhältnisse im OP-Areal. Insbesondere bei Lappenhebungen, bei denen Stiele über lange Strecken in die Tiefe verfolgt werden müssen, oder der Präparation in Höhlen ist die Ausleuchtung mit herkömmlichen OP-Lampen durch Schattenwerfung der OP-Teilnehmer schwierig und sorgt für Unterbrechungen des Arbeitsablaufs. Lampen mit Akkus, die am Körper des Operateurs getragen werden können, müssen nicht über Kabel mit einer externen Strom- oder Lichtquelle verbunden werden und eigenen sich gut für Operationen mit Stellungswechseln, da die Bewegungsfreiheit voll erhalten bleibt. Andere Lampen mit Kaltlichtquelle, die auch am Brillengestell oder einem separaten Stirnreifen (Abb. 7.4) befestigt werden können, liefern helleres Licht und leuchten unbegrenzt, schränken aber die Mobilität des Trägers erheblich ein. Erfahrungsgemäß möchte keiner, der je mit einer Kombination aus Lupe und Lampe operiert hat, dies wieder missen.

7.2.3 OP-Mikroskope

Mikroskope für mikrochirurgische Eingriffe haben mittlerweile einen beeindruckenden Fortschritt hinsichtlich Handhabung, Tiefenschärfe, Ausleuchtung des OP-Situs und Erweiterung des Sehfeldes erlebt, sodass sie eine wertvolle Hilfe darstellen und Anschaffungspreise von weit über 100.000 € rechtfertigen. Für besondere Indikationen sind bereits Vergrößerungen bis zum 60-Fachen möglich. Neue Mikroskope verfügen meist über Handgriffe, vergleichbar einem Joystick, mit dem an beiden Griffen fokussiert werden kann. Zudem lassen sich an den Griffen der Arbeitsabstand und die Ausleuchtung des Situs einstellen. Wahlweise stehen auch Fußbediensysteme zur Verfügung, die den Vorteil bieten, dass die Hände nicht aus dem Situs genommen und Instrumente nicht abgelegt werden müssen, um Einstellungen zu ändern. Die koaxiale Beleuchtung wird beim Zoomen und Fokussieren automatisch nachjustiert. Für den Assistenten sollte ein weiteres Binokularsystem mit getrenntem Strahlengang vorhanden sein. Bei besonders ausgestatteten Varianten kann dieser seine Fokussierung und Brennweite getrennt vom Operateur einstellen. Stets müssen Dioptrien, Augenabstand und Einblickwinkel individuell eingestellt werden können, um Ermüdung vorzubeugen. Sehr angenehm bei durch den Situs oder die Lagerung erzwungenen Schrägpositionen des Mikroskops sind zwischenschaltbare verdrehbare Tubussysteme, die auch dem Assistenten eine gerade Körperhaltung ermöglichen.

Die meisten Mikroskope sind auf stabilen fahrbaren Stativen befestigt und der Schwenkarm über Hydrauliksysteme ohne großen Kraftaufwand manövrierbar. Sie können auch über Wand oder Deckensysteme eingeschwenkt werden, was die freie Manövrierbarkeit einschränkt, aber das den Arbeitsablauf unterbrechende Anstoßen des OP-Personals an das Mikroskopstativ und damit auftretende Verwackelungen des Sehfeldes reduziert. Spezielle Hüllen für das gesamte Mikroskop oder die Bedienteile gewährleisten die Aufrechterhaltung steriler Bedingungen.

Ein Bildschirm, über den der Situs auch für die Instrumentierenden übertragen wird, erlaubt diesen die Teilhabe am Operationsgeschehen und erleichtert das zügige und situationsangemessene Instrumentieren (Abb. 7.5). Abgesehen davon kann die Übertragung für Aus- und Weiterbildungszwecke genutzt werden. Gut ausgestattete Mikroskope können mittlerweile auch Photos und

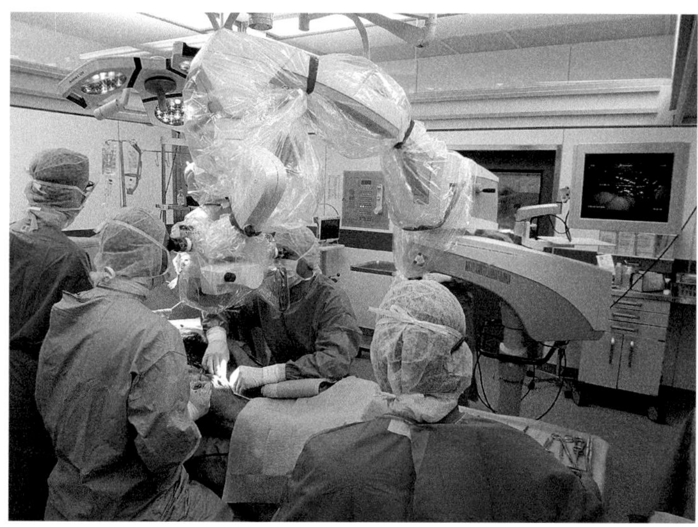

Abb. 7.5 Fahrbares Mikroskop mit hydraulischem Schwenkarm, zweitem Okularsystem für Assistierende und Bildschirm. Die übergezogene Folie kann über eine Absaugvorrichtung an das Mikroskop angesaugt werden, sodass sie weniger aufträgt. Die Steuerung erfolgt über Joysticks

Videosequenzen aus dem OP-Situs aufzeichnen und diese digital speichern oder gar Bilder aus dem klinikeigenen Bildsystem dem Operateur im Okular sichtbar machen. Mittels zusätzlicher Systeme, wie zum Beispiel einer Floureszenzeinheit kann die Perfusion von Gewebe dargestellt werden. Dies erleichtert die Tumorresektion oder die Beurteilung von Gefäßanastomosen oder Lappenperfusion.

7.3 Instrumentenkunde und Nahtmaterial

Es gibt eine Vielzahl von Anbietern mikrochirurgischer Instrumente und regelmäßige Neuerungen hinsichtlich Präzision und Feinheit. Ziel der Weiterentwicklung ist die bessere Handhabung – den Fortschritten der Mikrochirurgie, immer feinere Strukturen versorgen zu können, entsprechend. Gutes Instrumentarium soll im Idealfall bequem handhabbar sein und möglichst atraumatisches Operieren ermöglichen. Mikroinstrumentarium ist mit größter Sorgfalt zu behandeln, da bereits kleinste Beschädigungen die Geräte unbrauchbar machen und sogar eine Gefahr für das Operationsergebnis darstellen können. Die Instrumente müssen nach jedem Eingriff entsprechend gereinigt (manuell, Ultraschall), getrocknet, sterilisiert und alle beweglichen Teile mit Ölen auf Paraffinbasis geschmiert werden. Auch während des Eingriffs müssen sie regelmäßig gereinigt werden, um die Leichtgängigkeit aufrecht zu erhalten und das Verkleben mit dem Nahtmaterial oder dem Gewebe zu vermeiden. Die Geräte sollten nie stehend und schon gar nicht auf ihrer Spitze stehend aufbewahrt werden, sondern während der Operation auf weichem Untergrund liegen und für die Aufarbeitung in speziellen gepolsterten Boxen untergebracht sein. Die Spitzen können durch Silikonschlauchabschnitte geschützt werden.

> **Mikrochirurgische Instrumente sind während und nach dem Eingriff gründlich zu reinigen; sie müssen vorsichtig gehandhabt und gelagert werden, um ihre Funktion zu erhalten.**

Das Instrumentarium ist für Rechtshänder konzipiert, sodass Nadelhalter und Scheren mit der rechten, Pinzetten mit der linken Hand geführt werden.

Die Griffe des Instrumentariums variieren von flach bis rund. Flache Griffplatten sorgen für eine höhere Rotationsstabilität bei der Instrumentenführung, Drehbewegungen des Instruments müssen aus dem Handgelenk erfolgen, wofür gelegentlich

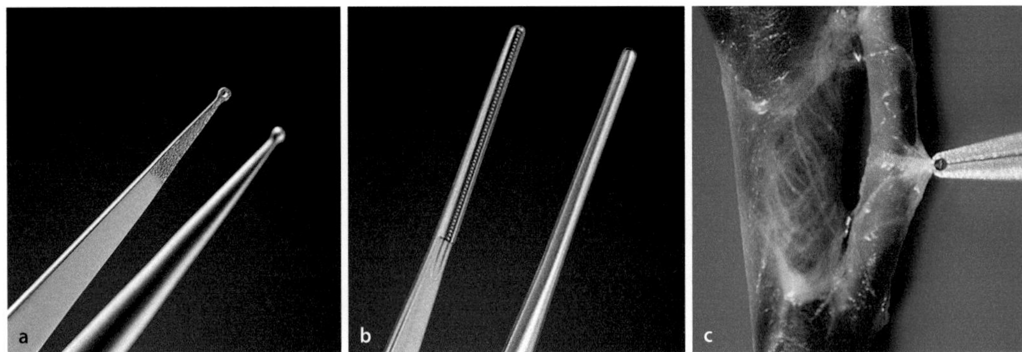

Abb. 7.6a–c Präparierpinzetten. **a** Spezialpinzette mit griffigem Plateau und Ring am Ende der Branchen zum rutschfesten Fassen. **b** DeBakey-Pinzette mit feiner Zahnung verhindert das Herausrutschen des Gewebes aus der Pinzette. **c** Pierse-Pinzette mit kleiner Aussparung an der Spitze für punktuelles sicheres Zugreifen

nicht genügend Platz ist. Runde Instrumente liegen weniger stabil in der Hand, ermöglichen aber das Drehen des Instruments nur mit den Fingern und damit feine präzise Rotationen auf engstem Raum. Halbrunde Griffformen kombinieren Vor- und Nachteile, sodass je nach Erfordernissen ausgewählt werden kann. Die Länge des Instrumentariums variiert und kann je nach Tiefe des Situs bestimmt werden. Mikroinstrumente sollten ausbalanciert sein, d. h. das Gewicht sollte in der Kehle zwischen Daumen und Zeigefinger zentriert sein.

Zur Grundausstattung gehören Pinzetten, Scheren, Nadelhalter, Gefäßklemmen, Mikroclips und Spülkanülen.

7.3.1 Pinzetten

Pinzetten können in Präparier-, Knüpf- und Dilatatorpinzetten unterschieden werden.

Präparierpinzetten sollen das Gewebe sicher halten können, wozu ein kleines Plateau, eine angeraute Greiffläche (Abb. 7.6a) oder eine Zahnung, wie bei der De-Bakey-Pinzette (Abb. 7.6b) sinnvoll ist. Besonders zarte Strukturen wie Sklera können mit einer Pierse-Pinzette gegriffen werden, die am Ende der Branchen ein spezielles Gewebehalteloch besitzt, das ein Herausgleiten des Gewebes verhindert (Abb. 7.6c).

Knüpfpinzetten sollten, um das Greifen und Halten des Fadens zu erleichtern, ein möglichst großes, parallel schließendes Plateau besitzen (Abb. 7.7).

Dilatatorpinzetten sind vorne rund, hochglanzpoliert und langstreckig parallel, sodass sie atraumatisch auch in kleine Gefäße eingeführt werden können um diese leicht aufzudehnen. Dabei wird der Druck gleichmäßig verteilt (Abb. 7.8).

Sämtliche Pinzetten werden auch mit gebogenen Spitzen angeboten, da dadurch in speziellen Situationen das Halten und Präparieren erleichtert wird. Besonders hilfreich sind sie bei End-zu-Seit-Anastomosen, um das Anschlussgefäß einzudringen und der einstechenden Nadel Widerhalt zu geben (Abb. 7.9).

7.3.2 Scheren

Bei den Scheren werden gerade und gebogene unterschiedenen sowie die mit und ohne Zahnung/Wellenschliff.

Zur Dissektion von Nerven oder Gefäßen aus dem umliegenden Gewebe wird meist die **gebogene Schere** mit abgerundeten Spitzen verwendet. Durch leichte Biegung ist die Handhabung ergonomischer und es kann leicht an Strukturen entlang präpariert werden; durch die Abrundung ist die Verletzungsgefahr für die Gefäßwand minimiert. Die Abrundung macht die Schnittflächen der Scheren allerdings schlecht einsehbar, weshalb zum präzisen Anfrischen oder Zuschneiden von Strukturen eher **gerade und spitze Scheren** verwendet werden

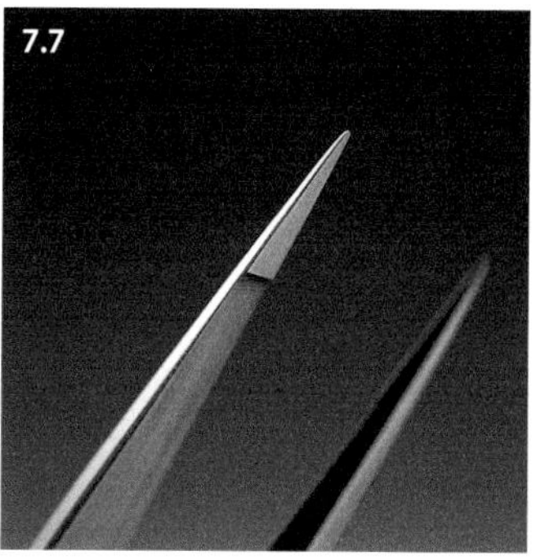

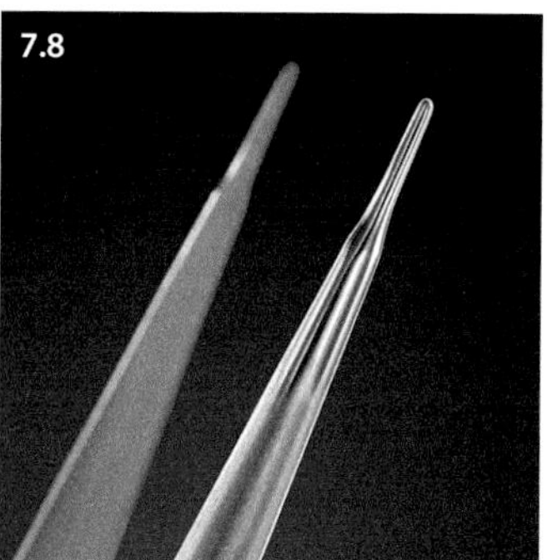

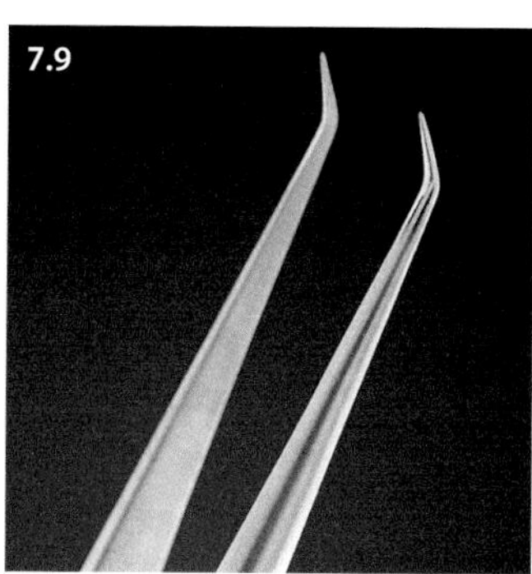

Abb. 7.7 Knüpfpinzette, die durch ihr großes Plateau das Greifen des Fadens erleichtert

Abb. 7.8 Dilatatorpinzette mit entsprechend atraumatischer Konfiguration von Spitze und Oberfläche

Abb. 7.9 Pinzette mit gebogener Spitze. Sie erleichtert das Eindringen ins horizontal liegende Gefäß bei End-zu-Seit-anastomosen

(Abb. 7.10a). Der **Wellenschliff** oder die Zahnung der Branchen reduziert das Risiko des Herausgleitens von Nerven oder Gefäßen, wenn diese gekürzt werden sollen (Abb. 7.10b). Zusätzlich gibt es solche Scheren, die auch als Präparierschere für feine Strukturen eingesetzt werden können und dafür zusätzlich mit Ringgriffen versehen sind (Abb. 7.10c).

7.3.3 Nadelhalter

Nadelhalter gibt es gerade und gebogen sowie mit arretierbarem Schloss und ohne ein solches Schloss. Vorteil des Schlosses ist, dass die Nadel im Halter fixiert werden kann und so beispielsweise bei der Instrumentanreichung nicht herausfällt, das hörbare ruckartige Ausrasten kann aber als unange-

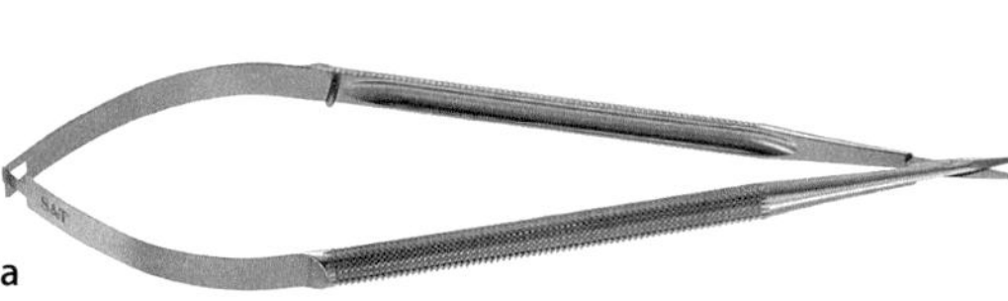

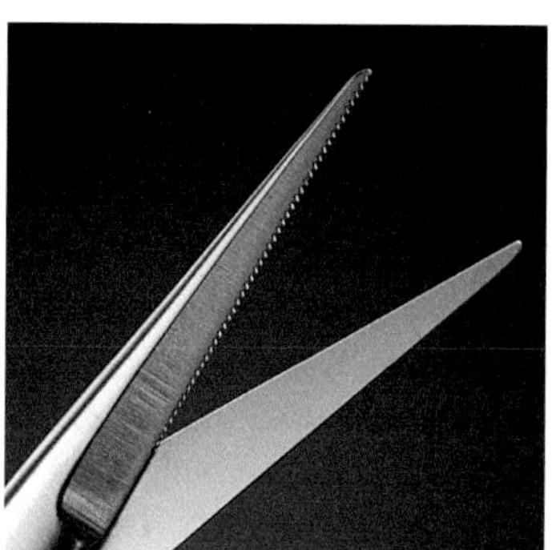

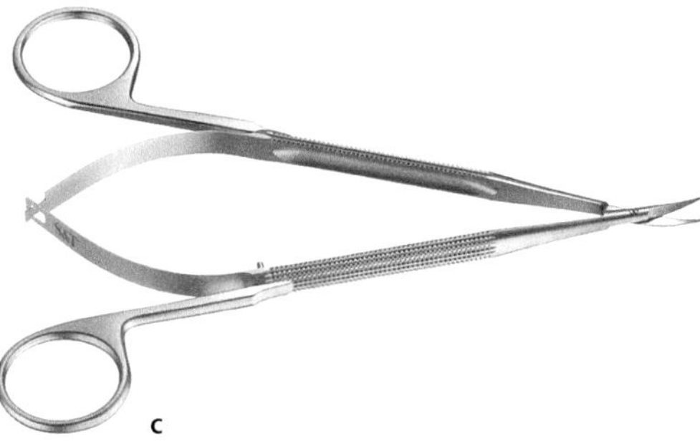

Abb. 7.10a–c Scheren. **a** Gerade und spitze Schere zum Zuschneiden von Strukturen. Sie besitzt einen runden Griff, der das Drehen des Instrumentes in den Fingern erlaubt. **b** Schere mit speziellem Wellenschliff, der verhindert, dass derbere Strukturen beim Zuschneiden aus den Branchen nach vorne heraus rutschen. **c** Spezialschere zur Feinpräparation mit Ringgriffen wodurch mit der Schere auch gespreizt werden kann. Abgerundete Spitzen und die leicht gebogenen Branchen erleichtern die Präparation entlang vulnerabler Strukturen

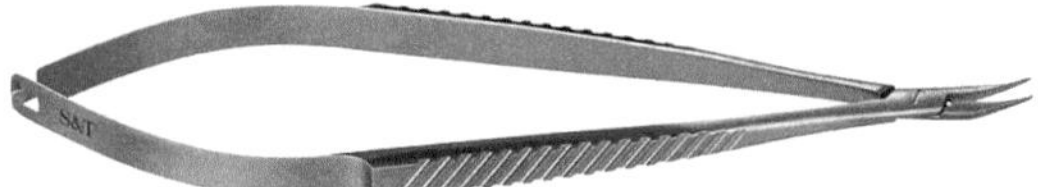

Abb. 7.11 Nadelhalter mit flachem Griff für gute Rotationsstabilität des Instruments

nehm empfunden werden. Da zum Lösen der Arretierung ein Druck ausgeübt werden muss, der auch zu einem kleinen Bewegungssauschlag führt, ist es nicht zu empfehlen mit der Arretierung zu nähen. Entscheidend ist ein paralleler Schluss über die gesamte Länge, der das Aufnehmen und das Halten kleinster Fäden und Nadeln erlaubt (Abb. 7.11).

7.3.4 Gefäßklemmen

Gefäßklemmen verschiedener Größe, Schließkraft, und Profilierung ermöglichen die Unterbrechung des Blutstroms im zu präparienden Gefäß ohne dieses zu schädigen, was meist durch zu starke Klemmen auf zu zarten Gefäßen geschieht. Zu feine Klemmen können sich lösen oder dem intraluminalen Druck nicht standhalten. Für die meisten subfazialen Venen oder arteriovenöse Perforatorbündel genügen die feinen Biemer- oder Acland-Klemmen (Abb. 7.12a). Für größere epifasziale Venen oder Leitungsarterien können ggf. größere und auch gezahnte Klemmen (Abb. 7.12b) notwendig werden. Da der Gefäßdurchmesser mit dem empfohlenen Klemmdruck korreliert, werden Klemmen mit Markierungen angeboten, die den minimal und maximal empfohlenen Gefäßdurchmesser für die jeweilige Klemme anzeigen. Durch Gefäßklemmen kann die Retraktion der Gefäße ins Gewebe verhindert und die Positionierung für die Naht erleichtert werden.

Die Kombination von zwei Klemmen auf einer Schiene zu einem **Approximator** war ursprünglich gedacht, um während der Naht Spannung von den Gefäß- oder Nervenstümpfen zu nehmen. Da die Naht idealerweise aber spannungsfrei erfolgen sollte und ansonsten Interponate zum Einsatz kommen, werden die Approximatoren eher eingesetzt, um die locker liegenden Stümpfe in Position zu halten oder für die Naht der Rückwand das Umdrehen des Gefäßes zu erleichtern, insbesondere, wenn man nicht über eine Assistenz verfügt. Durch den

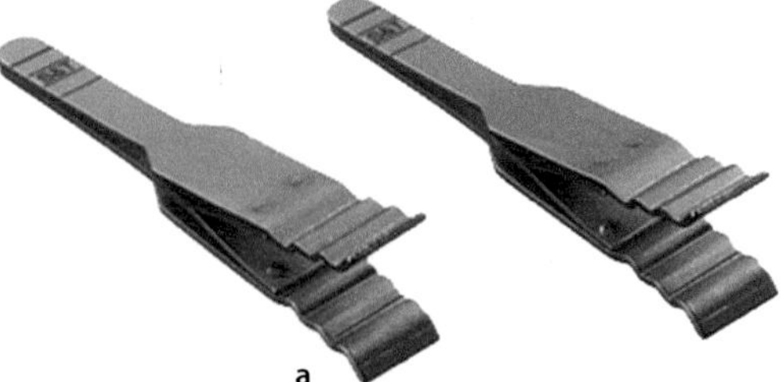

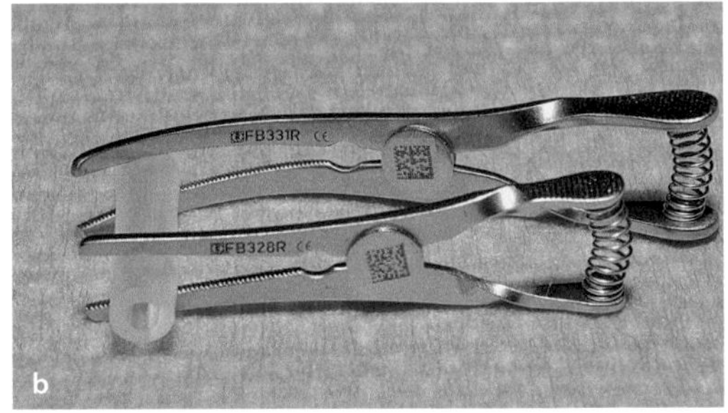

Abb. 7.12a, b Gefäßklemmen. **a** Feine Gefäßklemmen mit Markierung zur Bestimmung des Gefäßdurchmesers für diese Klemme. **b** Gezahnte Gefäßklemmen mit Feder für größere Gefäße mit hohem Druck oder solche mit unflexibler Gefäßwand

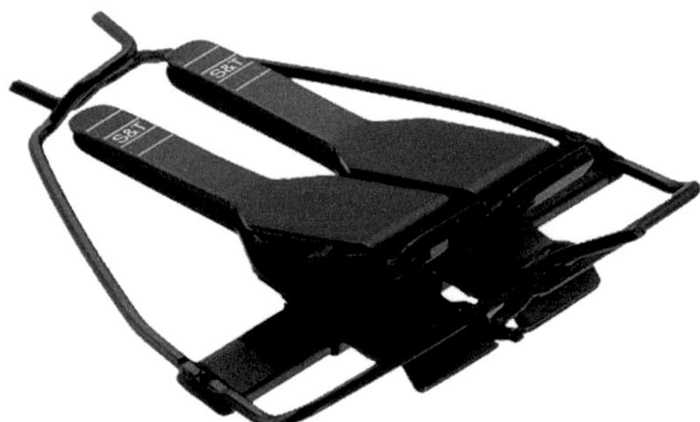

Abb. 7.13 Approximatorklemmen mit umgebendem Ring der ein Hängenbleiben des Gerätes am Gewebe und des Fadens am Gerät minimieren soll. Die matt schwarze Farbe soll Lichtreflexe reduzieren

Approximator vermittelter Zug am Gefäß kann Intimaläsionen verursachen und ist zu vermeiden. Idealerweise sind die Klemmen glatt und weisen eine geschlossene Oberfläche auf, damit sich der Faden nicht darin verfangen kann (Abb. 7.13).

Zum Anreichen und setzen der Klemmen gibt es verschiedene Klemmenanlegepinzetten, wahlweise mit und ohne Arretierung.

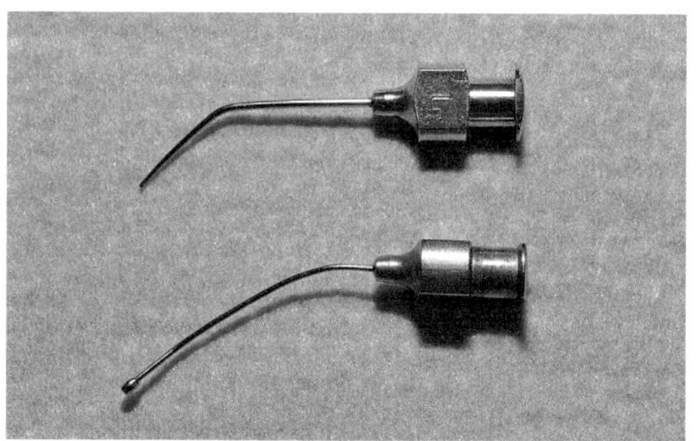

■ **Abb. 7.14** Spülkanülen mit und ohne Knopf zum Aufsetzen auf Spritzen

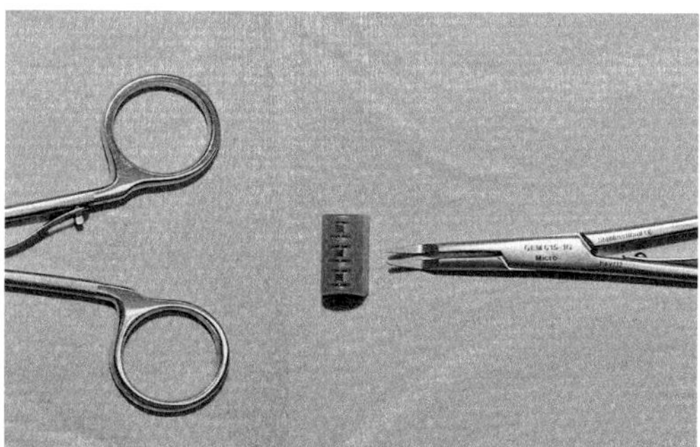

■ **Abb. 7.15** Mikro-Clipzange und Magazin

7.3.5 Spülkanülen

Zum Spülen sollten möglichst kleine Spritzen (2 oder 5 ml) verwendet werden, da hier die Stempel-Spitzen-Relation nicht zu groß ist und mit weniger Widerstand und damit besserer Steuerbarkeit gespült wird.

Stumpfgeschliffene Kanülen oder Knopfkanülen unterschiedlicher Größe werden je nach Gefäßdurchmesser gewählt (■ Abb. 7.14).

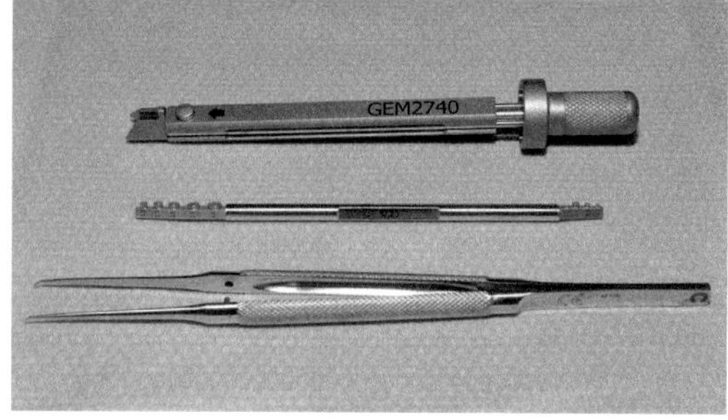

■ **Abb. 7.16** Venenkopplersystem mit Ringapplikator (oben), auf den vorne die bewehrten Silikonringe aufgesteckt werden. Kopplermessbaum (Mitte) mit Zylindern unterschiedlichen Durchmessers, die in die Venen eingeführt werden können um die Kopplergröße festzulegen. Spezialpinzette (unten) mit Aussparung in den gebogenen Branchen zum Aufstecken der Vene auf die Metallstifte der Kopplerringe

7.3.6 Mikroclips

Mikroclips erlauben es auch kleinste Gefäße sicher, atraumatisch und v. a. schnell zu verschließen, wenn ein enger Situs vorliegt oder die Strukturen für Instrumente oder händische Ligaturen zu fein sind. Sie werden in der Regel aus Edelstahl oder Titan gefertigt und in verschiedenen Größen und passenden Clipzangen angeboten (■ Abb. 7.15).

Zur Verbindung von Venen werden mittlerweile weit verbreitet Kopplergeräte eingesetzt, die sich zweier metallstiftbestückter Kunststoffringe bedienen, über die die Venenenden gestülpt werden (■ Abb. 7.16). Mittels spezieller Vorrichtung werden diese dann aufeinander gedrückt und so wird rasch und sicher die Anastomose hergestellt. Das System eignet sich nicht für dickwandige epifasziale Venen oder Arterien, da die dicke Gefäßwand das Lumen einengt und die Ringe hohem intraluminalem Druck nicht standhalten.

Es gibt zahlreiche weitere spezielle Instrumente verschiedener Anbieter, wie Minisaugvorrichtungen, die den Situs bluttrocken halten, Gefäßpinzetten, die die Vorbereitung der End-zu-Seitanastomose erleichtern sollen, oder kleine Minihaken an Gummizügeln, die im Einzelnen nicht alle aufgeführt werden können.

7.3.7 Nahtmaterial

Es kommen meist nicht resorbierbare Polyamid- und Polypropylenfäden zur Anwendung. Wichtig ist die Geschmeidigkeit und damit Knotbarkeit des Fadens bei gleichzeitiger Reißfestigkeit. Idealerweise hat das Nahtmaterial eine ganz glatte Oberfläche und wirkt dadurch in seinem intraluminalen Anteil weniger thrombogen. Die Färbung macht die

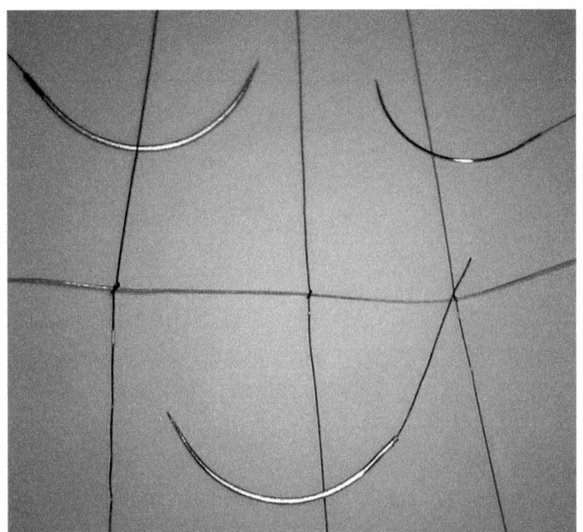

■ **Abb. 7.17** Verschiedene Fadenstärken zum Größenvergleich um ein Haupthaar des Autors geknotet und die zugehörigen Nadeln. Fadengrößen von links nach rechts (8/0, 9/0, 10/0)

sehr dünnen Fäden besser vom Gewebe unterscheidbar (■ Abb. 7.17). Bei mikrochirurgischen Eingriffen an Kindern sollen die Gefäße und damit auch die Anastomosenstellen weiter wachsen können, was bei nichtresorbierbaren Gefäßnähten durch fixierte Engstellen behindert sein kann. Hier kommen auch resorbierbare Materialien, wie Polydoxanon (PDS) mit einer Halbwertfestigkeit von ca. 35 Tagen zum Einsatz, dass nach ca. 200 Tagen vollständig resorbiert ist. Für Nervennähte werden auch Polyglactinfäden (Vicryl) verwendet, die eine Halbwertfestigkeit von ca. 20 Tagen besitzen und nach ca. 70 Tagen vollständig resorbiert sind. Die Stärken des Nahtmaterials variieren zwischen 7/0 und 12/0, wobei für die meisten Lappenplastiken mit 8/0 gut genäht werden kann – Fingervenen oder Perforatorgefäße sowie feine Nerven erfordern allerdings feinere Fäden, wobei man kaum kleinere Fäden als 10/0 benötigt.

Das Nahtmaterial ist in der Regel mit 3/8 Kreis-Nadeln armiert, die einen Kreisdurchmesser von 3–5,5 mm haben. Für Gefäßnähte werden nicht schneidende Rundspitzennadeln mit einem Nadeldurchmesser von 0,05–0,15 mm verwendet. Zur Nervennaht oder in der Ophthalmologie können auch abgeflachte und am Rand angeschliffene, sog. Spatula-Nadeln einsetzt werden, die es ermöglichen, übereinander liegende Gewebeschichten zu separieren und damit besonders gut Epineurium oder die einzelnen Gewebeschichten des Auges zu fassen. Für arteriosklerotische Gefäße gibt es Nadeln mit speziellem Dreikantenschliff an der Spitze, der danach auf kurzer Strecke in einen Rundkörper übergeht. Dunkel gefärbte Nadeln können die Lichtreflexion am Metall reduzieren.

7.4 Ergonomie des Arbeitsplatzes

Wenn auf optimale Ausgestaltung des Arbeitsplatzes besonderer Wert gelegt wird, entspringt das keineswegs der Eitelkeit des Mikrochirurgen, sondern der Erfahrung, dass mit abnehmender Ergonomie des Arbeitsplatzes die Ermüdung zu- und die Konzentrationsfähigkeit abnimmt. Die präzise Führung der Instrumente wird erschwert. Für die eigene Bequemlichkeit zu sorgen ist in diesem Fall also keineswegs verwerflich, sondern sogar die Pflicht des gewissenhaften Mikrochirurgen im Sinne des Patienten.

> **Für den Operationserfolg ist die optimale Ausgestaltung des Arbeitsplatzes mit bester Bequemlichkeit für Operateur und Assistent von enormer Bedeutung.**

Für lange Operationen ist es empfehlenswert zu sitzen, um der Ermüdung vorzubeugen und Bewegungsabweichungen zu reduzieren. Bequeme Operationsstühle sollten mit einem Fußhebel stufenlos höhenverstellbar, rollbar, aber auch fixierbar sein. Es empfiehlt sich eine aufrechte Sitzposition. Die Unterarme sollten in der Nähe des OP-Situs eine bequeme Abstützung finden (■ Abb. 7.18). Dies kann beispielsweise durch untergeschobene Tücher erreicht werden. Für eine ruhige Instrumentenführung ist dieses Vorgehen essenziell. Zumindest für den Operateur sollte eine nicht verdrehte Sitzposition ermöglicht werden, um eine verkrampfte Arbeitshaltung zu vermeiden. Ggf. muss nach Lappenhebungen hierzu umgelagert werden. Der Situs muss durch fixierte Wundspreizer oder Haken offen gehalten sein, um optimalen Einblick zu gewähren. Eine feuchte Kompresse über dem zugewandten Wundrand erlaubt das Abstreifen von Blutresten vom Instrumentarium durch den Operateur.

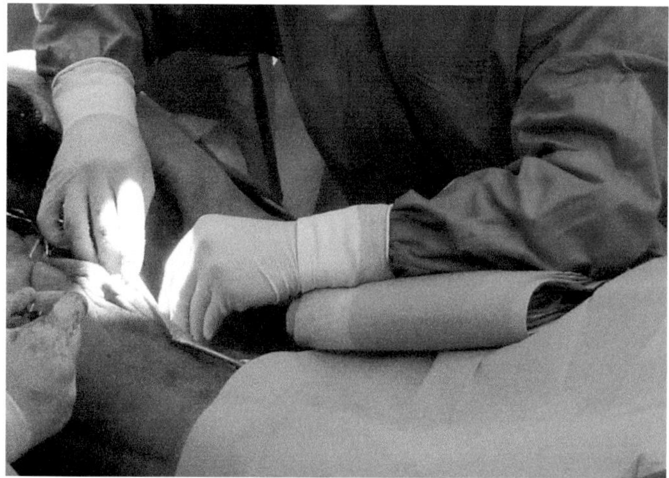

Abb. 7.18 Optimale Position des Operateurs mit aufrechter Haltung und stabiler Abstützung der Unterarme vor fixiert offenem Situs

Mikrochirurgische Standardtechniken

Gefäßpräparation und Handling der Strukturen

T. Kremer, C. Hirche, U. Kneser

U. Kneser et al. (Hrsg.), *Grundkurs Mikrochirurgie*,
DOI 10.1007/978-3-662-48037-3_8,

8.1 Einleitung

Grundlegende Arbeiten zur Präparation und Anastomose von Blutgefäßen wurden in Frankreich von René Leriche (1879–1955) und Alexis Carrel (1873–1944) Ende des 19. Jahrhunderts durchgeführt. Letzterer erhielt für seine Arbeiten 1912 der Nobelpreis für Medizin. Seither hat sich die Darstellung und Exploration von Arterien und Venen zur klinischen Routine entwickelt. Die Größe der darzustellenden Strukturen ist sehr unterschiedlich. In der Mikrochirurgie gelten aufgrund der Fragilität der Gefäßwand, insbesondere der Venen, besondere Anforderungen an eine möglichst atraumatische Präparation. Diese wurde erst durch Entwicklung von optischen Vergrößerungssystemen, wie Lupenbrillen oder dem Operationsmikroskop sowie von entsprechend feinen Instrumenten, möglich (▶ Kap. 7). Eine aktuelle Entwicklung ist die Erweiterung des mikrochirurgischen Spektrums bis in den Bereich der sog. **Supermikrochirurgie**, d. h. die Arbeit mit Gefäßen <0, 8 mm Durchmesser. Diese Arbeit ist nicht nur abhängig von einer ausreichenden Vergrößerung, sondern kann im Bedarfsfall durch eine zusätzliche Visualisierung mittels unterschiedlicher Farbstoffe unterstützt werden (z. B. Patent Blau, Indocyaningrün zur Darstellung von Lymphgefäßen).

8.2 Präoperative Voraussetzungen und technische Erfordernisse

Patienten, bei denen mikrochirurgische oder supermikrochirurgische Eingriffe geplant werden, bedürfen einer sorgfältigen Vorbereitung. Diese dient der Darstellung physiologischer anatomischer Variationen, kann pathologische Veränderungen visualisieren und hilft bei der Planung einer Operation, wenn variable Gefäßstrukturen, wie beispielsweise Perforatoren, isoliert werden sollen.

Ein einfaches aber klinisch sehr wichtiges Hilfsmittel ist ein **Hand-Dopplergerät**. Dieses ermöglicht präoperativ die Lokalisation von Stammgefäßen, kann aber auch zur Darstellung kleinerer Strukturen verwendet werden, wie beispielsweise kutaner Perforatoren. Steril bezogen können mittels Dopplergerät auch intraoperativ bei unklarer Anatomie Gefäße leichter identifiziert werden. Dies ist insbesondere bei Revisionsoperationen sinnvoll, da die physiologische Anatomie hier häufig nicht mehr vorherrscht. In diesen Fällen lässt sich durch den Einsatz eines Dopplergeräts die Komplikationsgefahr senken. Mit einiger Erfahrung sind darüber hinaus wertvolle Informationen über den Blutfluss zu gewinnen. Diese sind alleine sicher nicht ausreichend, um intraoperative Entscheidungen zu treffen, können aber in der Zusammenschau mit dem klinischen Eindruck und weiteren radiologischen Informationen ein wichtiger Baustein für die patientenorientierte Entscheidungsfindung sein.

Cave

Die präoperative Darstellung der Blutgefäße ist in der Mikrochirurgie essentiell und sollte nur in Ausnahmefällen unterlassen werden.

Die **präoperative Angiografie** kann wichtige Hinweise für die Gefäßqualität und indirekt für die Flussqualität der Anschlussarterie liefern. Die präoperative Angiografie ist indiziert bei:

- Eingriffen an der unteren Extremität
- Eingriffen im Kopf-Hals-Bereich nach Voroperationen
- Eingriffen an der oberen Extremität nach schweren Traumata
- Eingriffen bei möglichen Gefäßanomalien oder schwerer peripherer arterieller Verschluss-Krankheit in der Anamnese

Insbesondere im Bereich der distalen Extremitäten ist hier immer noch die direkte Darstellung mittels **digitaler Subtraktionsangiografie (DSA)** der Goldstandard (▶ Kap. 6). Alternativen sind **computertomografische (CTA)** oder **magnetresonanztomografische Angiografien (MRA),** die im distalen Bereich allerdings noch nicht die ausreichende Qualität haben, um die Gefäße so detailliert darzustellen, wie es für die Entscheidungsfindung bei mikrochirurgischen Eingriffen notwendig sein kann (◘ Abb. 8.1).

Bei klinischem Verdacht auf eine venöse Insuffizienz in einer Empfängerregion sollte die präoperative Diagnostik durch eine **Phlebografie** und/oder eine **Duplex-Sonografie** des Venensystems ergänzt werden. Die Diagnostik reduziert das Risiko einer unbemerkten Insuffizienz, kann jedoch das Auftreten nicht vollständig ausschließen.

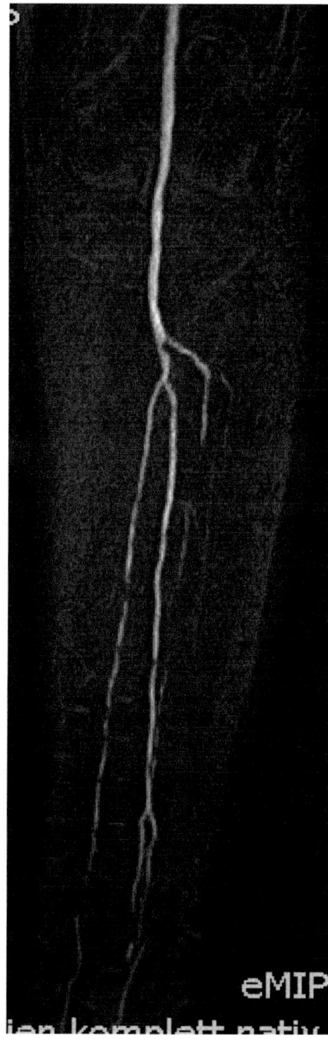

Abb. 8.1 CT-Angiografie mit deutlichen arteriosklerotischen Veränderungen

Eine wichtige Voraussetzung für die mikrochirurgische Gefäßpräparation ist eine Lupenbrillenvergrößerung (mindestens 2,5-fach), da sonst eine Operation mit ausreichender Sicherheit nicht möglich ist. Zur weiteren Vergrößerung sollte im Bedarfsfall ein Operationsmikroskop zur Verfügung stehen, das eine stufenlose Vergrößerung zwischen 6- und 40-fach ermöglicht (▶ Kap. 7). Für die lymphorekonstruktive Chirurgie sollte die Vergrößerung um weitere 50% gesteigert werden können.

Bei der Präparation kleinster Gefäße insbesondere im Bereich der oberen Extremität sollte eine **Blutsperre** angelegt werden, um die Sicht nicht durch Blut im OP-Feld zu erschweren. Eine sichere Darstellung kleinster Blutgefäße ist in einem blutigen OP-Feld deutlich erschwert. Von der Verwendung einer Blutleere muss abgeraten werden, da diese aufgrund der Exsanguination eine sichere Visualisierung der Strukturen nicht ermöglicht.

8.3 Anatomie

An den Extremitäten werden die Arterien in der Regel von zwei Vv. commitantes begleitet (▶ Kap. 4). Letztere sind oft wie eine Leiter durch Verbindungsvenen miteinander verbunden, welche die Arterie überkreuzen. Die Gefäßbündel geben zahlreiche Äste ab, die ebenfalls aus einer Arterie und zwei Venen bestehen und die umliegenden Strukturen perfundieren. Einige dieser Äste setzen sich als muskulokutane oder septokutane Perforatoren bis in die Haut fort, und können so auch als Orientierungsstrukturen genutzt werden, um die Stammarterien zu finden. Begleitet werden diese Gefäßbündel häufig durch Nerven, sodass bei der Blutgefäßpräparation immer auch auf die Schonung lokaler Nerven geachtet werden muss. Die Gefäßnervenbündel sind in der Regel durch eine Binde- und Fettgewebsschicht umgeben, die als anatomische Orientierung verwendet werden kann.

Die Gefäßwände von Arterien und Venen sind prinzipiell ähnlich aufgebaut.

> **Gefäßwände haben einen dreischichtigen Aufbau aus Tunica intima, Tunica media sowie Tunica externa, die auch als Adventitia bezeichnet wird.**

Die **Intima** besteht aus dem Endothel und der sog. Membrana elastica interna. Die Integrität der Intima ist von größter Bedeutung und darf durch die Gefäßpräparation nicht gestört werden, da bei einer Exposition subendothelialer Strukturen die Gerinnung aktiviert und damit die Bildung eines Blutgerinnsels induziert wird. Arteriosklerotische Plaques lagern sich in dieser Schicht und in den inneren Schichten der Tunica media an. Die **Tunica media** besteht im Wesentlichen aus glatter Muskulatur und dient der Aufnahme von Spannungen, sowie der Regulation des Gefäßquerschnitts. Die

Präparation einer Arterie kann hier einen Spasmus auslösen, der letztlich die periphere Perfusion einschränken kann. Die **Tunica externa** oder Adventitia besteht aus elastischen und kollagenen Fasernetzen, die einerseits einen Teil der Gefäßwand darstellen und andererseits eine Verbindungsschicht mit der Umgebung bilden. Diese Fasernetze sind derart orientiert, dass sie sowohl eine Erweiterung des Gefäßlumens als auch eine Längsdehnung der Gefäße ermöglicht.

Auch wenn die genannte Dreischichtung prinzipiell sowohl auf dem arteriellen als auch auf dem venösen Schenkel vorhanden ist, unterscheiden sich die Gefäße doch deutlich bezüglich der absoluten und relativen Dicke der einzelnen Wandschichten. Die Venenwand ist im Vergleich insgesamt deutlich dünner und zusätzlich ist die Muskelschicht (Tunica media) wesentlich geringer ausgeprägt. Zusätzlich haben die Venen an den Extremitäten Venenklappen, die einen gerichteten Blutfluss nach zentral ermöglichen. Bei der Verwendung von Extremitätenvenen als Interponate muss daher die Orientierung des Blutflusses berücksichtigt werden. Die Media der arteriellen Wand ist deutlich stärker, was wohl v. a. dem höheren Druck und der regulatorischen Funktion der Arterien geschuldet ist.

8.4 Indikationen

Die Indikationen zur Präparation von Gefäßen sind naturgemäß unzählig, in der Mikrochirurgie gibt es jedoch immer wieder auftretende Präparationsschritte, die regelhaft notwendig sind und im Folgenden dargestellt werden sollen.

Beim mikrochirurgischen Gewebetransfer sind **Anschlussgefäße** im Bereich der Empfängerregion darzustellen. Diese sollten, wenn möglich außerhalb der Traumazone, bzw. außerhalb der pathologisch veränderten Areale liegen, um eine möglichst hohe Sicherheit für den Patienten zu gewährleisten.

Cave

Anschlussgefäße für freie Lappenplastiken sollten in möglichst unveränderten Bereichen entfernt von der Traumazone dargestellt werden.

Die Präparation der Anschlussgefäße ist deutlich weniger schwierig in nicht veränderten Arealen, die Schichten lassen sich einfacher darstellen und trennen und die Gefahr einer Gefäßverletzung ist wesentlich geringer.

Eine weitere Indikation ist die Präparation des Gefäßstieles bei **axial gestielten Lappenplastiken,** bevor diese gestielt oder frei transferiert werden. Die Präparation sollte hier stets so weit nach zentral durchgeführt werden, dass einerseits eine ausreichende Stiellänge im Bereich der Empfängerregion erreicht wird und andererseits ein möglichst große Übereinstimmung der Lumina von Lappen- und Anschlussgefäßen sichergestellt ist.

Besonders anspruchsvoll kann die Darstellung der Gefäße und Nerven bei **Replantationen** sein. Abhängig vom Unfallmechanismus kann es zu starken Einblutungen ins Gewebe oder auch zur Retraktion der Gefäße in die Stümpfe kommen. Die Darstellung der Gefäße beinhaltet daher immer auch eine Fadenmarkierung der Gefäße, damit die dargestellten Strukturen auch nach langen OP-Zeiten immer wieder einfach aufgefunden werden können.

8.5 Intraoperativer Umgang mit Gefäßen

Cave

Der möglichst atraumatische Umgang mit Blutgefäßen ist wesentliche Voraussetzung für eine erfolgreiche Umsetzung mikrochirurgischer Operationen.

Die Darstellung ist selbstverständlich sehr stark abhängig von der anatomischen Lokalisation, trotzdem gibt es einige generelle Aspekte, die hier dargestellt werden sollen.

Insbesondere im traumatisierten Gewebe oder nach Voroperationen kann es schwierig sein, die normale Anatomie zu identifizieren. Die Präparation und anatomische Orientierung kann trotzdem dadurch erleichtert werden, dass nach dem Hautschnitt oder spätestens nach der Inzision der oberflächlichen Faszie **Perforatoren identifiziert** werden, die dem Operateur als Leitstruktur zu den Stammgefäßen dienen können.

Praxistipp

Perforatoren können als Leitstruktur dienen, um größere Gefäßnervenstraßen aufzufinden.

Da größere Gefäßnervenbündel in der Regel von Fett und Bindegewebeschichten umgeben sind, können dem Operateur auch solche Schichten als Indikatoren dienen. Sollte die Darstellung der Gefäße trotzdem schwierig sein, kann ein steril bezogener **Handdoppler** dem Operateur wertvolle Hinweise geben.

> **Die Präparation erfolgt in der Regel vom intakten, unvernarbten Bereich ausgehend in Richtung der veränderten Region, d. h. »vom Gesunden ins Kranke«.**

Nach Identifikation der Blutgefäße sollten die umgebenden Faszienschichten möglichst langstreckig eröffnet werden, um später eine Kompression der Gefäße zu vermeiden. Die umgebende Muskulatur wird in Faserlängsrichtung auseinandergedrängt, möglichst ohne viele Muskelfasern zu durchtrennen. Der Einsatz von Gewebespreizern ist hier sinnvoll, weil diese einerseits eine stumpfe Dissektion des Gewebes ermöglichen und andererseits eine statische und stabile Darstellung des OP-Feldes erzielt wird, in dem dann die mikrochirurgische Gefäßpräparation erfolgen kann (◘ Abb. 8.2). Die Präparation der Gefäße sollte mit nicht zu spitzen Instrumenten erfolgen. Die Präparation größerer Gefäße erfolgt hier beispielsweise mit einer Metzenbaumschere mit abgerundeten Spitzen. Dies ermöglicht eine Präparation direkt auf den Gefäßen, mit einem geringen Risiko einer Gefäßverletzung.

Praxistipp

Die Ebene der Präparation bei der Darstellung von Blutgefäßen ist direkt auf den Gefäßen.

Eine Kompression des Blutgefäßes kann auch bei äußerlich intakter Wand eine Schädigung der Intima induzieren, was dann in der Folge zu einer Plättchenaggregation und konsekutiv zu einer Bildung eines Blutgerinnsels führen wird. Eine Quetschung der Gefäßwand muss daher strikt vermieden werden.

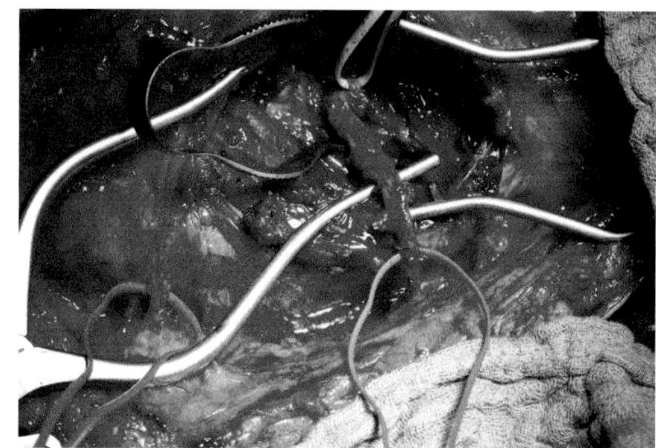

◘ **Abb. 8.2** Intraoperativer Situs bei der Darstellung eines Perforators: Durch das Einbringen von Gewebespreizern kann eine statische und optimale Exposition der Gewebe für eine mikrochirurgische Gefäßpräparation erreicht werden

Die Gefäße dürfen nur indirekt durch Zug an der Adventitia gefasst werden. Alternativ kann ein Blutgefäß auch mittels eines kleinen Langenbeckhakens oder eines Sehnenhakens angehoben werden (◘ Abb. 8.3). Manche Operateure schlingen die Gefäße auch mittels eines »Vessel-Loops« an. Dies ist im Rahmen der Mikrochirurgie allerdings nicht ungefährlich, da die sehr kleinen Strukturen bei einem akzidentellen Zug am Loop verletzt werden können.

Obligat ist das Anschlingen von Blutgefäßen dagegen bei der Darstellung von großen Gefäßen, wie beispielsweise der A. subclavia und deren Begleitvene oder der Gefäße im Adduktorenkanal (A. und V. femoralis). Diese sollten mit einem geflochtenen

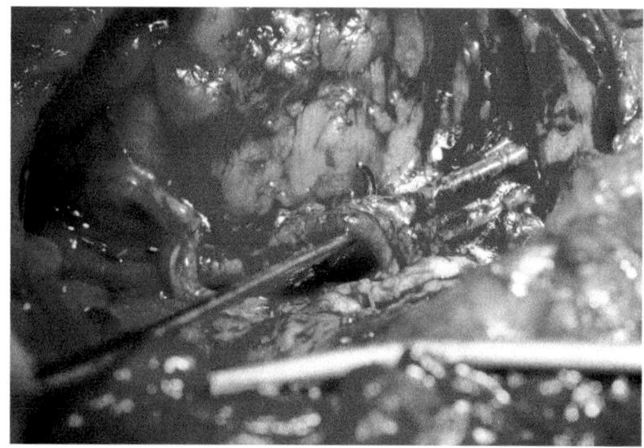

◘ **Abb. 8.3** Intraoperativer Situs bei der Darstellung eines Perforators: Durch das Anheben von Gefäßen mittels eines Nervenhakens können auch kleinste Blutgefäße ohne Traumatisierung der Strukturen angehoben werden

breiten Fadenbandes angeschlungen werden (z. B. Mersilene), um durch Zug einerseits die Gefäße hervorzuluxieren, was die Präparation erleichtert, und andererseits im Falle einer Gefäßverletzung schnell den Blutfluss unterbinden zu können.

Bei der **mikrochirurgischen Präparation** und Isolation von Arterien und Venen sollten alle Seitenäste sorgfältig mittels Ligatur versorgt werden. Bei kleinen Ästen sind auch **Gefäßclips** ausreichend. Diese sollten nicht so nah am Abgang gesetzt werden, dass eine indirekte Kompression des Stammgefäßes auftritt. Größere, insbesondere arterielle Äste sollten allerdings nicht mit Clips versorgt, sondern mittels einer Fadenligatur verschlossen werden, weil die Gefahr eines Abrutschens und damit einer postoperativen Blutung deutlich kleiner ist. Dies sollte insbesondere auch dann bedacht werden, wenn Veneninterponate gehoben werden, die in die arterielle Strombahn eingebracht werden. Diese dehnen sich unter dem arteriellen Druck sehr stark aus, sodass Gefäßclips leicht abrutschen. Daher sollten große Seitenäste von Veneninterponaten immer mittels einer **Fadenligatur** verschlossen werden. Die Versorgung von Gefäßabgängen durch **Elektrokoagulation** ist ebenfalls möglich. Es muss jedoch penibel darauf geachtet werden, eine thermische Schädigung der Hauptgefäßachse zu vermeiden. Auch besteht bei der Koagulation größerer Seitenäste ein erhebliches Risiko einer sekundären Eröffnung des Gefäßstumpfes mit der Folge einer Nachblutung. Daher ist beim Einsatz eines Elektrokauters (bipolare Diathermie) bei der Präparation direkt auf dem Gefäß Vorsicht geboten. Die Präparation auf dem Gefäß sollte möglichst durch scharfe Dissektion erfolgen. Das Spreizen mit der Schere ist hier in der Regel deutlich traumatischer als die scharfe Präparation.

Eine besondere Herausforderung ist die **Präparation eines Perforators**. Dieser ist per definitionem ein Gefäß, das aus dem tiefen Kompartment durch eine definierte Öffnung in der oberflächlichen Faszie hindurchtritt. Generell gelten bei der Darstellung eines Perforators die gleichen Prinzipen wie oben beschrieben. Wichtig ist hier allerdings eine konsequente Präparation direkt auf dem Perforator. Dies gilt auch für die Stelle des Fasziendurchtritts. Die Mitnahme einer Faszien- oder Muskelmanschette um den Perforator wird oft subjektiv als weniger risikobehaftet bewertet, ist aber objektiv deutlich gefährlicher als die Dissektion direkt auf dem Gefäß. Gleiches gilt für die Verfolgung durch die Muskulatur. Die Präparation unter Mitnahme eines Muskelsaums ist hier strikt zu vermeiden, da nur unter direkter Sicht auf dem Perforator eine akzidentielle Verletzung ausgeschlossen werden kann. Selbstverständlich sollte die Dissektion dieser kleinsten Blutgefäße nur mit komplett atraumatischer Präparationstechnik erfolgen. Dennoch kann die Dissektion von Perforans-Gefäßen zu einer spastischen Kontraktur der Perforatorarterie führen. Aus diesem Grund sollten bereits prophylaktisch Vasodilatatoren (z. B. Papaverin) auf die Strukturen geträufelt werden, um eine spastische Perfusionsminderung zu vermeiden.

Praxistipp

Perforatoren sollten intermittierend mit Vasodilatatoren (z. B. Papaverin) beträufelt werden, um eine arterielle Spastik zu vermeiden.

8.5.1 Intraoperative Vermeidung von Komplikationen

Vor Absetzen einer Lappenplastik in der Heberegion empfiehlt es sich, unter individuell-normotonen Blutdruckverhältnissen den **Fluss der Empfängerarterie**, z. B. auch an einem Seitenast, zu kontrollieren. Die häufigste Ursache für einen kritisch-niedrigen Fluss ist an dieser Stelle eine narkosebedingte Hypotonie. Konnte die Hypotonie ausgeschlossen oder beseitigt werden, empfiehlt sich die Kontrolle von Lagerung und möglichem Abknicken auch weiter proximal. Eine dissektionsinduzierte Spastik des Gefäßes, die durch Palpation in der Regel erkannt werden kann, sollte durch eine vorübergehende Schonung der Struktur und die Applikation von Vasodilatatoren aufgelöst werden. Als ultimo Ratio kann ein Fogarty-Manöver über einen Seitenast durchgeführt werden. Dabei können jedoch auch zusätzliche Verletzungen der Intima und Ablösungen von Plaques das Anschlussgefäß schädigen. Die frühzeitige Entscheidung zur Strategieänderung mit einem alternativen oder wei-

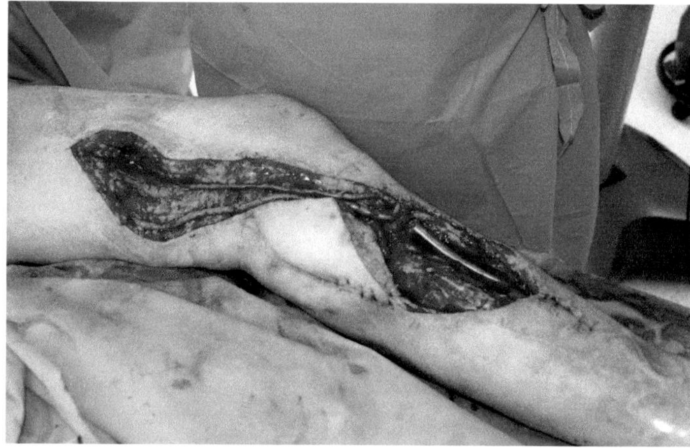

Abb. 8.4 Intraoperativer Situs bei einem Patienten, bei dem im Bereich des OP-Feldes weder ein guter arterieller noch ein venöser Anschluss möglich ist. Daher erfolgt die Anlage einer arteriovenösen Gefäßschleife, deren arterieller Zufluss aus der A. femoralis im Adduktorenkanal stammt (Anschluss End-zu-Seit) und die über die epifasziale V. saphena magna drainiert wird

ter proximal gelegenen Anschlussgefäß kann den Ausgang des mikrochirurgischen Eingriffs positiv beeinflussen. Hier sind AV-Loops oder Interponate ggf. wichtige Instrumente, um eine problembehaftete Anschlussregion gezielt zu verlassen.

Praxistipp

Narkosebedingte, hypotone Kreislaufverhältnisse sind die häufigste Ursache bei reduzierter Perfusion von Empfänger- und Lappengefäß. Ein enges Feedback mit dem Anästhesie-Team und eine Blutdruckzielvorgabe beim Team-Time-Out können kritische Phasen vermeiden.

Wenn bei einem Patienten der Verdacht auf eine venöse Insuffizienz besteht, sollte ggf. durch Verwendung von Veneninterponaten/AV-Loops der Anschluss an einer stammnahen, großen Vene durchgeführt werden (Abb. 8.4). Eine weitere Option ist der venöse Anschluss an das oberflächliche Venensystem. Dieses ist allerdings immer erst zweite Wahl, weil insgesamt das Komplikationsrisiko beim Anschluss an oberflächliche Venen erhöht ist.

Praxistipp

Die ergänzende phlebologische Diagnostik kann eine venöse Insuffizienz für den mikrochirurgischen Anschluss nicht sicher ausschließen. Ein **Spülungstest** mit Heparinlösung und einer Mikrokanüle der bereits dissezierten und eröffneten Vene vermittelt dem erfahrenden Mikrochirurgen repräsentativ den Widerstand und die Abstrom-Qualität.

Bei deutlichem Rückstrom über die Vene oder sehr hohem Widerstand muss das avisierte Gefäß als nicht geeignet eingestuft werden. Ein alternativer Anschluss ist im Rahmen der präoperativ angedachten »Backup«-Strategien erforderlich. Ist die Wahrscheinlichkeit für eine Insuffizienz sehr hoch, sollte die Backup-Region bereits in die Lagerung und die sterile Abdeckung einbezogen werden.

8.6 Darstellung von Anschlussgefäßen im Bereich des Kopfs/Halses

Im Bereich des Kopfs und Halses können die Äste der A. carotis externa dargestellt werden und als Empfängergefäße für einen mikrochirurgischen

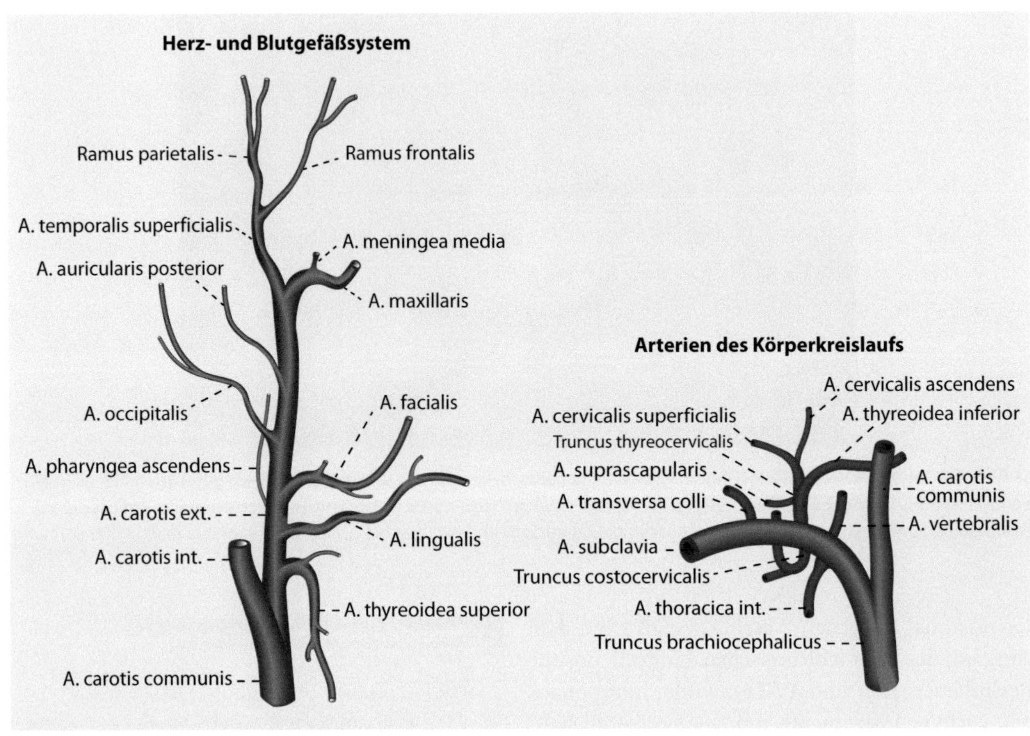

Abb. 8.5 Anschlussgefäße im Kopf-/Halsbereich sind v. a. die Äste der A. carotis externa und A. subclavia

Anschluss dienen. Die wichtigsten sind hier die A. thyroidea superior, A. lingualis, die A. facialis sowie die A. temporalis superficialis (Abb. 8.5). Die Präparation ist hier anspruchsvoll, weil jeweils enge Lagebeziehungen zu Nerven wie dem N. facialis, N. hypoglossus, N. glossopharyngeus, aber auch N. vagus bestehen. Eine sorgfältige Präparation zur Schonung dieser Nerven ist daher obligat. Der direkte Anschluss an die genannten Gefäße eignet sich für die maxillofaziale Rekonstruktion. Es sollte jedoch stets die **physiologische Richtung des Gefäßabgangs** berücksichtigt werden. Beispielsweise ist der physiologische Verlauf der A. thyroidea superior nach kaudal gerichtet. Es kann daher beim Gefäßanschluss zu einem Abknicken des Gefäßes kommen, wenn eine kraniale Defektdeckung angestrebt wird. Hier kann der Anschluss End-zu-Seit direkt an die A. carotis externa sicherer sein (Abb. 8.6).

Äste für einen Gefäßanschluss aus der A. subclavia sind die A. mammaria interna (s. u.), die A. thoracoacromialis sowie die A. thyroidea inferior. Die A. thoracica interna ist ein sehr zuverlässiges Anschlussgefäß und wird z. B. auch bei der autologen Brustrekonstruktion hochfrequent verwendet. Die A. thoracoacromialis und die A. thyroidea inferior haben allerdings mitunter keinen ausreichenden Fluss, weshalb die Autoren in diesen Fällen die Lappenplastiken direkt an die A. subclavia anschließen. Der venöse Anschluss erfolgt dann entweder an einen Seitenast der V. subclavia oder an die umgeschlagene V. cephalica. Die A. subclavia kann unterhalb der Clavicula, nach Durchtrennung der M. pectoralis major dargestellt werden. Da die V. subclavia oberflächlich liegt, muss diese zunächst dargestellt und angeschlungen werden, bevor direkt darunter die Arterie identifiziert werden kann. Auch diese wird dann dargestellt, isoliert und angeschlungen, bevor ein direkter Anschluss erfolgen kann.

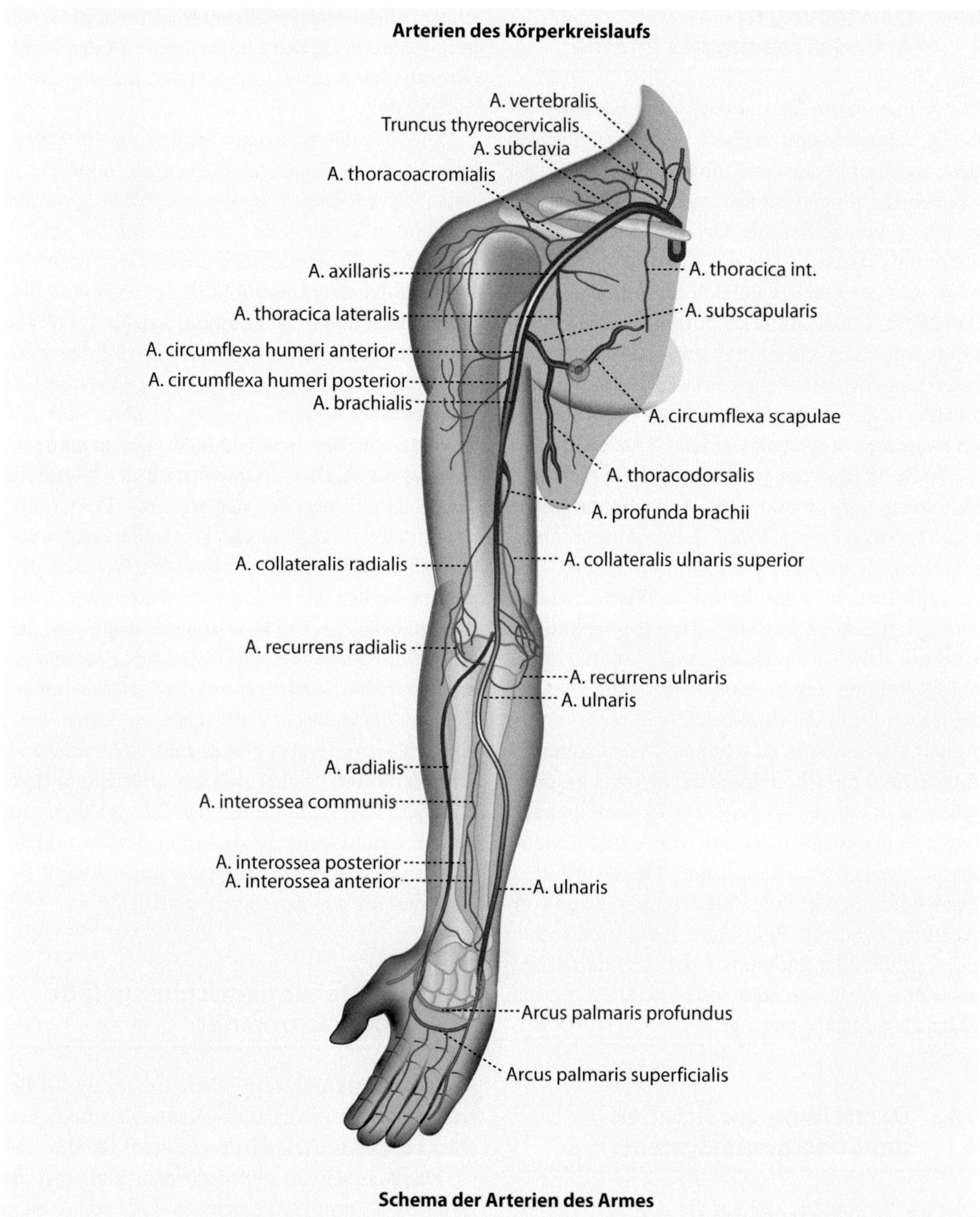

Abb. 8.6 Die A. brachialis gibt nach dem Verlassen der Axilla die A. profunda brachii ab und verläuft dann zwischen den Mm. biceps brachii et triceps brachii sowie dem Septum intermusculare mediale auf dem medialen Oberarm zum Ellenbogen. Sie wird begleitet vom N. medianus und distal auch vom N. ulnaris. Auf dem M. brachialis liegend zieht die A. brachialis nach körperfern und teilt sich in der Fossa cubitalis in die A. radialis und die A. ulnaris, die dann zum Unterarm ziehen

8.7 Darstellung der A. und V. mammaria interna

Die A. mammaria interna entspringt beidseits aus der A. subclavia und verläuft dann intrathorakal dem Sternum benachbart hinter den knorpeligen Anteilen der Rippen. Sie setzt sich fort in die A. epigastrica superior, die einen Gefäßstiel des M. rectus abdominis darstellt. Für die Brustrekonstruktion wird sie in der Regel im Bereich der 3. oder 4. Rippe dargestellt. Einige Autoren nutzen für die Präparation nur einen Interkostalraum. Die Entfernung eines Rippenansatzes zur besseren Exposition des Gefäßes ist allerdings gebräuchlicher und soll daher im Folgenden dargestellt werden (◘ Abb. 8.5).

Nach Inzision der Haut wird der M. pectoralis im Bereich seines Ansatzes am Sternum dargestellt und über der 3. oder 4. Rippe in Faserlängsrichtung gespalten. Es wird ein Gewebespreizer eingesetzt. Anschließend wird das Periost der Rippe inzidiert und oberflächlich entfernt. Der Rippenknorpel wird mit dem Luer reseziert, wobei sorgfältig auf eine Schonung des inneren Periostschlauchs geachtet wird, um die direkt dahinter verlaufenden A. und V. mammaria zu schonen. Meist kann man diese Strukturen schon durch das Periost hindurchschimmern sehen. Das Periost wird dann inzidiert und über den Gefäßen entfernt. Die A. und V. mammaria interna werden im gesamten Raum zwischen den beiden angrenzenden Rippen isoliert und voneinander separiert. Besondere Beachtung sollten dabei große Äste finden, wie die Aa. Intercostales anteriores oder Äste zum Sternum. Diese werden mittels Ligaturclips versorgt.

8.8 Darstellung der Arterien des Subscapularsystems

Die A. subscapularis geht aus der A. axillaris hervor und teilt sich dann in der Regel in eine A. thoracodorsalis und eine A. circumflexa scapulae. Bei einigen Patienten gehen diese beiden Arterien auch getrennt voneinander direkt aus der A. axillaris hervor. Diese Arterien versorgen als Gefäße des sog. Subscapularsystems zahlreiche Lappenplastiken (▶ Kap. 19). Sie werden in der Regel von jeweils nur einer gleichnamigen Vene begleitet. Diese Gefäße stellen auch eine mögliche Anschlussoption für freie Lappenplastiken beispielsweise in der Brustrekonstruktion oder für den freien Lymphknotentransfer dar.

Die Darstellung erfolgt idealerweise in Seitenlage, kann aber auch in Rückenlage oder gar in Bauchlage erfolgen. Präoperativ werden die vordere und hintere Axillarlinie markiert und der Vorderrand des M. latissimus dorsi identifiziert. Anschließend erfolgt ein Hautschnitt in der Axilla mit Präparation auf den M. latissimus dorsi. Nach Darstellung des Vorderrandes des Muskels wird dieser angehoben. Auf dem M. serratus posterior verläuft die sog. Serratusarkade, ein Ast der A. thoracodorsalis. Verfolgt man diesen nach kranial, erkennt man problemlos die A. thoracodorsalis auf der Unterseite des M. latissimus. Bei der weiteren Präparation nach kranial gelangt man in das axilläre Fettgewebe, weshalb unbedingt direkt auf den Gefäßen präpariert werden muss, um die anatomische Übersicht zu behalten. Der **N. thoracodorsalis** wird dargestellt und kann vom Gefäßstiel separiert und geschont werden. Weiter zentral wird der Zusammenfluss mit der A. circumflexa scapulae identifiziert.

In diesem Bereich gibt es **zahlreiche anatomische Varianten**, wobei sich der arterielle und venöse Schenkel nicht immer parallel verhalten. Aus diesem Grund sollte die Anatomie dezidiert dargestellt und Gefäße erst nach eindeutiger Identifizierung durchtrennt bzw. ligiert werden.

8.9 Darstellung Anschlussgefäße obere Extremität

Für einen mikrochirurgischen Anschluss im Bereich der oberen Extremität eigenen sich die A. brachialis sowie die Aa. radialis et ulnaris (◘ Abb. 8.6).

Die A. brachialis gibt nach dem Verlassen der Axilla die A. profunda brachii ab und verläuft dann zwischen den Mm. biceps brachii et triceps brachii sowie dem Septum intermusculare mediale auf dem medialen Oberarm zum Ellenbogen. In diesem Verlauf kann sie palpiert und einfach dargestellt werden. Sie wird begleitet vom **N. medianus** und distal auch vom **N. ulnaris**, sodass hier auf sorgfältige Schonung geachtet werden muss. Auf dem M. brachialis liegend zieht die A. brachialis nach körperfern und teilt sich in der Fossa cubitalis in die A. radialis und die A. ulnaris, die dann zum Unterarm ziehen. Die A. radialis verläuft inferolateral unter dem M. brachioradialis und kommt distal neben (lateral) der Sehne des M. flexor carpi radialis zu liegen. Weiter distal windet sie sich um den lateralen Radius und verläuft in der Tabatiere, wo sie sehr gut zur Defektdeckung im Bereich der Hand verwendet werden kann. Zuletzt speist die A. radialis den tiefen Hohlhandbogen.

Die A. ulnaris verlässt die Ellenbeuge unter dem M. pronator teres und liegt hier nahe des N. medianus. Weiter distal verläuft sie zusammen mit dem N. ulnaris (der ulnar der Gefäße liegt) auf dem M. flexor digitorum und kann durch Anheben des M. flexor carpi ulnaris exponiert werden. Eine grobe Orientierung zum Auffinden der Arterie bietet die Linie von der Bicepssehne im Bereich des Ellenbogens zum Os pisiforme.

Praxistipp

Die Begleitvenen sowohl der A. radialis als auch der A. ulnaris sind oft zu kleinkalibrig, um für einen venösen Anschluss einer freien Lappenplastik zu dienen, sodass im Bereich der oberen Extremität auch immer subkutane Venen dargestellt werden sollten.

Hier muss allerdings immer bedacht werden, dass diese subkutanen Venen bei hospitalisierten Patienten oft für Venenpunktionen genutzt werden, sodass der venöse Abfluss stets geprüft werden sollte, bevor eine venöse Lappenanastomose erfolgt (s. oben).

8.10 Darstellung der A. femoralis im Adduktorenkanal

Der sog. Adduktorenkanal befindet sich im Bereich des distalen medialen Oberschenkels und dient dem Durchtritt der A. und V. femoralis in die Kniekehle. Die Begrenzungen dieser Struktur sind dorsal der M. adductor longus sowie ventral eine bindegewebige Struktur zwischen den Sehnen der Mm. vastus medialis et adductor longus, die sog. Membrana vastoadductoria. Medial wird der Kanal durch den M. adductor magnus und lateral durch den M. vastus medialis begrenzt. In diesem Kanal Verlaufen die A. und V. femoralis, wobei die Vene in der Tiefe hinter der Arterie zu liegen kommt. Im Adduktorenkanal verlaufen zusätzlich die A. genu descendens sowie der N. saphenus. Die letzteren beiden Strukturen verlassen den Kanal allerdings wieder nach ventral/medial (Abb. 8.7).

Die Darstellung kann sowohl in Rücken- als auch in Seitenlage erfolgen, wobei in Seitenlage das Bein zur Darstellung der Anschlussgefäße unten liegen muss. Der Hautschnitt sollte hier immer relativ lang im Bereich des medialen Oberschenkels erfolgen. Anschließend erfolgt eine Präparation durch das subkutane Fett auf die Oberschenkelfaszie. Die V. saphena magna kann in diesem Bereich präpariert und als Anschlussgefäß verwendet werden, wobei wir den Anschluss an das tiefe Venensystem in der Regel bevorzugen. Auch liegt sie hier oft sehr weit dorsal, sodass oft eine ausgedehnte subkutane Präparation notwendig ist.

Cave

Im Bereich des distalen Oberschenkels und Knies liegt die V. saphena magna immer weiter dorsal als man denkt.

Nach Inzision der Oberschenkelfaszie kann in der Regel schnell die A. genu descendens im Bereich des medialen Femurkondylus identifiziert werden. Verfolgt man diese in den Adduktorenkanal, findet man problemlos die A. femoralis. Diese wird dann angeschlungen und präpariert. Wichtig ist darauf zu achten, die V. femoralis hinter der Arterie nicht zu verletzen, um diese dann ebenfalls präparieren zu können. Im Bereich des Knies finden sich zahlreiche z. T. recht großkalibrige arterielle Seitenäste die teilweise als Anschlussgefäße für eine mikrochirurgische Lappenplastik geeignet sind.

Im Adduktorenkanal sollte man jedoch in der Regel direkt eine End-zu-Seit Anastomose an die A. und V. femoralis anstreben und alle Seitenäste ignorieren, das der Anschluss auf kleinere Seitenäste eine deutlich höhere Komplikationsrate hat.

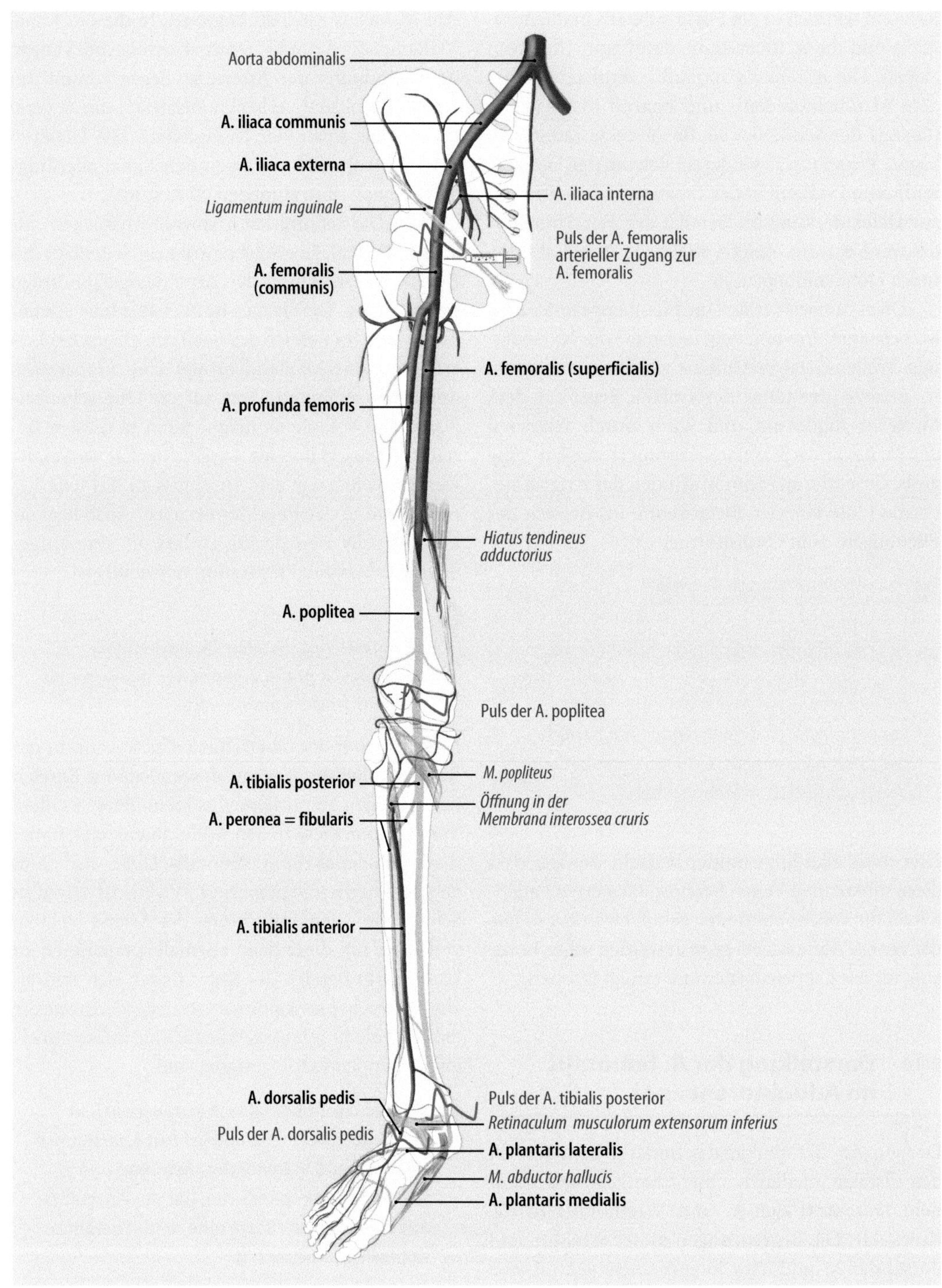

Abb. 8.7 Die A. femoralis gibt am proximalen Oberschenkel die A. profunda femoris ab. Gut geeignet zum Gefäßanschluss sind die A. und V. femoralis im Adduktorenkanal am distalen Oberschenkel, sowie die A. tibialis anterior in ihrem Verlauf im anterioren Muskelkompartment, sowie die A. tibialis posterior in ihrem Verlauf zwischen oberflächlichen und tiefen dorsalen Unterschenkelkompartment. (Aus: Tillmann 2010)

8

8.11 Darstellung der A. und V. tibialis anterior

Die A. tibialis anterior entspringt aus der A. poplitea und versorgt die Muskulatur des anterioren Kompartments sowie den dorsalen Fuß, auf dem sie sich als A. orsalis pedis fortsetzt. In ihrem gesamten Verlauf wird sie von 2 (–3) Vv. tibialis anteriores begleitet. Distal kommt noch der **N. peroneus profundus** hinzu, der bei der Präparation sorgfältig geschont werden muss. Die Arterie beginnt hinter der Tibia distal des M. popliteus und tritt dann durch die Membrana interossea hindurch in das anteriore Kompartment ein. Anschließend verläuft sie zwischen dem M. tibialis anterior und der M. extensor digitorum longus (◘ Abb. 8.7, ◘ Abb. 8.8).

Die Darstellung kann sowohl in Rücken- als auch in Seitenlage erfolgen, wobei in Seitenlage das Bein zur Darstellung der Anschlussgefäße oben liegen muss. Zunächst wird palpatorisch die laterale Kante der Tibia identifiziert. Der Hautschnitt erfolgt 2–3 cm lateral dieser Linie. Nach Präparation durch das subkutane Fett wird die Unterschenkelfaszie über dem anterioren Kompartment längs gespalten. Dann wird lateral des M. tibialis anterior zwischen die Muskulatur eingegangen. Am distalen Unterschenkel liegt das anteriore Gefäßnervenbündel relativ oberflächlich, sodass es in der Regel leicht aufgefunden werden kann. Es ist sorgfältig auf die Schonung des **N. peroneus profundus** zu achten. Weiter proximal liegen die Gefäße dagegen deutlich tiefer, sodass es hilfreich sein kann, sich mithilfe eines Perforators dem Bündel anzunähern. Die Präparation erfolgt wie oben beschrieben unter Isolation der Gefäße. Die Begleitvenen sind oft leiterartig miteinander verbunden, wobei die »Sprossen« sowohl vor oder hinter der Arterie einen kreuzenden Verlauf nehmen können und sorgfältig geschont oder ligiert werden sollten.

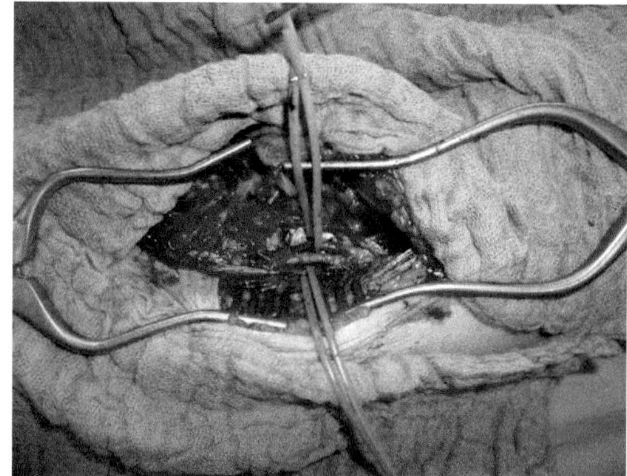
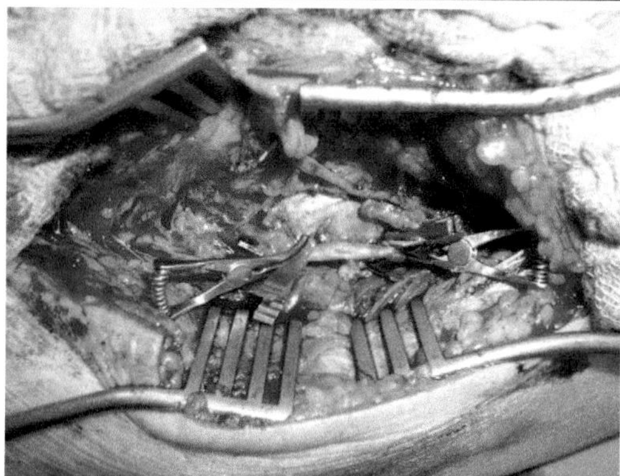
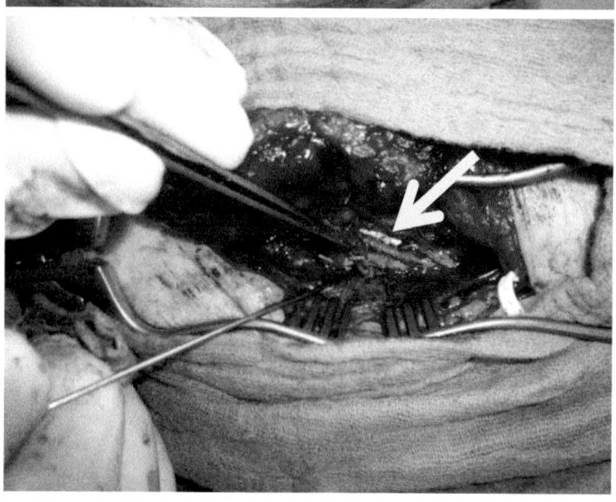

◘ **Abb. 8.8** Intraoperativer Situs mit Darstellung der A. tibialis anterior und ihrer Begleitvenen (links oben). Die Arterie wird nach Darstellung mittels Gefäßklemmen abgeklemmt und zur End-zu-Seit-Anastomose vorbereitet (oben rechts mit Loch in der Arterienwand). Unten: Situs nach Durchführung einer arteriellen End-zu-Seit- Anastomose (in der Pinzette) und einer venösen Koppleranastomose (Pfeil)

8.12 Darstellung der A. tibialis posterior

Die A. tibialis posterior (hintere Schienbeinarterie) verläuft auf der Rückseite des Unterschenkels zwischen dem oberflächlichen und tiefen dorsalen Muskelkompartment und damit unterhalb (tief)

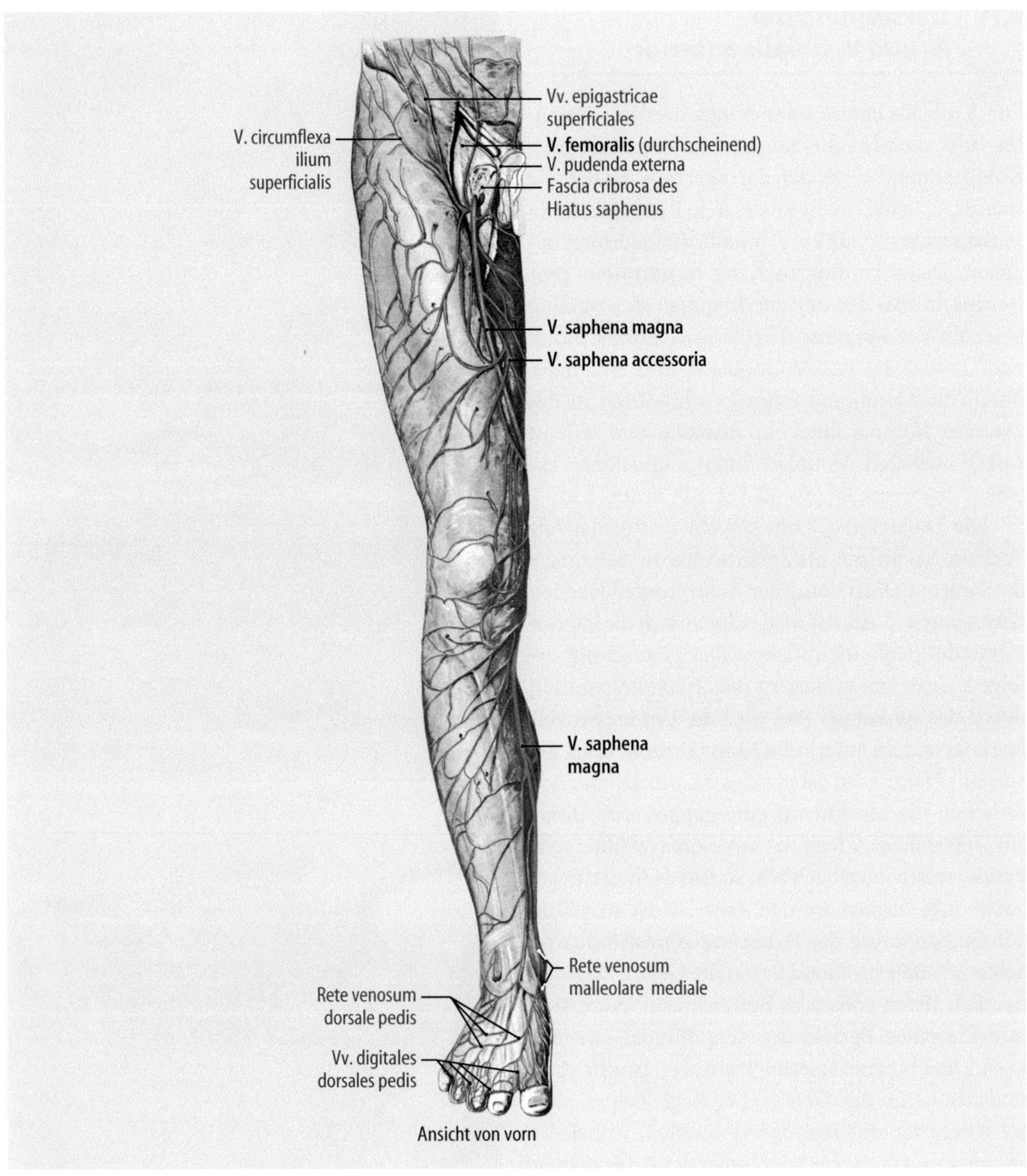

Abb. 8.9 Verlauf der V. saphena magna am medialen Ober- und Unterschenkel. (Aus: Tillmann 2010)

des M. soleus. Sie ist die direkte Fortsetzung der A. poplitea und versorgt Tibia und Fibula sowie die umliegende Muskulatur. Unter dem Retinaculum flexorum teilt sie sich in die Aa. plantaris medialis und lateralis, die dann den Malleolus medialis und die Fußsohle versorgen. Begleitet wird die Arterie von mehreren Vv. tibialis posteriores und dem **N. tibialis** (Abb. 8.7).

Praktisch in ihrem gesamten Verlauf kann die Arterie mit ihren Begleitvenen dargestellt werden. Die Darstellung kann sowohl in Rücken- als auch in Seitenlage erfolgen, wobei in Seitenlage das Bein zur Darstellung der Anschlussgefäße unten liegen muss. Nach Inzision der Haut im Bereich des medialen Unterschenkels sollte bei der Präparation durch das Subkutangewebe stets auf eine Schonung der

V. saphena magna geachtet werden. Diese kann nämlich als Rettungsoption sehr wertvoll sein, wenn beispielsweise die tiefen posterioren Venen keine ausreichende Qualität für einen Gefäßanschluss haben. Nach Längsinzision der Unterschenkelfaszie wird die Muskulatur des oberflächlichen dorsalen Muskelkompartments von den tiefen Unterschenkelbeugern getrennt und die Gefäße dargestellt. Der **N. tibialis** läuft in der Tiefe hinter den Gefäßen, sodass er die Präparation selten stört. Nichtsdestotrotz sollte diese Struktur sicher geschont werden. Die eigentliche Präparation erfolgt wie oben beschrieben.

8.13 Saphenaentnahme

Die V. saphena magna sammelt das oberflächliche Blut des Fußrückens und verläuft distal vor dem Innenknöchel. Nach kranial verläuft sie auf dem medialen Unterschenkel in Richtung Knie, wo sie dorsal des medialen Femurkondylus liegt. Im Bereich des Unterschenkels und Knies wird sie vom **N. saphenus** begleitet, was dem Operateur bei der eindeutigen Identifikation helfen kann. Am Oberschenkel nimmt sie eine eher anteriore Richtung bevor sie im Bereich des proximalen Oberschenkels die Faszie penetriert und in die V. femoralis im Bereich des Venensterns mündet (◘ Abb. 8.9). Die V. saphena magna kann in ihrem gesamten Verlauf epifaszial dargestellt werden. Eine präoperative Anzeichnung mithilfe einer Duplexsonografie kann hier hilfreich sein, um einerseits die genaue Lokalisation zu bestimmen und andererseits anatomische Varianten zu identifizieren. Bei der Präparation sollten Seitenäste wenn möglich mittels Fadenligaturen versorgt werden, da Gefäßclips häufig abrutschen, wenn die Vene in die arterielle Strombahn eingebracht wird. Es empfiehlt sich bei der Entnahme der Vene vor dem Absetzen mit einem Stift eine gerade Linie auf die Vene zu zeichnen, um einen Rotationsfehler bei der Veneninterposition zu vermeiden. Zusätzlich sollte die Orientierung der Vene (Einstromende und Ausstromende) eindeutig markiert werden, um die Vene an der Empfängerstelle in richtiger Orientierung einzubringen, d. h. in Richtung der Venenklappen. Der letzte wichtige Aspekt ist die Tatsache, dass sich die Vene unter dem Einfluss des arteriellen Drucks deutlich verlängern wird, sodass dieser Effekt bei der Planung der Länge eines venösen Saphenainterponats in einer Arterie bedacht werden sollte.

Praxistipp

Die Länge eines venösen Saphenainterponats im arteriellen System sollte stets so geplant werden, dass das Interponat dem Operateur vor Freigabe des Blutflusses ein wenig zu kurz erscheint.

Literatur

Tillmann B (2010) Atlas der Anatomie. 2. Aufl. Springer Verlag, Heidelberg

End-zu-End-Anastomosen

A. Arkudas

U. Kneser et al. (Hrsg.), *Grundkurs Mikrochirurgie*,
DOI 10.1007/978-3-662-48037-3_9,

9.1 Einleitung und Indikation

Die mikrochirurgische End-zu-End-Anastomose bildet den Grundpfeiler in der Mikrochirurgie der Gefäße und wird immer dann verwendet, wenn zwei Gefäßenden miteinander zu verbinden sind. Die Indikationen hierfür sind heterogen, sodass auch die zu anastomosierenden Gefäße sehr unterschiedlich sein können und ggf. eine differenzierte Anastomosentechnik erfordern. Die Indikationen reichen von herzchirurgischen, neurochirurgischen oder plastisch-chirurgischen gefäßchirurgischen Indikationen bis hin zur Supermikrochirurgie bei distalen Extremitätenreplantationen. Dabei kann eine End-zu-End-Anastomose bei sehr fragilen kaliberstarken Gefäßen gelegentlich deutlich anspruchsvoller sein als die äquivalente Anastomose bei gesunden Fingerarterien. Eine optimale mikrochirurgische Technik zeichnet sich daher nicht nur durch eine optimale Platzierung der Knoten, sondern v. a. durch Ihre Gewebeschonung aus.

9.2 Durchführung der End-zu-End-Anastomose

9.2.1 Präparation der Gefäßstümpfe

Für die erfolgreiche Durchführung jeder mikrochirurgischen Anastomose ist die Präparation der Gefäßstümpfe entscheidend. Es sollte darauf geachtet werden, dass die Gefäßstümpfe eine glatte Schnittkante aufweisen sowie bei Traumata die Gefäße so weit zurückgekürzt werden, dass die Anastomosierung nicht in der Traumazone, der sog. »zone of Injury« erfolgt. Es ist zudem wichtig, dass es später zu einer spannungsfreien Adaptation der Gefäßstümpfe kommt, ggf. sollte bei einer vorhandenen Defektstrecke (z. B. bei Fingerreplantationen) ein Veneninterponat eingefügt werden. Eine erhöhte Spannung im Bereich der Anastomose kann zu einer Thrombosierung sowie zum Einreißen der Anastomose führen.

Nach der Präparation der Gefäßenden werden im Bereich beider Gefäßstümpfe **Gefäßklemmen** angebracht. Diese sollten einen möglichst großen Abstand zur Anastomose aufweisen, um später ein Drehen der Gefäßstümpfe zu erleichtern. Es ist von entscheidender Bedeutung, dass man das Lumen der Gefäßstümpfe einsehen kann, um ein Stechen der Gefäßhinterwand zu vermeiden. Daher sollte die Adventitia im Bereich der Stümpfe getrimmt werden. Dies ist auch deshalb wichtig, um ein Einschlagen der Adventitia in das Lumen zu verhindern. Es empfiehlt sich allerdings nicht, die Adventitia der gesamten Gefäßstümpfe bis zu den Gefäßklemmen zu entfernen, da die Gefäßstümpfe möglichst nur an der Adventitia angefasst werden sollten und durch exzessive Dissektion Gefäßspasmen induziert werden können. Zum **Trimmen der Adventitia** wird diese gefasst und über das Ende der Gefäßstümpfe gezogen (◘ Abb. 9.1a). Nachfolgend wird die überschüssige Adventitia mit der gebogenen Mikroschere abgetrennt. Nach der Säuberung der Gefäßstümpfe werden die Lumina mit dem Gefäßdilatator dargestellt und die Gefäßstümpfe mit verdünnter Heparinlösung ausgespült (◘ Abb. 9.1b, ◘ Abb. 9.1c).

Es ist wichtig, nun die Blutzufuhr durch kurzzeitiges Eröffnen der Gefäßklemme an dem zuführenden Gefäßschenkel zu überprüfen. Falls es hier zu keinem oder nur geringem Blutfluss kommt, kann ein **Spülen des gesamten Gefäßstumpfs** auch proximal der Gefäßklemme mit verdünnter Heparinlösung oder ein Fogarty-Manöver hilfreich sein. Des Weiteren kann ein weiteres Rückkürzen des Gefäßes bis in unverletzte Areale notwendig sein, um einen adäquaten Blutfluss zu gewährleisten. Nach erneutem Anbringen der Gefäßklemme erfolgt ein erneutes Spülen des zuführenden Gefäßschenkels mit verdünnter Heparinlösung. Die Gefäßstümpfe sind nun für die Anastomose vorbereitet.

 Cave

Nach der Gefäßstumpfpräparation sollte die Gefäßklemme am zuführenden Gefäß kurz geöffnet werden, um den Blutfluss zu überprüfen.

9.2.2 Setzen der Nähte

Bei allen mikrochirurgischen Anastomosen gilt, dass der technisch schwierigste Knoten möglichst als erstes durchgeführt werden sollte, da im Verlauf die Einsehbarkeit der Gefäßlumina sowie ggf. die

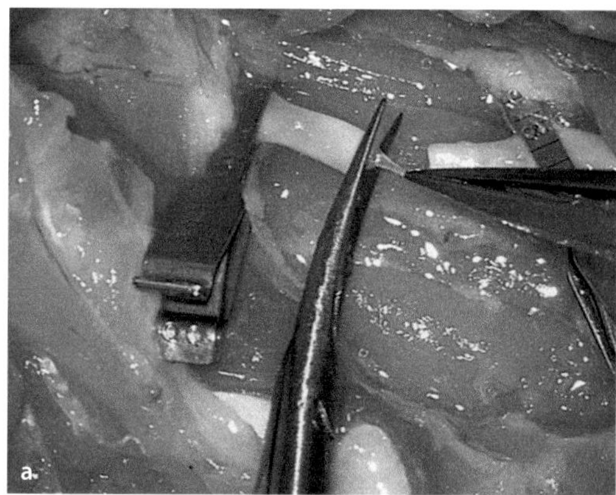

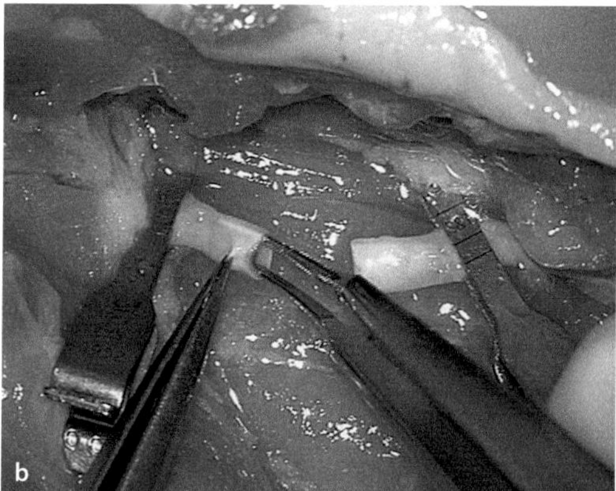

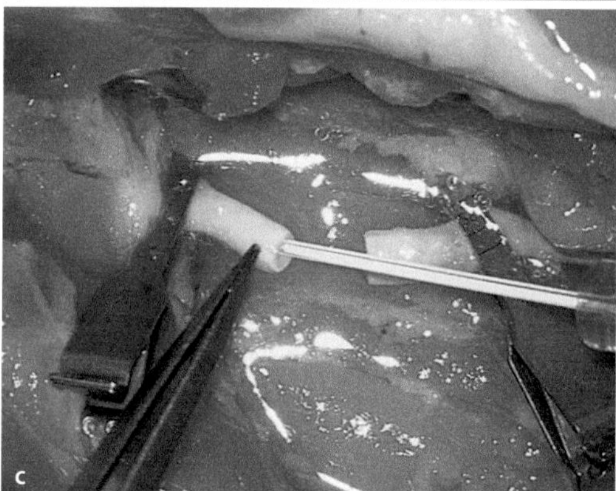

Abb. 9.1a–c **a** Trimmen der Adventitia mit der gebogenen Mikroschere. **b** Einbringen des Gefäßdilatators. **c** Spülen des Gefäßlumens mittels verdünnter Heparinlösung

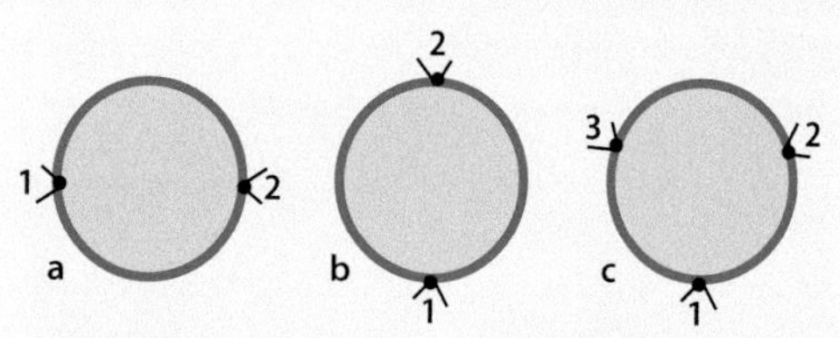

Abb. 9.2a–c Unterschiedliche Ecknahtpositionen. Die Eckfäden sollten entweder in einem Abstand von 180° (**a, b**) oder 120° (**c**) voneinander entfernt gesetzt werden. Bei Anastomosen, bei denen die Gefäße z. B. aufgrund Ihrer Länge nicht wendbar sind, sollte der erste Knoten an der tiefsten Stelle erfolgen (**b**)

Erreichbarkeit der Position dieses Knotens meist zusätzlich erschwert werden. Die Anastomose beginnt mit dem Setzen der Ecknähte, um die Gefäßstümpfe in anatomisch korrekter Weise zu adaptieren. Grundsätzlich können die Ecknähte in 120°- oder 180°-Position gesetzt werden, also zwei oder drei Ecknähte beinhalten (Abb. 9.2). Am weitesten verbreitet ist das Setzen von zwei Ecknähten, da die Halbierung der Lumina gut abgeschätzt werden kann. Es ist entscheidend, bei dem **Setzen der Ecknähte** auf die Orientierung der Gefäße zu achten, um ein Verdrehen der Gefäße zu vermeiden, da die Ecknähte die grundsätzliche Position der Anastomose festlegen. Bei der Verwendung von zwei Ecknähten ist auch darauf zu achten, die Strecken der Gefäßlumina korrekt zu halbieren, da sonst die gegenüberliegenden Gefäßhälften unterschiedlich lang sind, was zu Aufwerfungen und Undichtigkeiten der Anastomose führen kann.

Als **Nahtmaterial** wird bei den Anastomosen monofiles, nicht resorbierbares, atraumatisches Nahtmaterial verwendet. Die Fadenstärke orientiert sich an der Gefäßwanddicke und der Gefäßgröße. Es muss hierbei bedacht werden, dass auch die Anzahl der Stiche von der Fadenstärke abhängig ist. Auf der anderen Seite darf das Fadenmaterial nicht zu dick sein, um ein Verlegen der Gefäßlumina mit dem Fadenmarterial und damit eine Thrombosierung der Anastomose zu vermeiden. Die Nadel des Fadens sollte mit dem Nadelhalter nicht im Bereich des Eintritts des Fadens in die Nadel gehalten werden, da dies die schwächste Stelle des Fadens ist und es hier zu Verletzungen des Fadens kommen kann. Des Weiteren sollte darauf geachtet werden, die Na-

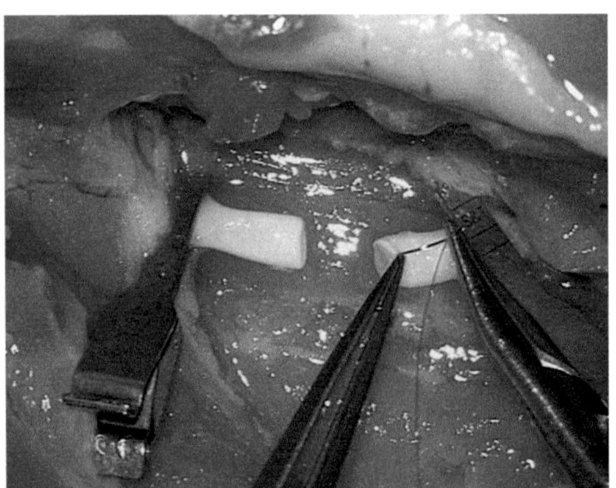

■ **Abb. 9.3** Der Einstich sollte in einem 90°-Winkel erfolgen

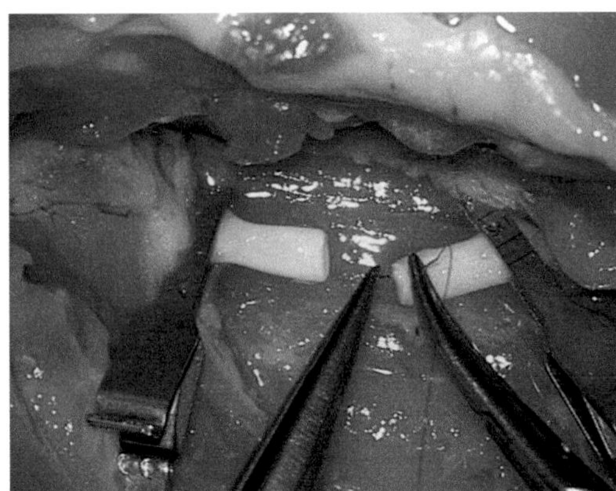

■ **Abb. 9.4** Fassen der Nadel mit der Mikropinzette und Herausdrehen der Nadel aus dem Gefäß

delspitze nicht zu verletzen, da eine hierdurch stumpf gewordene Nadel die Gefäßwand beim Durchstechen verletzen kann.

Für den **ersten Stich** sollte die Gefäßwand an der Adventitia gefasst oder das Lumen mit der Pinzette aufgespreizt werden, damit man beim Stechen die Hinterwand einsehen kann und diese nicht aus Versehen mitsticht. Dies ist natürlich nur bei größeren Gefäßen möglich, bei kleinen Gefäßen wird die Vorderwand mit der Pinzette hochgehalten und der Verlauf der Nadel beim Einstich kontrolliert. Der Abstand zwischen dem Einstich der Nadel in die Gefäßwand und dem Gefäßende orientiert sich an der Gefäßwandstärke: Einige Regeln besagen, dass der Abstand doppelt so groß sein sollte wie die Gefäßdicke. Der Einstich sollte senkrecht zur Gefäßwand erfolgen (■ Abb. 9.3). Die Nadel wird nachfolgend mit der Mikropinzette gefasst und rausgezogen (■ Abb. 9.4). Dieses sollte unter Schonung der Gefäßwand im Verlauf der runden Nadel durchgeführt werden, ohne eine hebelnde Bewegung dabei auszuüben.

Ein Ausstechen ist oft sinnvoll, bevor man die andere Gefäßhälfte sticht, da man so den zweiten Stich besser positionieren kann. Nur wenn man in die zweite Gefäßhälfte gut hineinsehen kann und die Position dieses auch zulässt, kann man die zweite Gefäßhälfte ohne vorheriges Ausstechen durchstechen. Ansonsten sollte der Faden nach dem zwischenzeitlichen Ausstechen erneut mit dem Nadelhalter gefasst und die Adventitia der anderen Gefäßhälfte mit der Pinzette angehoben werden, um das Lumen des Gefäßes einsehen zu können. Nun wird entsprechend zu der Position des Einstichs in der einen Gefäßhälfte kongruent der Ausstich auf der anderen Gefäßhälfte durchgeführt (■ Abb. 9.5). Die Nadel wird nun mit der Pinzette gefasst und wieder in einer runden Bewegung aus dem Gefäß geführt, ohne zusätzlichen Stress auf die Gefäßwand zu erzeugen. Dies kann v. a. bei fragilen Gefäßen mit pAVK oder kleinen Venen bei Fingerreplantationen entscheidend für die erfolgreiche Anastomose sein.

Der Faden wird nun so weit durchgezogen, bis das Fadenende, welches beim Einstich rausschaut, eine ausreichende Länge zum Knoten aufweist (■ Abb. 9.6). Man muss hierbei bedenken, dass ein zu langes Fadenende zum einen eine Verschwendung von Nahtmaterial darstellt und zum anderen bei der nachfolgenden Knotung behindernd sein kann. Nach entsprechender Längeneinstellung wird nun das Fadenende, welches aus der anderen Gefäßhälfte herauskommt, mit dem Nadelhalter so lang gefasst, dass eine Knotung komfortabel durchführbar ist. Auch hier ist die Einstellung der Fadenlänge wichtig, da ein zu kurz gefasstes Fadenende die Knotung deutlich erschwert und ein zu lang gefasstes Fadenende ggf. zu einem erforderlichen Nachgreifen bei der Knotung führt, welches die Anastomosierung unnötig erschwert. Grundsätzlich muss man bei allen Einzelschritten so vorgehen, dass man versucht, unnötige Zwischenschritte oder Instrumentenwechsel zu vermeiden, da dies zum einen Zeit kostet und den Arbeitsfluss der Anastomose unterbricht.

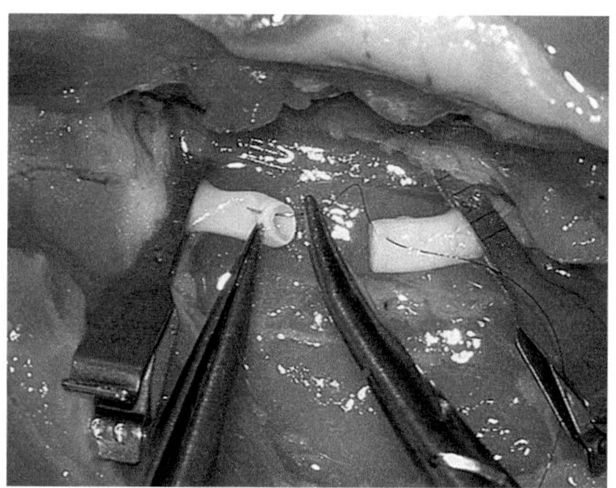

Abb. 9.5 Ausstechen in dem gegenüberliegenden Gefäß

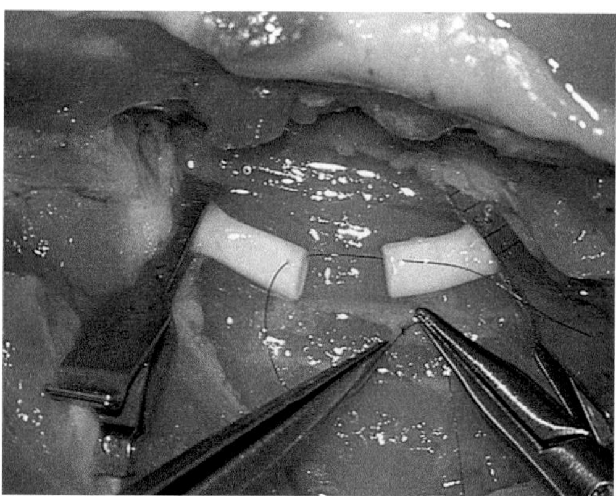

Abb. 9.6 Durchziehen des Fadens, bis das Fadenende sichtbar ist und eine ausreichende Länge für das nachfolgende Knoten aufweist

Die Nadel kann nun entweder im Blickfeld platziert werden, damit man sie später einfacher wiederfindet oder man lässt sie außerhalb des Blickfelds. Anhand des im Blickfeld weiterhin vorhandenen Fadenendes, lässt sich die die Nadel so auch später problemlos wiederfinden.

9.2.3 Knotung

Die eigentliche Knotung erfolgt nun nach dem normalen 2-1-1-Modus, wie dies auch von der normalen Einzelknopfnaht bei der Haut bekannt ist. Je nach Präferenz kann man den Faden mit der Pinzette oder dem Nadelhalter greifen und um das andere Instrumentarium schlingen (Abb. 9.7a). Am einfachsten ist es jedoch, wenn man den langen Faden mit dem Nadelhalter fasst und das andere kurze Fadenende mit der Pinzette greift, da sich mit der Pinzette das Fadenende deutlich leichter fassen lässt. Es wird nun zuerst zweimal um die Pinzette geschlungen, das Fadenende gefasst und durch die Schlingen gezogen (Abb. 9.7b).

Beim **Festziehen** sollte man darauf achten, dass die Schlingen sich glatt der Gefäßwand anlegen und man mit der Pinzette oder dem Nadelhalter nicht nachgreifen muss. Wenn dies so ist, hat man die Abstände, mit denen man den Faden gegriffen hat, falsch eingestellt.

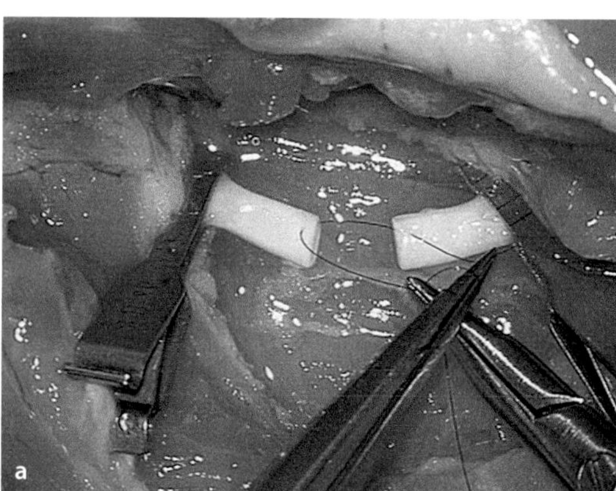

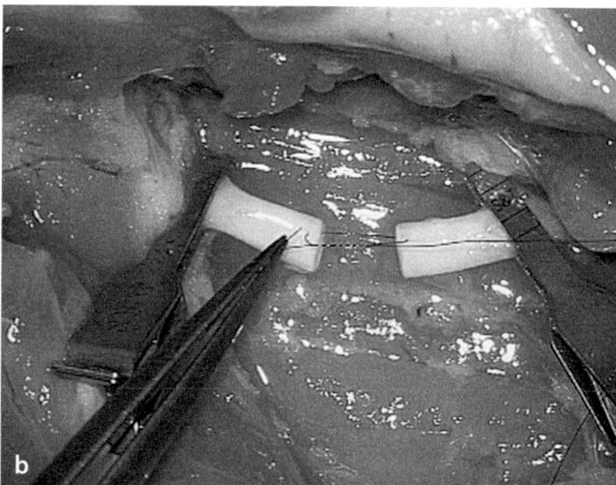

Abb. 9.7a, b **a** Beginn der Knotung durch Umschlingen der Pinzette zweimal und Greifen des Fadenendes. **b** Zuziehen der ersten Schlaufe unter Beachtung der Platzierung des Knotens sowie der Knotenrichtung

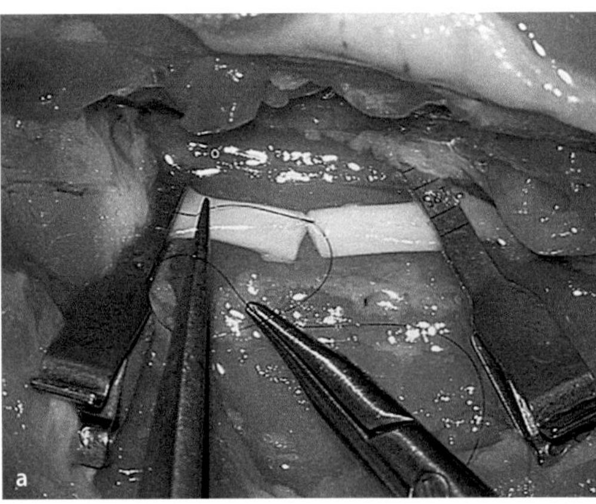

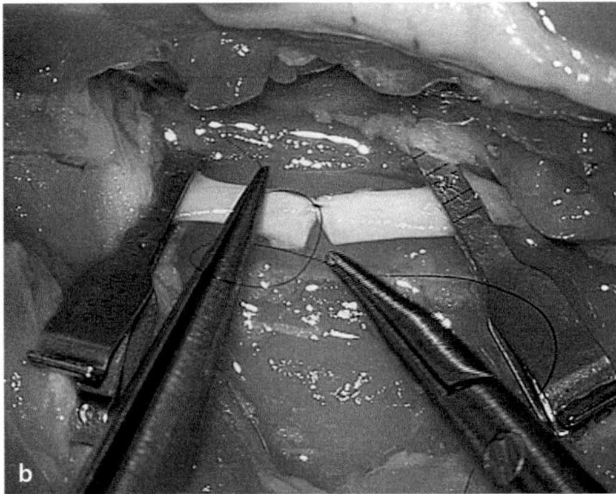

◘ **Abb. 9.8a, b** Nach dem ersten Doppelknoten wird nun in anderer Richtung mit einer Schlaufe die Knotung durchgeführt und am Schluss in ursprünglicher Richtung die abschließende Schlaufe gesetzt

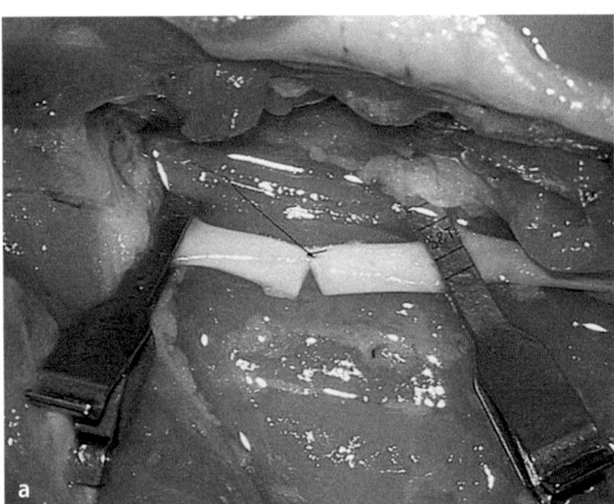

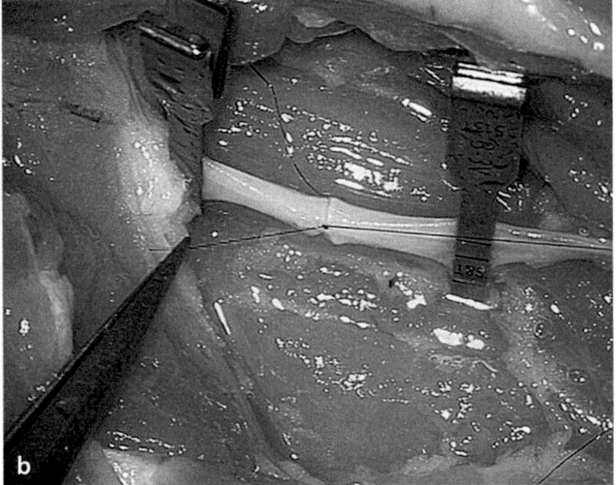

◘ **Abb. 9.9a, b** **a** Kürzen des einen Fadenendes nach Durchführung der Knotung des ersten Eckfadens. **b** Positionierung des zweiten Eckfadens in einem Abstand von 180°

> **Insgesamt sollte die Knotenabfolge flüssig erfolgen, ohne dass man mit dem Nadelhalter nachfassen muss.**

Nach dem ersten Doppelknoten wird nun in anderer Richtung mit einer Schlaufe die Knotung durchgeführt und am Schluss in ursprünglicher Richtung die abschließende Schlaufe gesetzt (◘ Abb. 9.8).

Der Faden wird nun an der Seite, an der die Nadel befestigt ist, kurz abgeschnitten (◘ Abb. 9.9a). Die andere Seite wird so lang gelassen, wie dies fürs Knoten notwendig war, damit dieses Fadenende nach erfolgten Ecknähten vom Assistenten gefasst werden kann oder man das Gefäß mit Klemmchen daran positionieren kann. Der zweite Eckknoten wird nun 180° zum ersten in gleicher Technik durchgeführt (◘ Abb. 9.9b).

Es bietet sich an, den ersten Eckknoten an der am schwierigsten zugänglichen Stelle durchzuführen, da diese Stelle mit Zunahme der Knotenanzahl immer schwieriger zu erreichen ist. Nach dem Setzen der Ecknähte fasst der Assistent diese und hält das Gefäß so, dass die erste Strecke zwischen den Ecknähten genäht werden kann. Wichtig hierbei ist, dass fürs Einstechen keine zu große Spannung auf die Gefäßwand ausgeübt wird, damit man die Hinterwand immer beim Ein- und Ausstich kontrollieren und das Lumen des Gefäßes einsehen kann.

Die **Knoten zwischen den Ecknähten** können in unterschiedlichen Techniken gesetzt werden.

Einige Operateure teilen die Strecke zwischen den Ecknähten erneut und setzen hier einen Knoten und führen danach weiterhin streckenteilende Knoten durch, bis alle Strecken versorgt sind. Diese Technik hat allerdings den erheblichen Nachteil, dass mitunter das Einsehen des Lumens deutlich erschwert ist. Am weitesten verbreitet ist daher das Knotensetzen von einer Ecknaht ausgehend zu der nächsten Ecknaht, welches wohl auch die praktikabelste Technik darstellt. Der Abstand zwischen zwei Knoten hängt hierbei von der Gefäßgröße und der Fadenstärke ab. Wichtig ist, dass es keine Gefäßwandaufwerfungen gibt, welche nach Freigabe der Anastomose zu einer Leckage führen können.

Es ist entscheidend, dass man beim Zuziehen der Knoten auf die **Position des Knotens** in der Anastomose achtet. Durch eine falsch gewählte Knotenposition nämlich wird ggf. ein weiterer Knoten zur Abdichtung der Anastomose nötig, was sich bei gut gewählter Knotenposition evtl. hätte vermeiden lassen. Beispielsweise sollte der erste Knoten nach den Ecknähten eher Richtung Ecknaht zugezogen werden, um hier eine sichere Abdichtung zu erzielen. Wichtig ist hier, dass der Assistent nach dem Ein- und Ausstechen die Spannung zwischen den Fadenenden der Eckknoten etwas erhöht, um die Position des Knotens optimal einstellen zu können. Nach Knotung wird auch hier das eine Fadenende lang gelassen, damit der Assistent dieses Fadenende anstatt das des benachbarten Eckknotens fassen kann. Nach erfolgter Knotung wird nun dieser lang gelassene Faden gekürzt und nur der Faden des letzten durchgeführten Knotens lang gelassen.

> Dieses Prinzip sollte während der gesamten Anastomose eingehalten werden, da durch das Fassen der Fadenenden, welche am nächsten an dem zu stechenden Knoten platziert sind, eine optimale Positionierung des Gefäßes für den Operateur gewährleistet ist.

9.2.4 Wendung des Gefäßes und zweite Naht

Nach Platzierung der Knoten der einen Gefäßwand wird das Gefäß an seinen Ecknähten auf die andere Seite gedreht. Dies ist mitunter schwierig, v. a. wenn ein Gefäßende sehr kurz ist, wie z. B. bei sehr weit distalen Fingerreplantationen oder Revaskularisationen. Umso wichtiger ist daher bei solchen Gefäßen die optimale Platzierung der Ecknähte. In solchen Situationen sollten die Ecknähte nicht in horizontaler Ebene verteilt werden, sondern vertikal gesetzt werden, um eine Drehung von jeweils nur 90° und nicht von 0° und 180° zu benötigen. Nach erfolgter Wendung des Gefäßes wird die eben genähte Gefäßwand inspiziert und hier v. a. auf Stiche der Hinterwand geachtet. Sollte dies passiert sein, muss mindestens dieser Stich revidiert werden, ggf. muss die gesamte Anastomose ausgeschnitten und neu begonnen werden.

Es empfiehlt sich, die Lumina erneut mit dem Dilatator etwas aufzuspreizen, um nun die Hinterwand unter Kontrolle der gegenüberliegenden Gefäßwand nähen zu können. Auch eine erneute Spülung mit verdünnter Heparinlösung ist meist sinnvoll. Die Naht der Hinterwand erfolgt in gleicher Weise wie die Vorderwand. Hier ist umso mehr darauf zu achten, die Gegenwand nicht zu stechen, da diese Seite nun später nicht mehr von der Gegenseite aus kontrolliert werden kann. Nach erfolgter Naht der gesamten Zirkumferenz kann die Anastomose vor Freigabe noch einmal auf ggf. vorhandene Gefäßwandaufwürfe und Undichtigkeiten überprüft werden.

9.2.5 Öffnen der Gefäßklemmen und Prüfen der Anastomose

Nachfolgend wird zunächst die distale oder am Lappenstiel platzierte Gefäßklemme entfernt und nachfolgend mit Entfernung der proximalen Gefäßklemme der Blutstrom freigegeben. Wenn nun kleinere Blutungen auf der Anastomose auftreten bei insgesamt durchgängiger Anastomose, empfiehlt es sich, die Anastomose mit einer feuchten Kompresse zu bedecken und einige Minuten zu warten, da diese kleinen Blutungen meist von alleine sistieren und die Gefäßwand abgedichtet wird. Bei größeren Blutungen sollte bereits direkt nach Freigabe der Anastomose durch zusätzliche Stiche eine Abdichtung erfolgen. Bei größeren Blutungen sollte ggf. eine erneute Anlage der Gefäßklemmen erfolgen, bei kleineren Blutungen empfiehlt es sich, diese

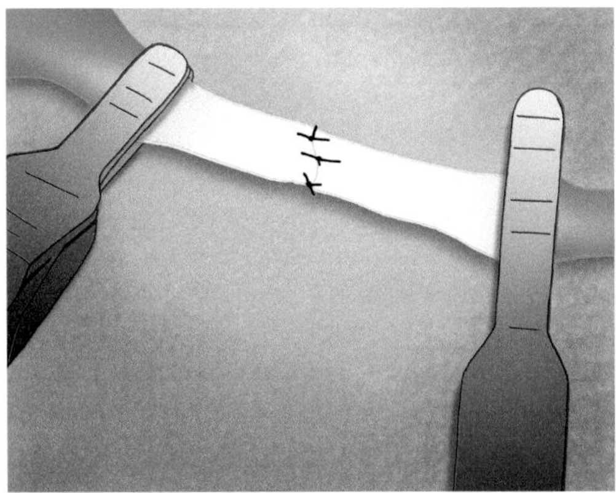

■ **Abb. 9.10** Anastomose nach dem Setzen von allen Knoten vor Freigabe des Blutflusses

unter aktiver Blutung aufgrund der besseren Ortung der Leckage und sofortigen Erfolgskontrolle durch ein Sistieren der Blutung durchzuführen. Es empfiehlt sich daher, die Eckfäden erst zu kürzen, wenn die Anastomose durchgängig und dicht ist, da sonst eine Positionierung der Anastomose für ggf. noch notwendige zusätzliche Stiche deutlich erschwert ist (■ Abb. 9.10).

Die **Durchgängigkeit der Anastomose** kann mittels des Ausstreich-Tests, dem sog. **Milking-Test**, überprüft werden. Hierbei wird das Gefäß bei einer arteriellen Anastomose mit zwei Mikropinzetten distal der Anastomose verschlossen und mit der einen Pinzette das Blut nach distal hin ausgestrichen (■ Abb. 9.11a). Wenn man nun die proximale Pinzette öffnet, sollte sich bei durchgängiger Anastomose der ausgestrichene Gefäßabschnitt wieder mit Blut füllen (■ Abb. 9.11b). Ein zweiter Parameter ist natürlich auch die Lappen-/Organ-/Fingerdurchblutung.

Sollte die Anastomose nicht durchgängig sein, kann dies verschiedene Gründe haben. Als erstes sollte der Blutdruck des Patienten überprüft und ein systolischer Blutdruck von mindestens 120 mmHg eingestellt werden. Als nächstes können evtl. auftretende Gefäßspasmen mithilfe von spasmolytischen Medikamenten (z. B. Papaverin) gelöst werden, welche auf dem entsprechenden Gefäßabschnitt appliziert werden. Falls weiterhin keine suffiziente Anastomosendurchgängigkeit vorhanden ist, sollte die Anastomose erneut inspiziert werden. Hierfür sollten meist erneut Gefäßklemmen angebracht und einige Fäden der Anastomose geöffnet werden. Mittels Dilatator und verdünnter Heparinlösung lassen sich nun die Lumina der beiden Gefäßstümpfe inspizieren und evtl. durchgeführte Nähte von beiden Gefäßwänden entdecken, welche zu einem Verschluss der Anastomose geführt haben. In einem solchen Fall kann man die Anastomose ggf. durch ein Öffnen dieser Nähte und erneutem Verschluss retten, im Zweifel muss die Anastomose ausgeschnitten und neu angelegt werden. Sollte die Anastomose nach Knoteneröffnung keine Pathologien aufweisen, muss der Blutzufluss vom proximalen Gefäßstumpf durch Eröffnung der entsprechen-

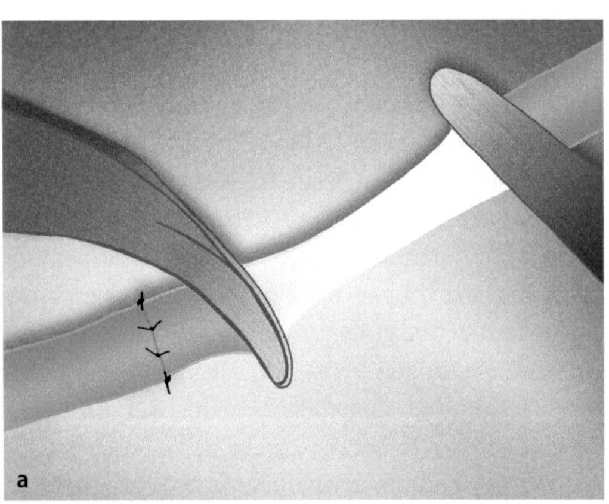

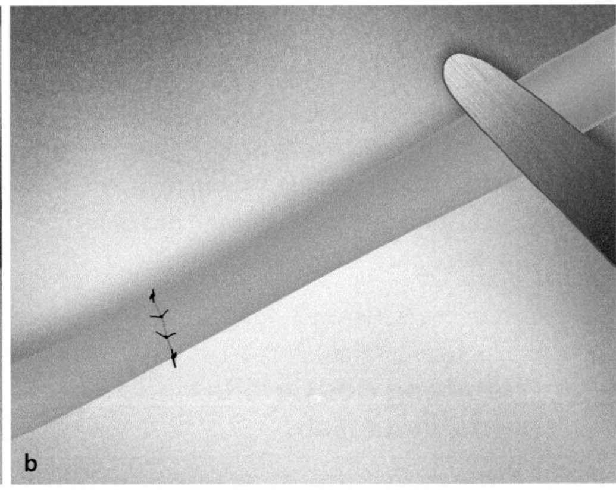

■ **Abb. 9.11a, b** Milking-Test. **a** Zunächst wird das Gefäß bei einer arteriellen Anastomose mit zwei Mikropinzetten distal der Anastomose verschlossen und mit der einen Pinzette das Blut nach distal hin ausgestrichen. **b** Wenn man nun die proximale Pinzette öffnet, sollte sich bei durchgängiger Anastomose der ausgestrichene Gefäßabschnitt wieder mit Blut füllen

den Gefäßklemme überprüft werden. Sollte es hier zu keinem suffizienten Blutstrom kommen, ist ggf. eine erneute Spülung mittels verdünnter Heparinlösung oder ein Fogarty-Manöver notwendig.

Bei Replantationen kann auch eine weitere Rückkürzung des Gefäßstumpfs nach proximal aus der Traumazone mit ggf. erforderlichen Gefäßinterponaten notwendig werden. Wichtig ist auch hier die Aufrechterhaltung des systolischen Blutdrucks >120 mmHg. Bei Fingerreplantationen kann die Einsetzung einer ausreichenden Mikrozirkulation gelegentlich einige Minuten bei durchgängiger Anastomose in Anspruch nehmen, hier sollte bei sicher durchgängiger Anastomose der Finger gewärmt und abgewartet werden.

9.3 Mögliche Probleme/ Besonderheiten

9.3.1 Vermeidung des Stechens der Hinterwand

Das Auftreten von **fehlerhaften Stichen** im Sinne des Stechens der Hinterwand korreliert meist mit der Einsehbarkeit des Gefäßlumens. Da mit fortschreitender Knotenanzahl pro Anastomose die Einsehbarkeit zunehmend erschwert wird, gibt es Techniken, die versuchen, dies zu vermeiden. Diese Techniken zielen auf ein verspätetes Knoten nach erfolgtem Setzen der Stiche ab, d. h. es werden zunächst die Stiche gesetzt, aber erst am Schluss wird die Knotung durchgeführt. Meist werden in dieser Technik die letzten beiden Stiche pro Seite oder nur der Hinterwand angelegt, da diese die am schwersten einsehbaren sind.

Am komfortabelsten ist es jedoch, alle Stiche einer Wandseite anzulegen, da man hierbei bei jedem Stich das Gefäßlumen gleich gut einsehen kann. Erst nach vollständigem Setzen aller Stiche wird mit der Knotung bei dem ersten Stich angefangen. Bei dieser Technik muss man darauf aufpassen, dass man die richtige Schlaufe zum Knoten verwendet und keine Schlaufe hintersticht, um keine zusätzlichen Knoten innerhalb der Fäden zu verursachen.

Die Knotung erfolgt dann nach dem üblichen Schema, d. h. der Assistent greift immer das lange Fadenende des letzten Knotens und des Eckknotens und der Operateur versucht die Knoten optimal zu platzieren. Zunächst wird die erste Schlaufe mit dem Nadelhalter gefasst und die Knotung mit dem ersten Fadenende durchgeführt. Anschließend wird der Faden abgeschnitten und der nächste Knoten mit der nächsten Schlaufe durchgeführt (◘ Abb. 9.12). In der Literatur ist diese Technik als **»spiral interrupted«-Technik** beschrieben, hier werden jedoch vor der Knotung alle Schlaufen durchgeschnitten (Chen u. Chiu 1986). Vorteil der Knotung mit den Schlaufen ist die fadensparende Knotung, da nicht beide Fadenenden lang abgeschnitten werden müssen. Mithilfe dieser fortlaufenden Stichtechnik sind fehlerhafte Stiche der gegenüberliegenden Hinterwand sehr unwahrscheinlich. Chen et al konnten zeigen, dass es mithilfe der »spiral interrupted«-Technik bei gleicher Durchgängigkeitsrate zu einer signifikanten Verkürzung der Operationszeit im Vergleich zur konventionellen Einzelknopfnahttechnik kommt (Chen u. Chiu 1986).

9.3.2 Umgang mit fragilen Gefäßen

Bei sehr fragilen, arteriosklerotisch veränderten Gefäßen sollte darauf geachtet werden, dass die Gefäßwand dieses Gefäßes von innen nach außen gestochen wird, um ein weiteres Ablösen der Intima oder von Plaques zu vermeiden. Diese Gefäße sollten auch vom Assistenten und vom Operateur am besten in der sog. »no touch«-Technik möglichst schonend behandelt werden, d. h. das Gefäß sollte – wenn nicht unbedingt notwendig – nicht angefasst werden. Auch das Halten der Eckfäden kann bei derartigen Gefäßen – wenn zu grob oder zu ruckartig gefasst wird – dazu führen, dass die Fäden ausreißen oder die Intima einreißt, was die Anastomose im schlimmsten Fall unmöglich machen kann. Derartige Gefäße sind mit äußerster Vorsicht zu behandeln, da man oft nur einen Versuch der Anastomose hat. Miyamoto et al. haben für derartige Gefäßqualitäten, bei denen beide Gefäßstümpfe arteriosklerotisch verändert sind und bei beiden von innen nach außen gestochen werden sollte, eine spezielle Nahttechnik mit einem doppelt armierten Faden beschrieben, bei der in beiden Gefäßstümpfen von innen nach außen gestochen werden kann (Miyamoto et al. 2008).

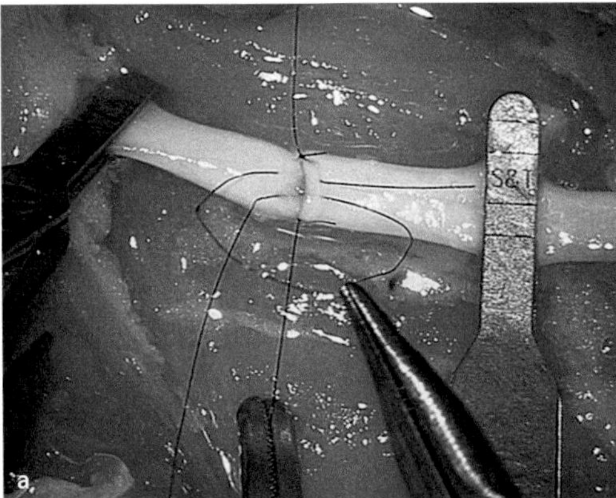

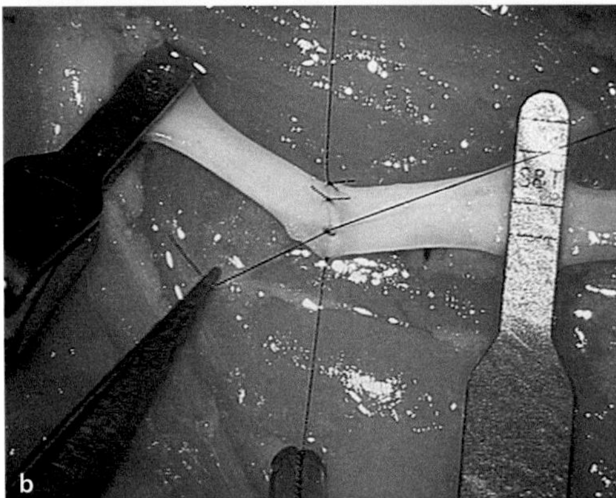

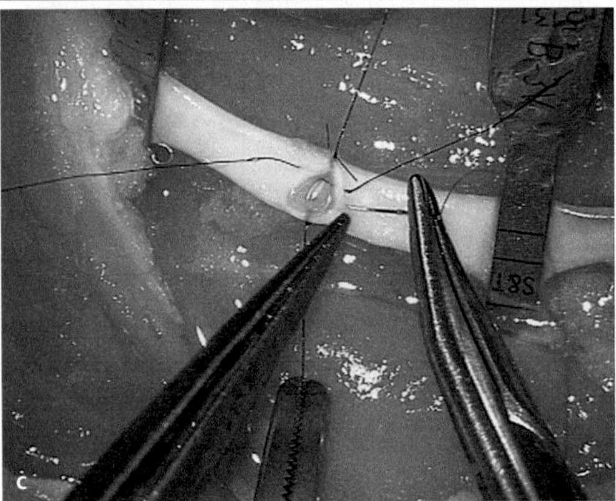

Abb. 9.12a–c »Spiral interrupted«-Anastomosentechnik: Es werden zunächst alle Stiche einer Gefäßwandseite angelegt und nachfolgend mit den sich so gebildeten Schlaufen die Knotung durchgeführt

9.3.3 Posterior-wall-first-Technik

Sollte einer der **Gefäßstümpfe sehr kurz** sein, sodass nicht einmal eine 90°-Wendung möglich ist, kann die vollständige Anastomose auch in einer Position der Gefäßstümpfe durchgeführt werden. Eine Technik, die dieses Problem adressiert, ist die sog. **Posterior-wall first-Technik**. Wie der Name schon sagt, wird bei dieser Technik die Hinterwand der Anastomose zuerst genäht, um ein ggf. notwendiges Wenden der Anastomose zu vermeiden. Die Technik wurde erstmals von Harris et al 1981 beschrieben und erhielt im Folgenden einige Modifikationen (Harris et al. 1981). Bei der ursprünglichen Technik arbeitet man sich vom tiefsten Punkt zur Gefäßvorderseite vor, d. h. der erste Knoten erfolgt wie der ursprüngliche erste Eckfaden an dem am schwierigsten einsehbaren tiefsten Gefäßpunkt. Anschließend setzt man nicht den nächsten Eckfaden, sondern führt weitere Knoten neben dem ersten Eckfaden durch und setzt so nachfolgend Knoten, bis die Gefäßvorderseite erreicht ist. Die letzten Knoten können zwecks besserer Einsehbarkeit wieder in der fortlaufenden Stichtechnik mit nachfolgender Knotung oder in der normalen Einzelknopfnahttechnik durchgeführt werden. Watanabe beschrieb 2006 eine Modifikation der »posterior wall first«-Technik, bei der die Hinterwand nach initialem Setzen eines Eckfadens fortlaufend genäht wird, bis die gegenüberliegende Gefäßseite erreicht ist (Watanabe 2006). Hier wird der zweite Eckfaden mit einem weiteren Faden und mit der fortlaufenden Naht der Hinterwand geknotet. Die Vorderwand wird nachfolgend in bewährter Einzelknopfnahttechnik genäht.

9.3.4 Technik bei venösen End-zu-End-Anastomosen

Bei venösen End-zu-End-Anastomosen ist die Technik grundsätzlich die gleiche wie bei der arteriellen Anastomosierung. Bei Lappenanastomosen werden heutzutage häufig sog. Kopplersysteme eingesetzt, welche mittels eines Ring/Pin-Systems eine deutliche Vereinfachung und Zeitersparnis bei erhöhter Durchgängigkeitsrate ermöglichen. Bei Fingerreplantationen oder bei deutlich unterschiedlichen Lumengrößen muss allerdings auch hier weiterhin auf die manuelle Anastomosentechnik zurückgegriffen werden. Erschwerend wirkt sich bei der Anastomosierung das bei Venen aufgrund der deutlich dünneren Tunica media meist kollabierte Gefäßlumen aus, wodurch die Gefahr deutlich erhöht ist, die gegenüberliegende Gefäßwand mitzustechen. Auch ist die Gefäßwand hierdurch fragiler, welches auch vom Assistenten eine erhöhte Vorsicht beim Halten der Fadenenden erfordert. Bei Venen, wie auch bei fragilen Arterien, ist vom Operateur umso mehr eine die Gefäßwand schonende mikrochirurgische Technik gefordert, d. h. kein Hebeln der Gefäßwand beim Ausstechen, kein übermäßiges Spreizen des Gefäßlumens, um Intimaeinrisse zu vermeiden und Greifen des Gefäßes nur an der Adventitia. Bei sehr kleinen Gefäßen kann es hilfreich sein, wenn nicht der Assistent beide Eckfäden hält, da hierdurch die eine Hand des Assistenten oft störend wirkt und man wenig Kontrolle über die Eckfäden bei Bewegungen des Gefäßes beim Stechen hat und es so zu Abrissen des einen Eckfadens kommen kann. Hier ist es gelegentlich hilfreich, als Operateur den einen Eckfaden selber zu fassen, da man so v. a. Stiche in der Ecke neben diesem Eckfaden einfacher platzieren kann.

9.3.5 Unterschiedlich große Gefäßdurchmesser

Sind die **Durchmesser** der zu anastomosierenden Gefäßstümpfe **ungleich groß**, stellt dies den Operateur mitunter vor große Herausforderungen. Ein abrupter zu großer Kalibersprung führt ggf. zu einer deutlich erhöhten Gefahr einer Thrombosierung durch Verwirbelungen und Strömungsabfällen und kann bei dem größeren Gefäß Gefäßwandaufwerfungen und hierdurch Undichtigkeiten bedingen. Um den Übergang möglichst harmonisch anzulegen, müssen die Kaliberunterschiede angeglichen werden. Dies kann entweder am kleineren Gefäß durch Vergrößerung des Lumens oder beim größeren Gefäß durch eine entsprechende Verkleinerung erfolgen. Zur Verkleinerung des Gefäßlumens des größeren Gefäßes wird aus der Gefäßwand ein Dreieck exzidiert, wodurch eine sukzessive Verkleinerung des Lumens über die Strecke des exzidierten Gefäßabschnitts erfolgt. Vor letztendlicher Anastomosierung wird diese Exzisionsstelle wieder miteinander vernäht, dies erfolgt in gleicher Art und Weise mittels Einzelknopf- oder fortlaufender Nahttechnik.

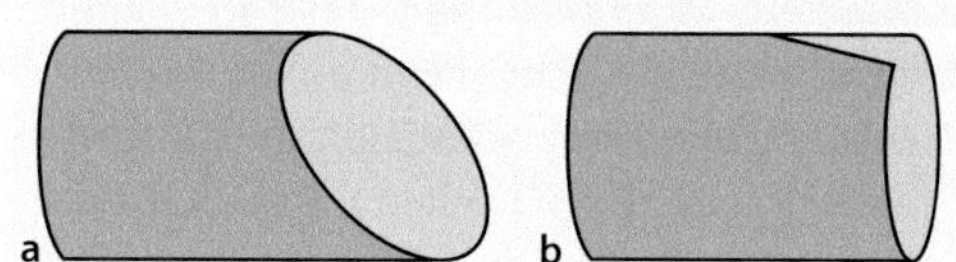

Abb. 9.13 Vergrößerung des Gefäßlumens bei kleinerem Gefäß vor Anastomose (**a** Gefäßende schräg anschneiden; **b** Einschneiden des Gefäßstumpfs)

Auf der anderen Seite kann auch das Lumen des kleineren Gefäßes vergrößert werden. Hierzu gibt es grundsätzlich zwei Möglichkeiten (Abb. 9.13): Entweder wird das Gefäßende schräg abgeschnitten, da das schräge Lumen einen größeren Durchmesser hat als das entsprechende gerade Gefäßende. Dies geht natürlich nur bis zu einer gewissen Grenze, da durch das Anschrägen bei der letztendlichen Anastomose ein Winkel zwischen beiden Gefäßenden entsteht, welcher ca. 60° nicht überschreiten sollte, um kein Strömungshindernis und hierdurch eine mögliche Thrombosierung zu erzielen. Eine Vergrößerung des kleineren Gefäßlumens kann auch durch ein Einschneiden des Gefäßstumpfs erzielt werden. Die hierdurch entstehenden Ecken können anschließend noch begradigt werden; auch bei dieser Technik ist die Angleichung durch den entstehenden Winkel zwischen den beiden Gefäßenden begrenzt.

9.4 Weitere Anastomosentechniken

In der Literatur sind unzählige verschiedene Anastomosentechniken beschrieben. Grundsätzlich können diese in Einzelknopnaht- und fortlaufende Nahttechniken unterteilt werden. Bei der ursprünglichen **fortlaufenden Nahttechnik** werden zunächst die Eckknoten gesetzt und nachfolgend mit diesen Fäden die Vorder- und Hinterwand separat fortlaufend genäht. Es resultieren am Schluss insgesamt zwei Knoten, welche 180° voneinander versetzt angeordnet sind.

Mehrere **Modifikationen der fortlaufenden Nahttechnik** sind beschrieben worden. So kann die gesamte Zirkumferenz vollständig fortlaufend genäht werden, ohne den zweiten Eckknoten am Anfang zu setzen. Einige Operateure knoten auch den ersten Eckknoten bei dieser Technik nicht zu Beginn, sondern erst nach vollständigem Setzen von allen Stichen am Ende der Anastomose. Eine Gefahr der vollständigen fortlaufenden Nahttechnik ist die Einschnürung im Bereich der Anastomose und hierdurch bedingte Thrombosierung.

Eine andere Modifikation sieht die fortlaufende Naht von beiden Gefäßwänden von dem ersten Eckknoten ausgehend vor, bevor der zweite Eckknoten nach vollständigem Setzen von allen Stichen am Ende der Anastomose mit den beiden Fäden geknotet wird. Des Weiteren ist es auch möglich, nach dem Setzen des ersten Eckknotens zunächst die eine Gefäßwand fortlaufend zu nähen und nachfolgend an der gegenüberliegenden Ecke den Eckknoten zu setzen, bevor die andere Gefäßwand fortlaufend genäht wird.

9

Eine Abwandlung dieser fortlaufenden Nahttechnik ist die **fortlaufende Verriegelungsnahttechnik**. Hierbei wird bei der fortlaufenden Naht die jeweils vorherige Schlaufe hinterstochen, sodass die angezogene Spannung gehalten wird. Während man sich darüber einig ist, dass die Operationszeit einer fortlaufenden Anastomose deutlich verkürzt ist im Vergleich zu einer Einzelknopfnahtanastomose, zeigten sich meist sonst keine weiteren signifikanten Unterschiede zwischen beiden Techniken (Wheatley et al. 1986, Chen et al. 2001, Cobbett 1967, Alghoul et al. 2011, Lee et al. 1982, Lee et al. 1983, Mao et al. 1986). In der Praxis hat sich allerdings die fortlaufende Technik, v. a. bei kleinkalibrigen Anastomosen, nicht bewährt. Schlechter et al. untersuchten an Kaninchenbeinen hämodynamische Unterschiede zwischen der Einzelknopfnahttechnik und der normalen fortlaufenden Nahttechnik sowie der fortlaufenden Verriegelungsnahttechnik. Sie fanden allerdings eine Kompromittierung in den Flusseigenschaften bei der normalen fortlaufenden Nahttechnik im Vergleich zu den anderen beiden Techniken (Schlechter u. Guyuron 1994).

Eine weitere Anastomosentechnik ist die sog. **Matratzennahttechnik**. Dies kann mittels einzeln geknoteter Matratzennähten oder einer fortlaufenden Naht erfolgen. Bei der normalen Matratzennaht wird in der einen Gefäßwand eingestochen und in der gegenüberliegenden Wand ausgestochen, wie bei der normalen Einzelknopfnaht. Nachfolgend wird allerdings nicht geknotet, sondern in der gleichen Gefäßwand, in der ausgestochen wurde, wieder versetzt eingestochen und gegenüberliegend ausgestochen. Dieser Matratzenstich wird nachfolgend mit dem anderen Fadenende verknotet. Vorteil der Matratzennahttechnik soll eine bessere Adaptation der Intima mit einer Minimierung von Fadenmaterial innerhalb der Anastomose sein.

Verschiedene Autoren beschreiben auch die sog. die fortlaufende Matratzennaht (Simsek et al. 2006, Tetik et al. 2005). Hierbei werden sowohl Vorder-, als auch Hinterwand mittels Matratzennähten fortlaufend genäht und am Ende mittels eines Knotens verriegelt. Hierzu wird auch hierbei in der einen Gefäßwand eingestochen und bei der gegenüberliegenden Wand wieder ausgestochen. Nachfolgend wird auf der gleichen Gefäßwand versetzt eingestochen und gegenüber ausgestochen. Diese Prozedur wird über die gesamte Zirkumferenz fortgeführt. Tetik et al. konnten im Vergleich mit der klassischen Matratzennahttechnik, der Einzelknopfnahttechnik und der fortlaufenden Nahttechnik eine reduzierte Anastomosenzeit bei fehlender Nahtmaterialexposition innerhalb der Anastomose sowie 100%iger Durchgängigkeitsrate nachweisen (Tetik et al. 2005). Simsek et al postulieren eine verkürzte Operationszeit sowie nur wenig Fremdmaterial innerhalb der Anastomose, merken jedoch auch kritisch eine mögliche Einengung der Anastomose durch die fortlaufende Nahttechnik an (Simsek et al. 2006). Eine weitere Modifikation ist die sog. vertikale Matratzennaht, welche Aygün et al 2008 publizierten (Aygün et al. 2008). Die Techniken der Matratzennaht stellen derzeit jedoch keine Standardtechnik in der Anastomosierung von Gefäßen dar.

Eine weitere Technik zur Anastomosierung von Gefäßen mit unterschiedlichen Kalibern ist die sog. **Sleeve-Technik** (◘ Abb. 9.14). Hierbei wird das kleinere Gefäßende in das größere Gefäßende eingestülpt. Diese Technik wurde 1979 erstmal von Lauritzen beschrieben, welcher die suffiziente Dilatation beider Gefäßenden als entscheidendes Kriterium für eine langfristige Durchgängigkeit der

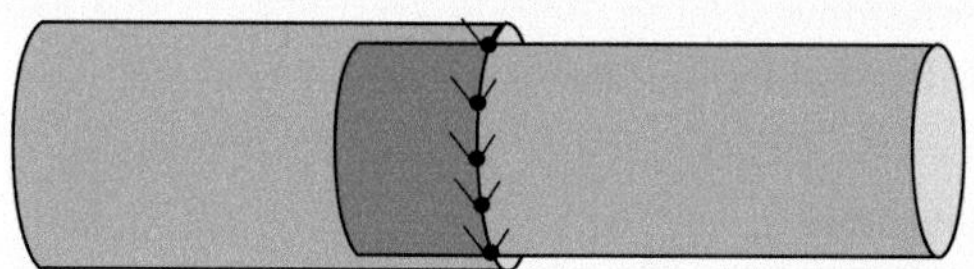

Abb. 9.14 »Sleeve«-Technik

Anastomose beschrieben hat (Lauritzen et al. 1979, Lauritzen et al. 1980, Lauritzen 1984). Es wurden auch bereits mehrere Modifikationen der Technik beschrieben mit sehr guten Durchgängigkeitsraten (Nakayama et al. 1987, Zhang et al. 1991, Zhang et al. 1995, Zhang et al. 1996, Kanaujia 1988). Das Einstülpen des kleineren Gefäßes in das größere Gefäß kann auf zwei unterschiedliche Arten durchgeführt werden:

- Entweder es wird die Kante des kleineren Gefäßes gestochen und im größeren Gefäß in einem entsprechenden Abstand zum Gefäßende ausgestochen, um letztendlich in einer Einzelknopfnaht zu enden.
- Es kann aber auch das größere Gefäß an der Kante gestochen und das kleinere in einem entsprechenden Abstand zur Gefäßkante oberflächlich ausgestochen werden.

Vor dem Knoten sollten 2–3 derartige Knoten vorgelegt werden, um das kleinere Gefäß sicher in das größere Gefäß hineinziehen und fixieren zu können. Nachfolgend können noch weitere Nähte in Einzelknopfnahttechnik durchgeführt werden, um die Anastomose ganz abzudichten. Meist sind aber weniger Stiche notwendig als bei einer entsprechenden End-zu-End-Anastomose üblich. Die »sleeve«-Technik ist v. a. bei einer Blutflussrichtung vom kleineren in das größere Gefäß anzuwenden, bei umgekehrter Flussrichtung kann die eingestülpte Gefäßwand zu Aufwirbelungen und Thrombosierungen führen. Die Sleeve-Technik stellt allerdings keine Standard-Technik der End-zu-End Anastomose dar.

9.5 Gefäßinterponate

Bei Defektstrecken, v. a. bei Replantationen im Bereich der Extremitäten, kann die Verwendung eines Gefäßinterponats notwendig werden. Da Venen mit einem deutlich geringeren Hebedefekt im Vergleich zu Arterien zu entnehmen sind, werden **meist venöse Gefäßinterponate** verwendet. Bei Replantationen muss ggf. eine massive Rückkürzung des proximalen und ggf. auch des distalen Gefäßschenkels außerhalb der »zone of injury« erfolgen, wodurch eine Defektstrecke v. a. im arteriellen, aber auch gelegentlich im venösen Gefäßsystem, die Verwendung eines Veneninterponates erfordert. Hier bieten sich venöse Gefäßinterponate vom palmarseitigen Unterarm derselben Extremität an, bei größeren Gefäßen können auch Venen des Beins im Sinne der V. saphena magna oder parva eingesetzt werden. Dieses sollte bereits bei der Operationsplanung bedacht werden, um entsprechende Entnahmestellen bereits bei Operationsbeginn steril mit abzuwaschen und abzudecken. Die Venen des Unterarms können bereits vor dem Hautschnitt mit einem Stift markiert werden, indem die Blutleere über den diastolischen Blutdruck aufgepumpt wird.

> **Bereits bei Operationsplanung sind evtl. nötige Entnahmestellen zu planen, damit diese bereits vor Operationsbeginn steril abgewaschen und abgedeckt werden können.**

Stellt sich nun intraoperativ ein entsprechender Gefäßdefekt dar, ist die **Auswahl des Interponats** für die erfolgreiche Überbrückung des Defekts entscheidend. Folgende Kriterien sollten in die Auswahl des Gefäßes mit einbezogen werden: Das Interponat sollte etwas länger gehoben werden als der ausgemessene Defekt lang ist, da ein zu kurzes Interponat ein weiteres Interponat erfordert und es bei einer Anastomosenrevision zu einer weiteren Rückkürzung des Interponats und der Gefäßstümpfe kommen kann. Das Interponat wird nach Anlegen der ersten Anastomose dann entsprechend gekürzt. Zweitens sollte das Interponat möglichst das gleiche Kaliber aufweisen wie das zu rekonstruierende Gefäß, um hier notwendige Kaliberangleichungen zu vermeiden. Dies kann allerdings v. a. bei langen Defektstrecken an Fingern schwierig sein, da die beiden Gefäßstümpfe ggf. nicht das gleiche Gefäßkaliber aufweisen. Hier ist ggf. eine Lumenangleichung auf der einen Seite notwendig.

Bei der Rekonstruktion von mehreren distalen Gefäßen oder Gefäßaufzweigungen kann der Einsatz von y-förmigen Veneninterponaten hilfreich sein, da so die End-zu-Seit-Anastomose eines Veneninterponats auf ein anderes Veneninterponat vermieden werden kann.

Nach der Auswahl des Interponats wird ein Hautschnitt über dem entsprechenden Areal durchgeführt und die subkutane Vene dargestellt. Kleinere Abgänge können mittels bipolarer Diathermie oder Clipzange ligiert werden. Wichtig ist hier, einen ausreichenden Abstand vom Gefäß einzuhalten, um das Gefäß nicht zu schädigen. Vor dem Absetzen sollte die Gefäßorientierung z. B. mittels einer Gefäßklemme markiert werden, um das Interponat in Flussrichtung der Venenklappen korrekt einsetzen zu können. Bei großen Venen empfiehlt sich zudem eine längsverlaufende Anzeichnung der Achse auf dem Gefäß, um eine Torquierung zu vermeiden.

Cave

Veneninterponate müssen in Flussrichtung der Venenklappen anastomosiert werden – die Flussrichtung sollte der Operateur vor dem Absetzen des Gefäßes markieren.

Nachfolgend wird zunächst die proximale Anastomose durchgeführt. Die Technik ist analog zur End-zu-Endanastomose meist in Einzelknopfnahttechnik. Bei der proximalen Anastomose kann zum Nähen der Hinterwand der proximale Gefäßstumpf mitsamt des Veneninterponats nach proximal umgeschlagen werden, welches ggf. die Naht erleichtern kann, v. a. wenn ein Wenden der Anastomose bei kurzen Gefäßstümpfen erschwert ist.

Nach erfolgter Anastomosierung sollte die proximale Gefäßklemme eröffnet werden, um zum einen die Durchgängigkeit der proximalen Anastomose zu überprüfen, zum anderen aber auch das Interponat, welches meist nach dem Absetzen in seiner Länge etwas schrumpft, in seine endgültige Länge zu bringen, um es nachfolgend der erforderlichen Defektstrecke optimal anpassen zu können. Des Weiteren werden Torquierungen um die Gefäßachse durch den Blutfluss vor Durchführung der distalen Anastomose minimiert. Nach Anpassung der Interponatlänge wird proximal der ersten Anastomose erneut eine Gefäßklemme angebracht und das Interponat mit verdünnter Heparinlösung gespült. Anschließend wird die distale Anastomose in Einzelknopfnahttechnik durchgeführt und am Ende werden alle Gefäßklemmen entfernt. Jede Anastomose kann anschließend einzeln mit dem Ausstreichtest überprüft werden.

Literatur

Alghoul MS, Gordon CR, Yetman R et al. (2011) From simple interrupted to complex spiral: a systematic review of various suture techniques for microvascular anastomoses. Microsurgery 31: 72-80.

Aygun H, Yildirim OS (2008) Vertical mattress suture technique: an alternative vascular anastomosis. Journal of reconstructive microsurgery 24: 397-404.

Chen L, Chiu DT (1986) Spiral interrupted suturing technique for microvascular anastomosis: a comparative study. Microsurgery 7: 72-78.

Chen YX, Chen LE, Seaber AV, Urbaniak JR (2001) Comparison of continuous and interrupted suture techniques in microvascular anastomosis. The Journal of hand surgery 26: 530-539.

Cobbett J (1967) Small vessel anastomosis. A comparison of suture techniques. British Journal of plastic surgery 20: 16-20.

Harris GD, Finseth F, Buncke HJ (1981) Posterior-wall-first microvascular anastomotic technique. British journal of plastic surgery 34: 47-49.

Kanaujia RR, Hoi KI, Miyamoto Y et al. (1988) Further technical considerations of the sleeve microanastomosis. Plast Reconstr Surg 81: 725-734.

Lauritzen C, Fogdestam I, Hamilton R, Johanson B (1979) The sleeve anastomosis in clinical microsurgery. Case report. Scandinavian journal of plastic and reconstructive surgery 13: 477-479.

Lauritzen C, Johansson BR, Eriksson E (1980) Long-term study of the microvascular sleeve anastomosis: an experimental study in the rabbit renal artery. Scandinavian journal of plastic and reconstructive surgery 14: 165-169.

Lauritzen CG (1984) The sleeve anastomosis revisited. Annals of plastic surgery 13: 145-149.

Lee BY, Thoden WR, Brancato RF et al. (1982) Comparison of continuous and interrupted suture techniques in microvascular anastomosis. Surgery, gynecology & obstetrics 155: 353-357.

Lee BY, Brancato RF, Shaw WW et al. (1983) Effect of suture technique on blood velocity waveforms in the microvascular anastomosis of autogenous vein graft. Microsurgery 4: 151-156.

Mao K, Tang MY, South JR (1986) A comparison of continuous with interrupted sutures in microvascular anastomosis. Microsurgery 7: 158-160.

Miyamoto S, Okazaki M, Takushima A et al. (2008) Versatility of a posterior-wall-first anastomotic technique using a short-thread double-needle microsuture for atherosclerotic arterial anastomosis. Microsurgery 28: 505-508.

Nakayama Y, Soeda S, Iino T, Uchida A (1987) Is the sleeve anastomosis a risky technique? British journal of plastic surgery 40: 288-294.

Schlechter B, Guyuron B (1994) A comparison of different suture techniques for microvascular anastomosis. Annals of plastic surgery 33: 28-31.

Simsek T, Eroglu L, Engin MS, et al. (2006) End-to-end microvascular anastomosis in the rat carotid artery using continuous horizontal mattress sutures. Journal of reconstructive microsurgery 22: 631-640.

Tetik C, Unal MB, Kocaoglu B, Erol B (2005) Use of continuous horizontal mattress suture techniques in microsurgery: an experimental study in rats. The Journal of hand surgery 30: 587-595.

Watanabe H, Ueda K, Ohkouchi M et al. (2006) Posterior-wall-first continuous suturing combined with conventional interrupted suturing for microvascular anastomosis. Journal of reconstructive microsurgery 22: 617-623.

Wheatley MJ, Mathes SJ, Hassett C (1986) Comparison of continuous and interrupted suture techniques in microvascular end-to-side anastomosis. Journal of reconstructive microsurgery 2: 93-96.

Zhang L, Moskovitz M, Baron DA, Siebert JW (1995) Different types of sleeve anastomosis. Journal of reconstructive microsurgery 11: 461-465.

Zhang L, Moskowitz M, Ostad D et al. (1996) New four-stitch sleeve anastomosis: an experimental study in rats with reports of clinical use. Microsurgery 17: 291-294.

Zhang L, Tuchler RE, Shaw WW, Siebert JW (1991) A new technique for microvascular sleeve anastomosis. Microsurgery 12: 321-325.

End-zu-Seit-Anastomosen

A. Arkudas

U. Kneser et al. (Hrsg.), *Grundkurs Mikrochirurgie*,
DOI 10.1007/978-3-662-48037-3_10,

10.1 Einleitung und präoperative Diagnostik

Eine End-zu-Seit-Anastomose wird immer dann durchgeführt, wenn man eine bestehende Gefäßachse durch eine End-zu-End-Anastomose nicht unterbrechen will. Arterielle End-zu-Seit-Anastomosen sind Standard bei dem mikrochirurgischen Anschluss von freien Lappenplastiken im Bereich der oberen und unteren Extremität, da das Opfern einer Hauptgefäßachse für den Anschluss einer Lappenplastik unbedingt vermieden werden sollte. Hierfür ist das Kaliber der Gefäße nicht so ausschlaggebend wie bei den End-zu-End-Anastomosen, jedoch empfiehlt es sich, dass die Gefäßachse, auf die anastomosiert wird, nicht kleiner vom Kaliber ist als das anastomosierte Gefäß. Meist ist die Gefäßachse kaliberstärker als der anastomosierte Gefäßstumpf. Es gibt aber auch Beschreibungen, bei denen aufgrund des Kaliberunterschieds eine End-zu-Seit-Anastomose eines kaliberstärkeren Gefäßes auf ein kaliberschwächeres Gefäß statt einer End-zu-End-Anastomose durchgeführt wurde. Myiamoto et al. berichten von einer End-zu-Seit-Anastomose von einer V. jejunalis auf eine V. mammaria interna bei einem Patienten nach subtotaler Ösophagektomie mit gleichzeitiger Jejunum-Interposition und Supercharging (Myiamoto et al. 2013).

Die End-zu-Seit-Anastomose kann grundsätzlich bei arteriellen oder venösen Anastomosen durchgeführt werden. Da eine venöse Gefäßachse aber oft ohne signifikanten Hebedefekt geopfert werden kann, sind venöse End-zu-Seit-Anastomosen deutlich seltener als die arteriellen.

Vor der Durchführung der Anastomose sollte bei elektiven Operationen eine bildgebende Darstellung der Gefäßachse erfolgen, auf die anastomosiert werden soll. Dies ist entscheidend, um zum einen die Durchgängigkeit der Gefäßachse zu verifizieren, aber auch – v. a. an der unteren Extremität – evtl. vorhandene Stenosen stromaufwärts zu detektieren, welche eine Anastomose ggf. unmöglich machen. Die Darstellung kann entweder mittels MR-Angiografie, CT-Angiografie oder digitaler Substraktionsangiografie (DSA) durchgeführt werden (▶ Kap. 6). Ggf. ist eine Änderung der OP-Strategie aufgrund des Ergebnisses der Gefäßdarstellung notwendig.

10.2 Durchführung der End-zu-Seit-Anastomose

Grundsätzlich ist die Technik bei der arteriellen und venösen End-zu-Seit-Anastomose identisch. Da Venen zum Kollabieren neigen, ist eine venöse End-zu-Seit-Anastomose jedoch anspruchsvoller als die entsprechende Anastomose im arteriellen Gefäßsystem. Entscheidend für eine erfolgreiche Anastomose sind zunächst die Auswahl der Anastomosenstelle und die Vorbereitung der Gefäße. Die Gefäßachse sollte im Bereich der Anastomose zunächst zirkulär über eine entsprechende Strecke freigelegt werden, um nachfolgend nach Ausklemmen des Gefäßes in Blutleere die Anastomose durchführen zu können. Kleinere Gefäßäste, welche aus der Tiefe von dem Gefäß abgehen, würden sonst weiterhin zu einer Einblutung in das Lumen führen mit der Folge eines unnötigen Butverlusts und einer deutlich kompromittierten Sicht.

Der Gefäßschenkel sollte nun mittels zweier Gefäßklemmen proximal und distal ausgeklemmt werden. Die Klemmen sollten hierbei so platziert werden, dass sie bei der späteren Anastomose nicht stören. Bei kleineren Gefäßen reichen hier meist Acland-Klemmen, bei größeren sollten Bulldog- oder Alligator-Klemmen verwendet werden. Auch ist der Einsatz einer sog. Satinsky-Klemme bei größeren Gefäßen möglich. Nun werden, wenn es sich um die Transplantation einer Lappenplastik handelt, **vor Absetzen der Lappenplastik** zunächst die Qualität des Gefäßes und die Flusseigenschaften evaluiert. Hierzu wird die Inzision im Bereich der Gefäßachse durchgeführt. Zunächst sollte die Gefäßwand an der Stelle der späteren Anastomose von der Adventitia befreit werden. Die **Inzision** kann nun auf verschiedene Arten erfolgen. Bewährt hat sich die Inzision mittels Stichskalpell und nachfolgend die Schnitterweiterung mittels gebogener Mikroschere (◘ Abb. 10.1). Die Inzision sollte hier meist etwas größer gewählt werden, um einen Winkel von ca. 60° zwischen der Gefäßachse und dem abgehenden Gefäß zu gewährleisten. Der Einfluss des Winkels zwischen dem Hauptgefäß und dem abgehenden Gefäß ist seit jeher Gegenstand von Flussmessungen und Diskussionen. Zhang et al. untersuchten im Rattenmodell hämodynamische Unterschiede bei End-zu-Seit-Anasto-

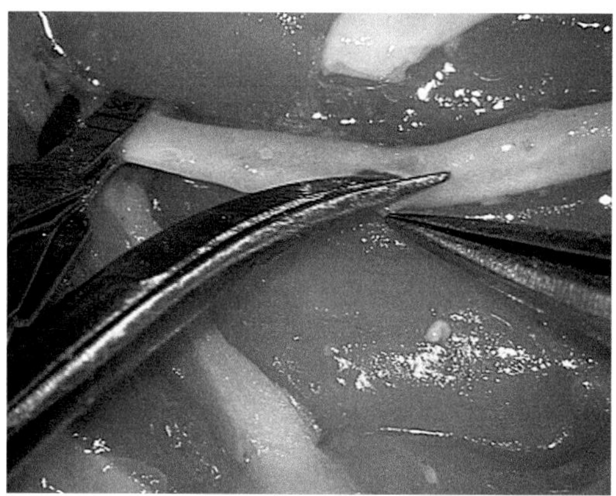

Abb. 10.1 Inzision der Gefäßachse mittels gebogener Mikroschere

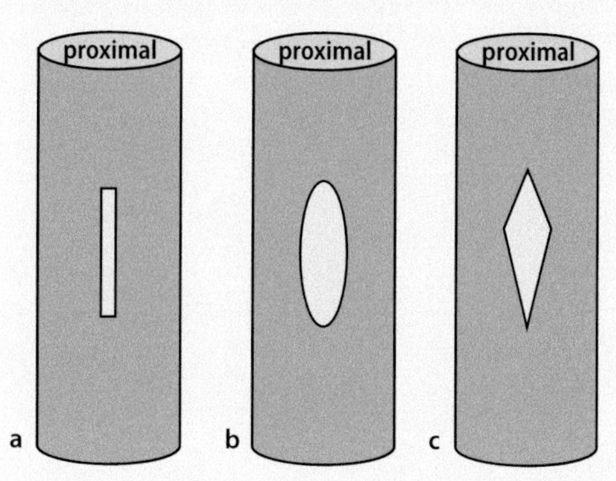

Abb. 10.2 Verschiedene Inzisionsformen. **a**: Slit Inzision; **b**: Hole Inzision; **c**: Diamond Inzision

mosen mit Winkeln von 45°, 90° und 135° (Zhang et al. 1955). Zoubos et al. propagieren einen Winkel von 90°, wohingegen Grus et al. einen eher flachen Winkel von 25° als vorteilhaft erachten (Zoubos 1992, Grus 2009).

Die gesamte **Präparation** sollte ab jetzt unter **Mikroskopvergrößerung** erfolgen. Eine weitere Möglichkeit ist das Anheben der Gefäßwand mittels eines oberflächlichen Stichs in der Gefäßwand oder mittels Mikropinzette mit nachfolgendem Ausschneiden der Gefäßöffnung mit der Mikroschere. Die Gefäßöffnung kann nachfolgend noch etwas verbreitert werden, indem seitlich das Gefäßlumen partiell reseziert wird. Je nachdem, ob nur eine Inzision oder ein ovales Loch in der Gefäßwand angelegt wird, unterscheidet man zwischen der sog. »Slit«- oder »Hole«-Vesselotomie (Abb. 10.2). Yoleri et al. untersuchten beide Techniken an 26 Ratten bei venösen End-zu-Seit-Anastomosen und fanden keine signifikanten Unterschiede (Yoleri et al. 2002). Zu dem gleichen Ergebnis kamen Adams et al., welche bei 104 Ratten sowohl im arteriellen als auch venösen Gefäßsystem keine Unterschiede zwischen beiden Techniken nachweisen konnten (Adams et al. 2000).

Des Weiteren ist die sog. »Diamond«-Technik beschrieben. Bei der »Diamond«-Technik wird die Inzision viereckig angelegt in Form eines Diamanten, welches eine größere Querschnittfläche v. a. bei flacheren Gefäßwinkeln gewährleisten soll (Longest u. Kleinstreuer 2003, Sen 2006, Sen u. Hasanov 2008) (Abb. 10.2). Der ausgeklemmte Gefäßabschnitt wird nachfolgend mittels verdünnter Heparinlösung gespült und das Lumen mittels Gefäßdilatator gering aufgedehnt (Abb. 10.3).

Über die Inzision kann nun zunächst die Qualität der Gefäßachse beurteilt und ggf. vorhandene Gefäßplaques entfernt werden. Es sollte nun durch kurzzeitiges Öffnen der zuführenden Gefäßklemme der **Blutfluss beurteilt werden**. Falls der Blutfluss nicht adäquat ist, kann ggf. mittels eines Fogarty Manövers dies verbessert oder alternative Operationstechniken geplant werden (Einstrombahnverlängerung, Bypassanlage etc.). Da dies nicht während der Ischämiezeit der Lappenplastik erfolgen sollte, empfiehlt es sich, den Blutfluss und die Ge-

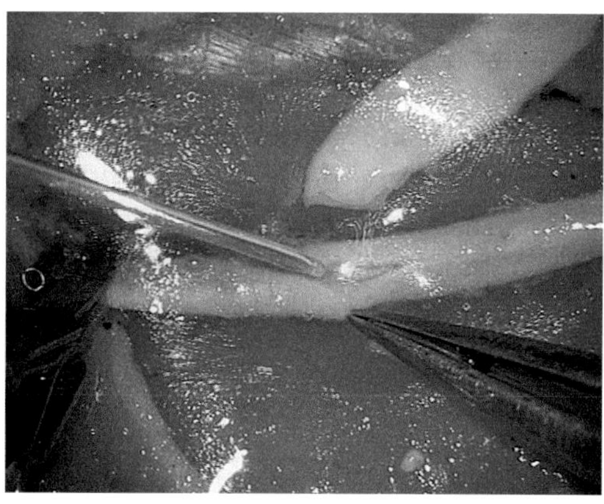

Abb. 10.3 Spülen des Gefäßlumens mittels verdünnter Heparinlösung

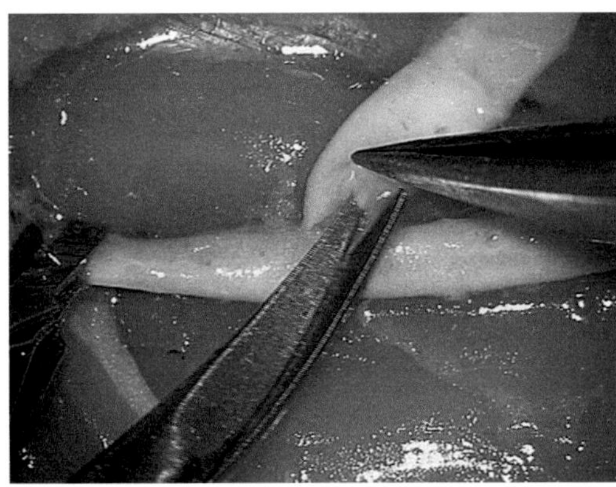

Abb. 10.4 Inzision des Gefäßstumpfs zur Bildung eines schrägen Anastomosenwinkels von ca. 60°

fäßqualität **vor** Absetzen der Lappenplastik zu beurteilen. Ein Nachteil dieser Methode ist die Festlegung der Anastomosenstelle vor der provisorischen Einnaht der Lappenplastik in den Defekt und der Platzierung des Gefäßstiels. Bei unauffälliger bildgebender Diagnostik präoperativ und adäquat pulsierendem Gefäßstiel, ggf. zusätzlicher Verifizierung mittels Hand-Dopplergerät, kann die Inzision der Gefäßachse ggf. auch nach Absetzen der Lappenplastik und Gefäßstielplatzierung erfolgen.

Anschließend wird die Lappenplastik abgesetzt und der Gefäßstumpf für die Anastomose vorbereitet. Das Lumen des Gefäßstumpfs sollte mittels Gefäßdilatators etwas gedehnt werden (cave: Einriss der Intima!) und der Gefäßstumpf mittels verdünnter Heparinlösung gespült werden. Nachfolgend wird die Adventitia des Gefäßstumpfes entfernt und das Gefäß seitlich am Gefäßende inzidiert (Abb. 10.4). Die Inzision sollte eine adäquate Länge aufweisen, damit das Gefäßlumen die Inzision an der Gefäßachse optimal abdecken kann. Um dies besser abschätzen zu können, kann das Gefäßlumen provisorisch an die Inzision gehalten werden, um die spätere Anastomose zu simulieren. Ggf. können nachfolgend die durch die Inzision entstehenden Gefäßecken am Gefäßstumpf getrimmt werden.

Eine weitere Technik zur Anschrägung des Gefäßstumpfs ist die schräge Resektion des Gefäßendes. Hierdurch ist allerdings meist keine adäquate Anschrägung von ca. 60° möglich, zudem wird zu viel vom Gefäßende reseziert, welches für einen harmonischen Übergang sowie zur optimalen Abdichtung der Anastomose notwendig ist. Des Weiteren ist die sog. »Opened End-to-Side« Technik von Mücke et al. beschrieben worden (Mücke et al. 2014). Hierbei wird der Gefäßstumpf fischmaulartig mittels zweier paralleler Inzisionen auf beiden Seiten eingeschnitten, wobei die Länge der Inzisionen von der Inzision an der Gefäßachse bestimmt wird. Durch Veränderung des Winkels der Inzisionen kann der Abgangswinkel des Gefäßstumpfs verändert werden. Vorteil dieser Technik sollen verbesserte Strömungseigenschaften innerhalb der Gefäßanastomose sein. In der Praxis findet diese Technik allerdings kaum Verwendung.

Nach Vorbereitung der Gefäßachse und des Gefäßstumpfs wird nachfolgend die **Anastomosierung unter Mikroskopvergrößerung** vorgenommen. Es sind verschiedene Techniken zur Anastomosierung beschrieben, auf die nun im Detail eingegangen werden soll (Hall 1980) (Abb. 10.5).

10.2.1 Einzelknopfnähte

Die am weitesten gebräuchliche Technik der mikrochirurgischen End-zu-Seit Anastomose ist die Durchführung der kompletten Anastomose mittels **Einzelknopfnähten**. Die Fadenstärke hängt hier von der Gefäßdicke und Gefäßqualität ab, am häufigsten werden bei Extremitätengefäßen Fadenstärken 7-0 bis 8-0 verwendet. Im Handbereich kann ggf. die Verwendung eines 9-0 Fadens notwendig sein. Als Fadenmaterial dient meist ein monofiler, nichtresorbierbarer Nylon-Faden. Grundsätzlich gilt, wie bei jeder Anastomose, dass der am schwierigsten einzusehende Bereich der Anastomose zuerst genäht werden sollte. Dies ist bei End-zu-Seit-Anastomosen der Winkelbereich im distalen Gefäßabschnitt. Es wird nun zuerst die Gefäßwand der Gefäßachse eingestochen und nachfolgend von innen nach außen im Gefäßstumpf ausgestochen. Es sollte hierbei zwischen den einzelnen Stichen ausgestochen werden, um den zweiten Einstich optimal platzieren zu können. Wichtig ist hierbei, dass darauf geachtet wird, dass bei beiden Gefäßen nicht die gegenüberliegende Wand mitgestochen wird, um eine durchgängige Anastomose zu gewährleisten.

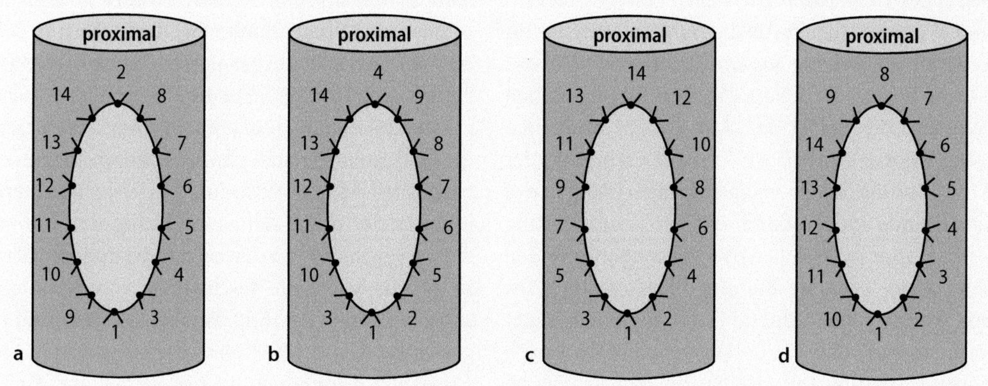

Abb. 10.5 Die Stichreihenfolge sollte immer distal beginnen aufgrund er schlechten Einsehbarkeit im Anastomosenwinkel. Es kann nachfolgend entweder direkt der gegenüberliegende Eckfaden gesetzt werden (**a**), oder zunächst zu beiden Seiten des ersten Eckfadens weitere Knotungen erfolgen, um den Winkel vollständig genäht zu haben (**b**), bevor der zweite Eckfaden am proximalen Ende der Anastomose angebracht wird. Es ist auch möglich, die gesamte Anastomose von distal nach proximal zu nähen (**c**) oder, v. a. bei der fortlaufenden Naht, zunächst eine Seite nach dem Setzen des ersten Eckknotens zu nähen, und nachfolgend die zweite Seite zu nähen (**d**). Hierbei sollte die erste Nahtreihe etwas über die Hälfte der Zirkumferenz beinhalten, da sonst die proximale Anastomosenecke am Ende schwierig einzusehen ist

Die **Knotung** erfolgt schließlich in der bekannten 2-1-1-Technik. Hierzu wird der Faden zunächst so weit durchgezogen, dass ein Fadenende resultiert, welches für die nachfolgende Knotung eine adäquate Länge ausweist. Nun wird das lange Fadenende, an dem die Nadel befestigt ist, mit dem Nadelhalter gefasst und zwei Mal um die Pinzette geführt, die daraufhin das Fadenende greift und den Knoten so zuzieht, dass sich der Knoten glatt an das Gefäß anlegt. Anschließend wird jeweils ein einfacher Knoten in die entgegengesetzte Richtung und am Ende ein weiter in die ursprüngliche Richtung durchgeführt. Diese Knotentechnik ist simultan zu der End-zu-End-Anastomosierung. Der lange Faden wird nun kurz abgeschnitten, wobei das lange Fadenende, mit dem die Knotung durchgeführt wurde, zunächst als Haltefaden belassen wird. Als nächstes kann nun entweder die proximale Gefäßwand gestochen werden, oder es werden einige weitere Stiche auf beiden Seiten des ersten Stichs angebracht. Der Vorteil der letztgenannten Technik ist die bessere Einsehbarkeit in die deutlich schwerer einzusehende distale Gefäßecke, da ohne den zweiten Eckfaden das Gefäß nach distal umgeschlagen werden kann und so einen sichereren Ein- und Ausstich in beide Gefäßwände ohne Mitstechen der Gegenwand zulässt. Wenn man seitlich angelangt ist, kann nun der proximale Knoten gesetzt werden. Nachfolgend werden beide Seiten der Gefäßwand mittels Einzelknopfnähten anastomosiert. Das Gefäß kann hierzu anhand der langen Eckfäden vom Assistenten so gedreht werden, dass der Operateur einen optimalen Einblick in die Gefäßlumina erhält. Nach erfolgter Naht der einen Gefäßwand kann nun von der gegenüberliegenden Gefäßwand die Stichqualität der bereits genähten Wand überprüft werden. Eventuell erfolgte Stiche der Gegenwand werden so bereits vor Freigabe der Anastomose detektiert und können ggf. revidiert werden.

Nach erfolgter Naht der gegenüberliegenden Gefäßwand wird anschließend der Blutfluss nach Eröffnung zunächst der distalen und nachfolgend der proximalen Gefäßklemme freigegeben. Die Anastomose wird nun auf Dichtigkeit und Durchgängigkeit überprüft. Bei kleineren Blutungen sollte zunächst abgewartet werden, da diese meist nach einer gewissen Zeit sistieren. Bei größeren Blutungen sollten diese unverzüglich durch zusätzliche Stiche gestoppt werden, da neben dem Blutverlust auch eine Minderperfusion der ggf. vorhandenen Lappenplastik oder Extremität resultiert. Die zusätzlichen Stiche können nun entweder unter weiterhin aktiver Blutung aus der Leckage erfolgen oder unter erneutem Anbringen der Gefäßklemmen. Dies richtet sich nach der Schwere der Blutung. Wenn möglich bietet die Naht unter weiterhin vorhandener Blutung aus der Leckage den Vorteil, dass die Leckagestelle sehr gut identifiziert werden kann und der Erfolg der Naht bereits nach dem ersten Knoten sichtbar ist. Des Weiteren führt der aktive Blutfluss zu einem Auseinanderweichen der Gefäßwände und hierdurch zu einer Verminderung der Gefahr des Mitstechens der gegenüberliegenden Gefäßwand. Falls die Blutung allerdings zu stark sein sollte, sollten erneut Gefäßklemmen angebracht werden und die Leckage nachfolgend nach erneuter Spülung mit verdünnter Heparinlösung mittels Einzelknopfnähten versorgt werden. Nach erfolgreicher Anastomosierung kann zusätzlich mittels Fibrinkleberapplikation eine Positionierung der Anastomose und eine zusätzliche Abdichtung erfolgen (Isogai et al. 1992, Pearl et al. 1977). Han et al. verwendet Fibrin zusätzlich, um die Anzahl der für die End-zu-Seit-Anastomose benötigten Stiche zu reduzieren (Sacak et al. 2012, Han et al. 1998).

Da es meist bei den letzten beiden Stichen schwierig ist, in die beiden Gefäßlumina hineinzuschauen, können auch die beiden letzten Nähte zunächst fortlaufend gestochen werden mit nachfolgender Knotung. Hierzu verwendet man die sich gebildete Schlaufe zwischen den Stichen und greift den langen Faden des ersten Stichs, um dann eine Einzelknopfnaht durchzuführen. Nach dem Abschneiden des Fadens vom ersten Knoten wird nun der letzte Knoten mit dem sich so gebildeten Fadenende geknotet. Mithilfe dieser Technik erhält man sich eine gute Einsehbarkeit der Gefäßlumina bis zum letzten Stich.

10.2.2 Fortlaufende Naht

Eine weitere Möglichkeit der End-zu-Seit-Anastomosierung ist die **fortlaufende Naht** der Gefäßwände. Der Vorteil dieser Technik ist die jederzeit gewährleistete Einsicht in die Lumina beider Gefäße mit hierdurch verminderter Gefahr des Mitstechens der gegenüberliegenden Gefäßwand. Der Nachteil ist die etwas kompliziertere Nahttechnik, da es durch die vielen Schlaufen zu Verwirrungen während der Anastomose kommen kann. Hier sind die vorherige mehrmalige Übung der Anastomosentechnik und eine gute Assistenz während der Anastomose unabdingbar. Auch bei dieser Technik startet man im distalen Anastomosenbereich, da dieses Areal v. a. bei fortschreitender Anastomosierungam schlechtesten einzusehen ist. Es empfiehlt sich für die fortlaufende Nahttechnik ein doppelt armierter monofiler Faden. Während das eine Fadenende mitsamt der Nadel mit einem bezogenen Klemmchen weggehalten wird, wird mit der anderen Nadel in der distalen Ecke der Inzision von der Gefäßachse eingestochen. Entscheidend ist während der gesamten Anastomose, dass darauf geachtet wird, ob man sich innerhalb oder außerhalb der Gefäßlumina befindet, um den nächsten Stich korrekt von innen nach außen oder von außen nach innen durchzuführen.

Nach Einstich in der Gefäßachse befindet man sich nun innerhalb des Gefäßlumens, daher muss nun im Gefäßstumpf von innen nach außen gestochen werden (◘ Abb. 10.6a, b). Dies sollte auch hier in der Inzisionsecke erfolgen. Anschließend muss man sich entscheiden, welche Gefäßwand man als erstes stechen möchte. Man fährt nun mit der fortlaufenden Naht an der entsprechenden Gefäßwand fort, immer unter Beachtung der Stichrichtung und unter Vermeidung eines Hinterstechens von bereits durchgeführten Stichen (◘ Abb. 10.6c–i). Ob bei der fortlaufenden Naht zuerst die Gefäßwand der Gefäßachse oder die des Gefäßstumpfes gestochen wird, hängt von der technischen Machbarkeit und Zugänglichkeit während der Anastomose ab. Sollte sich während der Anastomose die bereits verwendete Stichreihenfolge als technisch schwierig erweisen, kann auch während der Anastomose ein Wechsel erfolgen, d. h. dass nicht in der Gefäßachse eingestochen und in dem Gefäßstumpf ausgestochen wird, sondern z. B. erneut in dem Gefäßstumpf nach dem Ausstechen eingestochen wird, um nachfolgend in der Gefäßachse auszustechen, da dies vom Handling her besser möglich ist. Wichtig ist, dass v. a. im distalen Anastomosenbereich die ersten Stiche möglichst eng beieinander liegen, da hier ein späteres nachträgliches Versorgen von Leckagen aufgrund der schlechten Zugänglichkeit schwierig ist. Nachdem nun die erste Gefäßwand gestochen ist, sollte die Naht über die Hälfte der Zirkumferenz voranschreiten, da so eine gute Einsehbarkeit in die proximale Inzisionsecke gewährleistet ist.

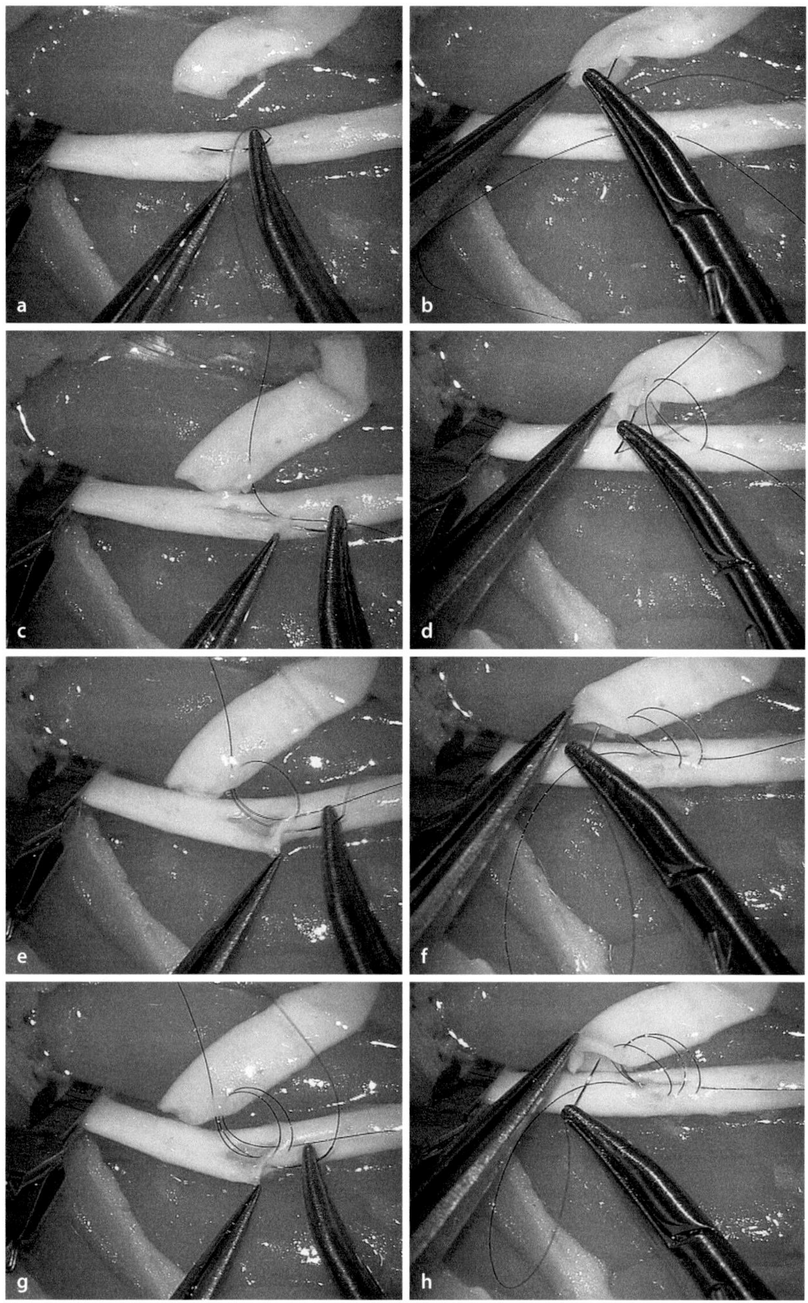

Abb. 10.6a–o Nahttechnik der fortlaufenden Naht: Der erste Einstich erfolgt am distalen Ende der Anastomose in der Gefäßachse von außen nach innen (**a**). Anschließend wird in dem Gefäßstumpf von innen nach außen ausgestochen (**b**) und auf einer Gefäßwandseite fortlaufend die Schlaufen gesetzt (**c–i**). Hierbei sollte immer darauf geachtet werden, ob man sich innerhalb oder außerhalb der Anastomose befindet und dass ein Hinterstechen des letzten Stichs vermieden wird. Anschließend wird die zweite Anastomosenseite nach Überprüfung der vorherigen Stiche ebenfalls von distal nach proximal fortlaufend genäht (**j–l**). Nach vollständiger Naht der gesamten Zirkumferenz wird nun der distale Knoten gesetzt und die Schlaufen mit einem gebogenen Dilatator strammgezogen (**m**). Am Ende der Anastomose wird der zweite Knoten gesetzt und der Blutfluss freigegeben (**n, o**)

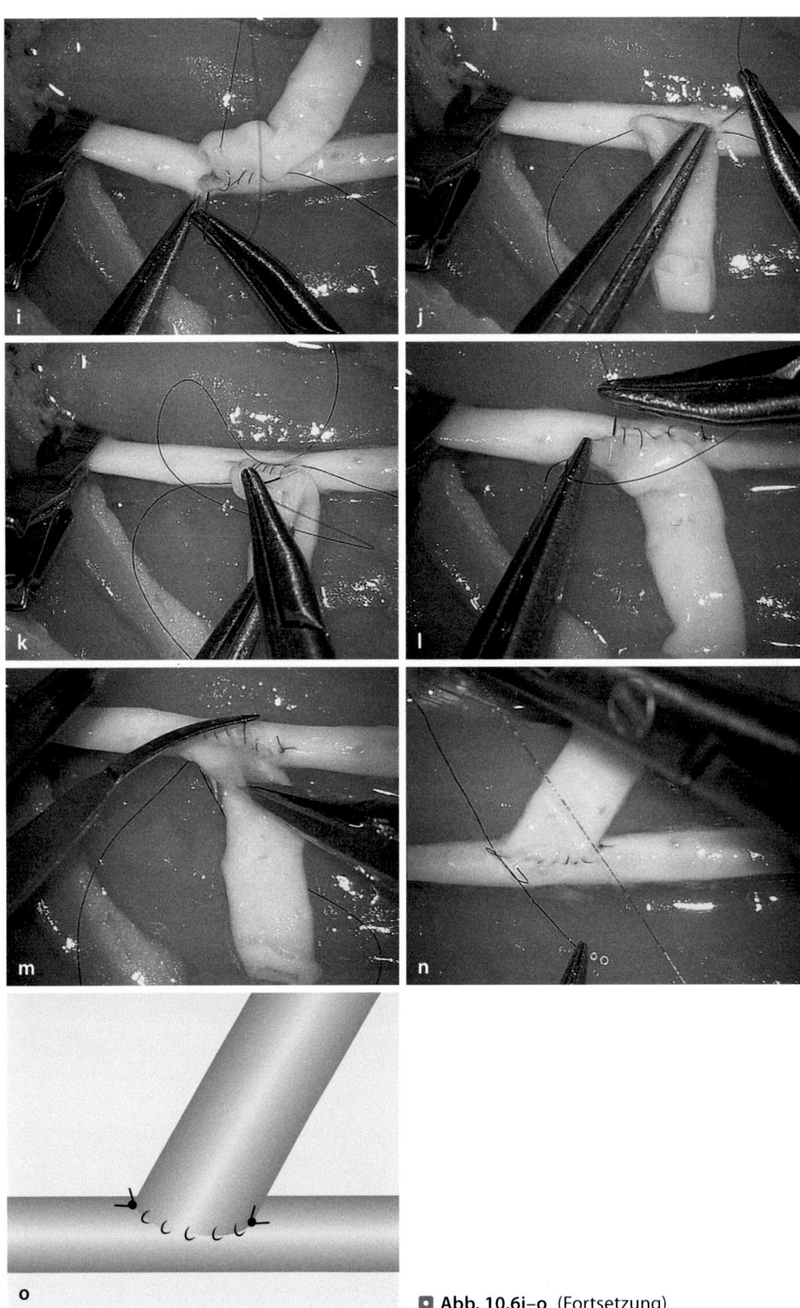

■ **Abb. 10.6i–o** (Fortsetzung)

Anschließend wird mit der zweiten Nadel wieder von der distalen Inzisionsecke beginnend eingestochen und die andere Gefäßwand gestochen (■ Abb. 10.6j–l). Der Faden sollte an der distalen Inzisionsstelle lang gelassen werden und eine Schlaufe bilden, um hier später eine Knotung durchführen zu können. Nachdem so die komplette Zirkumferenz gestochen wurde, kann der erste Knoten an der distalen Inzisionsstelle durchgeführt werden. Hierzu wird die lang gelassene Fadenschlaufe des doppelt armierten Fadens durchtrennt und die beiden hierdurch geschaffenen Fadenenden miteinander verknotet. Hierzu werden zunächst die Schlaufen, ausgehend von der distalen Anastomosenseite angezogen. Hierzu eignet sich ein gebogener Dilatator sehr gut, da dieser deutlich feiner ist als die normalen Mikropinzetten (■ Abb. 10.6m). Man sollte beim Anziehen darauf achten, dass man keine Lefzen durch eine fehlerhafte Platzierung der Schlaufen kreiert, aus denen es später bluten könnte. Nachdem die gesamte Zirkumferenz angezogen wurde, werden nun die Fadenenden miteinander verknotet (■ Abb. 10.6n, o). Ein Nachteil dieser Technik ist die Schwierigkeit, bei einer fehlerhaften Anastomose später einige Fäden zu eröffnen, um die Anastomose zu beurteilen und auf Fehler zu untersuchen oder ein Fogarty Manöver bei ausbleibendem proximalem Blutfluss durchzuführen. Aufgrund der hervorragenden Einsehbarkeit und der kontrollierteren Anlage der Stiche ist das nachträgliche Eröffnen allerdings nur sehr selten erforderlich.

Besonderheiten im venösen Gefäßsystem

Die **End-zu-Seit-Anastomose im venösen Gefäßsystem** erfolgt in der gleichen Technik, allerdings ist durch die schlaffe Gefäßwand ein akzidentielles Stechen der gegenüberliegenden Gefäßwand häufiger, weshalb hierauf vermehrt geachtet werden sollte. Es gibt auch bereits Beschreibungen von End-zu-Seit-Anastomosen mittels eines automatisierten Koppler-Geräts, wie es für die venösen End-zu-End-Anastomosen verwendet wird. Vitse et al. beschreiben eine venöse End-zu-Seit-Anastomose mittels eines Koppler-Geräts, indem in die Gefäßachse eine sternförmige Inzision angelegt wird, wobei der Stern den Durchmesser des Venenstumpfs hat und die Anzahl der Inzisionen der Anzahl der Pins des Koppler-Geräts entspricht (Vitse et al. 2014). Nachfolgend werden beide Gefäßanteile in das Koppler-Gerät gebracht und der Koppler verschlossen und ausgeworfen. Aufgrund des benötigten Venenwandanteils der Gefäßachse sollte diese Technik allerdings nur bei größeren Venen durchgeführt werden.

Literatur

Adams WP Jr, Ansari MS, Hay MT et al. (2000) Patency of different arterial and venous end-to-side microanastomosis techniques in a rat model. Plast Reconstr Surg 105(1): 156-61.

Albertengo JB, Rodriguez A, Buncke HJ, Hall EJ (1981) A comparative study of flap survival rates in end-to-end and end-to-side microvascular anastomosis. Plast Reconstr Surg 67: 194-199.

Andree C, Munder BI, Behrendt P et al. (2008) Improved safety of autologous breast reconstruction surgery by stabilisation of microsurgical vessel anastomoses using fibrin sealant in 349 free DIEP or fascia-muscle-sparing (fms)-TRAM flaps: a two-centre study. Breast 17: 492-498.

Choi BH, Han SG, Kim SH et al. (2005) Autologous fibrin glue in peripheral nerve regeneration in vivo. Microsurgery 25: 495-499.

Grus T, Lindner J, Vidim T, et al. (2009) The anastomosis angle is a key to improved long-term patency of proximal femoropopliteal bypass. Annals of vascular surgery 23: 598-605.

Hall EJ (1980) End-to-side anastomoses: a model and a technique with clinical application. Journal of microsurgery 2: 106-112.

Han SK, Kim SW, Kim WK (1998) Microvascular anastomosis with minimal suture and fibrin glue: experimental and clinical study. Microsurgery 18: 306-311.

Isogai N, Fukunishi K, Kamiishi H (1992) Use of fibrin glue to minimize bleeding of microvascular repairs in hypertensive rats. Microsurgery 13: 321-324.

Itani Y, Asamura S, Matsui M, et al. (2014) Evaluation of nanofiber-based polyglycolic acid scaffolds for improved chondrocyte retention and in vivo bioengineered cartilage regeneration. Plast Reconstr Surg 133: 805e-813e.

Longest PW, Kleinstreuer C (2003) Particle-hemodynamics modeling of the distal end-to-side femoral bypass: effects of graft caliber and graft-end cut. Medical engineering & physics 25: 843-858.

Miyamoto S, Kayano S, Kurosawa K, Sakuraba M (2013) Large-to-small end-to-side anastomosis to the internal mammary vein: a solution to vessel size discrepancy. Microsurgery 33: 329-330.

Mücke T, Ritschl LM, Balasso A, Wolff KD, Mitchell DA, Liepsch D (2014) Opened end-to-side technique for end-to-side anastomosis and analyses by an elastic true-to-scale silicone rubber model. Microsurgery 34(1): 28-36.

Pearl RM, Wustrack KO, Harbury C et al. (1977) Microvascular anastomosis using a blood product sealant-adhesive. Surgery, gynecology & obstetrics 144: 227-231.

Sacak B, Tosun U, Egemen O et al. (2012) Two-suture fish-mouth end-to-side microvascular anastomosis with fibrin glue. The Journal of craniofacial surgery 23: 1120-1124.

Sen C, Agir H, Iscen D (2006) Simple and reliable procedure for end-to-side microvascular anastomosis: the diamond technique. Microsurgery 26(3): 160-4.

Sen C, Hasanov A (2008) Comparative geometric analysis of diamond and hole techniques in end-to-side microvascular anastomosis. Microsurgery 28(4): 262-4.

Vitse J, Ziade M, Yachouh J, Frison L, Domergue S (2014) End-to-side venous anastomosis with an anastomotic coupling device coupler: the flower petal stenting technique. Microsurgery 34(1): 80-1.

Yoleri L, Songür E (2002) Different venous end-to-side micro-anastomotic techniques: comparative study in a new rat model. Ann Plast Surg 48(4): 410-4.

Zhang L, Moskovitz M, Piscatelli S et al. (1995) Hemodynamic study of different angled end-to-side anastomoses. Microsurgery 16: 114-117.

Zoubos AB, Seaber AV, Urbaniak JR (1992) Hemodynamic and histological differences in end-to-side anastomoses. Microsurgery 13: 200-203.

Maschinelle Mikroanastomosen

R. E. Horch

U. Kneser et al. (Hrsg.), *Grundkurs Mikrochirurgie*,
DOI 10.1007/978-3-662-48037-3_11,

11.1 Einleitung

Die heute verwendeten Techniken der mikrochirurgischen Gefäßanastomosen mit Einzelknopfnähten stellen Abwandlungen der von Carrel beschriebenen Triangulationsmethode der Gefäßanastomosen dar (Rothwell u. Carrell 2011). In der Mikrochirurgie werden überwiegend arterielle und venöse Anastomosen mit unterbrochenen Einzelknopfnähten durchgeführt und sind in den meisten Kliniken Standard. Andere Methoden müssen sich daher an diesem Standardverfahren messen lassen. Fortlaufende Nähte bei den Gefäßanastomosen, wie sie in der Gefäßchirurgie häufig angewandt werden, sind allerdings ebenso sicher wie Einzelknopfnähte, können jedoch deutlich schneller ausgeführt werden. Besonders wenn beispielsweise bei Veneninterponaten mehrere Anastomosen geplant oder notfallmäßig (Taeger et al. 2014) ausgeführt werden müssen, ist die Anwendung von Kopplern sehr hilfreich (Horch et al. 2007, Horch et al. 2014, Horch et al. 2014, Daigeler et al. 2013, Kneser et al. 2013, Eweida et al. 2013, Lang et al. 2006). Hierzu wird auf die entsprechenden weiteren Kapitel zu den Anastomosen-Techniken verwiesen (▶ Kap. 9, ▶ Kap. 10). Allen diesen Nahttechniken haftet aber die Problematik an, dass letztlich auch bei optimalster Nahtpositionierung ein Teil des Fadens im Inneren des Gefäßlumens verbleiben muss.

11.2 Entwicklung der nahtlosen Anastomosentechniken

Die Anwendung von Hülsen oder inneren Stents wurde daher schon seit Längerem als Alternative zu den konventionellen Gefäßnähten auch in der Mikrochirurgie erprobt. Mc Lean schlug bereits 1973 vor, die Anzahl der Gefäßnähte in der Mikroanastomose zu reduzieren, indem er einen Cuff um die Anastomose wickelte (McLean u. Buncke 1973). Diese Methode wurde von anderen Autoren aufgegriffen, indem lyophilisierte Dura oder Polyethylen, Silikon, Gummi, äußere auflösbare Splints und Metallringe verwendet wurden.

Durch die Cuff-Technik kann zwar die Operationszeit verringert und das nahtbedingte Trauma auf die Gefäßwand vermindert werden, allerdings weisen diese Techniken zusätzlich immanente Probleme auf, sodass sie sich klinisch nicht durchsetzen konnten (Waisberg et al. 2011).

Aus diesem Grund wurden andere Gefäßverbindungen untersucht, die die Zuverlässigkeit erhöhen und die Anastomosierung vereinfachen sollten. So konnte Nakayama 1962 den ersten Gefäßring publizieren (Nakayama et al. 1962). 1986 beschrieben Östrup und Berggren erstmals eine Modifikation dieses Systems (UNILINK) (Ostrup u. Berggren 1986), welches dann später zum 3M-mikrochirurgische Anastomosen-Kopplersystem, heute unter dem Namen Synovis vertrieben, weiterentwickelt wurde (Berggren et al. 1993). Klinische Serien von entsprechenden Gefäßanastomosen mit diesen maschinellen Devices zeigten dann eine gleichwertige oder sogar höhere Durchgängigkeitsrate und eine schnellere, kürzere Anastomosenzeit sowohl bei normalen (Ahn et al. 1994) als auch bei bestrahlten Gefäßen (Ragnarsson et al. 1990). Histologisch zeigt sich, dass der Heilungsprozess bei Verwendung von Kopplersystemen nicht anders verläuft als bei konventionellen Gefäßnähten. 16 Wochen nach der Anastomose waren die Koppleranastomosen um 50% stärker als Nahtanastomosen, wie sich in einer Studie zeigte. Abbaubare Ringsysteme scheinen dagegen keinen Vorteil zu haben gegenüber den nichtabsorbierbaren Devices und können darüber hinaus aufgrund der inflammatorischen Antwort während der Ringabsorption auch thrombogen wirken.

Die meisten Autoren betrachten die mechanischen Koppler-Devices als optimal geeignet für End-zu-End-Anastomosen bei Venen und gelegentlich auch bei Arterien (Ragnarsson et al. 1989). Allerdings zeigt sich im klinischen Gebrauch, dass Koppler-Devices bei dickwandigen Arterien sowie bei Gefäßen mit einem Durchmesser <1 mm oftmals nicht überzeugend sind und diesbezüglich ungeeignet zu sein scheinen. Auch ist die Anwendung für End-zu-Seit-Anastomosen bei maschinellen Systemen nur eingeschränkt möglich, weil der Durchmesser des Gefäßes, an welches seitlich gekoppelt wird, zwangsläufig eingeengt wird.

11.3 Prinzipielle Alternativen für nahtlose Mikrogefäßanastomosen

Grundsätzlich kann man die nahtlosen Anastomosentechniken in 5 Untergruppen mit verschiedenen Modifikationen aufteilen, die sich nach den verschiedenen Materialien und Techniken richten, die dazu benutzt werden (Lee et al. 1980), aber teils noch keinen Eingang in die klinische Routine gefunden haben. Dies sind im Einzelnen:

1. Ringkoppler-Devices (Berggren et al. 1993, Ahn et al. 1994, Ostrup u. Berggren 1986, Ragnarsson et al. 1989)
2. Clips/Klammern (Calles-Vazquez et al. 2005, Ferroli et al. 2007, Maher et al. 2012, Zeebregts 2002, Zeebregts et al. 2003)
3. Kleber, externe (Sugiura et al. 1985, Green et al. 1986, Bot et al. 2010,) und interne Applikation (Giessler et al. 2012, Chang et al. 2011)
4. Stents (Bossut et al. 2011, Suzuki u. Onuma 1971, Yamamoto et al. 2013, Wei et al. 1982)
5. Laserschweißen von Anastomosen (Bass et al. 1989, Leclere et al. 2011, Niijima et al. 1987).

Für weitere Details zu den alternativen nahtlosen Verfahren wird auf die einschlägige Literatur verwiesen.

11.3.1 Ringkopplersysteme

Ohne Zweifel sind die mikrovaskulären Kopplersysteme die zuverlässigsten und erfolgreichsten Hilfsmittel für die Anastomose. Die anderen nahtlosen Techniken hingegen wurden zwar experimentell mehrfach propagiert, haben im klinischen Einsatz aber immer wieder Rückschläge erlitten. Deshalb wird im Folgenden auf die derzeit klinisch allgemein verbreitete Technik der maschinellen Ringkoppler-Anastomosen eingegangen.

Die Koppler-Devices bestehen aus Ringen, die 1–4 mm im Durchmesser groß und in denen 6 verschiedene metallische Pins eingearbeitet sind. Diese Pins haben einen Schaftdurchmesser von 0,16 mm in dem kleinen Ring. Jedes Ende eines Gefäßes muss durch die Mitte des Rings durchgeführt werden. Dabei muss darauf geachtet werden, dass die richtige Ringgröße für den Gefäßdurchmesser ausgesucht wird. Die Gefäßenden werden 90° nach außen evertiert und dann in die schmalen Pins eingehangen, die dann von der äußeren zur inneren Oberfläche der Gefäßwand reichen. Das maschinelle Zusammenführen der Koppler-Devices bringt die beiden Ringe in die Opposition, sodass jeder Satz von Pins in den gegenseitigen Ring eingeführt wird und die inneren Gefäßwände der beiden Gefäßenden aufeinander gebracht werden.

Wenn man diese Methode mit dem sog. »Goldstandard«, der Mikrogefäßanastomose mit 10×0er Nähten vergleicht, konnte in vielen Studien nachgewiesen werden, dass Anastomosen mit den Koppler-Devices 4- bis 5-mal schneller durchgeführt werden können und dass die Durchgängigkeitsrate nahezu bei 100% liegt. Die Stärke der Anastomose ist ebenfalls gut und histologisch zum Teil besser als bei Nahtvereinigung. Solche Devices sind besonders nützlich für Anastomosen in tiefen Wunden mit schwierigem Zugang. Sie sind allerdings schwieriger auszuführen bei Arterien oder insbesondere arteriosklerotischen Gefäßen, weil hier die Eversion äußerst diffizil ist.

Am besten eignen sich die Koppler-Devices für minimal größenunterschiedliche, weiche und gut dehnbare **mikrovaskuläre Venenanastomosen**, obwohl die Ringsysteme mittlerweile auch für diskrepante Größen von bis zu 3:1 angewendet werden.

Die Anwendung eines Koppler-Devices bei der Venenanastomose ist schnell und sicher, was die Ischämiezeit bei der mikrochirurgischen Lappentransplantation deutlich verkürzen kann. In der Literatur werden durchschnittliche Zeiten für die mechanische Ring-Pin-Anastomose mit dem Kopplersystem zwischen 3 und 6 min angegeben, während für mikrovaskuläre Nähte 3-mal längere Zeiträume angegeben werden. Für die venöse Anastomose wird zudem noch angeführt, dass die aufgrund der dünnen Gefäßwände leicht komprimierbaren Venenanastomosen durch den Ringkoppler eher offen gehalten werden, auch wenn in der Umgebung ein Serom oder Hämatom entsteht, sodass eine zusätzliche Schutzfunktion für die Anastomose damit bereitgestellt wird.

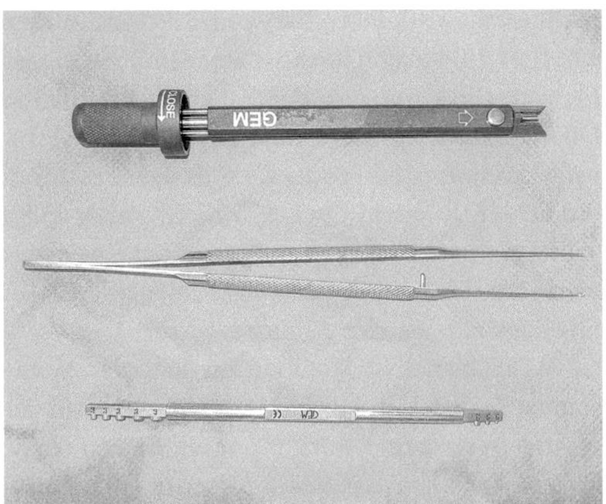

Abb. 11.1 Set für die maschinelle Ringkoppler-Gefäßanastomose bestehend aus: Ringkopplerinstrument, Eversionspinzette und Messinstrument

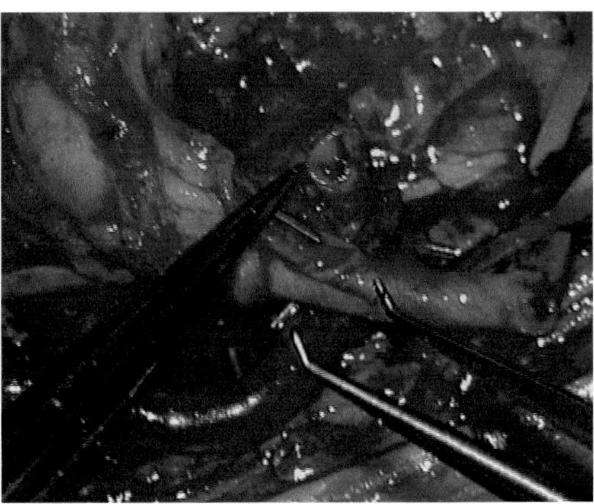

Abb. 11.2 Gefäßenden sollten mindestens 1 cm mobilisiert werden, um durch die Anastomosenringe geführt werden zu können

11.4 Praktische Durchführung der maschinellen Mikroanastomose

Ein doppelseitiges Messinstrument aus chirurgischem Edelstahl wird nach Präparation der Gefäßlumina dazu benutzt, den Durchmesser des Kopplersystems zu bestimmen (Abb. 11.1).

Die unterschiedlichen Ringkopplerdurchmesser sind farblich kodiert und reichen von 1–4 mm. Für die Durchführung ist es erforderlich, dass man mindestens 1 cm von jedem Gefäßende mobilisiert (Abb. 11.2).

Nachdem mithilfe des Messinstruments der Außendurchmesser des Gefäßes ermittelt wurde, wird die geeignete Größe des Kopplergeräts ausgewählt (Abb. 11.3). Die runden Markierungen auf dem Messinstrument sollten nicht in das Gefäßlumen selbst eingebracht werden. Die Enden der beiden Gefäße sollten der Größe des Innendurchmessers des ausgewählten Kopplergeräts entsprechen. Im Zweifelsfall sollte eher der nächst kleinere Ring verwendet werden.

Sodann wird der Griff des Anastomoseninstruments vollständig gegen Uhrzeigersinn gedreht und die passende Kopplergröße geladen (Abb. 11.4a). Ein korrektes Laden wird durch ein hörbares Klicken angezeigt (Abb. 11.4b).

Nach Entfernung der Schutzabdeckung empfiehlt sich die visuelle Kontrolle, dass die Stifte auf den Ringen noch aufrecht stehen und senkrecht zum Ring zeigen. Außerdem muss kontrolliert werden, ob sich beide Ringe im unteren U-förmigen Abschnitt der Haltevorrichtung des Kopplersystems befinden (Abb. 11.4c). Bei den Kopplern bis 3 mm befinden sich 6 Stifte auf jedem Ring.

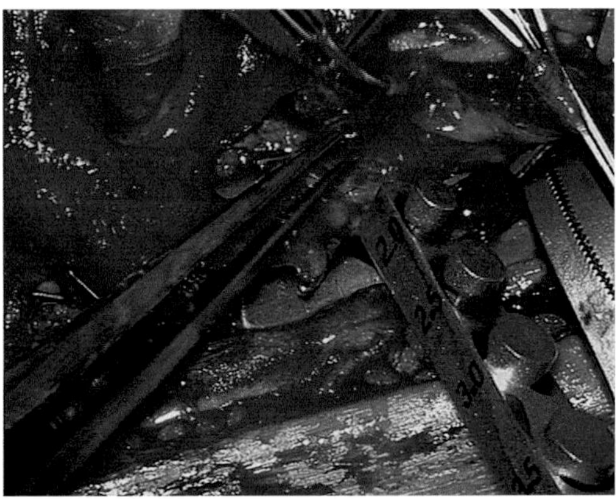

Abb. 11.3 Mit dem Messinstrument wird der geeignete Durchmesser für die Auswahl des passenden Kopplers bestimmt

Die Ringe werden perpendikulär zu den Gefäßen platziert und ein Gefäßende wird mithilfe einer mikrochirurgischen Pinzette durch einen der beiden Kopplerringe gezogen (Abb. 11.5a). Ein Abschnitt von Gefäßwand und Intima wird von 1–2 Stiftdurchmessern erfasst, und in einem Winkel von 90° ausgestülpt und auf einen Ringstift aufgefädelt (Abb. 11.5b).

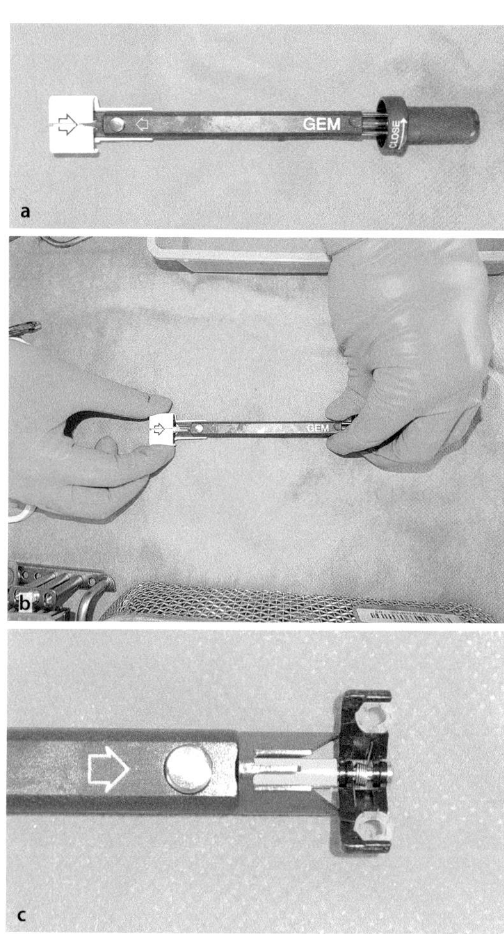

◘ **Abb. 11.4a–c** Laden der Kopplergröße auf das Anastomosengerät und Überprüfen der Stifte und Ringe

Das Gefäß wird dann im Dreieck mit jedem 2. Stift zunächst aufgefädelt, bis 3 Stifte verwendet wurden (Triangulation). Die Platzierung des Gefäßes auf dem Ring durch das Auffädeln des Gefäßes wird dann mit den verbleibenden 3 Stiften abgeschlossen (◘ Abb. 11.5c).

Bei überstehender und sich einkräuselnder Venenwand kann mit der Mikroschere durch kleine Einschnitte der Rand der Anastomose geglättet werden (◘ Abb. 11.5d). Dabei muss sichergestellt werden, dass sowohl die Gefäßwand als auch die Intima vollständig durch jeden Stift des Ringes befestigt wurde. Sollte die Gefäßwand während des Auffädelns reißen, ist das Gefäßende zu begradigen und die Prozedur zu wiederholen.

Die oben genannten Schritte werden wiederholt, um das andere Gefäßende ebenfalls auf den 2. Kopplerring aufzufädeln (◘ Abb. 11.5e).

Bei Kopplergrößen ab 3,5 mm mit 8 Stiften auf jedem Ring empfiehlt sich das Vorgehen als Ausstülpen des gegenüberliegenden Endes der Gefäßöffnung mit dem direkt gegenüberliegenden Ringstift. Im Anschluss wird das Gefäß dann mit den Stiften bei den großen Kopplern an der Seite des Rings aufgefädelt und das Gefäß dabei so gleichmäßig wie möglich auf die 4 Stifte verteilt und dann die restlichen Gefäßwände in die übrigen Ringpins eingefangen.

Wenn beide Gefäßenden angemessen aufgefädelt wurden, ist noch einmal eine visuelle Kontrolle vorzunehmen (◘ Abb. 11.5f). Dabei soll sichergestellt werden, dass sich beide Ringe noch immer im unteren U-Abschnitt der Haltevorrichtung befinden. Durch Ausspülen des Gefäßlumens lässt sich mit der visuellen Kontrolle überprüfen, dass das Lumen adäquat erfasst wurde.

Anschließend werden die Ringe durch Drehen des Griffs im Anastomoseninstrument im Uhrzeigersinn langsam zusammengeführt (◘ Abb. 11.5g), bis sich die beiden Ringkoppler annähern (◘ Abb. 11.5h).

Der Griff wird so lange gedreht, bis der Auswurfstab beginnt, die nun vereinigten Ringe zu bewegen. Vor dem Auswurf der vereinigten Ringe muss das Ende der anliegenden Haltevorrichtungen mit einer Klemme oder einer kräftigen Pinzette (nicht Mikropinzette) zusammengedrückt werden, um die Einpassung des Rings und eine enge Reibungspassung sicher zu stellen (◘ Abb. 11.5i).

Zum Auswurf der vereinten Ringe wird der Griff des Anastomoseninstruments dann weiter im Uhrzeigersinn gedreht (◘ Abb. 11.5j). Anschließend muss die Haltevorrichtung entfernt werden. Hierzu wird der Griff des Anastomoseninstruments vollständig gegen den Uhrzeigersinn gedreht und mit einer kräftigen Pinzette oder einem Klemmchen werden die Ringanastomsoe noch einmal zusammengedrückt, bzw. auf vollständigen Schluss der Ringe überprüft (◘ Abb. 11.6).

Das Vorgehen bei End-zu-Seit-Anastomosen ist ähnlich. Hier wird im ersten Arbeitsgang das freie Ende des Gefäßes durchgezogen und auf die Stifte (je nach Größe 6 Stifte oder 8 Stifte) aufgefädelt.

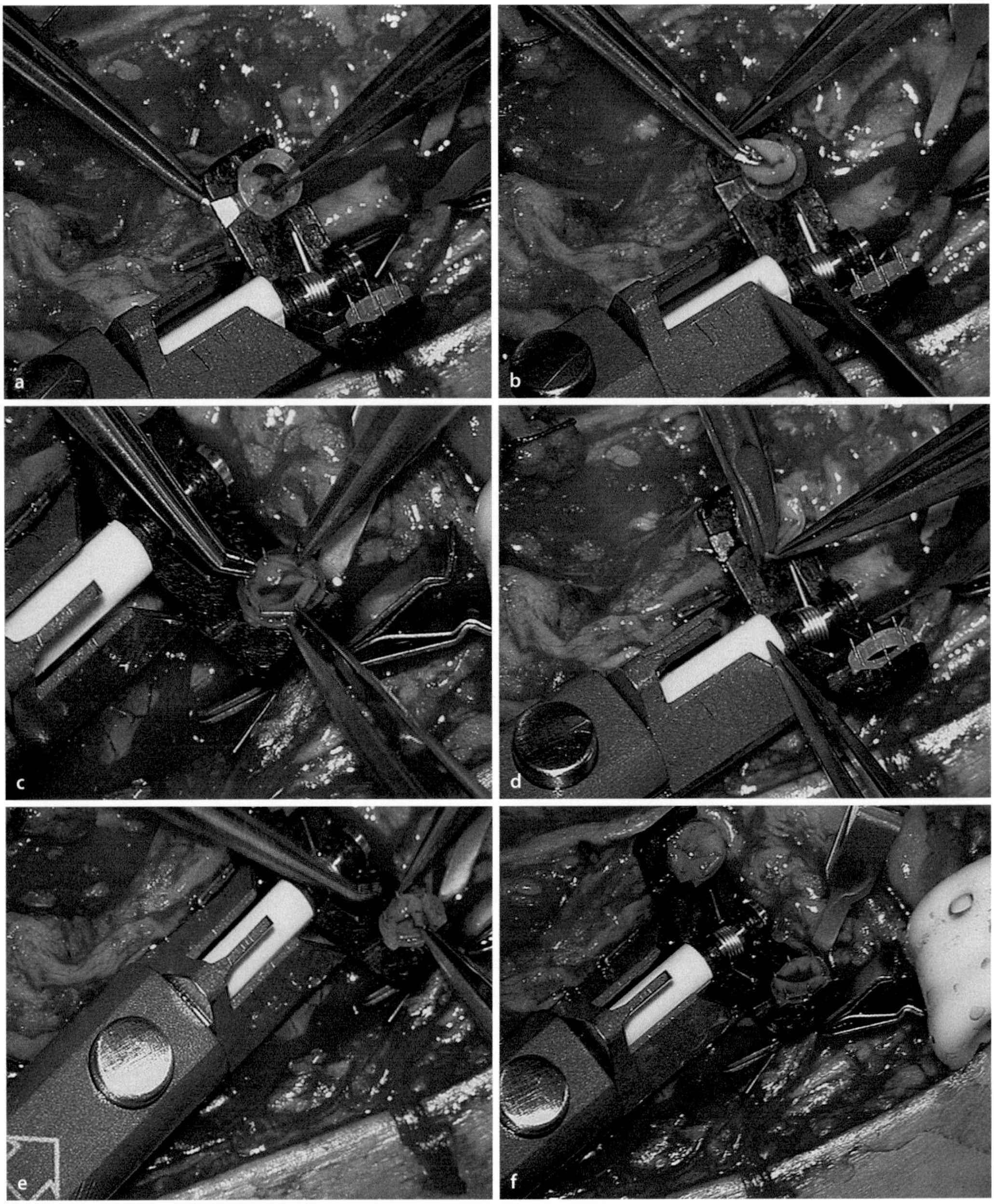

a
b
c
d
e
f

Abb. 11.5a–j Platzierung der Ringe, Fassen der Gefäßwand mit Intima und Auffädeln auf den Ringstift (**a–e**). Sind beide Gefäßenden aufgefädelt, erfolgen die Sichtkontrolle (**f**) und das Zusammenführen der Gefäßenden sowie der Auswurf der vereinten Ringe (**g–j**). Einzelheiten im Text

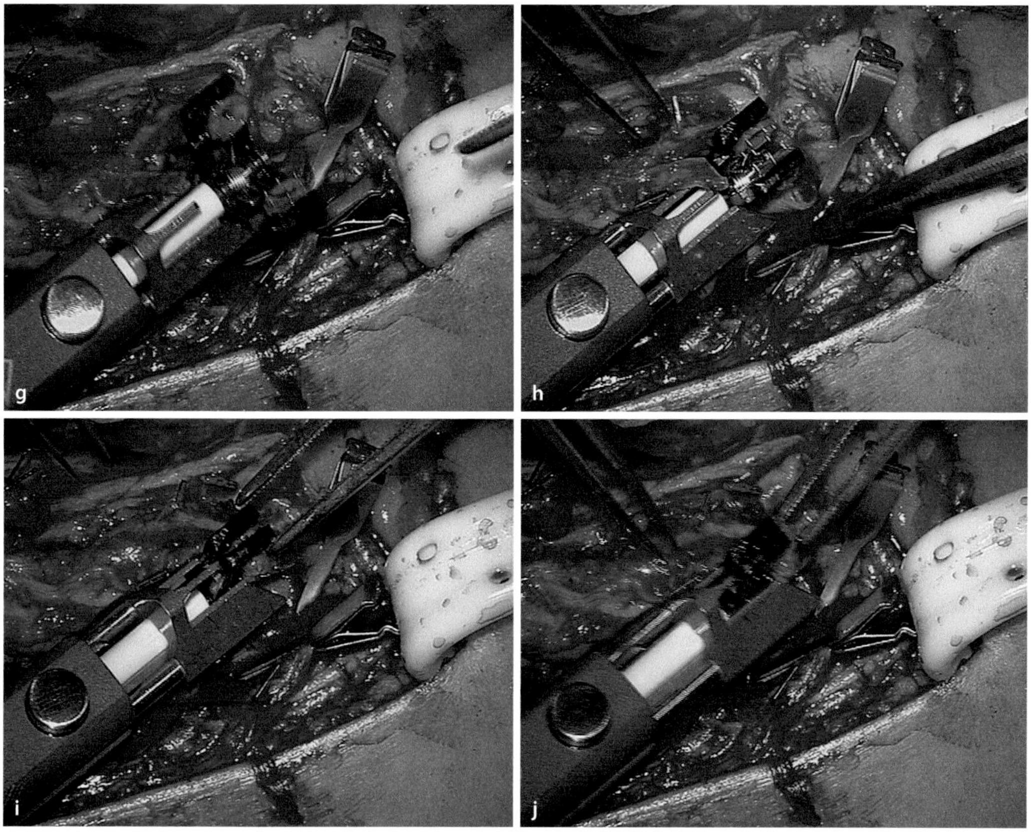

▣ **Abb. 11.5g–j** (Fortsetzung)

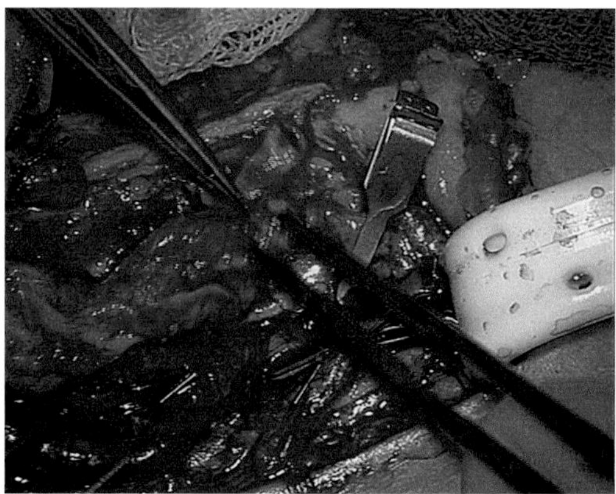

▣ **Abb. 11.6** Nach Entfernen des Ringsystems wird mit einer kräftigen Pinzette überprüft, ob die beiden Kopplerringe zirkulär vollständig schließen

 Cave

Wichtig ist es, dass man im Falle eines gekrümmten oder nicht mehr vollständig geraden Pins nicht versucht, die Pins geradezu biegen, sondern lieber ein neues Kopplersystem verwendet (▣ Abb. 11.7). Andernfalls schließen die beiden Ringe nicht richtig und die Anastomose wird gefährdet.

Bevor man die Gefäßklemmen freigibt, sollte selbstverständlich unter dem Mikroskop noch einmal die Anastomose inspiziert werden.

Bei der **End-zu-Seit-Anastomose** muss dann die Gefäßwand und die Intima in der Nähe eines Endes der schrägen Inzision in das seitliche Gefäß mit einer mikrochirurgischen Pinzette ebenfalls erfasst und durch den verbleibenden Ring gezogen werden. Dabei werden Gefäßwände und Intima im 180°-Winkel ausgestülpt und das Gefäß zunächst

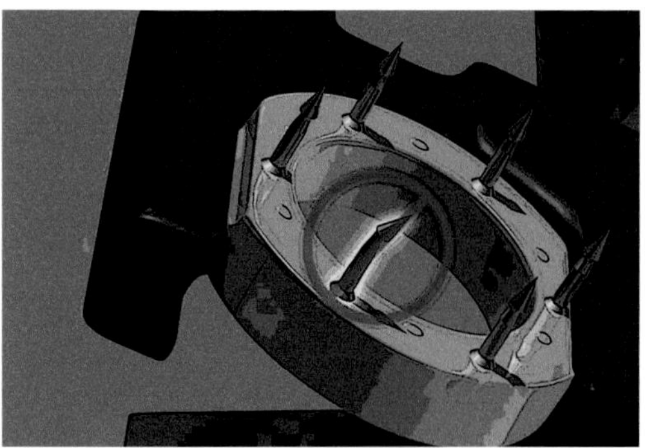

■ **Abb. 11.7** Bei verbogenen Ringen sollte man keinesfalls versuchen diese gerade zu biegen, sondern ein neues Ringsystem benutzen und die Anastomose neu herstellen. (Mit frdl. Genehmigung TapMed GmbH)

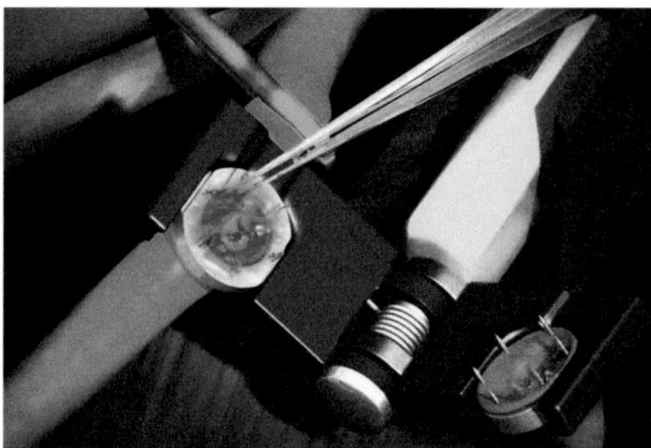

■ **Abb. 11.8** Technik der maschinellen End-zu-Seit-Anastomose. (Mit frdl. Genehmigung TapMed GmbH)

auf den Stift in der Nähe des oberen Inzisionsendes aufgefädelt (■ Abb. 11.8). Dann wird in gleicher Weise an dem gegenüberliegenden Ende der Inzision fortgefahren und die Gefäßwand und Intima auf die nächsten Pin-Stifte aufgefädelt, bis alle Stifte besetzt sind. Der Vorgang des Auffädelns wird damit abgeschlossen, indem das Gefäß auf die verbleibenden Stifte umgestülpt wird. Sodann wird ähnlich wie bei der End-End-Anastomose das Anastomoseninstrument im Uhrzeigensinn zusammengedreht, dass die Ringe ineinander zu liegen kommen. Bei der Entfernung des Anastomoseninstruments ist darauf zu achten, dass nicht auf der Rückseite der Ringhalterung ein Teil der Gefäße mit eingeklemmt wurde. Dieses kann leicht passieren, wenn die Gefäßwände etwas überstehen oder wenn bei dem Zusammendrehen versehentlich hinter dem Anastomoseninstrument Gewebe miteingeklemmt wurde. Deswegen ist bei der Entfernung äußerst sorgfältig vorzugehen und ggf. überstehendes Gefäßlumen außerhalb des Ring-Devices abzuschneiden, um eine Beschädigung der Anastomose zu vermeiden.

Falls die beiden Gefäße unterschiedliche Durchmesser haben, wird der Koppler für das Gefäß mit dem kleineren Durchmesser ausgewählt.

Im Anschluss wird die arterielle Anastomose üblicherweise mit Handnaht End-Seit oder End-End hergestellt (■ Abb. 11.9) und im eigenen Vorgehen die gesamte Anastomosenregion mit Fibrinkleber eingescheidet (■ Abb. 11.10).

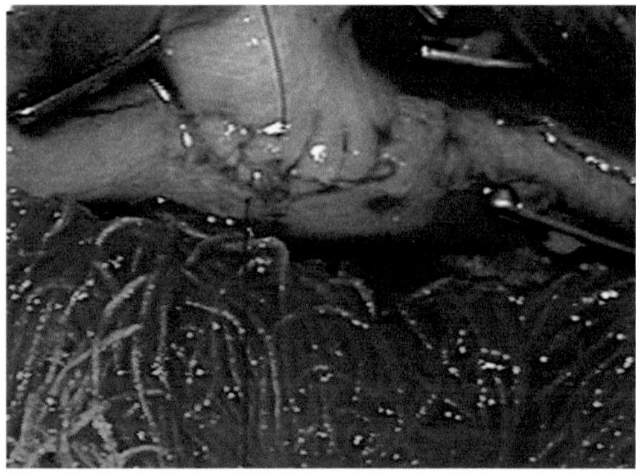

■ **Abb. 11.9** Nach Fertigstellung der beiden maschinellen Venenanastomosen wird die arterielle Anastomose hier End-zu-Seit auf das Anschlussgefäß mit Handnaht angefertigt

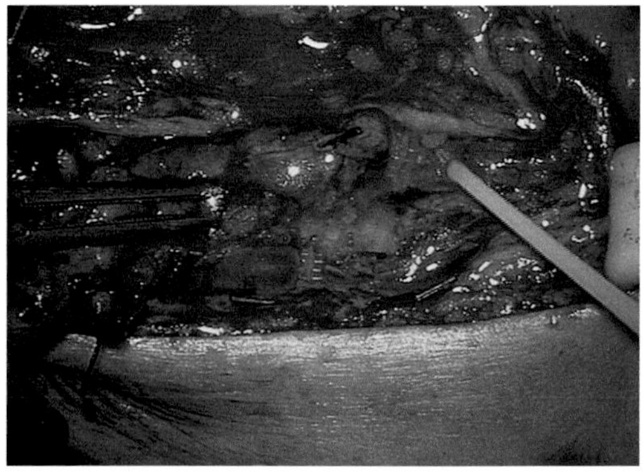

■ **Abb. 11.10** Im eigenen Vorgehen wird nach Beendigung der Mikroanastomosen die gesamte Anastomosenregion mit Fibrinkleber eingescheidet

Literatur

Ahn CY, Shaw WW, Berns S, Markowitz BL (1994) Clinical experience with the 3M microvascular coupling anastomotic device in 100 free-tissue transfers. Plastic and reconstructive surgery 93(7): 1481-4

Bass LS, Treat MR, Dzakonski C, Trokel SL (1989) Sutureless microvascular anastomosis using the THC:YAG laser: a preliminary report. Microsurgery 10(3): 189-93

Berggren A, Ostrup LT, Ragnarsson R. (1993) Clinical experience with the Unilink/3M Precise microvascular anastomotic device. Scandinavian journal of plastic and reconstructive surgery and hand surgery / Nordisk plastikkirurgisk forening [and] Nordisk klubb for handkirurgi 27(1): 35-9

Bossut C, Barbier O (2011) Exploration of the intravascular stenting method for sub 1-mm vessels. Journal of reconstructive microsurgery 27(8): 461-8

Bot GM, Bot KG, Ogunranti JO et al. (2010) The use of cyanoacrylate in surgical anastomosis: an alternative to microsurgery. Journal of surgical technique and case report 2(1): 44-8

Calles-Vazquez Mdel C, Viguera FJ, Sun F, Uson JM, Uson J (2005) Vein and artery growth after anastomosis with vascular closure staple clips vs interrupted polypropylene suture: application in pediatric vascular surgery. Journal of pediatric surgery 40(9): 1428-35

Chang EI, Galvez MG, Glotzbach JP et al. (2011) Vascular anastomosis using controlled phase transitions in poloxamer gels. Nature medicine 17(9): 1147-52

Daigeler A, Kneser U, Fansa H, Riester T, Uder M, Horch RE (2013/2014) [Reconstruction of the Vascular Compromised Lower Extremity – Report of the Consensus Workshop at the 35. Meeting of the DAM (Deutschsprachige Gemeinschaft fur Mikrochirurgie der peripheren Nerven und Gefäße) 2013 in Deidesheim]. Handchirurgie, Mikrochirurgie, plastische Chirurgie: Organ der Deutschsprachigen Arbeitsgemeinschaft für Handchirurgie: Organ der Deutschsprachigen Arbeitsgemeinschaft für Mikrochirurgie der Peripheren Nerven und Gefäße 2014; 46(4): 248-55 (Rekonstruktion der vaskular kompromittierten unteren Extremitat – Bericht des Consensus-Workshops im Rahmen der 35. Jahrestagung der DAM 2013 in Deidesheim)

Eweida AM, Lang W, Schmitz M, Horch RE. (2013) Salvage of a free radial forearm flap by creation of an arteriovenous fistula at the distal arterial pedicle. Microsurgery 33(5): 391-5

Ferroli P, Biglioli F, Ciceri E, Addis A, Broggi G (2007) Self-closing U-clips for intracranial microanastomoses in high-flow arterial bypass: technical case report. Neurosurgery 60(2 Suppl 1):ONSE170; discussion ONSE

Giessler GA, Fischborn GT, Schmidt AB (2012) Clampless anastomosis with an intraluminal thermosensitive gel: first application in reconstructive microsurgery and literature review. Journal of plastic, reconstructive & aesthetic surgery: JPRAS 65(1): 100-5

Green AR, Milling MA. (1986) Butylcyanoacrylate adhesives in microvascular surgery: an experimental pilot study. Journal of reconstructive microsurgery 2(2): 103-5

Horch RE, Horbach T, Lang W. (2007) The nutrient omentum free flap: revascularization with vein bypasses and greater omentum flap in severe arterial ulcers. Journal of vascular surgery 45(4): 837-40

Horch RE, Lang W, Arkudas A et al. (2014) Nutrient free flaps with vascular bypasses for extremity salvage in patients with chronic limb ischemia. The Journal of cardiovascular surgery. 55(2,1): 265-72

Horch RE, Lang W, Meyer A, Schmitz M (2014) Distal pedal bypasses combined with free microsurgical flaps in chronic limb ischaemia for problematic wounds. International wound journal. doi: 10.1111/iwj.12282

Kneser U, Arkudas A, Beier JP et al. (2013) [Extended skin and soft tissue defects after vascular wounds: plastic surgical concepts]. Zentralblatt fur Chirurgie 138(5): 536-42 (Ausgedehnte Gewebedefekte bei vaskularen Wunden – Möglichkeiten der plastischen Chirurgie)

Lang W, Horch RE. (2006) [Distal extremity reconstruction for limb salvage in diabetic foot ulcers with pedal bypass, flap plasty and vacuum therapy]. Zentralblatt fur Chirurgie 131(1): S146-50 (Distale Extremitatenrekonstruktion mit pedalem Bypass und Lappenplastiken beim diabetischen Fusssyndrom nach Vakuumvorbehandlung)

Leclere FM, Schoofs M, Mordon S (2011) [Historical review and future orientations of the conventional vascular microanastomoses]. Annales de chirurgie plastique et esthetique 56(3): 232-40 (Revue historique et orientations futures aux microsutures vasculaires conventionnelles)

Lee S, Wong L, Orloff MJ, Nahum AM (1980) A review of vascular anastomosis with mechanical aids and nonsuture techniques. Head & neck surgery 3(1): 58-65

Maher JL, Roehl KR, Mahabir RC. (2012) A prospective evaluation of U-clips for arterial microvascular anastomoses. Journal of reconstructive microsurgery 28(8): 543-8

McLean DH, Buncke HJ, Jr (1973) Use of the Saran Wrap cuff in microsurgical arterial repairs. Plastic and reconstructive surgery 51(6): 624-7

Nakayama K, Tamiya T, Yamamoto K, Akimoto S (1962) A simple new apparatus for small vessel anastomosisi (free autograft of the sigmoid included). Surgery 52: 918-31

Niijima KH, Yonekawa Y, Handa H, Taki W (1987) Nonsuture microvascular anastomosis using an Nd-YAG laser and a water-soluble polyvinyl alcohol splint. Journal of neurosurgery 67(4): 579-83

Ostrup LT, Berggren A (1986) The UNILINK instrument system for fast and safe microvascular anastomosis. Annals of plastic surgery 17(6): 521-5

Ragnarsson R, Berggren A, Klintenberg C, Ostrup L (1990) Microvascular anastomoses in irradiated vessels: a comparison between the Unilink system and sutures. Plastic and reconstructive surgery 85(3): 412-8

Ragnarsson R, Berggren A, Ostrup LT, Gilbert RW (1989) Arterial end-to-side anastomosis with the UNILINK system. Annals of plastic surgery 22(5): 405-15

Rothwell A. Carrel A (2011) innovator extraordinaire. Journal of perioperative practice 21(2): 73-6

Sugiura K, Nakatsuchi Y, Yagi R, Sugimoto Y (1985) A new method for venous interposition grafts using fibrin glue. Microsurgery 6(2): 125-8

Suzuki J, Onuma T (1971) A soluble internal splint for experimental vascular anastomosis. Technical note. Journal of neurosurgery 35(3): 355-8

Taeger CD, Arkudas A, Beier JP, Horch RE (2014) Emergency arterio-venous loop for free-flap defect reconstruction of the lower thigh with a post-irradiated and heavily infected wound. International wound journal. doi: 10.1111/iwj.12278

Waisberg DR, Galvao FH, De Castro Galvao R, Chaib E, D'Albuquerque LA (2011) Intestinal transplantation using cuff-glue sutureless technique for microanastomosis in rats. Microsurgery 31(7): 584-5

Wei FC, Mancer K, Zuker RM (1982) The temporary stent technique: an easier method of micro-venous anastomosis. British journal of plastic surgery. 1982;35(1):92-5

Yamamoto T, Yoshimatsu H, Narushima M, Yamamoto N, Koshima I (2013) Split intravascular stents for side-to-end lymphaticovenular anastomosis. Annals of plastic surgery 71(5): 538-40

Zeebregts C, Acosta R, Bolander L, van Schilfgaarde R, Jakobsson O (2002) Clinical experience with non-penetrating vascular clips in free-flap reconstructions. British journal of plastic surgery 55(2): 105-10

Zeebregts CJ (2003) Clipped microvascular anastomoses in lower-leg free flaps. Plastic and reconstructive surgery 111(5): 1771-2

Mikrochirurgische Nervenkoaptation

C. Radtke, P. M. Vogt

U. Kneser et al. (Hrsg.), *Grundkurs Mikrochirurgie*,
DOI 10.1007/978-3-662-48037-3_12,

12.1 Grundlagen zur Nervenverletzung

12.1.1 Definition und Ursachen

Die periphere Nervenverletzung ist gekennzeichnet durch die Unterbrechung bzw. das Sistieren der Funktionsfähigkeit eines Nervs durch oder in Folge äußerer Noxen oder Traumata, z. B. Schnitt, Stich, Dehnung, Prellung oder Druck. Dies umfasst auch degenerative Veränderungen, physikalische (Elektrotrauma, Kälte, Strahlung usw.) chemische (Injektion) und iatrogene Läsionen (z. B. Tumorresektion) (AWMF Leitlinie 2013).

Am häufigsten werden periphere Nervenverletzungen durch Verkehrsunfälle verursacht, wobei hier Nerven der oberen Extremität besonders betroffen sind (Uzun et al. 2006, Kouyoumdjian 2006). Insbesondere sind in diesem Zusammenhang auch frakturassoziierte Nervenverletzungen zu berücksichtigen (zur Übersicht ◘ Tab. 12.1). Verletzungen des N. radialis treten besonders bei distalen und mittleren Humerusschaftfrakturen auf, welches auf den besonderen anatomischen Verlauf des N. radialis in Nähe des Humerusschafts zurückzuführen ist (Shao et al. 2005).

◘ **Tab. 12.1** Durch Frakturen und/oder deren Therapie bedingte Nervenverletzungen. (Adaptiert nach: The Management of Nerve Injuries 2014)

Art des Eingriffs	Gefährdeter Nerv
Reposition und Osteosynthese des Humers	N. radialis
Reposition und Osteosynthese bei Radiusköpfchenfrakturen	N. interosseus posterior
Osteosynthese einer distalen Radiusfraktur	Ramus superficialis N. radialis
Osteosynthese einer Ellenbogenfraktur	N. ulnaris
Acetabulumfrakturen (dorsaler Zugang), Hüft-TEP	N. ischiadicus
Kniegelenkseingriffe	N. peroneus, Ramus infrapatellaris N. saphenus
Osteosynthese einer lateralen Malleolusfraktur	N. suralis
Ilioinguinaler Zugang zum Acetabulum, Spongiosa Beckenkamm	N. cutaneus femoris lateralis

12.2 Anatomischer Aufbau peripherer Nerven

Als kleinste Einheit eines peripheren Nervs ist das Neuron mit seinen begleitenden Schwann-Zellen zu sehen. Neurone stellen dabei die funktionelle Grundstruktur dar. Sie bestehen aus einem Zellkörper und ihren Zellausläufern, den Dendriten einerseits und dem Axon andererseits, wobei sich der Zellkörper des Neurons im Spinalganglion befindet. Dendriten übertragen dabei elektrische Impulse zum Zellkörper hin und das Axon leitet elektrische Signale von diesem weiter. Eine Vielzahl von Axonen schließt sich zu Faszikeln zusammen. Das Endoneurium beschreibt dabei den Raum zwischen mehreren Axonen innerhalb eines Faszikels. Diese Einheit ist von Bindegewebe, dem Perineurium, umschlossen. Schließlich bilden Faszikel zusammen einen peripheren Nerv, mit dem Epineurium als äußere Hülle. Gliazellen sind unterstützende

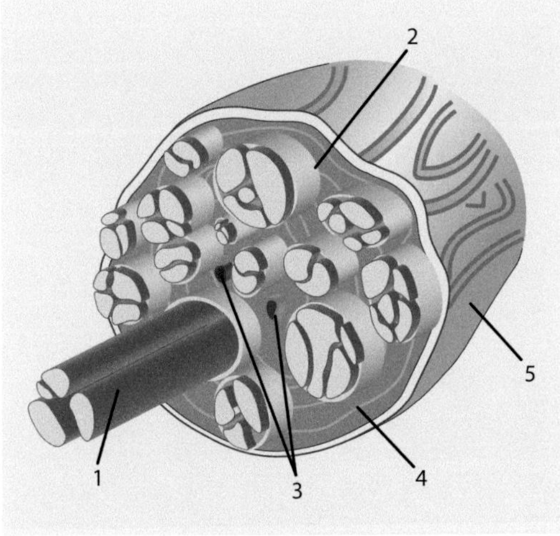

◘ **Abb. 12.1** Schematischer Querschnitt eines Nervs (1 Axon im Endoneurium eingebettet, 2 Perineurium, das zusammen mit Axonen einen Faszikel bildet, 3 Gefäße, 4 lockeres Bindegewebe mit Kollagen, 5 Epineurium)

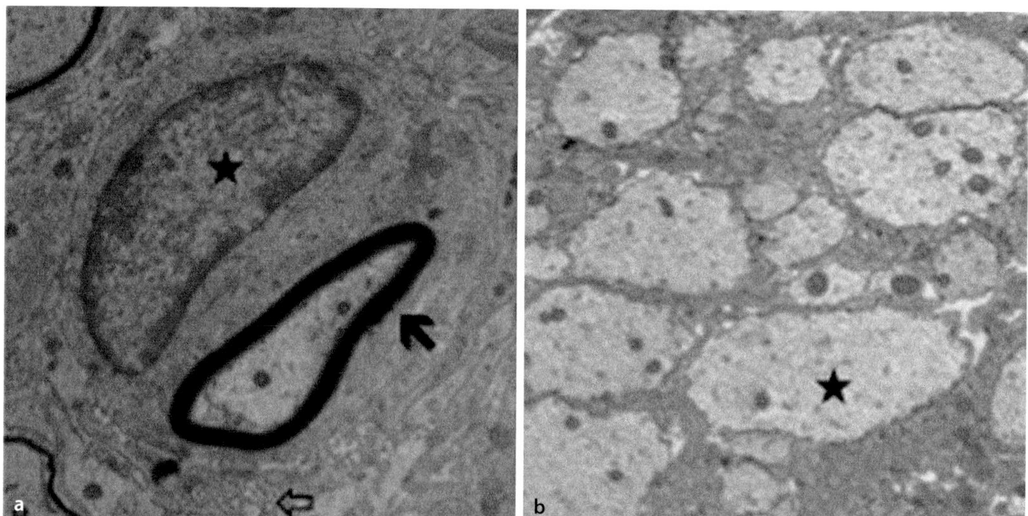

Abb. 12.2 Darstellung einer charakteristischen myelinisierten Nervenfaser mit umgebender Myelinwicklung (schwarzer Pfeil) und umgebender Schwannzelle mit Zellkörper (Stern). In B sind multiple demyelinisierte Nervenfasern illustriert (Stern). (Aus: Radtke u. Vogt 2014)

Zellen und beinhalten im peripheren Nervensystem (PNS) die Schwann-Zellen. Im Unterschied zu Neuronen können sich Gliazellen mitotisch teilen.

Die vaskuläre Versorgung eines Nervs erfolgt durch Aa. nervosum, welche segmental in den Nerven eintreten und sich in intrinsische longitudinale oberflächliche und interfaszikuläre Arteriolen aufteilen, die untereinander einen vaskulären Plexus bilden. Zusätzlich existieren relativ große extrinsische Gefäße, welche mit dem longitudinalen intrinsischen Plexus kommunizieren und sich im Epineurium befinden.

Im peripheren Nervensystem werden myelinisierte (Abb. 12.2) von nichtmyelinisierten Nervenfasern unterschieden.

12.3 Therapie

12.3.1 Konservative Therapie

Als konservative Maßnahmen bei einer Nervenverletzung sind Maßnahmen zu verstehen, welche die Regeneration verbessern und unterstützen (▶ Kap. 17). Diese können sowohl im Rahmen einer Neurapraxie als auch einer Axonotmesis bei erhaltenem Epineurium unterstützend angewandt werden. Die Möglichkeiten sind jedoch limitiert. Eine medikamentöse Therapie mit nachgewiesenem positivem Effekt auf die Nervenregeneration ist nicht vorhanden. Im Rahmen der Regeneration bei einer Neurapraxie bzw. Axonotmesis ist **Physiotherapie** dringend zu empfehlen, um Gelenkkontrakturen vorzubeugen und um den Bewegungsumfang aufrecht zu erhalten. Weiterhin können hier Schienen zur Vermeidung von Gelenkkontrakturen im Sinne von Lagerungsschienen hilfreich sein. Darüber hinaus können die manuelle Therapie und auch spezielles Funktionstraining, z. B. bei einer Fazialisparese, einen unterstützenden Effekt liefern.

Die Wirksamkeit der Elektrostimulation wird kontrovers diskutiert (Mödlin et al. 2005, Kern et al. 2010); auch zur Laserphotostimulation liegen bisher nur limitierte Aussagen zur Wirksamkeit vor (Rochkind et al. 2007).

Die konservative Therapie ist somit bei Nervenläsionen mit Funktionsausfall bei aber erhaltender Nervenkontinuität indiziert. Bleibt in diesen Fällen in der Regenerationszeit von 3 bis maximal 6 Monaten eine Funktionsverbesserung unter konservativen Maßnahmen aus, handelt es sich um eine schwerwiegendere Nervenschädigung, und es folgt die Indikationsstellung zur operativen Therapie (Abb. 12.3).

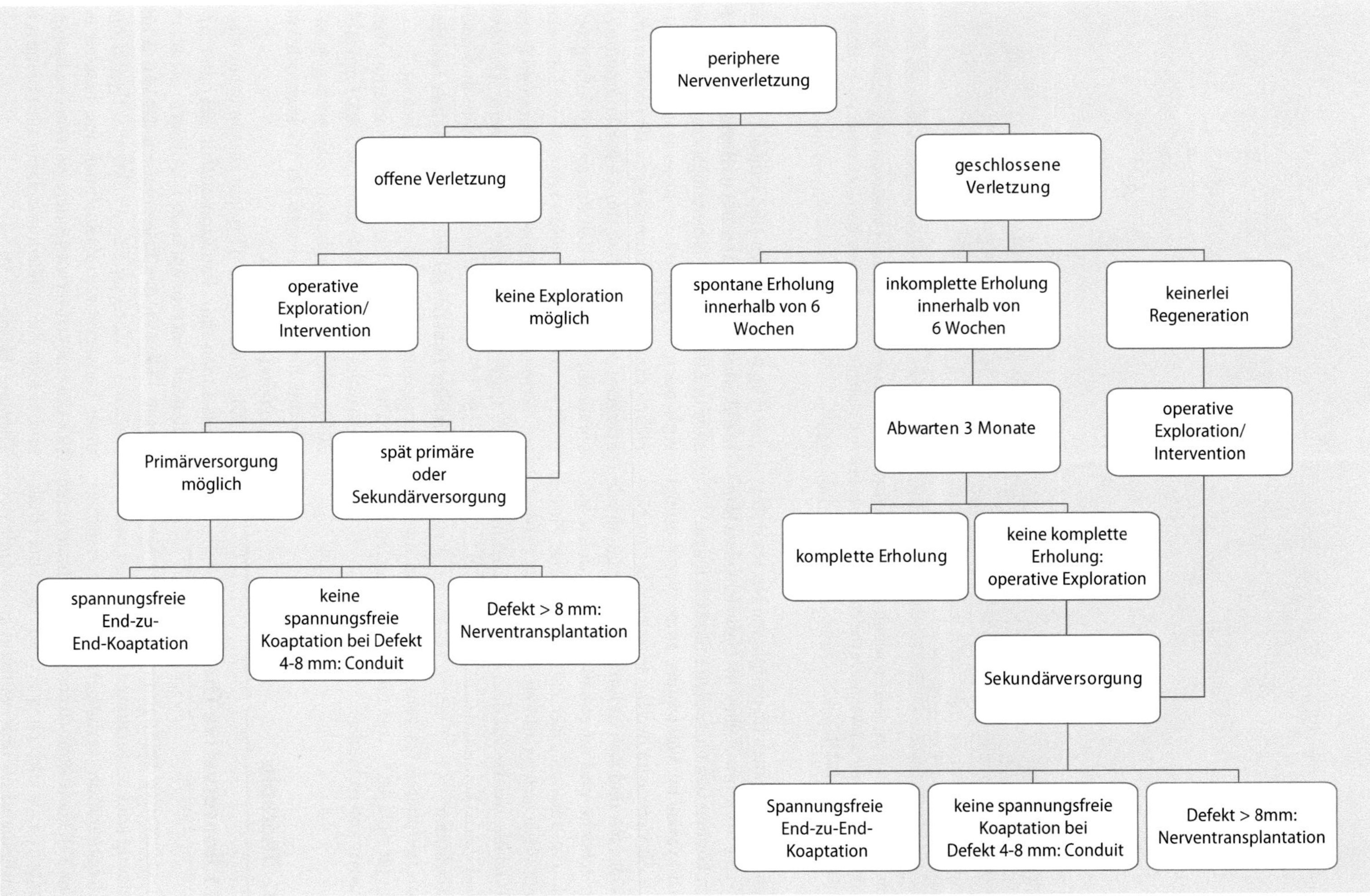

Abb. 12.3 Algorithmus zur Versorgung peripherer Nervenverletzungen. (Aus: Radtke u. Vogt 2014)

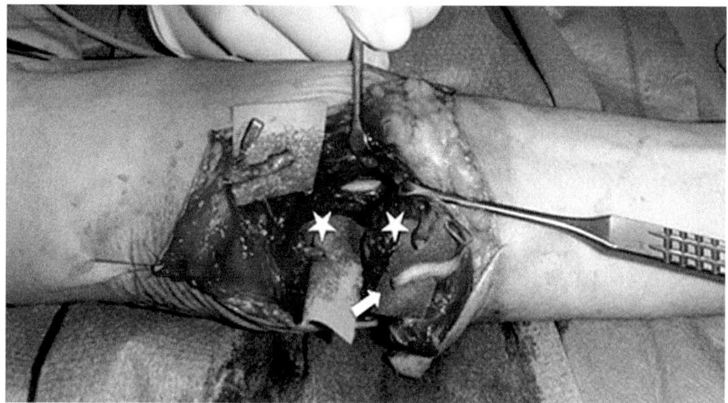

Abb. 12.4 Tiefe Schnittverletzung im Bereich des Unterarms mit kompletter Durchtrennung des N. ulnaris (Pfeil) sowie des N. medianus (Sterne) mit proximalem und distalem Nervenstumpf. (Aus: Radtke u. Vogt 2014)

12.3.2 Chirurgische Therapie

Bei offenen Verletzungen mit der Verdachtsdiagnose einer Nervendurchtrennung sollte immer eine Exploration mit Darstellung des Nervs erfolgen (Abb. 12.4). Zeigen sich Funktionsausfälle in Kombination mit anderen Verletzungen (Frakturen) oder bestehen Hämatome, die zu einer Kompression eines Nervens führen, so sollte auch hier eine sofortige die chirurgische Intervention erfolgen.

Das Ziel der chirurgischen Therapie bei komplett durchtrennten Nerven besteht darin, die durchtrennten Nervenenden mit der geringsten notwendigen Anzahl an Nähten präzise aneinander zu adaptieren, um die Nervenkontinuität wiederherzustellen. Durch die eingebrachten Nähte soll ein Auseinanderweichen der Nervenstümpfe vermieden werden, um eine entsprechende Regenration über die Läsionsstelle von proximal in den distalen Nervenstumpf zu ermöglichen. Die Nervenkoaptation muss unter spannungsfreien Bedingungen erfolgen. Ist dies nicht möglich, so ist hier ggf. eine Nerventransplantation notwendig (s. unten). In Studien konnte gezeigt werden, dass eine Nervendehnung von mehr als 2 cm einer Kraft von 50 g entspricht und zu einer signifikanten Reduktion der intraneuralen Mikrozirkulation und konsekutiv zu einer verminderten Regeneration führt (Miyamoto 1979). Erfolgt eine Nervennaht auf Höhe eines Gelenks, so ist diese in Neutralstellung des Gelenks durchzuführen, um die Gleitfähigkeit des Nervens zu erhalten und um die Spannung zu kontrollieren.

Technik der primären Nervennaht

Die Technik der primären Nervennaht erfolgt in 3 Schritten.

1. Darstellung und Präparation der Nervenstümpfe
2. Approximation der Nervenenden
3. Koaptation der Nervenstümpfe

Darstellung und Präparation der Nervenstümpfe

Bei offenen Verletzungen erfolgt zunächst die Schnitterweiterung der Wunde und der Nerv wird im proximalen Anteil aufgesucht und im Verlauf dargestellt. Ist der Nerv durchtrennt, wird nun auch im distalen Anteil der korrespondierende Nervenstumpf aufgesucht und dargestellt. Dieser erste Schritt kann in Blutleere erfolgen, sofern erforderlich und möglich, um so die Identifizierung der umliegenden Strukturen und der Nervenenden zu vereinfachen. Die nachfolgenden beschriebenen Schritte erfolgen ohne Blutleere, da nur so die Vitalität des Nervs beurteilt werden kann. Sollte es aus den Nervenenden vermehrt bluten, ist von einer Koagulation direkt am Nerven abzuraten, Blutungen aus den epineuralen Gefäßen sistierten normalerweise nach sanfter Kompression in kurzer Zeit. Nächster Schritt ist die vorsichtige Präparation der Nervenstümpfe mit Mobilisierung der Nervenenden. Eine übermäßige Mobilisierung muss unbedingt vermieden werden, da es dadurch zu einer Devaskularisation kommen kann.

Es schließt sich dann die Anfrischung der Nervenenden mit einem frischen Skalpell an, soweit bis

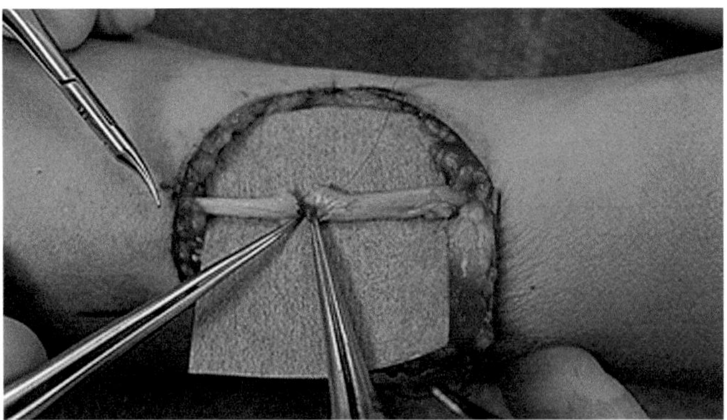

Abb. 12.5 Approximation von Nervenstümpfen am Beispiel eines durchtrennten N. medianus. (Aus: Radtke u. Vogt 2014)

gesundes Nervengewebe zu sehen ist. Dies sollte minimal sein, kann aber unter Umständen mehrere Millimeter in Abhängigkeit von der Schwere und der Art der Nervenverletzung betragen und muss so sparsam wie möglich erfolgen, um einen Substanzdefekt zu vermeiden.

Approximation

Nach Präparation der Nervenstümpfe schließt sich die Annäherung dieser an, die Approximation. Dazu wird vorsichtig das Epineurium der jeweiligen Nervenenden mit der mikrochirurgischen Pinzette gefasst und die Stümpfe approximiert. Handelt es sich um polyfaszikuläre Nerven, müssen die korrespondierenden Faszikel anhand Ihres Faserquerschnitts identifiziert und möglichst exakt adaptiert werden. Dies ist besonders wichtig bei einem gemischten Nerven mit sowohl motorischen als auch sensiblen Anteilen. Es ist darauf zu achten, dass in der Tat nur das Epineurium gefasst wird, um eine weitere Schädigung des Nervs durch Quetschungen mit der Pinzette zu vermeiden. Die gefassten Nervenstümpfe werden so weit angenähert, bis sich diese spannungsfrei berühren, um so koaptiert zu werden (Abb. 12.5). Eine vermehrte Spannung führt zu einer Verminderung der nervalen Durchblutung mit Untergang von Axonen, vermehrter Fibrose an der Nahtstelle und konsekutiv zu signifikanter reduzierter Regeneration. Hier kann der sog. »10-0 Stich-Test« erfolgen: Kann die Koaptation durch eine epineurale Naht mit einem Faden der Fadenstärke 10-0 aufrecht erhalten werden, ohne dass es zum Ausriss der Naht im Epineurium kommt, besteht keine übermäßige Dehnung des Nervs. Liegt hier eine zu hohe Spannung im Nahtbereich vor, so muss eine Nerventransplantation oder die Implantation eines Nerveninterponats erfolgen (s. unten).

> **Die Spannung bzw. Dehnung eines Nervs vor der Koaptation lässt sich mittels »10-0 Stich-Test« prüfen.**

Koaptation der Nervenstümpfe

Bei spannungsfreier Approximation der Nervenenden erfolgt die Koaptation. Die Nervenkoaptation findet im Regelfall unter dem Operationsmikroskop statt. Wichtig ist hier die exakte Zuordnung der korrespondierenden Faszikel im proximalen und distalen Stumpf. Im idealen Fall ergeben die gegenüberliegenden Querschnittflächen der Nervenenden ein Spiegelbild. Die Anordnung von Faszikelgruppen und mögliche Gefäßanschnitte im Nerven können hier eine Hilfestellung geben, um eine Rotation zu vermeiden. Gerade bei einem gemischt sensibel-motorischen Nerven ist, wie oben erwähnt, die Zuordnung von immenser Bedeutung. Die Koaptation der beiden Nervenstümpfe kann dann entsprechend durch eine Nervennaht (sog. End-zu-End-Neuroraphie) aufrecht erhalten werden. Die Naht erfolgt in Einzelknopftechnik, mit einem monofilen 10-0 Faden. Durch die Nervennaht sollen ein Auseinanderweichen sowie eine Rotation der Nervenenden nach exakter Koaptation vermieden werden. Dazu reichen im Allgemeinen zwei sich gegenüber liegende Einzelknopfnähte aus, ein weiteres Einbringen von Nähten

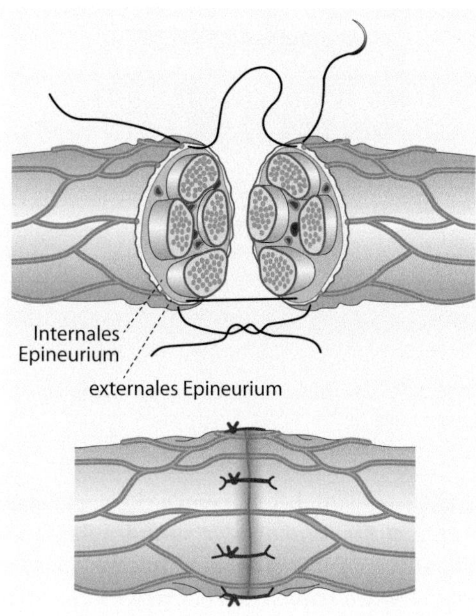

■ **Abb. 12.6** Schematische Darstellung der epifaszialen Nervennaht

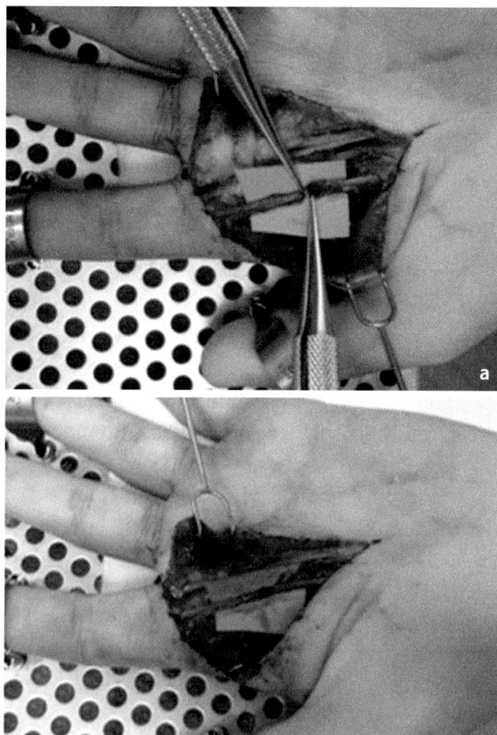

■ **Abb. 12.7** Komplette Durchtrennung des Digitalnervs N3 ohne Defektverletzung (**a**) und nachfolgende primäre Nervennaht (**b**). (Aus: Radtke u. Vogt 2014)

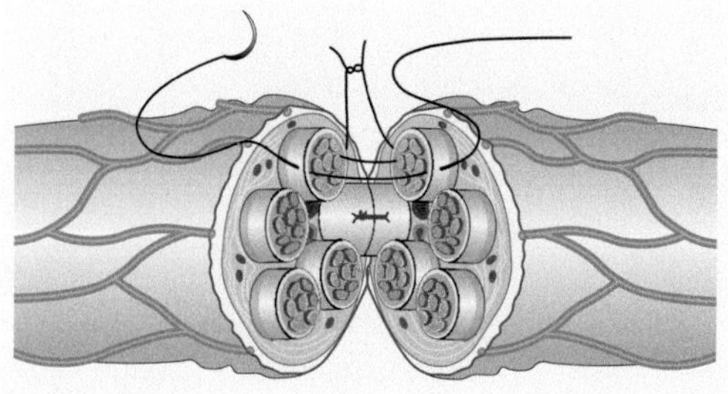

■ **Abb. 12.8** Schematische Darstellung einer faszikulären Nervennaht

liefert keinen weiteren Vorteil und birgt zusätzlich die Gefahr, dass durch das vermehrte Fremdmaterial im Nerv die Regeneration beeinträchtigt wird.

Im Hinblick auf die anatomische Struktur existieren 3 Methoden der direkten Nervennaht (■ Abb. 12.6, ■ Abb. 12.7):

- die epineurale Nervennaht,
- die perineurale und
- die faszikuläre Nervennaht (■ Abb. 12.8).

Die Entscheidung, welche Nahttechnik angewandt werden sollte, erfolgt in Abhängigkeit von der Faszikelstruktur. Bei der epineuralen Nervennaht wird nur das Epineurium genäht und bietet sich bei monofaszikulären und ggf. bei oligofaszikulären Nerven an.

Im Falle von polyfaszikulären Nerven kommt es hier nur zu einer unzureichenden Koaptation der einzelnen Faszikel und die perineurale oder die faszikuläre Nervennaht ist zu bevorzugen.

Weiterhin wird zwischen **End-zu-End-Nervennaht** und der **End-zu-Seit-Nervennaht** unterschieden. Die oben beschriebene End-zu-End Technik beinhaltet die Koapdation mit nachfolgender Naht der Nervenenden sowohl im Rahmen der Nervennaht als auch der Nerventransplantation. Die End-zu-Seit-Technik spielt insbesondere bei Neurotisationen eine wichtige Rolle.

Fibrinklebung

Seit mehr als 30 Jahren wird immer wieder kontrovers diskutiert, ob die Nervenkoaptation durch

Fibrinkleber in der Qualität der Nervennaht entspricht. Beide Methoden weisen Vor- und Nachteile auf. Eine kürzlich veröffentlichte Metanalyse zeigt keine signifikanten Unterschiede hinsichtlich der Ergebnisse, allerdings fehlen klinisch randomisierte Studien (Sameem et al. 2011).

Nervendefektverletzungen

Kann nach einer Nervenverletzung keine spannungsfreie Naht erfolgen, so muss die Defektstrecke überbrückt werden, damit aus dem proximalen Anteil auswachsenden Fasern wieder gerichtet durch das Interponat in den korrespondierenden distalen Nervenstumpf und nachfolgend in das Endorgan einwachsen können. Bis zu einem Defekt von 4–8 mm kann alternativ ein Conduit eingebracht werden (◘ Abb. 12.9, ◘ Abb. 12.10). Hier bieten sich als Interponat autologe Venen oder auch kommerziell erwerbliche Röhrchen an. Die artifiziellen Röhrchen bestehen ausKollagen, Poly-(D,L)-Lactit-ε-Caprolacton oder Polyglycolsäure (PGA) (z. B. Neurotube oder Neuragen-Röhrchen). Der Vorteil der artifiziellen Nerveninterponate liegt in der Tatsache, dass diese genutzt werden können, ohne dass eine Hebedefektmorbidität in Kauf genommen werden muss. Für die autologen Venen spricht ihre Verfügbarkeit, bei vertretbar geringer Hebemorbidität (Risitano et al. 2002).

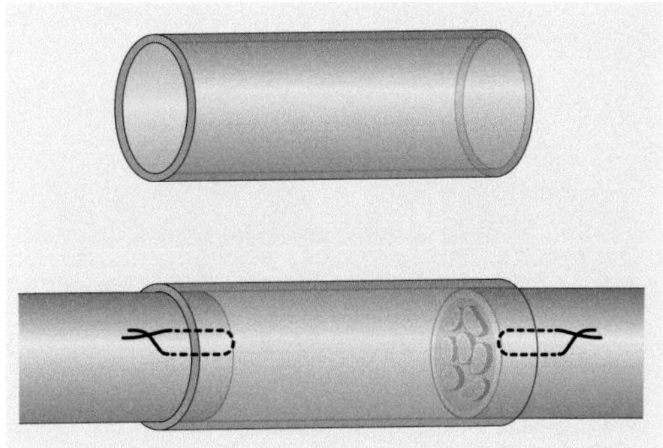

◘ **Abb. 12.9** Schematische Darstellung der Implantation eines Conduits

Goldstandard bei Nervendefektverletzungen >8 mm ist die **autologe Nerventransplantation** (Millesi et al. 1972) (◘ Abb. 12.10). Als Spendernerven werden sensible Nerven verwendet, welche nachfolgend ein sensibles Defizit hinterlassen. Hauptnachteil ist die limitierte Verfügbarkeit an autologem Material. Als Spendernerven stehen verschiedene Nerven zur Verfügung (◘ Tab. 12.2). Die am häufigsten transplantierten Nerven sind der N. suralis und der N. cutaneus antebrachii medialis. Die allogene Nerventransplantation ist aufgrund notwendiger Immunsuppression nicht in der alltäglichen klinischen Verwendung.

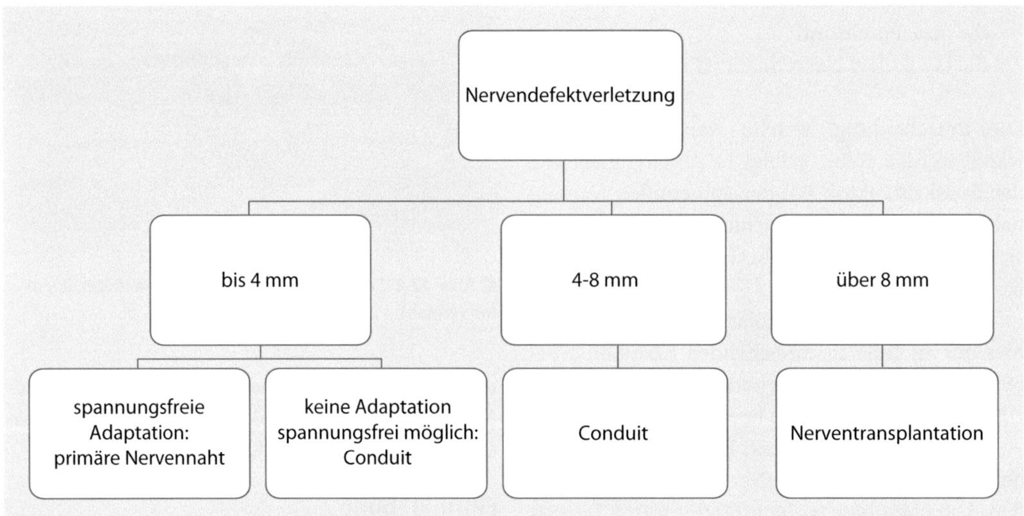

◘ **Abb. 12.10** Flussdiagramm zur Entscheidungshilfe des chirurgischen Vorgehens bei Nervendefektverletzungen in Abhängigkeit von der Nervendefektgröße

Tab. 12.2 Übersicht Spendernerven

Spendernerv	Länge	Ausfall	Besonderheiten
N. suralis	30–50 cm	Sensibilitätsdefizit laterale Fußkante	Am häufigsten verwendet; größter Durchmesser von den sensiblen Spendernerven
N. cutaneus antebrachii medialis	8–10 cm	medialer Unterarm	relativ geringer Durchmesser, gut geeignet für Digitalnerven-Transplantation
N. cutaneus antebrachii lateralis	10–12 cm	lateraler Unterarm	relativ geringer Durchmesser, gut geeignet für Digitalnerven-Transplantation
Ramus superficialis n. radialis	10–20 cm	radialseitiger Handrücken und dorsaler Daumen	Sensibilitätsdefizit sehr störend für Patienten

Die Technik der autologen Nerventransplantation bei Nervendefekten beinhaltet ebenfalls als erstes die Darstellung und Präparation der Nervenstümpfe. Es muss darauf geachtet werden, dass das Transplantatlager gut vaskularisiert und gleitfähig ist. Sind diese Voraussetzungen an das Transplantatlager nicht gegeben, so muss ein entsprechendes Lager vorbereitet werden, z. B. durch eine Lappenplastik oder es muss ein extraanatomischer Verlauf geplant werden. Nach Darstellung der Nervenenden werden diese gekürzt und anschließend die Defektstrecke ausgemessen. In den Defekt einzubringende Nerventransplantate müssen spannungsfrei eingepasst werden und werden um mindestens 10% länger als der bestehende Nervendefekt entnommen, da es sekundär zu einer Schrumpfung der Transplantate kommt; Extremitätenbewegungen müssen zusätzlich einkalkuliert werden. Die autologen Nerveninterponate werden umgekehrt in den Defekt eingebracht, um so einen Verlust von Axonen als Leitstruktur während der Regeneration der auswachsenden Fasern zu reduzieren.

Im besten Fall soll der Querschnitt des Nervenstumpfs vollständig durch Nerveninterponate abgedeckt sein. Am Beispiel des N. medianus sind hier im Allgemeinen 4–5 N. suralis-Interponate notwendig, bei dem N. ulnaris 3–4 Interponate (**Abb. 12.11**).

Ein sog. Overgrafting, d. h. ein Einbringen von mehr Transplantaten als der Querschnitt des Nervenstumpfs, ist gerade bei Verwendung des N. suralis in gewissem Maße wünschenswert, da der N. suralis einen relativ hohen bindegewebigen Anteil besitzt. Die autologen Nerventransplantate werden nach

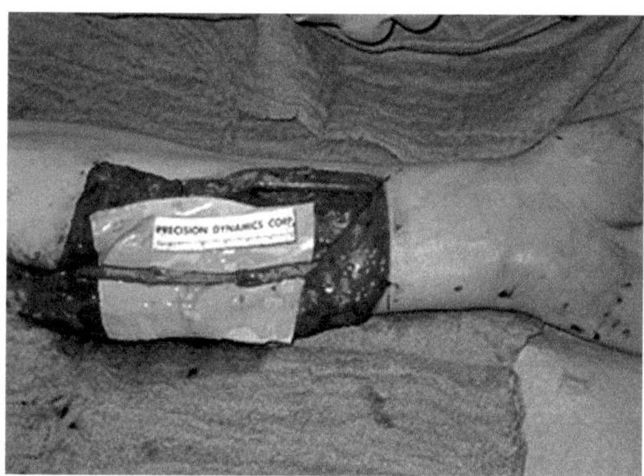

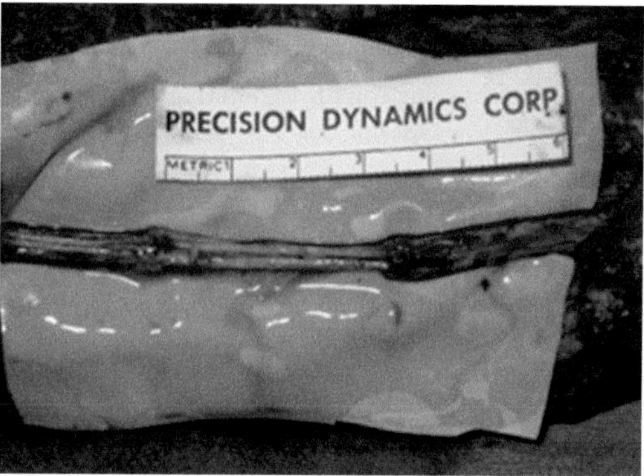

Abb. 12.11 Nerventransplantation über eine 3 cm lange Nervendefektverletzung im Bereich des N. ulnaris (links). Als Spendernerv wurde der N. suralis verwendet, welcher 4-fach gekabelt zur Defektüberbrückung eingebracht wurde (rechts). (Aus Radtke u. Vogt 2014)

Einbringung in den Nervendefekt durch interfaszikuläre Naht koaptiert. Die einzelnen Transplantate werden jeweils mit 1–2 Einzelknopfnähten in der Fadenstärke 10-0 gesichert, wobei jede Naht das Perineurium des Nervenstumpffaszikels mit dem Epineurium des Nerventransplantats verbindet. Nachfolgend sollte eine Ruhigstellung der betroffenen Extremität für 2 Wochen erfolgen. Die beschriebenen Fehlerquellen sollten unbedingt vermieden werden.

Zusammenfassung möglicher Fehlerquellen

- Unzureichende Präparation der Nervenenden
- Nervennaht unter Spannung und damit Devaskularisation
- Übermäßige Dehnung des Nervs bei Approximierung
- Einbringen zu vieler Nervennähte und resultierend vermehrter Fibrosierung
- Zu geringe Anzahl an Nerventransplantaten zum Nervendurchmesser
- Zu kurze Nerventransplantate
- Ungenügendes Transplantatlager
- Unzureichende Ruhigstellung nach Nervennaht/-Transplantation

12.3.3 Zeitpunkt der Versorgung

Ein wichtiger Aspekt und immer wieder Gegenstand von Diskussionen ist der Zeitpunkt und auch das Zeitfenster einer chirurgischen Intervention bei peripheren Nervenschäden. Ein komplett durchtrennter Nerv benötigt die chirurgische Rekonstruktion, da nur bei einem Wiedereinwachsen der regenerierenden Nervenfasern in den distalen Nervenanteil die funktionelle Regeneration wiederhergestellt werden kann. Weiterhin verursacht eine Nervendurchtrennung im distalen Anteil des verletzten Nervs ein Absterben der Axone und führt zu einem Verlust der retrograden neurotrophen Faktoren. Nach Verletzung eines Nervs beginnt bereits 2 h nach der Läsion ein Absterben der Neurone mit einem Maximum nach 14 Tagen (Hart et al. 2008), welches bis zu 80% nach mehreren Monaten betragen kann (Birch 2010, Carlstedt 2007). In diesem Zusammenhang ist die frühzeitige Nervenchirurgie die bisher einzige verfügbare Möglichkeit, in gewissem Umfang eine Neuroprotektion zu erreichen (Hart et al. 2008). Verschiedenen Studien unterstützen das frühzeitige Vorgehen, da wesentlich bessere funktionelle Ergebnisse bei einer kompletten Nervendurchtrennung bei einer frühzeitigen Intervention innerhalb von 7 Tagen im Vergleich zu einer sekundären Versorgung nach 2 Monaten erzielt werden konnten. Die häufigste Ursache einer verspäteten Versorgung stellt das Vorhandensein multipler Verletzungen dar, welche vorrangig versorgt werden müssen. Insgesamt wird das Zeitfenster für eine motorische Regeneration von 12–18 Monaten angegeben.

Insgesamt wird die primäre Versorgung von der verzögerten primären Versorgung und der sekundären Versorgung unterschieden. Die **primäre Versorgung** beinhaltet eine chirurgische Intervention innerhalb der ersten Stunden nach Verletzung (Birch 2010); von einer **verzögerten primären Versorgung** spricht man nach 2–7 Tagen nach Verletzung (Birch 2010, Siemionow u. Brzezicki 2009). Die chirurgische Rekonstruktion eines Nervs mehr als 7 Tage nach der Verletzung wird als **sekundäre Versorgung** bezeichnet (Birch 2010) (■ Abb. 12.12).

Die primäre Versorgung ist aufgrund mehrerer Gründe als die bevorzugte anzusehen, solange es sich um eine eindeutige Durchtrennung des Nervs handelt. Als Standard ist die Primärversorgung anzusehen (Dornseifer et al. 2007), sofern die Voraussetzungen dafür gegeben sind (■ Abb. 12.10). Erfolgt eine spät primäre Naht, so ist eine Resektion der Nervenstümpfe um etwa 1 mm empfohlen (Kretschmer u. Birch 2011).

Die **primäre Nervennaht** im Rahmen einer scharfen Schnittverletzung ist relativ einfach für den geübten Chirurgen durchzuführen. Die zusammen gehörenden Faszikel und Gefäße im Bereich der Schnittstellen können gut identifiziert und somit kann eine genaue Adaptation gewährleistet werden. Wenn sich klinisch eindeutige Hinweise auf eine Nervendurchtrennung zeigen, so sollte eine umgehende Exploration mit notwendiger chirurgischer Versorgung resultieren. Aus eigener Erfahrung ist hier im Rahmen der chirurgischen

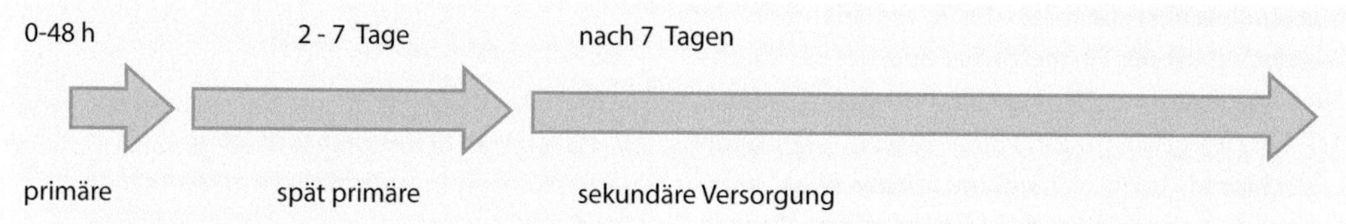

Abb. 12.12 Grafische Zeitdarstellung zur Einteilung der primären, spät primären und sekundären Nervenversorgung. (Aus Radtke u. Vogt 2014)

Aufklärung für die Exploration und Rekonstruktion ebenfalls gleich auf eine ggf. notwendige Nerventransplantation mit Entnahme eines geeigneten Spendernervs aufzuklären, für den Fall, dass der Nerv nicht spannungsfrei adaptiert werden kann. Zeigt sich der Verdacht auf eine Nervendurchtrennung im Rahmen von schwerwiegenden Begleitverletzungen, die vordringlicher einer Versorgung bedürfen oder handelt es sich um eine infizierte Wunde oder aber fehlen die chirurgisches Erfahrung oder das mikrochirurgische Equipment, so kann unter diesen Bedingungen eine **spät primäre oder sogar ggf. sekundäre Versorgung** indiziert sein.

In diesem Falle sollte, wenn bereits eine chirurgische Exploration erfolgt, sofern möglich, eine Markierung der freiliegenden Nervenenden erfolgen. Dies kann z. B. mit einer einfachen Fadenmarkierung an den Stumpfenden mit möglichst feinem, nicht resorbierbarem gefärbten Nahtmaterial mit einer Einzelknopfnaht geschehen.

Gründe für eine spät primäre oder sekundäre Nervenversorgung

- Allgemeinzustand des Patienten und Begleitverletzungen
- unzureichende chirurgische Erfahrung oder fehlendes mikrochirurgisches Instrumentarium
- akut infizierte Wunde

12.4 Prognose der Nervenregeneration nach Wiederherstellung

Die Variablen auf das funktionelle Ergebnis nach Nervenrekonstruktion sind in klinische und biologische Faktoren zu unterteilen. Eine glatte scharfe Transektion eines Nervs, z. B. durch eine Schnittverletzung, verletzt den Nerven für einige Millimeter. Ist diese Verletzung allerdings von einer Fraktur, knöchernen Instabilitäten, Dehnungen des Nervs oder langstreckiger Kompression begleitet, so führt dies verständlicherweise zu einer schwerwiegenderen Schädigung. Durch Dehnungsverletzungen oder Kompression kommt es zusätzlich zu der Durchtrennung zu einer Minderdurchblutung des durchtrennten Nervs. Weiterhin beeinflusst eine devaskularisierte Umgebung die Regeneration, weil dadurch direkt die Vaskularisation des Nervs reduziert wird. Das Gleiche gilt für eine starke Narbenbildung, die zu einer Kompression mit Minderung des axoplasmalen Flusses, im schlimmsten Fall auch zu einer Penetration des Narbengewebes in den Nerven führt. Gerade in diesem Fall der narbigen Einwachsung in den Nerven ist eine chirurgische Intervention erforderlich, da die aussprossenden, regenerierenden Nervenfasern keine Möglichkeit haben, Narbengewebe zu durchbrechen und entsprechend in der Regeneration mechanisch inhibiert werden.

Abgesehen von Läsionen des Plexus brachialis sind zusammengefasst 6 Nerven am häufigsten von Nervenverletzungen betroffen. Die am häufigsten verletzten Nerven sind

- die Nerven des Arms, der N. radialis,der N. medianus und der N. ulnaris, sowie
- der N. ischiadicus,
- der N. accessorius und
- der N. facialis.

Metaanalysen ergaben, dass der N. radialis schlechter regeneriert als der N. medianus und der N. ulnaris. Hier wiederum ist die Regeneration des N. ulnaris, bei überwiegend motorischen Fasern, signifikant schlechter als beim N. medianus (Riujs et al. 2005). Weiterhin zeigten sich als **Haupteinflussfaktoren,** die für **eine erfolgreiche Wiederherstellung** eine entscheidende Rolle spielen:

- das Alter des Patienten,
- die Höhe der Verletzung,
- eine verzögerte Rekonstruktion,
- die Schwere der Nervenverletzung,
- die Verwendung eines Operationsmikroskops,
- die Verwendung von mikrochirurgischem Nahtmaterial sowie
- die Länge der Nervendefektstrecke bei einem Nervenersatz.

In Hinsicht auf das Alter zeigte sich, dass die Regeneration bei Kindern und jungen Erwachsenen wesentlich erfolgreicher als bei älteren Patienten ist, besonders im Hinblick auf die motorischen Funktion (Birch u. Achan 2000). In vergleichenden Studien konnte zusätzlich gezeigt werden, dass sowohl die chirurgische mikrochirurgische Erfahrung als auch die Rekonstruktion eines Nervs unter mikrochirurgischer Kontrolle in mikrochirurgischer Technik ein weitaus besseres Outcome liefert. Zusätzlich liefert eine langstreckige Defektstrecke, welche zu überbrücken ist und eine lange Regenerationszeit benötigt, schlechtere Resultate als ein kurzstreckiger Nervenersatz.

Die Faktoren, die entsprechend durch den behandelnden Arzt beeinflusst werden können, sind der Zeitpunkt der Nervenrekonstruktion. Hier handelt es sich letztendlich um einen Wettlauf der axonalen Regeneration mit der Degenration der motorischen Endplatten und es gilt: je früher die Rekonstruktion desto erfolgreicher. Sind letztendlich die motorischen Endplatten degeneriert, so können diese nicht wiederhergestellt werden und sind dauerhaft verloren. Andererseits kann das Outcome dadurch positiv beeinflusst werden, dass die Nervenrekonstruktion durch einen erfahrenen Mikrochirurgen erfolgt.

Einflussfaktoren für die Nervenregeneration

- Alter des Patienten
- Schwere der Nervenverletzung
- Höhe und Länge der Nervenverletzung
- Zeitpunkt der Nervenrekonstruktion
- Verwendung mikrochirurgischer Technik

12.5 Fazit für die Praxis

Grundsätzlich lassen sich die wichtigsten Punkte für eine erfolgreiche Versorgung von Nervenverletzungen wie folgt zusammenfassen:

- Frühzeitige differenzierte Diagnosestellung ist wichtig für den Verlauf und die Therapieentscheidung.
- Die chirurgische Nervenversorgung sollte vom erfahrenen Mikrochirurgen durchgeführt werden.
- Die primäre Nervennaht erfolgt in 3 Schritten.
- Es ist keine spannungsfreie Adaptation zur direkten Nervennaht ab einem Nervendefekt von 4 mm möglich.
- Einflussfaktoren auf die Nervenregeneration sind zu beachten und mögliche Fehlerquellen zu vermeiden.
- Die Primärversorgung ist die bevorzugte, Gründe für eine spät primäre oder sekundäre Versorgung sind abzuwägen.

Literatur

AWMF Leitlinie S3, Registernummer 005–010, Stand vom: 30.06.2013. http://www.awmf.org/leitlinien/detail/ll/005-010.html

Birch R (2010) Surgical Disorders of the Peripheral Nerves. 2. ed. Springer-UK

Birch R, Achan P (2000) Peripheral nerve repairs and their results in children. Hand Clin 16: 579-595

Brushart TM (2011) Nerve repair. Oxford University Press

Carlstedt T (2007). Central Plexus Injury, Imperial College Press

Dornseifer U, Matiasek K, Fichter MA et al. (2007) Surgical therapy of peripheral nerve lesions: current status and new perspectives. Zentralbl Neurochir 68: 101-110

Elton SG, Rizzo M (2008) Management of radial nerve injury associated with humeral shaft fractures: an evidence-based approach. J Reconstr Microsurg 24: 569-573

Eppenberger P, Chhabra A, Andreisek G (2012) Magnetic resonance neurography - imaging of peripheral nerves. Radiologie up2date 12(04): 339-355

Hart AM, Terenghi G, Wiberg M (2008) Neuronal death after peripheral nerve injuryand experimentall strategies for neuroprotection. Neurological Research 30: 999-1011

Irwin MS, Gilbert SE, Terenghi G, Smith RW, Green CJ (1997). Cold intolerance following peripheral nerve injury. Natural history and factors predicting severity of symptoms. Journal of Hand Surgery, 22B: 308–316

Kern H, Carraro U, Adami N et al. (2010). Home-based functional electrical stimulation rescues permanently denervated muscles in paraplegic patients with complete lower motor neuron lesion. Neurorehabil Neural Repair 24: 709-21

Kouyoumdjian JA (2006) Peripheral nerve injuries: a retrospective survey of 456 cases. Muscle Nerve 34: 785-788

Kretschmer T, Birch R (2011) Management of acute peripheral nerve injuries. In: Winn RH, ed. Youmans Neurological Surgery, 6th Edition, 4 Vol

Medical Research Council (MRC) (1975) Aids to the Examination of the Peripheral Nervous System. Memorandum No.45. London: Her Majesty's Stationary Office

Millesi H, Meissl G, Berger A (1972) The interfascicular nerve-grafting of the median and ulnar nerves. J Bone Joint Surg Am 54(4): 727-50

Miyamoto Y (1979) Experimental study of results of nerve suture under tension vs. nerve grafting. Plast Reconstr Surg 64: 540-9

Moberg E (1958) Objective methods for determining the functional value of sensibility in the hand. J Bone Joint Surg Br 40-B: 454-476

Mödlin M, Forstner C, Hofer C et al. (2005) Electrical stimulation of denervated muscles: first results of a clinical study. Artif Organs 29(3): 203-6

Radtke C, Vogt PM (2014) Nerve injuries and posttraumatic therapy]. Unfallchirurg 117(6):539-55; quiz 556

Risitano G, Cavallaro G, Merrino T, Coppolino S, Ruggeri F (2002) Clinical results and thoughts on sensory nerve repair by autologous vein graft in emergency hand reconstruction. Chir Main 21: 194-197

Rochkind S, Drory V, Alon M, Nissan M, Ouaknine GE (2007) Laser phototherapy (780nm), a new modality in treatment of long-term incomplete peripheral nerve injury: a randomized double-blind placebo-controlled study. Photomed Laser Surg 25: 436-42

Ruijs AC, Jaquet JB, Kalmijn S, Giele H, Hovius SE (2005) Median and ulnar nerve injuries: a meta-analysis of predictors of motor and sensory recovery after modern microsurgical nerve repair. Plast Reconstr Surg 116: 484-94

Sameem M, Wood TJ, Bain JR (2011) A systematic review on the use of fibrin glue for peripherall nerve repair. Plast Reconstr Surg 127: 2381-90

Shao YC, Harwood P, Grotz MR, Limb D, Giannoudis PV (2005) Radial nerve palsy associated with fractures of the shaft of the humerus: a systematic review. J Bone Joint Surg Br 87: 1647-52

Siemionow M, Brzezicki G (2009) Current techniques and concepts in peripheral nerve repair. Int Rev Neurobiol 87: 141-72

The Management of Nerve Injuries: A Guide from the British Orthopaedic Association. First published in 2011 by the British Orthopaedic Association. http://www.boa.ac.uk/wp-content/uploads/2014/01/The-Management-of-Nerve-Injuries.pdf

Uzun N, Tanriverdi T, Savrun FK et al. (2006) Traumatic peripheral nerve injuries: demographic and electrophysiological findings of 802 patients from a developing country. J Clin Neuromuscul Dis 7: 97-103

Waller A (1850) Experiments on the glossopharyngeal and hypoglossal nerves of the frog and observations produced thereby in the structure of their primitive fibers. Philos Trans R Soc London 140: 423

Weinstein S (1993) Fifty years of somatosensory research: from the Semmes-Weinstein monofilaments to the Weinstein Enhanced Sensory Test. J Hand Ther 6: 11-22

Perioperatives Management

Intraoperatives Management

C. Hirche, T. Kremer, U. Kneser

U. Kneser et al. (Hrsg.), *Grundkurs Mikrochirurgie*,
DOI 10.1007/978-3-662-48037-3_13,

13.1 Planung und Dokumentation

Planung und Dokumentation eines mikrochirurgischen Eingriffs hängen eng mit dem perioperativen Management zusammen, da komplexe Prozeduren nur nach einer sorgfältigen Planung und einer lückenlosen und verständlichen Dokumentation durch dritte Personen nachvollzogen werden können. Dieser Teil des perioperativen Managements ist notwendig für Revisionsoperationen oder postoperative Therapieentscheidungen, aber auch für Qualitätssicherung und Validierungsmaßnahmen. Eine sorgfältige und detaillierte Dokumentation der mikrochirurgischen Teilschritte umfasst neben intuitiven Parametern (z. B. Lappenplastiktyp, Anschlussgefäße, etc.) auch andere Aspekte (z. B. Art der Anastomosen, Anzahl von Perforansgefäßen, Intimaschäden mit Risiko für thromboembolische Komplikation, Änderungen des eigentlichen Plans, etc.).

Ein essenzieller und letzter Schritt in der Überprüfung der eigenen Planung ist das Team-Time-Out in Verbindung mit der standardisierten WHO-Checkliste. In 3 Stufen wird bei der Einschleusung vor Beginn des Anästhesieverfahrens, vor chirurgischem Schnitt und nach Beendigung der Operation ein interdisziplinärer und multiprofessioneller Behandlungskonsens festgelegt:

13.1.1 Team-Time-Out bei mikrochirurgischen Eingriffen

Das Team-Time-Out vor und nach chirurgischen Eingriffen ermöglicht ein optimiertes Maß an Sicherheit und hat einen klaren Empfehlungsgrad. Ein Team-Time-Out sollte bei Änderungen des Patientenzustandes und/oder des operativen Vorgehens wiederholt werden. Neben allgemeinen patienten- und operationsbezogenen Aspekten ist die interdisziplinäre Besprechung besonderer Aspekte der Mikrochirurgie und des geplanten mikrochirurgischen Eingriffs notwendig; dies umfasst:

- Potenzielle Blutungsquellen, insb. bei Anschlussgefäßen mit hohem Flussvolumen
- Angestrebter arterieller Mitteldruck
- Medikamentöse Therapie (z. B. Antibiotikagaben, Gerinnungsmanagement)
- Umgang/Kommunikation bei notwendiger medikamentöser Blutdruckkontrolle
- Notwendige Umlagerung
- Volumenmenge und Volumenmanagement
- invasive Blutdruckmessung
- Umgang mit Narkosespitzen/-tiefen für die Kapillarperfusion
- Postoperative Überwachung/Intensivtherapie
- Geplante Operationszeit

13.2 Lagerung und Umgebungsbedingungen

13.2.1 Lagerung

Die Lagerung des Patienten sollte bereits bei der Planung in die OP-Meldung integriert werden, damit die Operation ohne Zeitverzug durch das gesamte, multiprofessionelle und interdisziplinäre OP-Team beginnen kann. Lagerung und Definition der Areale mit notwendiger Körperhaartrimmung und steriler Reinigung sollten folgende Aspekte berücksichtigen:

- Patientenprofil und Begleiterkrankungen
- Durchführung der Lagerung im aufgewärmten OP-Saal zur Vermeidung von Auskühlung
- Maximale Sorgfalt bei unter Umständen langen Operationszeiten. Vermeidung von Nerventraktions- und Druckschäden
- Verfügbare bzw. notwendige Lagerungshilfsmittel
- Enge und detaillierte Absprache zwischen Anästhesie- und OP-Team bezüglich der invasiven Zugänge (peripher-venös, zentral-venös, arteriell) unter Berücksichtigung der Empfänger- und Heberegion einschließlich optionaler Interponate
- Notwendigkeit zur Umlagerung bei etappenweisen oder parallelen, interdisziplinär-chirurgisch durchgeführten Operationen
- Notwendige Umlagerung vor Transfer und Anschluss des Transplantats mit vorübergehendem Belassen in der Heberegion (»Flap-Banking«)
- Notwendige Erweiterungen des Eingriffs, z. B. Anlage eines Loops, Entnahme von Veneninterponaten, autologer Transplantate (z. B. Spalthaut)

- Rückzugsoptionen (»Back-up-Strategien«), z. B. alternativer venöser Anschluss bei Patienten mit chronisch-venöser Insuffizienz, Änderung des Lappenplastiktyps bei vorrausgehender unfallchirurgisch-traumatologischer Operation und möglichem größeren Defekt

Selbstverständlich können im Rahmen der Planung und Lagerung nicht alle Eventualitäten berücksichtigt werden. Eine sorgfältige Planung und Umsetzung im Rahmen der Lagerung und des Team-Time-Out kann aber einen Teil möglicher Unwägbarkeiten bereits berücksichtigen.

Praxistipp

Körperregionen, die zunächst nur für Rückzugsoptionen in die Lagerung und Desinfektion einbezogen sind, sollten für das Wärmemanagement des Patienten steril abgedeckt werden (▶ Abschn. 13.2.3).

13.2.2 Pneumatische Blutsperren

Pneumatische Blutsperren können die Dissektion der Empfängergefäße an den Extremitäten erleichtern und den Blutverlust kontrollieren bzw. verringern. Bei sekundärer Entscheidung pro pneumatischer Blutsperre stehen sterile Einmalsystem zur Verfügung. Auch bei weit proximal notwendiger Anlage sollte eine sterile Blutsperre zur Blutleere bevorzugt eingesetzt werden. Beachtet werden sollte, dass je nach Extremitätendurchmesser die richtige Breite und Länge ausgewählt werden und eine dünne Polsterung entsprechend der Herstellerangaben notwendig ist. Die Blutsperrenzeit von maximal 2–2,5 h darf nicht überschritten werden, um eine kritische Ischämie der Empfängerregion zu vermeiden. Bei Patienten mit vorgeschädigter Intima, z. B. durch atherosklerotische Veränderungen, oder bei ausgeprägter Insuffizienz der Venen mit bereits demarkierter Schädigung der Haut sollte auf eine pneumatische Blutsperre verzichtet werden, um keine hierdurch bedingten Komplikationen mit verzögerter Reperfusion zu triggern. Die Dissektion der vorgeschädigten Anschlussgefäße sollte ein erfahrener Operateur durchführen.

Praxistipp

Die Verwendung der pneumatischen Blutsperre an der Extremität der Empfängerregion vereinfacht Darstellung und Dissektion in vielen Fällen und kann den Blutverlust reduzieren. Die Verwendung birgt aber das Risiko, im Bereich der Anschlussgefäße Seitenäste nicht sorgfältig genug zu unterbinden und kann durch die Ischämie sekundäre Komplikationen auslösen.

13.2.3 Temperaturmanagement

Patienten mit mikrochirurgischen Eingriffen haben aufgrund der relativ großen Oberfläche des sterilen Operationsfeldes ein hohes Risiko, eine perioperative Hypothermie zu erleiden. Durch ein rationales Wärmemanagement werden physikalische Einflussfaktoren auf die Mikrozirkulation bewusst kontrolliert und als potenzielle Störfaktoren bei der Perfusion (Spasmus, Koagulation) ausgeschaltet. Das Wärmemanagement muss wegen der nach der Narkoseeinleitung einsetzenden Hypotension bereits vor der Einleitung der Narkose beginnen (»Vorwärmung«) und im OP, im Aufwachraum und auf der Station fortgesetzt werden. Ein kontinuierliches Monitoring der Körpertemperatur sowie aus mikrochirurgischer Sicht und anästhesiologischer Sicht relevante Aspekte des Wärmemanagement sollen bereits bei OP-Planung besprochen und bei der Übergabe des Patienten fixiert werden. Hierzu zählen:

- Aktive Steuerung der OP-Saal-Temperatur
- Aktive Wärmesysteme (z. B. Bair-Hugger) mit Abdeckung aller nicht relevanten OP-Areale
- Abdeckung steril abgewaschener und temporär nichtverwendeter OP-Regionen
- Gewärmte Lösungen für die Anfeuchtung von verwendeten Bauchtüchern/Kompressen
- Postoperative Verwendung von Thermofolien für die Empfängerregion
- Aktive Wärmesysteme (z. B. Bair-Hugger) bei nachbeatmeten oder persistent hypothermen Patienten

Eine Körperkerntemperatur von 36,5°C sollte bei Patienten während und nach mikrochirurgischer Eingriffe nicht unterschritten werden, da die Mikrozirkulation gestört und die Beurteilung der Perfusion erschwert/unmöglich sein kann. Alle Maßnahmen sollten im Einklang mit der Leitlinie zur Vermeidung der perioperativen Hypothermie sein (Torrosian et al. 2015).

Praxistipp

Ein optimales perioperatives Wärmemanagement beim mikrochirurgischen Eingriff berücksichtigt aktive Wärmung einzelner Körperregionen (z. B. mittels Warmluftdecken), das temporäre Abdecken steriler Körperregionen, die nicht die ganze Zeit im Fokus der Operation stehen, die Anpassung der Raumtemperatur und das repetitive oder kontinuierliche Monitoring der Körperkerntemperatur.

13.2.4 Mikroskop-Positionierung und Sitzposition

Eine ergonomische Positionierung des OP-Mikroskops mit einer angenehmen Sitzposition erleichtert das mikrochirurgische Vorgehen signifikant (► Kap. 7). Die nachfolgenden Aspekte sollten rational angewandt die Arbeit optimieren:

- Anpassung von Lagerung, Tischhöhe und Mikroskop-Position vor Durchführung der Anastomosierung
- Verwendung von ergonomischen Hilfsmitteln
- Stabile und entlastende Lagerung der Hand – Auflage zur Vermeidung eines zusätzlichen Tremors
- Abstimmung der räumlichen Positionierung von Operateur, Assistent und Instrumentierende

13.3 Mikrobiologische Diagnostik versus lokale Immunkompetenz des Lappens

Die Indikation zur Defektrekonstruktion mittels freier, mikrovaskulärer Lappenplastik besteht häufig aufgrund von traumatisch, infekt- oder tumorbedingten Weichteildefekten, die je nach Expositionsdauer bakteriell kolonisiert sind. Alle vorausgegangenen chirurgischen und interventionellen Maßnahmen einschließlich Antibiotikaregime zielten darauf, die Kolonisationsrate unter einer Last von 100.000 Bakterien/ml zu halten, um das Risiko einer Infektion zu reduzieren. Im Vorfeld der Defektrekonstruktion sollen mindestens drei repräsentative Abstriche sowie Gewebebiopsien (Weichteile und ggf. Knochen) zur mikrobiologischen und histopathologischen Aufarbeitung entnommen und ausgewertet sein, um mit Beginn der Defektrekonstruktion eine spezifische peri- und ggf. postoperative Antibiotikatherapie durchzuführen. Die Wahl des Antibiotikums sollte idealerweise im interdisziplinären Konsens mit einem klinischen Mikrobiologen erfolgen. Bei komplexen und chronischen Wunden mit freiliegendem Knochen sollte eine gute Gewebegängigkeit in den Knochen und bei histologisch und mikrobiologisch gesicherter Osteomyelitis ein adäquate antibiotische Therapie über einen Zeitraum von mindestens 6 Wochen entsprechend der Leitlinien sichergestellt werden.

Auch wenn zum Zeitpunkt der Defektdeckung mittels freiem, mikrovaskulärem Gewebetransfer die mikrobiologische Diagnostik abgeschlossen sein sollte, empfehlen sich erneute Gewebebiopsien, um ggf. eine Anpassung des Therapieregimes wenige Tage nach der Operation vornehmen zu können.

Praxistipp

Chronische Wunden bleiben bis zur finalen mikrovaskulären Defektrekonstruktion in der Regel bakteriell kolonisiert, vorgeschaltete Etappen-Débridements bzw. -Lavages dienen der Reduktion des Grads der Kontamination. Der endgültige Gewebetransfer trägt durch die

Augmentation der Vaskularisation lokal zu einer gesteigerten Immunkompetenz bei und ist daher im therapeutischen Algorithmus tiefreichender, chronischer Wunden zur Vermeidung eines Extremitätenverlusts unersetzlich.

13.4 Interdisziplinäre Eingriffe in der Mikrochirurgie – besondere Aspekte

13.4.1 Zeitliche Abfolge

Häufig gehen bei interdisziplinären Eingriffen mindestens zwei chirurgische Disziplinen – onkologisch-resezierend bzw. traumatologisch/septisch-chirurgisch – der Defektrekonstruktion voraus. Dabei kann die Lappenplastik entweder ein- oder zweizeitig durchgeführt werden. In seltenen Fällen der septischen Chirurgie – bei größeren oder komplexen Defektzonen ohne primären, vaskularisierten Knochentransfer – folgt der Implantatentfernung die mikrovaskuläre Defektrekonstruktion und Anlage eines Fixateur-externe-Systems ohne internen Verfahrenswechsel. Die zeitliche Abfolge bei interdisziplinären Eingriffen mit dem Ziel der primären Defektrekonstruktion in gleicher Operation, bedarf einer detaillierten Abstimmung der Disziplinen, die idealerweise in interdisziplinären Gremien (z. B. »Extremitäten- oder Tumorboards«) erfolgen sollte (z. B. Abwägung der Rekonstruktion nach Masquelet gegen eine einzeitig vaskularisierte Knochenrekonstruktion oder gegen einen Segmenttransport). Spezielle Sequenzen sind ebenfalls bei einer dem mikrochirurgischen Eingriff vorgeschalteten, gefäßchirurgischen Revaskularisation durch Bypassanlage oder Einstrombahnverlängerung zum Anschluss des Transplantats zu berücksichtigen.

13.4.2 Blutungsquelle Knochen

Durch Sickerblutungen aus dem gut vaskularisierten Knochen nach resezierendem oder osteosynthetischem Eingriff kann die freie Lappenplastik trotz suffizienter Drainage im Stielareal durch ein Hämatom verdrängend kompromittiert werden, was eine gestörte Perfusion zur Folge hat. Regelmäßige Kontrollen und ggf. eine frühzeitige Revision bei Nachblutungskomplikation sind notwendig, um das Ergebnis der Operation nicht zu gefährden. Lokal anwendbare Hämostyptika-Vlies-Produkte (z. B. Tabotamb, Tachosil, Lyostypt etc.) können neben einer subtilen Blutstillung nach traumatologischem OP-Schritt das Blutungsrisiko senken – sollten jedoch nicht in unmittelbarer Nähe des Gefäßstiels platziert werden.

13.5 Medikamentöse Therapie

Die Auswahl und Applikation einzelner Medikamente im Rahmen eines mikrochirurgischen Eingriffs kann das Ergebnis der Operation signifikant beeinflussen. Im nachfolgenden Abschnitt werden die relevanten Medikamente und ihr Einsatzgebiet dargestellt (das Gerinnungs- und Schmerzmanagement in ▶ Kap. 15).

13.5.1 Lokale Antibiotikatherapie

Durch die Applikation antibiotikahaltiger Vlies-Produkte oder Kugelketten als Platzhalter kann die lokale Konzentration eines wirksamen Antibiotikums insbesondere in schlecht vaskularisiertem Gewebe die Wirkung und antibakterielle Aktivität optimieren. Die Auswahl und Anwendung sollte individuellen Kriterien folgen – eine standardisierte Anwendung ist derzeit in keiner vorhandenen Studie überlegen. Neben Vlies und Kugelketten finden auch abstrichgerechte Antibiotika-Spacer im Rahmen der mehrzeitigen Masquelet-Technik Anwendung.

13.5.2 Flüssigkeitsmanagement

Die Flüssigkeitstherapie kann den Verlauf der mikrochirurgischen Operation deutlich beeinflussen und steht im engen Zusammenhang mit dem Gerinnungsmanagement (s. auch ▶ Kap. 2). Es sollten kristalloide Lösungen in rationaler Infusionsmenge bei längeren mikrochirurgischen Eingriffen verwendet werden, da korpuskuläre Elemente des Bluts einschließlich der gerinnungsaktiven Thrombozyten und Proteine verdünnt und in der Wirkung herabgesetzt werden. Dies kann bei Patienten mit prothrombotischer Diathese als therapeutische Maßnahme ausgenutzt werden. Der Hämoglobin-Verlauf sowie die Gerinnungsaktivität, ermittelt z. B. über die ROTEM-Diagnostik, können den gewünschten Erfolg dokumentieren. Darüber hinaus sollte die Diurese als Marker berücksichtigt werden. Ein übermäßiges Flüssigkeitsmanagement mit Hyperhydratation und relativer Abnahme des Hämoglobin-Anteils kann zu einer reduzierten lokalen Sauerstoffabgabe führen.

Praxistipp

Für den Einsatz kolloidaler Infusionslösung gibt es derzeit keinen nachgewiesenen Vorteil beim mikrochirurgischen Eingriff. Der Einsatz ist nur im Notfall bei aktiver perioperativer Blutung zu empfehlen.

13.5.3 Vasoaktive Substanzen

Vasoaktive Substanzen können zum Einsatz kommen, wenn narkosebedingt der mittlere arterielle Blutdruck (MAD) bei Patienten ohne vorbekannten arteriellen Hypertonus <65 mmHg ist und somit das Risiko einer geminderten Kapillarbettperfusion besteht. Wenn das Narkosemanagement keine Optimierung des Blutdrucks, z. B. durch Volumengabe oder Absenkung der Narkosetiefe, zulässt, kann fraktioniert Akrinor für die vorübergehende Optimierung der Perfusion oder Arterenol in geringen Dosierungen (<0,15γ ≡ µg/kg/Körpergewicht) kontinuierlich gegeben werden. Andere vasoaktive Substanzen sind außerhalb von Notfällen nicht empfehlenswert. Ein MAD von 70 mmHg sollte durch das Flüssigkeitsmangement, die Narkoseführung und die begrenzte Gabe vasoaktiver Substanzen angestrebt werden. Im Hinblick auf die optimale Perfusion der Lappenplastik ist insbesondere ein stabiler Verlauf des MAD förderlich. Daher sollte intraoperativ langfristig nicht mit einer Bolusgabe von Akrinor gearbeitet werden. Es gibt bis dato keine Daten, die einen Nachteil der o. g. therapeutischen Empfehlungen für das Outcome des mikrochirurgischen Eingriffs zeigen.

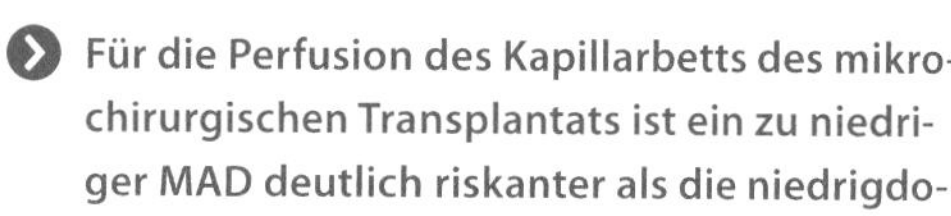

Für die Perfusion des Kapillarbetts des mikrochirurgischen Transplantats ist ein zu niedriger MAD deutlich riskanter als die niedrigdosierte Gabe von Vasoaktiva.

13.5.4 Maßnahmen zur Spasmolyse

Regionale Anästhesieverfahren

Die Anlage eines regionalen Anästhesieverfahrens neben der operationsbedingt notwendigen Allgemeinanästhesie trägt durch Sympathikolyse zur intraoperativen und postoperativen Spasmolyse und Vasodilatation bei. Durch Verwendung eines Katheterverfahrens senkt ein regionales Verfahren den Muskeltonus und dient der Schmerztherapie, was einer angemessenen Ruhigstellung nachkommt. Dieses sollte bereits präoperativ eingeplant werden, kann aber ggf. auch noch am Ende der Operation initiiert werden.

Praxistipp

Ergänzende Verfahren zur Spasmolyse, Muskeltonusbegrenzung und Schmerztherapie sind Plexuskatheter und Femoraliskatheter an den Extremitäten, wenn diese die Empfängerregion darstellen.

Medikamentöse Therapie lokal versus systemisch

Als medikamentöse Maßnahmen zur lokalen Spasmolyse haben sich eine regelmäßige Befeuchtung der Gefäßstrukturen mit steriler Lösung sowie die prophylaktisch externe Applikation von verdünnter Papaverin-Lösung gezeigt. Für die systemische Applikation von Medikamenten, z. B. Kalziumantagonisten oder Lidocain und seinen Derivaten gibt es keinen Empfehlungsgrad in der aktuellen Literatur.

Praxistipp

Die beste Prophylaxe eines arteriellen Vasospasmus in der Mikrochirurgie ist die schonende Dissektion und Präparation, die Befeuchtung und ein ausgeglichenes Wärme-Management.

13.6 »Delay«-Technik

Im Rahmen des intraoperativen Managements sind mehrere Konstellationen denkbar, bei denen eine zweizeitige Vorgehensweise der Lappenplastik empfehlenswert ist und der Transfer verzögert (»delayed«) erfolgt:

- der sich instabil entwickelnde Patient, bei dem die Fortsetzung der Operation nach Hebung und Darstellung der Empfängerregion eine lebensbedrohliche Situation bedeutet;
- die sich kritisch darstellende Durchblutung einer gestielten Lappenplastik, z. B. Insellappenplastik oder Perforatorlappenplastik in Propeller-Technik, nach Proberotation in den Defekt.

Idealweise sollte der verzögerte Transfer 48–72 h nach dem ersten Schritt erfolgen, um eine Wundbettverklebung zu vermeiden. Bei sorgfältiger Eingriffsplanung und -durchführung stellt die »Delay«-Technik jedoch eine absolute Ausnahmeindikation dar.

Praxistipp

Die »Delay-Technik« kann bei kritischen Patienten oder kritischen, mikrochirugischen Transplantaten zur Anwendung kommen. Während sie bei kritischen Patienten eine wohlüberlegte Entscheidung reflektiert (»lifebeforelimb«), ist sie bei kritischen Lappenplastiken häufig Ausdruck einer fehlerhaften Strategie. Die primäre Planung einer »Delay-Technik« sollte daher die absolute Ausnahme bleiben.

13.7 Prozedurale und organisatorische Besonderheiten

13.7.1 »Two-Team-Approach«

Die Herangehensweise mit zwei Teams zur parallelen Hebung des Transplantats und Vorbereitung der Empfängerregion kann die Operationszeit deutlich reduzieren und hat somit einen Einfluss auf die Narkosedauer. Dadurch können Risikofaktoren für Komplikationen des mikrochirurgischen Eingriffs, wie z. B. der kontinuierliche Wärmeverlust oder eine persistente Hypotonie, begrenzt werden. Insbesondere bei Risikopatienten (Alter, Nebendiagnosen, Koagulopathien) sollte diesem personal- und dadurch kostenintensiven Vorgehen der Vorzug gegeben werden.

13.7.2 Fixierung der Anastomose (physiologische Zweikomponenten-Kleber)

Nachdem die Lagebeziehung zwischen Anschlussgefäß, Anastomose und Stiel in eine harmonische Form mit Winkeln von >90° überführt wurde, kann durch die Verwendung von physiologischen Zweikomponenten-Klebern (»Fibrinkleber) die Anastomose fixiert werden (◘ Abb. 13.1). Zusätzlich dient die Applikation der lokalen Blutstillung an der Anastomose und unmittelbar angrenzenden Seitenästen. In der Regel reicht für diese Anwendung 1 ml des Zweikomponenten-Präparats aus, das vor Applikation wenige Minuten bei Raumtemperatur gewärmt werden muss. Die Funktion der Fibrinkleber entspricht dem letzten Abschnitt der Gerinnungskaskade. Werden die Komponenten eins und zwei vermischt, spaltet das Thrombin Fibrinogen in Fibrin und aktiviert den Faktor XIII zu Faktor XIIIa. Faktor XIIIa führt zu einer Quervernetzung des Fibrins, sodass sich ein stabiles, reißfestes aber gleichzeitig auch elastisches Fibrinnetz ausbildet. Das Fibrinklebernetz kann durch körpereigene Enzyme im Verlauf abgebaut werden.

Die Anwendung ist in jedem Fall bei schwer zugänglichen Anschlussregionen und Gefäßverläufen mit erheblichen Richtungswechseln empfehlenswert. Die Erfahrungen der Autoren bei der routinemäßigen Anwendung zeigen, dass Revisionen bedingt durch ein Abknicken des Gefäßstiels oder der Anastomosen durch dieses Vorgehen reduziert werden können.

Praxistipp

Die Verwendung von Fibrinkleber ist zur Fixierung der Anastomose geeignet und kann das sekundäre Abknicken des Stiels verhindern. Die Verwendung unterliegt jedoch der Aufklärungspflicht von Transfusionsprodukten und ist für die isolierte Fixierung ohne ergänzende Indikation zur lokalen Blutstillung, z. B. an der Anastomose, ein Off-Label-Use (Stand Januar 2015).

13.7.3 Management der Einpassung, Ausdünnung und Einnaht von Lappenplastiken

Durch die Einpassung und partielle Resektion von Anteilen der Lappenplastik vor Anastomosierung oder unmittelbar nach Reperfusion ist das Nachblutungsrisiko erhöht. Durch die erst im Verlauf einsetzende Öffnung der Linking-Gefäße können Blutgefäße nach der Teilresektion oder auch Ausdünnung in diesen Phasen schnell übersehen werden. Daher ist es wichtig, mit der bipolaren Koagulationspinzette punktuelle Blutungen bereits gezielt zu koagulieren, da sich dahinter größere, noch nicht reperfundierte Gefäße in der Peripherie »verbergen« können.

13.7.4 Entlastung des Gefäßstiels und Management von perioperativen Gewebeödem

Durch eine längere OP-Zeit, die Volumentherapie oder fehlerhafte Planungen kann es im Bereich der Empfängerregion zu einem Fehlverhältnis der Positionen von Transplantat, Defekt und Anschlussgefäß/-stiel kommen. Die temporäre Auflage von künstlichem Hautersatz (z. B. Epigard) oder eines Schwamms zur Unterdrucktherapie können bis zur Rekompensation des Ödems Abhilfe verschaffen. Ist der Stiel betroffen, so kann unter genauer Kennzeichnung und Dokumentation der Problemregion ein Spalthauttransplantat unmittelbar auf den Stiel platziert und vorsichtig fixiert werden.

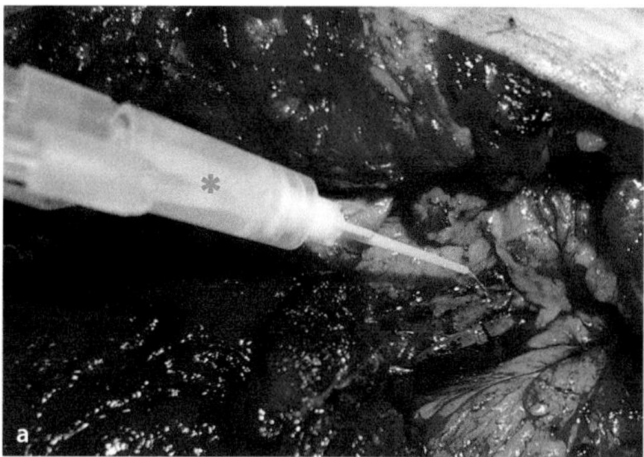

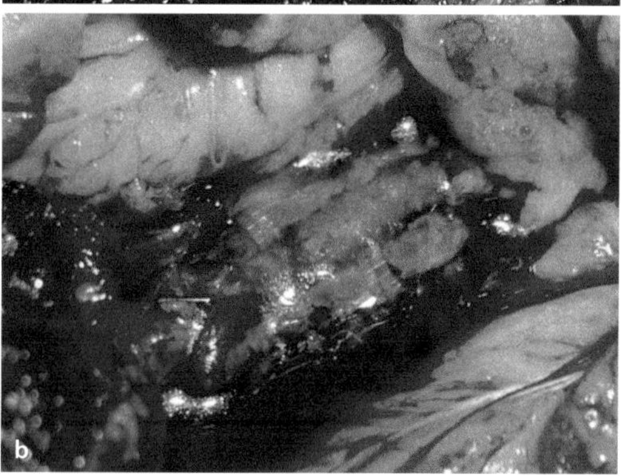

Abb. 13.1a, b Die Positionierung von Empfängergefäßen und Transplantatstiel in Relation zur Anastomose wird mittels Fibrinkleber (*) fixiert und kleinste Mikroblutung aus dem Anastomosenbereich dadurch gestillt (**a**). Nach Applikation ist die Anastomose »eingebettet« in den degradierbaren Fibrinkleber (**b**) und gegen Scherkräfte sowie Mikronachblutungen geschützt

13.7.5 Drainagen-Management

Die überlegte Platzierung von Drainagen in der Hebe- und Empfängerregion kann Komplikationen durch Hämatome vermeiden und revisionspflichtige Nachblutungen und Infekte identifizieren, bevor das mikrochirurgische Transplant kompromittiert wird.

Heberegion

Die Platzierung von 1–2 großlumigen, äußeren Saugdrainagen (Redon-Drainage) ist je nach Hebefläche ausreichend. Die Entfernung sollte abhängig von der Fördermenge nach frühestens 48 h und schrittweise – ggf. auch durch Etappenmobilisation – erfolgen. Die Entfernung in Regionen mit hohem Risiko für postoperative Serome (z. B. Latissimus-Region, Bauchregion) sollte unter engmaschiger Kontrolle der Eintrittsstellen verzögert erfolgen.

Empfängerregion

In der Empfängerregion ist der sicheren Wundsekret-Drainage eine besondere Bedeutung beizumessen, da die Versorgung des mikrochirurgischen Transplantats durch eine durch Sekret bzw. durch ein Hämatom bedingte Kompression der Anastomose und des Stiels beeinflusst wird. Außerdem finden in der Region häufig Begleiteingriffe statt, die das Risiko einer Nachblutung erhöhen (z. B. Re-Osteosynthese). Die Platzierung von 2 Redon-Drainagen unter dem Transplantat mit einem Sicherheitsabstand von ca. 2–3 cm vom Stiel ist zu empfehlen. Für die Drainage von Sekreten in der Anastomosen- und Stielregion eignen sich **weiche Drainagen** mit reduziertem Unterdruck und selbstexpandierendem Plastikball (Jackson-Pratt-Drainage) oder Kapillardrainagen (z. B. Easy-Flow-Drain) besser.

Praxistipp

Die Platzierung der Drainagen in der Empfängerregion vor Transfer der Lappenplastik vereinfacht das Vorgehen und ermöglicht eine gezieltere Positionierung, z. B. in der Nähe von Blutungsquellen (z.B. knöcherner Situs).

13.7.6 Suspension, Lagerung

Auch bei Verfahrenswechseln mit Umstellung der externen in eine interne Fixierung kann es sinnvoll sein, den **Fixateur externe** an der Empfängerextremität zu belassen, um eine unterstützende Entlastung des Transplantats zu erzielen. Sind Lagerungshilfsmittel nicht in der Lage, die Entlastung des mikrochirurgischen Transplantats unter Ruhigstellung der Extremität sicher zu gewährleisten, oder bestehen berechtigte Zweifel an der Compliance des Patienten, ist die temporäre Anlage eines Fixateur externe Systems für 1–2 Wochen postoperativ zur Sicherstellung der Lagerung möglich.

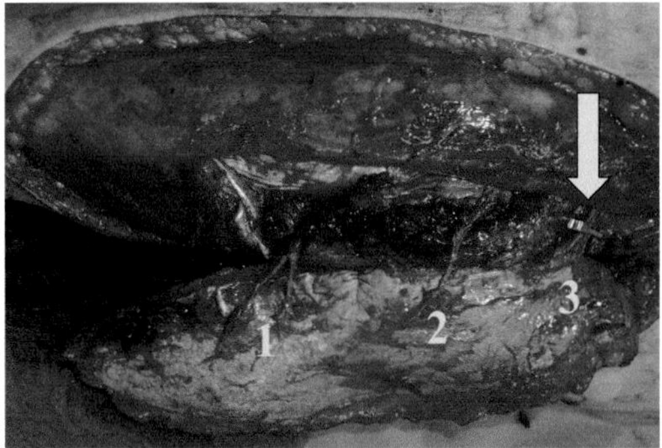

■ **Abb. 13.2** Der dritte Perforator (»3«) bei der Hebung der ALT-Lappenplastik von rechts wurde ausgeklemmt (Pfeil) und als nicht relevant/dominant eingestuft. Dieser Perforator kann im Rahmen der Weiterbildung unter einem höchsten Maß an Sicherheit durch einen Arzt in Weiterbildung disseziert werden

13.7.7 Intraoperatives Management der mikrochirurgischen Ausbildung

Das perioperative Management bietet auch Optionen des »Teachings« und sollte bereits in die Planung mit einfließen (■ Abb. 13.2). Die Anwesenheit von zwei Mikrochirurgen und zwei Ärzten in Weiterbildung ermöglicht ein mikrochirurgisches Training je nach Ausbildungsstand sowohl bei der Hebung des Transplantats als auch der operativen Versorgung der Empfängerregion. Auch Transplantat-Teilhebungen, z. B. ohne die fortgeschrittene Gefäßdissektion, bieten eine Option der Weiterbildung. Insbesondere bei Perforator-Lappenplastiken kann bei Vorhandensein mehrerer Perforatoren ein kleiner, nichtdominanter Perforator ausgeklemmt werden. Ist dieser für die Perfusion nicht relevant, kann die Dissektion im Rahmen der Weiterbildung unter dem höchsten Maß an Sicherheit erfolgen.

Literatur

Torossian A, Bräuer A, Höcker J, Bein B, Wulf H, Horn E.-P. (2015) S3-Leitlinie. Vermeidung von unbeabsichtigter perioperativer Hypothermie. www.awmf.org/leitlinien/detail/ll/001-018.html

Postoperative Überwachung (»Monitoring«)

C. Hirche, U. Kneser

U. Kneser et al. (Hrsg.), *Grundkurs Mikrochirurgie*,
DOI 10.1007/978-3-662-48037-3_14,

14.1 Klassisches Monitoring von mikrochirurgischen Transplantaten

Die klassische Überwachung von mikrochirurgischen Transplantaten wird durch speziell ausgebildetes ärztliches und pflegerisches Personal auf einer plastisch-chirurgischen Station durch klinische Kontrollen durchgeführt. Dabei werden Hautkolorit, Rekapillarisierung, Spannung und klinischer Gesamteindruck der Hautinsel bei Transplantaten mit kutanen Anteilen sowie an sog. Monitorinseln bei Transplantaten mit Muskel- oder Knochenanteilen beurteilt (◘ Abb. 14.1). Zusätzlich sollte bei Muskelanteilen das Muskelkolorit sowie die lokale Sekretion beobachtet werden. Jedoch sind in der Muskulatur die feststellbaren Änderungen bei Durchblutungsstörungen mit ca. 45 min relevant verzögert. Aus diesem Grund sollten bei Muskeltransplantaten ergänzend externe oder interne Doppler-Sonden-Messungen erfolgen. Im Rahmen der klinischen Kontrolle wird auch die Temperatur der Lappenplastik dokumentiert und zum Ausschluss von Hämatomen unter der Lappenplastik das Volumen klinisch beurteilt.

14.2 Perforatorbasierte Monitorinsel

Neben der Option, die Muskellappenplastik als myokutanes Transplantat mit sekundärer Abtragung des adipokutanen Anteils zu heben, kann durch die Planung einer perforatorbasierten Monitorinsel ein Zweiteingriff vermieden werden. Bei diesem Konzept wird über dem geplanten Muskellappen mittels akustischer Doppler-Technik im Bereich der konstant vorhandenen Perforatoren ein Gefäß identifiziert und als »zusätzliche Perforatorlappenplastik« bis zum Eintritt in den Muskel gehoben. Wenn die Durchblutung der umschnittenen Monitorinsel ausgeglichen ist, wird die eigentliche Lappenplastik gehoben. Dabei sollte die perforatorbasierte Monitorinsel temporär fixiert werden, um ein Abscheren des Stiels zu vermeiden. Am Ende der Operation wird der Bereich unterhalb der Monitorinsel bereits mit Spalthauttransplantaten gedeckt. Die Monitorinsel kann am Patientenbett nach Abschluss der kritischen Kontrollphase etwa zwischen dem 7. und 10. Tag durch eine Ligatur abgesetzt werden.

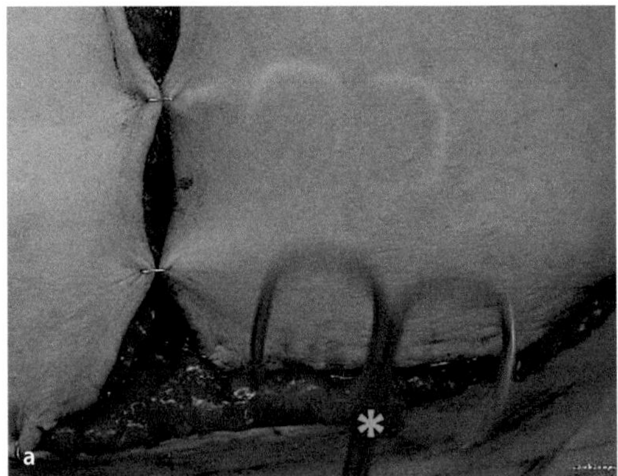

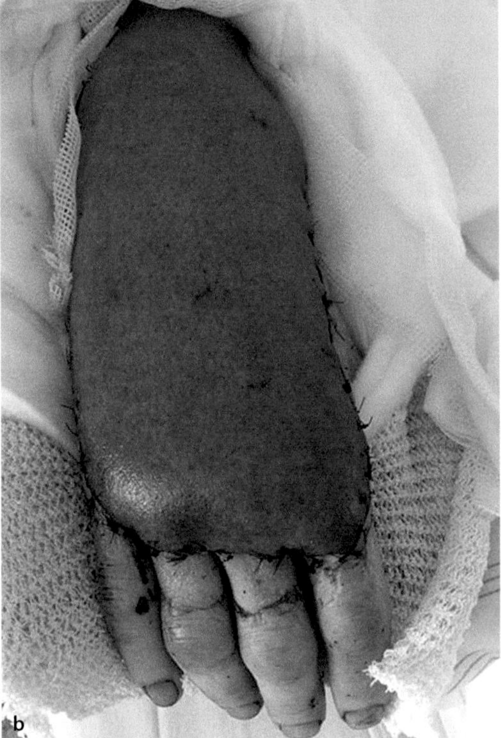

◘ **Abb. 14.1a, b** **a** Dargestellt ist eine Routinemessung mittels Instrument (*) zur Darstellung der kapillären Rückfüllung, die physiologisch in der Regel 2–3 s andauert. Imponiert die Rückfüllung auffällig, ist ein Vergleich mit der Rückfüllung an einer anderen, nicht operierten Köperregion sinnvoll. **b** Die Rückfüllung des revisionspflichtigen ALT-Lappens ist deutlich verkürzt, die Lappenplastik bereits livide verfärbt durch Stauung

Beispiele hierfür sind freie Latissimus-dorsi- oder Gracilis-Lappenplastik (◘ Abb. 14.2) mit perforatorbasierter Monitorinsel.

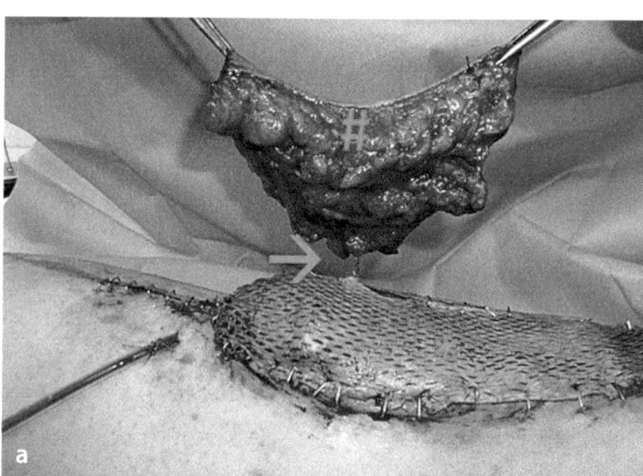

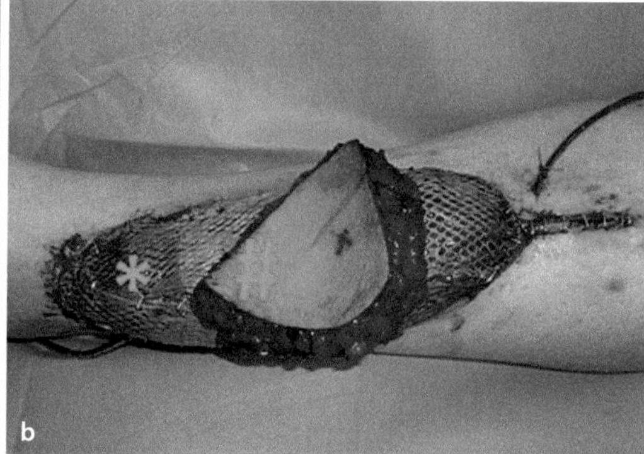

Abb. 14.2a, b Die Monitorinsel (#) der freien Gracilis-Lappenplastik wird nur über den initial dissezierten Perforator (**a**; Pfeil) versorgt (perforatorbasierte Monitorinsel). Um den Perforator herum unter die Monitorinsel wird bereits die definitive Spalthaut (*) auf den Muskel transplantiert und die Insel temporär fixiert (**b**). Nach Abschluss der kritischen Monitor-Phase kann die Insel am Patientenbett mit einer Ligatur abgesetzt werden. Sie dient auch als Back-up für Lappenplastiken, bei dem durch Durchblutungsstörungen ein Teil des Defekts nicht mit der initial geplanten Lappenplastik gedeckt werden kann

Praxistipp

Die perforatorbasierte Monitorinsel bei freien Muskellappenplastiken dient der Vermeidung eines Zweiteingriffs und bietet dem Mikrochirurgen durch eine »Lappenplastik in der Lappenplastik« die Möglichkeit, in kritischen Situationen (zu kleines Transplantat, randständige Minderperfusion) die Monitorinsel in die Defektdeckung zu integrieren und zu belassen.

14.3 Doppler-Markierung

Die Markierung von Perforatoren oder Stielgefäßen auf der Kutis oder auf dem Spalthauttransplantat der Lappenplastik kann die postoperative Kontrolle mittels externen Doppler-Sonden erleichtern. Bei diesem Verfahren kann sowohl das arterielle als auch das venöse Gefäß akustisch abgeleitet werden. Wichtig ist, die Markierung in einer ausreichenden Distanz zum axialen Anschlussgefäß zu wählen, um Überlagerungen oder falsch-positive Signale auszuschließen. In der Regel erfolgt die Markierung an der Eintrittsstelle des Perforators in das Transplantat oder an einem repräsentativen Verlaufspunkt des axialen Gefäßstiels oder des Perforators.

14.4 Implantierbare Mikro-Doppler-Sonden

Implantierbare Mikro-Doppler-Sonden mit einer durchschnittlichen Frequenz von 20 Mhz sind entweder in den venösen Coupler integriert (z. B. Flow-Coupler) oder werden an einer anderen Stelle um die Vene herum mit einer feinen Schlinge platziert (z. B. Cook-Sonde). Die implantierbaren Mikro-Doppler-Sonden leiten über die Wunde ein sehr dünnes Anschlusskabel ab, das opto-akustisch den venösen Fluss darstellt und somit indirekt auch den Fluss der Arterie mit einer geringen Latenz widerspiegelt. Die feinen Anschlusskabel werden nach Beendigung der kritischen Monitoring-Phase durch vorsichtigen Zug entfernt. Implantierbare Dopplersonden stellen ein sehr sensitives Verfahren dar, das allerdings eine signifikante Rate an falsch-positiven Alarmen birgt, die unter Umständen zu Revisionseingriffen führen können. Bisher konnte in keiner Studie valide gezeigt werden, dass der Einsatz implantierbarer Dopplersonden zu einem besseren Ergebnis führt.

14.5 Objektive Verfahren zur Perfusions- und Oxygenierungsmessung

Neben der klinischen Kontrolle der Gewebeperfusion über die Transplantate oder Monitorinseln,

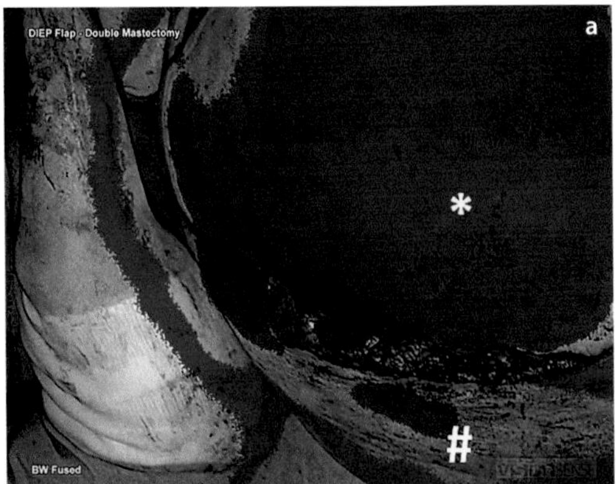

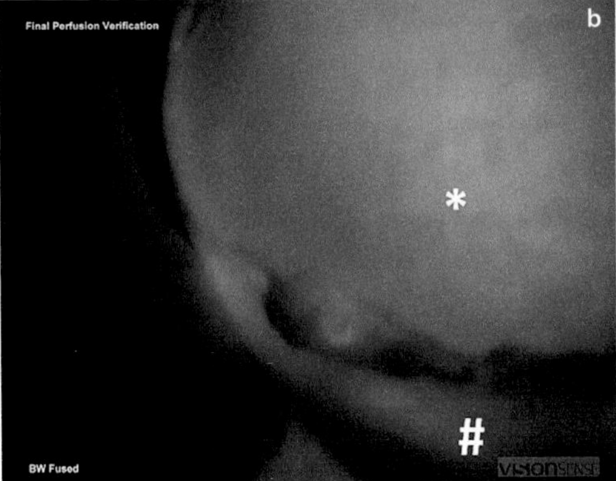

Abb. 14.3a, b Einsatz der Fluoreszenzfarbstoff-gestützten Perfusionsmessung bei einer DIEP-Lappenplastik rechts vor Einnaht nach Anastomose (*) im Vergleich zur originären Umgebungshaut nach subkutaner Mastektomie nach intravenöser Gabe von Indocyaningrün und einer Detektionskamera mit Nah-Infrarot-Laser-Anregung (Visionsense, New York, USA). Dargestellt ist das Fusionsbild der Durchblutung mit Überlagerung von Echtzeitaufnahmen und der Fluoreszenz mit einer relativen Farbskala (**a**) und die Fluoreszenzaufnahme allein (**b**). Um relative und lappenplastikspezifische Änderungen der Flussparameter zur detektieren, ist ein Beginn der Messung im OP bei geplanter postoperativer Messung notwendig. Die Messung kann aber auch bei Unsicherheiten im intraoperativen Decision Making ausschließlich intraoperativ durchgeführt werden

die Messung des venösen/arteriellen Fluss- bzw. Pulsationssignals durch kapillare Rückfüllung oder Muskelblutungen und Beurteilung der Kapillarbluteigenschaften (ausreichende Sättigung bei hellroter Färbung), kann die Perfusionsmessung durch objektive und repetitive Verfahren ergänzt werden. Die verfügbaren Verfahren sind u. a. die Fluoreszenzfarbstoff-Angiografie mit Indocyanin-Grün (■ Abb. 14.3), die Laser-Doppler-Spektrophotometrie oder die Laser-Speckle-Flussmessung. Allen Verfahren ist gemein, dass sie bisher unter Studienbedingungen hinsichtlich ihrer Machbarkeit validiert wurden, jedoch eine Routineanwendung außerhalb von Studien derzeit für kein Verfahren als Ersatz klinischer Kontrollen zu empfehlen ist. Die Anwendung kann derzeit nur bei erweiterten Fragestellungen oder unklaren Perfusionssituationen als Ergänzung in der Hand des erfahrenen Anwenders empfohlen werden. In diesen Fällen ist eine intra- und postoperative Messung durchzuführen, um den Verlauf zu beobachten und Änderungen zu detektieren, z. B. bei klinisch unklarer Durchblutung von Angiosom-/Perforasomgrenzen.

14.6 Reaktionszeiten, logistische/infrastrukturelle Voraussetzungen

Für ein maximales Maß an Sicherheit bei mikrochirurgischen Eingriffen sind gewisse logistische und infrastrukturelle Aspekte zu beachten. Hierzu gehört geschultes Personal für die Beurteilung der Perfusion und Umgang mit speziellen Geräten zur Kontrolle. Ein mikrochirurgisches Team und ein Anästhesie-Team sollten 24 h am Tag mit einer Alarmzeit von weniger als einer Stunde zur Verfügung stehen. Ebenfalls sind Maßnahmen unabdingbar, die die Erreichbarkeit des Operateurs bei komplexen Rekonstruktionen sicherstellen. Aufgrund der Komplexität der Eingriffe ist die Verfügbarkeit einer Überwachungsstation (IMC, ITS) essenziell.

Die meisten Mikrochirurgen wenden im Mittel 4,8 Tage für die klinische Kontrolle des Transplantats in Verbindung mit akustischer Doppler-Sonde auf (Xipoleas et al. 2008). Eine engmaschige Revisionsbereitschaft ist in dieser Zeit unverzichtbar.

Literatur

Xipoleas G, Levine E, Silver L, Koch RM, Taub PJ (2008). A survey of microvascular protocols for lower extremity free tissue transfer II: postoperative care. Ann Plast Surg 61(3): 280-284

14

Postoperatives Management

C. Hirche, L. Harhaus, U. Kneser

U. Kneser et al. (Hrsg.), *Grundkurs Mikrochirurgie*,
DOI 10.1007/978-3-662-48037-3_15,

15.1 Vorbemerkung

Essenzielle Aspekte des postoperativen Managements werden bereits während der Operation definiert und gebahnt. Für diese Aspekte erfolgt an dieser Stelle eine Nennung mit Verweis zu dem entsprechenden Abschnitt.

15.2 Der »normale« Patient

Der durchschnittliche mikrochirurgische Patient entspricht in der Regel einer Risikoklassifikation ASA 1–2 ohne Gerinnungs- oder Blutungsstörungen. Der Eingriff entspricht einem Routineeingriff in einer Klinik mit mikrochirurgischem Schwerpunkt. Die Operationszeit ist absehbar, sodass durch ein gezieltes Wärmemanagement eine Aufrechterhaltung der Körpertemperatur möglich ist und die Volumentherapie kompensiert wird. Eine Betreuung durch speziell ausgebildetes Personal, das v. a. bezüglich der klinischen Kontrolle von Lappenplastiken geschult sein muss, ist nach der Aufwachraumphase auf der Normalstation notwendig.

15.3 Der »kritische« Patient

Der »kritische« mikrochirurgische Patient hat eine positive Anamnese für Gerinnungsstörungen oder Blutungskomplikation, ist aus kardialen Gründen dual-antithrombozytär therapiert oder hat signifikante kardiopulmonale Vorerkrankungen mit entsprechenden Funktionseinschränkungen. Diese Patienten entsprechen meist einer Risikoklassifikation ASA 3–4. Die Angiografie der Empfänger- bzw. Heberegion können fortgeschrittene, nicht optimierbare atherosklerotische Veränderungen offenbaren, sodass der Einsatz von Gefäßinterponaten erforderlich werden kann. Die OP-Zeit wird im Vergleich zu dem Standardeingriff als verlängert erachtet und das Risiko für eine Hypothermie und Hyperhydration ist hoch.

Einen Sonderfall stellen Patienten mit Rekonstruktionen im Kopf-Hals-Bereich dar, bei denen es aufgrund des Eingriffs und der meist langen OP Zeiten zu einer starken Weichteilschwellung kommt. Bei diesen meist tracheotomierten Patienten kann unter Umständen eine kurze postoperative Nachbeatmungsphase notwendig werden. »Kritische Patienten« benötigen ex ante für die postoperative Phase eine Betreuung auf einer Überwachungsstation zur Optimierung von Volumen/Diurese, Gerinnung, Körpertemperatur und Monitoring der Lappenplastik.

15.4 Gerinnungsmanagement

Das Gerinnungsmanagement beginnt bereits beim ersten Anamnesegespräch und der Beratung zur Durchführung eines mikrochirurgischen Eingriffs (▶ Kap. 5). Zu den Risikofaktoren, die in das spätere perioperative Management einfließen sollten, gehören eine stattgehabte Thrombose, Embolie, Abort, etc..

15.4.1 Zielparameter

Als Basisparameter dienen die nachfolgend genannten Parameter, die sowohl die Thrombozytenaktivität und -menge als auch die Gerinnungskaskade der Faktoren I bis XIII repräsentieren (▶ Kap. 2, ▶ Kap. 5):

- **International Normalized Ratio (INR)** als Verhältnis **oder Quick** in %: Die Gerinnungsfaktoren, deren Aktivitätsgrad durch die Analyse von INR/Quick bestimmt werden, sind I, II, V, VII und X, die klassisch noch als exogen aktiviertes System zusammengefasst werden. Insbesondere bei großflächigen Hebe-/Empfängerstellen ist ein Quick-Wert von >55% notwendig, um das (Nach-)Blutungsrisiko zu senken.
- **Partielle Thromboplastin-Zeit (PTT)** in Sekunden: Die Funktion der Gerinnungsfaktoren VIII, IX, XI, XII, XIV und XV wird geprüft, die aktivierte partielle Thromboplastinzeit (aPTT) ist eine weitere Labormethode zur Untersuchung der Faktoren. Besondere Bedeutung kommt der PTT für die Kontrolle einer Therapie mit unfraktioniertem Heparin zu.
- **Fibrinogen** in mg/dl: Als Faktor I der Gerinnungskaskade dient es als Substrat der Gerinnung und wird zu Fibrin aufgespalten, das zusammen mit den Thrombozyten die

Aggregation vermittelt. Posttraumatisch kann der Fibrinogenwert erhöht sein und zusammen mit einer erhöhten Thrombozytenzahl das Risiko für Thrombosen steigern.

- **Antithrombin (AT)** in % Aktivität: AT (früher auch AT III) hemmt die Gerinnung durch Inaktivierung der Gerinnungsfaktoren IIa, Xa, IXa, XIa und XIIa. Heparin führt zu einer Wirkungsverstärkung des Antithrombins durch Steigerung der Affinität zu den Faktoren. Die gewollte Wirkungsverstärkung des Heparins zur Gerinnungshemmung wird durch ein erniedrigtes AT limitiert, sodass die Aktivität im Normbereich ggf. durch Substitution gehalten werden sollte.
- **Thrombozytenanzahl** pro µl: Eine hohe Thrombozytenzahl steigert das Risiko für die spontane Thrombozytenaggregation. Insbesondere posttraumatisch kann die Thrombozytenzahl >1.000.000/µl liegen und bedarf einer Aggregationshemmung oder Verschiebung des mikrochirurgischen Eingriffs.
- **Anti-Faktor Xa-Aktivität** in IU/ml: Hämostaseologischer Test zur Therapiekontrolle von Gerinnungsmedikamenten, die hauptsächlich bzw. ausschließlich durch Inhibition des FXa wirken (Niedermolekulares Heparin, z. B. Clexane, Mono-Embolex; Danaparoid (Orgaran); Fondaparinux (Arixtra); orale Antikoagulanzien vom Anti-FXa-Typ wie Rivaroxaban (Xarelto) und Apixaban (Eliquis)). Auch unfraktioniertes Heparin hat eine Anti-FXa-Aktivität, macht aber nur ca. 10% der Wirkungsweise aus.

Bei der Standardanalyse der Gerinnungsfaktoren wird nur der Beginn der Gerinnungszeit bzw. die Funktion/Menge eines einzelnen Faktors gemessen. Die nachfolgende Rotations-Thromboelastometrie (ROTEM) vermittelt den tatsächlichen Zustand der sekundären Hämostase und nicht nur eine Einzelbetrachtung von Gerinnungsfaktoren. Die Anwendung ist vor und im Verlauf von mikrochirurgischen Prozeduren bei pathologischer Konstellation der klassischen Gerinnungsanalyse, komplexen und risikobehafteten Prozeduren sowie bei posttraumatischen Patienten zu empfehlen (Kolbenschlag u. Daigeler 2014).

Die **Rotations-Thromboelastometrie** (ROTEM) liefert darüber hinaus Informationen über die gesamte Kinetik der Hämostase (▶ Abb. 5.1): Gerinnungszeit, Gerinnselbildung, Gerinnselstabilität und Lysis. Die verschiedenen Parameter in der Thromboelastometrie sind abhängig von:

- der Aktivität des plasmatischen Gerinnungssystems,
- der Plättchenfunktion,
- der Fibrinolyse und
- vielen Faktoren, die diese Interaktionen beeinflussen (z. B. Medikamente).

Bei **fehlendem anamnestischen Anhalt** für eine erhöhtes Thromboserisiko gilt die genannte Diagnostik von Gerinnungsparametern als ausreichend. Die Auswertung dieser Parameter kann jedoch zu einer notwendigen, erweiterten Diagnostik oder therapeutischen Maßnahmen führen. Bei **positivem Ergebnis** der Gerinnungsanamnese sollte eine erweiterte Gerinnungsparameter-Diagnostik durchgeführt werden. Hierzu zählen neben den genannten Zielparametern und dem ROTEM die Messung der Thrombozytenfunktion (»PlateletFunction Analysis«, PFA-Test) und die Bestimmung einzelner Faktoren der Gerinnungskaskade, die gesondert substituiert werden können, um das Risiko zu relativieren. Die Planung dieser komplexen Patienten sollte in Absprache mit einem Arzt erfolgen, der eine besondere Ausbildung für Hämostasiologie hat. Außerdem sollte kritisch die Indikation zur mikrochirurgischen Operation sowie Alternativen evaluiert werden.

15.4.2 Gerinnungsaktive Substanzen

Derzeit stehen keine einstimmig konsentierten prospektiven Studien oder allgemein anerkannten Regime zur Verfügung, die einer evidenzbasierten Leitlinie für die Prävention von Thrombosen in der Mikrochirurgie als Grundlage dienen könnten. Im Hinblick auf dieses Problem hat die Deutschsprachige Arbeitsgemeinschaft für Mikrochirurgie (DAM) einen ersten Konsens erarbeitet, der in die nachfolgende Darstellung des perioperativen Managements eingeflossen ist (Schmitz et al. 2011).

Niedermolekulares, fraktioniertes Heparin (z. B. Clexane)

Für mikrochirurgische Standardeingriffe bei Patienten ohne Koagulopathie wird niedermolekulares Heparin als Substanz der ersten Wahl zur therapeutischen bzw. semi-therapeutischen Antikoagulation empfohlen. Außerdem hat die Gruppe niedermolekularer Heparine eine Bedeutung in der Thromboseprophylaxe bei immobilisierten oder teilimmobilisierten Patienten nach mikrochirurgischen Eingriffen. Die Wirkung von niedermolekularen Heparinen kann über die Anti-Faktor Xa-Aktivität bestimmt werden. Bei mikrochirurgischen Operationen mit normalem Risikoprofil empfehlen wir eine Anti-Faktor Xa-Aktivität im hochnormalen/semitherapeutischen Bereich (0,25–0,5 IU/ml), bei hohem Risikoprofil im unteren therapeutischen Bereich (0,5–0,8 IU/ml). Aufgrund der Pharmakokinetik ist eine zweimal-tägliche Applikation in den ersten fünf postoperativen Tagen mit reduzierter Einzeldosis der Einmalgabe vorzuziehen, um Aktivitätseinschränkungen in den letzten Stunden einer Tagesgabe zu vermeiden (z. B. Enoxaparin 2-mal 30 mg anstatt 1-mal 40 mg s.c.).

Unfraktioniertes Heparin

Die Verwendung ist empfohlen bei komplexen, mikrochirurgischen Revisionen, bei Nierenversagen und selektiv bei Patienten mit komplexen Rekonstruktion der unteren Extremität (z. B. in Verbindung mit Gefäßinterponaten, arteriovenösen Loops, arteriellen Einstrombahnverlängerung). Der Beginn der kontinuierlichen Therapie bei mikrochirurgischen Eingriffen erfolgt in der Regel mit Dosierungen zwischen 15.000 und 25.000 I.E./24 h und wird nach der PTT gesteuert. Wichtig ist es, dem Behandlungsteam einen Zielwert, ggf. v. a. eine Obergrenze zur Vermeidung von Nachblutungskomplikationen, vorzugeben. Außerdem empfiehlt sich unfraktioniertes Heparin aufgrund der vorhandenen Erfahrung zur Steuerung bei Patienten mit notwendiger therapeutischer Antikoagulation in den ersten postoperativen Tagen. Vor Freigabe der Gefäßanastomosen wird von den meisten Mikrochirurgen trotz fehlender Evidenz eine Einmalgabe von 500–2000 I.E. Heparin favorisiert. Das Risiko der Entwicklung einer heparininduzierten Thrombozytopenie ist im Vergleich zu niedermolekularem Heparin deutlich erhöht.

Thrombozytenaggregationshemmer

Thrombozytenaggregationshemmer, z. B. Acetylsalicylsäure (ASS), werden v. a. zur Prophylaxe von thrombembolischen Ereignissen im arteriellen System eingesetzt. ASS wird empfohlen bei mikrochirurgischen Eingriffen mit ausgeprägter Arteriosklerose sowie nach stattgehabter arterieller Thrombose perioperativ oder postoperativ nach Revision. Die Dosierung beginnt mit einer intraoperativen Gabe mit 200–500 mg ASS i. v. gefolgt von der einmal täglichen Applikation von 100 mg per os. Die Dauer ist auf 2–4 Wochen zu begrenzen, wenn nicht weitere Indikationen für eine Fortsetzung sprechen.

Bei dualer Thrombozytenhemmung aufgrund stattgehabter kardialer oder gefäßchirurgischer Ereignisse mit ASS und einer weiteren Substanz (z. B. Clopidogrel) sollte nach kardiologischer Abklärung wenn möglich nur die ASS-Therapie zur Reduktion von Blutungskomplikationen fortgeführt werden.

Desmopressin (Minirin)

Die Substanz ist ein synthetisches Analogon des körpereigenen Arginin-Vasopressins und hat neben der antidiuretischen Wirkung einen antihämophilen Effekt durch Aktivierung der Ausschüttung des von-Willebrand-Faktors. Die Substanz aktiviert die Thrombozytenaggregation und ist im erweiterten Sinne als Antagonist von ASS zu werten. Die Wirkung ist jedoch nur vorübergehend und erhöht aus Sicht des Mikrochirurgen bei »Überaktivierung« natürlich das Risiko für thromboembolische Komplikationen. Damit gilt das Medikament für die Mikrochirurgie als Reservemedikament bei Blutungskomplikationen.

Praxistipp

Kristalloide Infusionslösungen: Die infundierte Flüssigkeitsmenge führt zu einer temporären Verdünnung der korpuskulären Anteile des Blutes und setzt damit auch die antithrombozytäre Gesamtaktivität und die Aktivität der Gerinnungskaskade herab. Allerdings sollte keinesfalls eine Infusion von kristalloiden Infusionslösungen zur Gerinnungstherapie erfolgen, da dies unweigerlich zu einer Überinfusion führen würde.

15.5 Wärmemanagement

Für eine ausgeglichene Perfusion ist auch in der postoperativen Phase eine Körpertemperatur von >36,5°C anzustreben. Maßnahmen, die neben einer Anpassung der Raumtemperatur infrage kommen, sind Thermofolien für die Empfängerregion und aktive Wärmesysteme bei persistent hypothermen Patienten. Weiter Details zum perioperativen Wärmemanagement sind in ▶ Kap. 13 zu finden.

15.6 Antibiotikatherapie

Durch mikrobiologische Diagnostik mittels Biopsien und Abstrichen im Vorfeld der mikrochirurgischen Defektdeckung sollte die perioperative, systemische Antibiotikatherapie erreger- und gewebegerecht ausgewählt werden. Die Pharmakodynamik der Antibiotika ist insbesondere für die postoperative Therapie von entscheidender Bedeutung. Die Dauer der Antibiotikatherapie sollte sich nach dem Kolonisationsgrad vor der Deckung, der Art der Keime und nach dem besiedelten Zielgewebe richten (Anzahl; aerob/anaerob, obligat/fakultativ pathogen; gut versus schlecht vaskularisiertes Zielgewebe). Bei einer im Vorfeld nachgewiesenen Osteitis/Osteomyelitis oder klinisch hochgradigem Verdacht müssen knochengängige Antibiotika (ggf. in Kombination) gewählt werden und der Zeitraum der Therapie 6 Wochen betragen.

15.7 Volumenmanagement

Neben den Aspekten des perioperativen Flüssigkeitsmanagements, die bereits in ▶ Kap. 13 zusammengefasst sind, steht in der postoperativen Phase häufig im Mittelpunkt, die intraoperative Hyperhydratation zu rekompensieren. Idealerweise erfolgt dies nach Normalisierung der Blutdruckverhältnisse nach Ausleitung der Narkose innerhalb der ersten 24–48 h durch eine Erhöhung der Spontandiurese. Nur in Ausnahmefällen sollten Diuretika angewendet werden, da nach forcierter Diurese Verluste von mikrochirurgischen Lappenplastiken beschrieben worden sind.

15.8 Schmerztherapie

Prinzipielle Kriterien der perioperativen Schmerztherapie sind auch für das Management mikrochirurgisch versorgter Patienten anzuwenden. Die Verordnung nach WHO-Stufenschema ist zur Schmerztherapie geeignet.

Cave

Ein aufgrund von Schmerzen agitierter Patient wird die angeordnete Lagerung, die essenziell für das Überleben einer Lappenplastik sein kann, nicht einhalten können.

Spezielle Aspekte der Schmerztherapie leiten sich von den nachfolgenden Charakteristika mikrochirurgisch operierter Patienten ab:

- in der Summe von Hebe- und Empfängerregion relative große Wundflächen im Vergleich zu anderen Operationen
- Schmerz gemischter Herkunft (Haut, Weichteile, Knochen)
- verlängert verordnete Bettruhe bei komplexe mikrochirurgischen Eingriffen und Notwendigkeit von postoperativer relativer Ruhe im Bereich der operierten Extremität
- Verschluss der Heberegion durch vermehrte Spannung (z. B. Bauchdecke, Oberschenkel)
- zusätzliche Entnahme von Spalthauttransplantaten

Aus diesem Grund ist bei komplexen Eingriffen die Anwendung nichtsteroidaler Antirheumatika (NSAR) mit verschiedenen Wirkmechanismen (z. B. Ibuprofen, Diclofenac) bzw. Nicht-Opioid-Analgetika (z. B. Metamizol, Paracetamol) in Kombination mit Opioiden mit einer verzögerten Freisetzung indiziert. Bei der Auswahl geeigneter Medikamente sind grundsätzlich das Risikoprofil sowie die Kontraindikationen, z. B. vorbestehende Unverträglichkeiten oder Allergien, zu berücksichtigen. Als Bedarfsmedikament zur Behandlung akuter Schmerzzustände eignen sich v. a. Opioide mit rascher Wirkkinetik zur oralen Applikation. Durch die verlängert verordnete Bettruhe bei komplexen mikrochirurgischen Eingriffen besteht dabei allerdings ein zusätzliches Risiko einer perioperativen Obstipation. Daher sollte der Einsatz von Opiaten trotz des Ziels einer Schmerzfreiheit rational indiziert, von dem Einsatz entsprechender Supportiva (Laxanzien) begleitet und zeitlich limitiert sein.

Zur Erfolgskontrolle und Einstellung der Schmerz-Basistherapie sollte die Numerische Rating-Skala (NRS) oder die Visuelle Analog- Scala (VAS) verwendet werden.

 Cave

Die Kombination von Ibuprofen und Acetylsalicylsäure (ASS) in niedriger Dosierung kann die thrombozytenaggregationshemmende (und damit kardioprotektive) Wirkung von ASS verringern. Diese Interaktion tritt dann auf, wenn die Patienten Ibuprofen vor ASS einnehmen oder bei einer mehrmals täglichen Einnahme (Food and Drug Administration 2006).

15.9 Transfusion von Blutbestandteilen, Eigenblutspende

Die perioperative Transfusion in der Mikrochirurgie schließt prinzipiell Blut- und Plasmabestandteile mit ein. Vor komplexen Eingriffen mit erhöhter Blutungsneigung durch die Hebe- und Empfängerregion sowie möglicherweise traumatisch bedingtem erniedrigten Ausgangs-Hämoglobin-Wert vor der OP, ist eine Blutabnahme zur Blutgruppenbestimmung mit Antikörpersuchtest zu empfehlen. Je nach individuellem Aufbau der Blutbank/Transfusionsmedizin sollten für diese Patientengruppe Erythrozytenkonzentrate (EK) auf Abruf oder eingekreuzt (2 EKs) vorliegen. Unter rheologischen und hämostaseologischen Gesichtspunkten ist perioperativ ein Hämoglobinwert von 8–10 g/dl anzustreben, wobei letzterer Wert entsprechend allgemeinen Empfehlungen für Patienten mit erhöhtem Risiko für kardiovaskuläre Ereignisse als Zielwert gilt. Pathophysiologisch kann ein erniedrigter Hämoglobinwert <8 g/dl zu einer reduzierten Sauerstoffbilanz des Transplantats führen. In der unmittelbar postoperativen Phase nach Reperfusion mit verbleibenden freien Radikalen und der Notwendigkeit der Sauerstoffgradient-vermittelten Öffnung von Linking Gefäßen ist eine positive Sauerstoffbilanz von Nöten. Ist dies nicht der Fall, können Randbereiche des Transplantats durch eine lokale Hypoxämie klinisch relevante Nekrosen ausbilden.

Die Gabe von Plasmabestandteilen, z. B. Fresh-Frozen-Plasma (FFP), ist in der Mikrochirurgie die Ausnahme, und z. B. bei akuter Nachblutung mit Faktormangel indiziert. Die **Eigenblutspende** ist in den Leitlinien der Hämostasiologie vor komplexen, elektiven Eingriffen mit erhöhtem Blutungsrisiko empfohlen. In der Mikrochirurgie kommt – basierend auf diesen Kriterien – eine Eigenblutspende z. B. nur bei autologer Brustrekonstruktion, ggf. in Zusammenhang mit weiteren Risikofaktoren für eine vermehrte Blutungsneigung, infrage.

15.10 Lagerung

Patienten mit komplexen mikrochirurgischen Eingriffen erhalten mitunter eine mehrtägige Bettruhe. Damit einhergehend ist das Risiko für die Entwicklung eines Dekubitus erhöht. Zur Vermeidung eines Dekubitus und Reduktion des Schmerzmittelbedarfs ist die Anwendung von Wechseldruckmatratzen, insbesondere bei mobilitätseingeschränkten Patienten mit weiteren Risikofaktoren, zu empfehlen. Des Weiteren ist eine prozedurspezifische Lagerung durch weitere Hilfsmittel anzubieten, die die Hebe- und Empfängerregion schonen soll. Hierzu zählt z. B. die entlastende Lagerung der Heberegion und eine erhöhte Lagerung der Empfängerregion, was beim DIEP-Lappen zur Brustrekonstruktion durch die angedeutete Liegestuhlposition (»Beach-Chair«) erreicht wird. Des Weiteren können Schaumstoffkeile oder ein Suspensionssystem (Planung bereits präoperativ sinnvoll) die Hebe- bzw. Empfängerregion entlasten. An der unteren Extremität ist eine zusätzliche, passive Spitzfuß-Prophylaxe durch ein ergänzendes Schienensystem Teil eines rationalen, mikrochirurgischen Lagerungskonzepts.

Praxistipp

Die Umstellung auf eine Wechseldruckmatratze **ab dem Tag vor der Operation** kann unnötige und mitunter risikobehaftete Umlagerungen vermeiden, damit rechtzeitig zum Ausschleusen die definitive Matratze für die postoperative Phase verfügbar ist.

15.11 Atemtherapie und Bewegungstherapie

15.11.1 Atemtherapie

Hebestellen im Rumpf-/Bauch-/Thoraxbereich sowie Empfängerregionen im Kopf-/Hals- und Thoraxbereich (autologe Brustrekonstruktion) können durch postoperative Schmerzen eine atypische oder verminderte Atemexkursion verursachen. Diese Patienten haben im Zusammenhang mit verlängerter Bettruhe ein erhöhtes Risiko für Atemwegsinfekte und bedürfen eines professionellen Atemwegsmanagements durch Therapeuten und Atemtrainer (z. B. mit Tri-Flow) bereits ab dem ersten postoperativen Tag

15.11.2 Bewegungstherapie

Die Bewegungstherapie betroffener Körperregionen sollte frühzeitig und mindestens einmal täglich durchgeführt werden. Grundsätzlich sollten in den ersten Tagen nach der Operation nur diejenigen Gelenke und Regionen ruhigstellt werden, die in unmittelbarer Nähe zur Empfängerregion liegen. Durch eine suffiziente Transplantat- und Stielpositionierung kann dieser Bereich eingeschränkt und die Dauer der Ruhigstellung zugunsten der Mobilisation verkürzt werden. Bei mikrochirurgischen Operationen an der Hand kann eine intensive präoperative Übungstherapie das postoperative Ergebnis positiv beeinflussen – insbesondere wenn ein Pausieren von mehreren Tagen nach der Operation notwendig ist. An der Hand sollte die Planung des Eingriffs einschließlich der Anastomosenpositionierung so erfolgen, dass eine frühzeitige Therapie (z. B. ab dem 2.–3. postoperativen Tag) mit vertretbarem Risiko für Durchblutungsstörungen durch zu große Scherkräfte dennoch möglich ist.

15.12 Lappentraining (»Dangling«) bzw. Mobilisation

Im nachfolgenden Abschnitt sollen das postoperative Management des Lappentrainings bzw. der Mobilisation der häufigsten Empfängerregionen dargestellt werden. Die verfügbare, begrenzte Evidenz aus prospektiven und retrospektiven Studien, sowie Umfragen unter Mikrochirurgen ist auf die untere Extremität begrenzt.

15.12.1 Zugrunde liegender Mechanismus

In der postoperativen Phase nach mikrochirurgischen Eingriff wird angenommen, dass die Lage der Anastomose und des Gefäßstiels im dreidimensionalen Wundbett durch Wundsekrete noch nicht ausreichend fixiert ist. Scherkräften wird in dieser ersten Phase ein Risiko für ein Abknicken mit Durchblutungsstörungen zugesprochen. Die Fixierung der Anastomose, z. B. durch Fibrinkleber, kann dieses Risiko minimieren (▶ Kap. 13.7). Ein weiterer Aspekt, der für Mikrochirurgen das Lappentraining als Konzept im klassischen Sinn als essenziell erscheinen lässt, ist das Risiko für ein Lappenplastik-Ödem. Das Ödem kann durch eine nicht ausreichende venöse Drainage ausschließlich über den Stiel und ein Fehlen von lymphatischen Verbindungen entstehen und somit die intrinsische Durchblutung kompromittieren, ohne dass eine greifbare Möglichkeit zur Revision besteht. Angiogenese und Lymphangiogenese beginnen in den ersten Tagen nach der Operation und können auf Ebene der Mikrozirkulation die Drainage aus der Lappenplastik zeitversetzt ab dem 5.–7. postoperativen Tag unterstützen. Als dritter Aspekt ist der Verlust der Gewebeoxygenierung durch das Absinken der Extremität festzustellen, der durch regelmäßige Wiederholungen und Steigerungen entsprechend dem Konzept der ischämischen Präkonditionierung zu einer zunehmend Toleranz durch Angiogenesemechanismen führt. An den Extremitäten werden unterstützend elastische Bandagen während des Trainings verwendet, da hierdurch das Ausmaß der Volumenverschiebung und Reduktion der Gewebeoxygenierung während des Lappentrainings erfolgreich reduziert wird (Ridgway et al. 2010). Durch den Trainingsverlauf steigen die Ausgangswerte der Sauerstoffsättigung vor Beginn des Trainings, und die Zeit bis zum Erreichen der Ausgangswerte der Sauerstoffsättigung nach Beginn des Trainings verkürzt sich signifikant (Kolbenschlag et al. 2014).

Alle diese Maßnahmen zielen letztlich auf die Reifung der Gefäßintegrität der Lappenplastik durch optimierte Gewebeoxygenierung und Reduktion eines intrinsischen Ödems.

15.12.2 Untere Extremität

Die meisten Kontroversen bezüglich des richtigen Lappentrainingskonzepts beziehen sich auf die untere Extremität (◘ Abb. 15.1). Im Allgemeinen kann das Lappentraining zwischen dem 5.–7. postoperativen Tag begonnen werden. Dabei sollten elastische Binden locker angelegt werden, um den venösen Rückstrom, der während des »Herabhängenlassens« erschwert ist, zu unterstützen. In der Regel beginnt man mit 3-mal 5 min und steigert in kleinen Schritten tageweise bis 3-mal 45 min. Dabei sollte die Lappenplastik nach jeder Trainingsphase von einer Fachschwester oder durch den Arzt beurteilt werden, um ein Fortsetzen bzw. eine Steigerung kritisch zu überprüfen. In der Literatur fehlt die Evidenz bezüglich eines überlegenen Konzepts für Lappentraining mit größeren Fallzahlen.

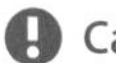 Cave

Die Entfernung der elastischen Binde nach Abschluss der Lappentrainings ist essenziell, da durch ein zu langes Belassen die Durchblutung des Transplantats bis hin zum Verlust gestört sein kann.

15.12.3 Obere Extremität

Für die obere Extremität existieren keine einheitlichen Konzepte oder Daten für ein Lappentraining. Die obere Extremität unterliegt selbst zum Beginn der Mobilisation des Patienten nicht den gleichen pathophysiologischen Prozessen wie die untere Extremität. Im Vordergrund steht hier ein rationaler Beginn der Bewegungstherapie und Lymphdrainage zur Unterstützung der Gelenkbeweglichkeit. Wird der Patient bei der Mobilisation unterstützt und auf eine Haltung der Extremität geachtet, kann eine Mobilisation bereits ab dem 3.–5. postoperativen Tag erfolgen.

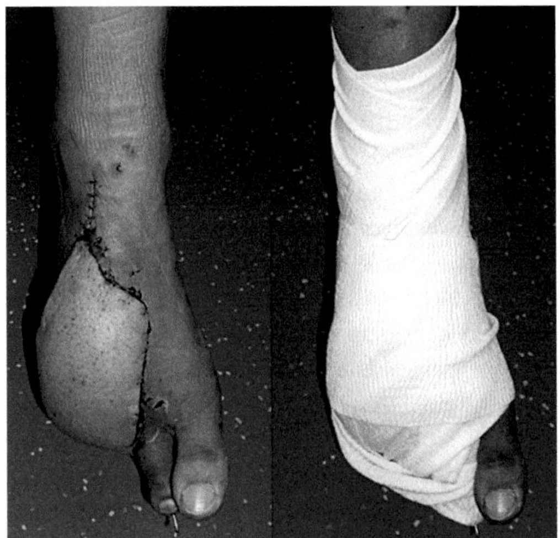

◘ **Abb. 15.1** Lappentraining an der unteren Extremität: Für die Trainingsphase wird die Lappenplastik mit einer elastischen Binde locker gewickelt, um die Drainage zu unterstützen. Nach einem Beginn mit 3-mal 5 min erfolgt ab dem 5.–7. postoperativen Tag eine langsame Steigerung durch »Herabhängenlassen« des Beins

15.12.4 Brust

Die mikrovaskuläre, autologe Brustrekonstruktion bringt Einschränkungen im Bereich der Heberegion mit sich, die für die postoperative Mobilisation relevanter ist als für die Empfängerregion. Durch eine Liegestuhllagerung mit Hochlagerung der Extremität und Entlastung der Bauchdecke, ergänzt durch einen Abdominalverband, ergibt sich eine optimale Position. Die Mobilisation kann in der Regel ab dem 1. postoperativen Tag erfolgen, wobei die Patientin forcierte Armbewegungen der rekonstruierten Seite für 14 Tage vermeiden sollte. Bei beidseitiger autologer Brustrekonstruktion empfiehlt es sich, wegen der zusätzlichen Einschränkungen in der Schultergelenkbeweglichkeit und somit der limitierten Selbstversorgung, das Mobilisationsregime bedarfsweise jeweils um 1–2 Tage nach hinten zu »strecken«.

15.12.5 Kopf-Hals-Bereich

Freie Transplantate im Kopf-Hals-Bereich benötigen für das postoperative Management eine erhöhte Lagerung der Region. Ein speziell konzipiertes Lappentraining für die Kopf-Hals-Region existiert nicht. Transplantate in dieser Region werden durch den kontinuierlichen Speichelfluss, den Schluckakt und die Platzierung von Trachealkanülen permanenten externen Faktoren ausgesetzt, die in der Natur der Rekonstruktion im Kopf-Hals-Bereich liegen. Eine Mobilisation über die Bettkante auf Zimmerebene kann bereits ab dem ersten postoperativen Tag erfolgen. Transplantate, die natürliche Öffnungen und Wege rekonstruieren sollen (z. B. Mundboden, Hypopharynx, Ösophagusfisteln), benötigen eine Entlastung durch eine perkutane endoskopische Gastrostomie (ergänzt ggf. durch eine orale Magensonde, die während der Operation platziert wird), eine Entlastung der Wege über 10 Tage mit anschließendem Beginn des Kostaufbaus mit klaren Flüssigkeiten und eine Karenz für feste Speisen von bis zu 6 Wochen.

15.12.6 Gesäßregion

In der Gesäßregion ist ein klassisches Lappentraining kaum realisierbar. Vielmehr stehen hier eine intensive Lagerungsbehandlung und die Verwendung von Spezialbetten im Vordergrund, die die Lappenplastik über einen Zeitraum von mindestens 14 Tagen entlasten. Ab dem 7.–10. postoperativen Tag ist eine Mobilisation im Stehen möglich, während längere Phasen des Sitzens (>5 min) und Liegens auf der Lappenplastik für 6 Wochen vermieden werden sollten. Auch danach ist eine Entlastungslagerung mit Anbindung an einen Pflegedienst hilfreich, da ein Defekt in dieser Region häufig dadurch verursacht wird, dass kritisch exponierte Regionen unzureichend entlastet werden.

15.13 Entlassungsmanagement

Das Entlassungsmanagement nach mikrochirurgischen Eingriffen umfasst neben dem gängigen sozialmedizinischen Kriterien häufig interdisziplinäre Vorgehen, die in der Ursache des Eingriffs liegen, sowie der Planung von Wundpflege, Entlastung und Folgeeingriffen (z. B. Resektion von Hautüberschüssen, Nachkonturierungen, MAK-Rekonstruktion, Ausdünnungsschritte, Metallentfernungen, Tenolysen). Eine leitliniengerechte Thromboseprophylaxe sollte durchgeführt werden, bis der Patient uneingeschränkt mobil ist. Indikatiosspezifisch kann z. B. bei Vorliegen einer Osteomyelitis eine langdauernde postoperative Antibiotikatherapie erforderlich werden. In ausgewählten Fällen kann eine längerfristige orale Antikoagulation empfohlen werden. Die Einnahme von antithrombozytären und antibiotischen Medikamenten oder Antikoagulanzien kann nach Entlassung nötig sein und sollte ggf. in Abstimmung mit den behandelnden Gefäßchirurgen, Mikrobiologen oder septischen Chirurgen erfolgen.

15.14 Geplante Folgeeingriffe

Absehbare und dadurch geplante Folgeeingriffe sollten bereits zum Zeitpunkt des Entlassungsmanagements mit dem Patienten abgestimmt werden und Konsultationen zur Vorbereitung dieser Eingriffe in der Entlassungsdokumentation aufgenommen werden. Für alle geplanten Eingriffe, die das freie mikrovaskuläre Transplantat betreffen, findet sich in der OPS 2014-Systematik des G-DRG-Systems unter der OPS 5-907 (»Revision einer Hautplastik«) als Inklusivum die »Ausdünnung eines Lappens«. Darunter fallen mit der OPS 5-907.5** (»Revision einer Hautplastik: Revision eines freien Lappens mit mikrovaskulärer Anastomosierung«) alle freien Lappenplastiken mit der Lokalisationsangabe der Empfängerregion in der 6. Stelle nach der Liste.

Literatur

Food and Drug Administration, U. S. (2006). Information for Healthcare Professionals: Concomitant Use of Ibuprofen and Aspirin

Kolbenschlag J, Bredenbroeker P, Daigeler A et al. (2014). Changes of oxygenation and hemoglobin-concentration in lower extremity free flaps during dangling. J Reconstr Microsurg 30(5): 319-328

Kolbenschlag J, Daigeler A, Lauer S et al. (2014) Can rotational thromboelastometry predict thrombotic complications in reconstructive microsurgery? Microsurgery 34(4): 253-260

Ridgway EB, Kutz RH, Cooper JS, Guo L (2010) New insight into an old paradigm: wrapping and dangling with lower-extremity free flaps. J Reconstr Microsurg 26(8): 559-566

Schmitz M, Riss R, Kneser U et al. (2011) [Perioperative coagulation management in microsurgery: report of the consensus workshops in the course of the 31st and 32nd Annual Meeting of the German-language Working Group for microsurgery of the peripheral nerves and vessels (DAM) November 2009 in Erlangen and November 2010 in Basel]. Handchir Mikrochir Plast Chir 43(6): 376-383

Komplikations-management

Komplikationsmanagement bei mikrochirurgischen Lappenplastiken

L. Harhaus, C. Hirche, U. Kneser

U. Kneser et al. (Hrsg.), *Grundkurs Mikrochirurgie*,
DOI 10.1007/978-3-662-48037-3_16,

16.1 Einleitung

Management von Komplikationen – das bedeutet »Lenken und Leiten« von herausfordernden Situationen. Der umsichtige und bedachte Umgang mit Komplikationen ist ein wesentlicher Baustein für den Erfolg jeder mikrochirurgischen Rekonstruktion. Dabei können Komplikationen in der Mikrochirurgie nicht nur infolge technischer Probleme, z. B. fehlerhafter Anastomosierungstechniken, sondern auch aufgrund inadäquater Therapieentscheidungen oder inkorrekter Nachsorge auftreten. Entscheidend ist daher neben der technischen Expertise, die eine Conditio sine qua non darstellt, dass komplexe mikrochirurgische Eingriffe nur im Rahmen eines optimalen Gesamtkonzepts erbracht werden sollten. Obwohl die Mikrochirurgie ein Level höchster Expertise und Standardisierung erreicht hat, sind Komplikationen alltägliche Realität und erfordern professionelles Handeln.

> **Komplikationen in der Mikrochirurgie können durch fehlerhafte präoperative Planung, intraoperative technische Aspekte oder inkorrekter Nachsorge entstehen.**

In Zentren mit hoher Zahl mikrochirurgischer Eingriffe ist heutzutage eine Lappenüberlebensrate von >98% beim freien Gewebetransfer zu erreichen. Die Revisionsrate beträgt je nach Indikationsspektrum und Autor zwischen 5 und 15% (Lin et al. 2014). Diese Zahlen zeigen klar, dass die frühzeitige zielgerichtete Behandlung von Komplikationen häufig die Rettung der mikrochirurgischen Lappenplastik ermöglicht.

Das vorliegende Kapitel hat daher zum Ziel, alle Teilbereiche des Komplikationsmanagements bei mikrochirurgischen Lappenplastiken strukturiert darzustellen und einen Leitfaden von der OP-Planung bis hin zur postoperativen Versorgung zu bieten. Es werden Komplikationsmöglichkeiten, Diagnostik von Komplikationen und Indikation und Durchführung des Revisionseingriffs vorgestellt.

16.2 Komplikationsmöglichkeiten

16.2.1 Präoperative Planung

Um Komplikationen erfolgreich managen und im besten Falle vermeiden zu können, ist die Kenntnis der Ursachen entscheidend. Eine Komplikation in der Mikrochirurgie ist häufig multifaktoriell bedingt; zudem kann dieselbe Komplikation verschiedene Ursachen haben: So kann beispielsweise eine venöse Perfusionsstörung einer Lappenplastik die Folge einer fehlerhaften mikrochirurgischen Technik, einer unerkannten Gerinnungsstörung, eines Hämatoms oder einer Kompression des Gefäßstiels sein. Es gilt daher, im Vorfeld möglichst alle beeinflussenden Faktoren und Risikofaktoren zu analysieren und in die Planung des Eingriffs mit einzubeziehen.

Patientenbezogene Faktoren

Als patientenbezogene Faktoren, die immer wieder als relevant für das Outcome von mikrochirurgischen Eingriffen diskutiert werden, gelten die allgemeine Fitness, das Alter, systemische Erkrankungen und Nikotinabusus.

Der **allgemeine körperliche Zustand**, insbesondere aber die kardiovaskuläre und respiratorische Fitness, sind wesentlich für das Outcome jedes großen Eingriffs und sollten, wo immer möglich, optimiert werden. Dabei ist ein hohes Alter für einen mikrochirurgischen Eingriff per se keine Kontraindikation. Mehrere Studien belegen, dass kein Unterschied zwischen den Altersgruppen bezüglich des Lappenüberlebens besteht (Bhama et al. 2014, Ozkan et al. 2005, Coskunfirat et al. 2005, Pinder et al. 2010). Auch wenn diese Studien exzellente Lappenüberlebensraten zeigen, ist die Mikrochirurgie des älteren Patienten eine besondere Herausforderung. Aus eigenen Daten von über 200 freien Lappenplastiken konnten wir zeigen, dass aufgrund kardiovaskulärer Instabilitäten und daraus resultierendem erhöhtem Katecholaminbedarf ältere Patienten beispielsweise ein erhöhtes Thromboserisiko des Gefäßstiels haben können. Auch die Rate der nichtchirurgischen Komplikationen und die allgemeine Mortalität dieser Patientengruppe sind erhöht (Ozkan et al. 2005).

Komorbiditäten, welche einen relevanten Einfluss auf den Erfolg eines mikrochirurgischen Gewebstransfers haben, sind oft vaskulärer Art. **Arteriosklerotische Veränderungen** der Empfängergefäße, aber auch der Lappenstielgefäße, bzw. eine signifikante arterielle Verschlusskrankheit (AVK), stehen bei der Risikoabwägung im Vordergrund. Insbesondere bei älteren Patienten wird heutzutage dennoch aufgrund der Mortalität und des funktionellen Status der Extremitätenerhalt einer arteriosklerotischen Extremität der Amputation vorgezogen, was zu einer zunehmenden Indikationsstellung von freien Gewebetransfers für solche Patienten führt. Die präoperative Erhebung des Gefäßstatus ist daher unumgänglich. Die Planung einer freien Lappenplastik an der unteren Extremität erfordert in der Regel die Durchführung einer Angiografie, wobei die konventionelle DSA zunehmend durch MR- oder CT-Angiografie-Verfahren ersetzt wird (▶ Kap. 6). Sollte die präoperative Gefäßdiagnostik einen optimierbaren Gefäßstatus zeigen, sollte unbedingt eine gefäßchirurgische Konsultation in die Wege geleitet werden. Mitunter kann bereits eine präoperative Angioplastie zu einer signifikanten Verbesserung des rekonstruktiven Ergebnisses führen. Jang et al (2014) beschreiben durch die präoperative Angioplastie sowohl eine Verbesserung der Durchblutung der Extremität, was zu einer verminderten Infektionsrate und Wundheilungsstörungsrate führt, als auch eine erhöhte Überlebensrate freier Lappenplastiken. Ist im umgebenden Empfängergebiet kein suffizientes Anschlussgefäß verfügbar, erlaubt die Anlage von Bypässen oder Gefäßschleifen in der Regel den sicheren Gewebetransfer.

Diabetes mellitus scheint ein weiterer prädiktiver Faktor für Komplikationen bei mikrochirurgischen Eingriffen zu sein. Liu et al. (2015) zeigten in ihrem Kollektiv bei Diabetikern eine Komplikationsrate von 41,9% im Vergleich zu 15,2% bei nicht an Diabetes Erkrankten. Die arterielle und venöse Thrombose im Lappenstiel standen dabei im Vordergrund, gefolgt von erhöhten Infektraten. Die Lappenverlustrate betrug 6,7% im Vergleich zu 1,5% bei Nicht-Diabetikern. Eine präoperative Optimierung dieser Erkrankung kann daher das Komplikationsrisiko deutlich senken, wobei ein Diabetes mellitus keine Kontraindikation für einen mikrochirurgischen Gewebetransfer darstellt.

Ein weiteres Risiko stellt **Übergewichtigkeit** und Fettleibigkeit dar. Chang et al. (2000) berichten unter anderem über eine signifikant erhöhte Lappenverlustrate, Hämatomrate, Seromrate und Infektrate bei beiden Patientengruppen. Insbesondere bei elektiven mikrochirurgischen Gewebetransfers, wie beispielsweise zur Mammarekonstruktion, sollte das erhöhte Risiko dezidiert in die Planung einbezogen werden.

Eine präoperative Evaluation muss immer auch die **Suche nach möglichen Gerinnungsstörungen** beinhalten (▶ Kap. 5, ▶ Sektion IV). Ein strukturiertes präoperatives Interview sollte die Fragen nach stattgehabten Thrombosen, Embolien oder Aborten, sowie nach der diesbezüglichen Familienanamnese enthalten. Lin et al. (2014) konnten zeigen, dass die Lappenverlustrate bei hyperkoagulatorischen, hämatologischen Erkrankungen nicht zwangsläufig erhöht sein muss, sofern die Erkrankung präoperativ bekannt ist, entsprechend engmaschiges Monitoring erfolgt, eine antikoagulatorische Therapie individuell angepasst und möglichst atraumatisch operiert wird.

Die Rolle des **Nikotins** im Rahmen mikrochirurgischer Gewebetransfers muss ebenso berücksichtigt werden. Eine **gestörte Mikroperfusion** durch nikotinbedingte Gefäßspasmen führt sowohl zu verminderten Perfusionsraten im transferierten Lappen selbst als auch zu einer verminderten Oxygenierung des Empfängergebiets, was erhöhte Infektraten zur Folge hat. Der oxidative Stress führt des Weiteren zu einer Vitamin-C- und -E-Defizienz und zu einer gestörten inflammatorischen Zellantwort, was wiederum die Wundheilung kompromittiert (Reuther et al. 2014). Die perioperative Unterbrechung des Nikotinkonsums scheint zumindest einige dieser Parameter, z. B. die Gewebsoxygenierung, zu verbessern und sollte daher unbedingt angestrebt werden (Sörensen et al. 2012). Als sinnvoller Zeitraum für die perioperative Nikotinkarenz können mindestens 14 Tage prä- und postoperativ gelten.

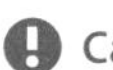 **Cave**

Gerinnungsstörungen sind oft nicht bekannt. Die dezidierte Befragung nach thrombembolischen Ereignissen muss Bestandteil der präoperativen Lappenplanung sein.

Timing

Eine signifikant erhöhte Rate an Lappenverlusten sowie Knochen- und Weichteilinfektionen im Zuge verspäteter Rekonstruktionen traumatisch bedingter Defekte der unteren Extremität wurde bereits 1986 von Godina berichtet. Wenngleich aufgrund moderner Entwicklungen der Wundbehandlung, wie der Unterdrucktherapie, heutzutage die »Notfall-Lappenplastik« im Rahmen der Erstversorgung eine Rarität darstellt, sind das rasche definitive Débridement und ein Gefäßanschluss außerhalb der Traumazone für den Erfolg einer freien Lappenplastik entscheidend. Mit moderner Wundkonditionierung und unter Berücksichtigung dieser Grundsätze, ist auch eine verspätete Deckung heutzutage sicher und effektiv möglich, wenn eine frühe Deckung aufgrund anderer Umstände (Stabilisierung von Frakturen, Stabilisierung des Patienten, Transfer des Patienten in eine mikrochirurgische Einheit) nicht durchführbar ist (Karanas et al. 2008).

Defektanalyse

Die genaue Analyse des zu rekonstruierenden Defekts unter Berücksichtigung aller beeinflussenden Faktoren ist für die Lappenplanung und die Prävention von Komplikationen entscheidend. Dabei ist die Lokalisation des Defekts selbst nach Khouri et al. (1998) ohne prädiktiven Wert für das Ergebnis nach mikrochirurgischer Lappenplastik. Umso mehr hat jedoch die Genese des Defekts einen Einfluss auf die Komplikationsrate.

So ist bei **traumatisch bedingten Defekten** insbesondere im Bereich der unteren Extremität eine erhöhte Komplikationsrate beschrieben worden. Von entscheidender Bedeutung scheinen hier das Ausmaß der Gewebstraumatisierung und z. B. das Vorliegen eines Kompartmentsyndroms zu sein. Ein mindervaskularisiertes Wundbett, sei es angiologisch bedingt oder auch durch vorangegangene Infekte oder Bestrahlungen, ist immer ein Risikofaktor für den Operationserfolg. Auch wenn der mikrochirurgische Anschluss, z. B. über eine vorherige Anlage eines AV-Loops, erfolgreich war, ist die Rate an nichtmikrochirurgischen Komplikationen erhöht.

Die **Auswahl und Beschaffenheit der Empfängergefäße** ist ein weiterer entscheidender Faktor für die Komplikationsrate des freien Gewebetransfers. Bestrahlte, avulsionierte, ödematöse, entzündlich veränderte oder vernarbte Gefäße haben eine höhere Inzidenz von Anastomosenthrombosen und Lappenverlust (Wei et al. 2009). So kann es mitunter sinnvoll sein, eine Lappenplastik mit langem Stiel zu verwenden, um die Anastomosen im nichtgeschädigten Areal anzulegen. Alternativ kann unter Einsatz von Veneninterponaten der Anschluss außerhalb der geschädigten Zone erfolgen. Wenn diese Möglichkeit nicht zur Verfügung steht, ist es entscheidend, die Mobilisierung und Dissektion der Anschlussgefäße so weit wie möglich zu minimieren, die Naht auf Empfängerseite immer »from inside to outside« durchzuführen, um Intimaablösungen zu vermeiden und eine individuell angepasste Antikoagulation durchzuführen.

Auch die genaue **Analyse der Defektgröße** ist wichtig für die Auswahl des zu transferierenden Lappens und dessen Erfolgsrate. Bei der Planung ist zu berücksichtigen, dass der Defekt nach evtl. Resektion indurierter Wundränder und Wundrandmobilisation deutlich größer werden kann. Auch die Konvexität einiger Körperareale, wie Kopf, Fersen, Unterschenkel, und damit verbundene erweiterte Lappengröße muss bedacht werden. Die postoperative Schwellneigung des transferierten Weichgewebes muss ebenfalls, wo immer möglich, mit eingeplant werden, um Spannung im Lappenbereich oder instabile Weichteilverhältnisse am Übergang zum umgebenden Gewebe zu vermeiden. Nicht zuletzt ist die Berücksichtigung der Wundtiefe und evtl. nötige Obliteration von Toträumen durch die Lappenplastik mit einzuplanen. Erfahrungsgemäß werden Lappenplastiken aufgrund oben genannter Faktoren häufiger zu klein als zu groß gehoben. Eine zu große Lappenplastik kann in der Regel ohne große Probleme durch Resektion von überschüssigem Gewebe entweder bereits initial oder im Rahmen eines Korrektureingriffs verkleinert werden. Eine zu klein gehobene Lappenplastik kann hingegen ursächlich für das Versagen des gesamten rekonstruktiven Eingriffs sein.

Lappenauswahl

Analog zur Analyse des zu deckenden Defekts muss die Auswahl der geeigneten Lappenplastik erfolgen. Dabei spielen neben funktionellen Aspekten an der Entnahme- und Empfängerstelle auch ästhetische

Erfordernisse eine wichtige Rolle. Für das Thema »Vermeidung von Komplikationen« sind folgende Punkte wichtig: Um postoperative Infekte zu vermeiden, ist nach adäquatem Débridement die sichere Auffüllung von tiefen Wundhöhlen erforderlich. Dies kann häufig durch muskuläre Lappenplastiken erreicht werden. Wichtiger als die Art des eingesetzten Gewebes ist aber definitiv die **Vermeidung von Toträumen unter der Lappenplastik.** Der Sekretabfluss muss durch Einlage ausreichender Drainagen gewährleistet sein. Der Lappen muss ausreichend groß geplant sein, um jegliche Spannung im Bereich der Wundränder zu vermeiden. In Abhängigkeit der vorhandenen Anschlussgefäße und geplanten Anschlusshöhe muss ein **ausreichend langer Gefäßstiel auf Lappenseite** vorhanden sein. Zug, Torquierungen und Abknicken der Gefäße führen immer zu einer erhöhtem Komplikationsrate.

Auch das **Kaliber des Gefäßstiels** ist zu berücksichtigen – ein sog. Size-Mismatch ist mit einer deutlich höheren Komplikationsrate sowohl im arteriellen als auch im venösen Schenkel behaftet. Durch sorgfältige Planung der Anschlusssituation und Wahl einer geeigneten Lappenplastik lässt sich diese Situation oft vermeiden. Anderenfalls sollte mit größter Sorgfalt vorgegangen werden, um die Kaliberdiskrepanzen mit möglichst geringer Störung der Strömung im Gefäß auszugleichen.

16.3 Komplikationsarten

16.3.1 »White Flap« (arterielle Perfusionsstörung)

Ein freier Lappen erscheint blass oder weiß im Falle einer zunehmenden oder plötzlichen **arteriellen Perfusionsstörung**, die unterschiedliche Ursachen haben kann (▣ Abb. 16.1). Eine Thrombose, eine systemische Hypotension, ein Vasospasmus oder eine Gefäßkompression von extern sind die wahrscheinlichsten Ursachen. Die Thrombose im Bereich des Lappenstiels ereignet sich meist infolge von mechanischen oder technischen Schwierigkeiten, z. B. einen ausgedehnten Intimaschaden, Abknicken der Gefäßachse und/oder Anastomose oder technischen Fehlern bei der Durchführung der

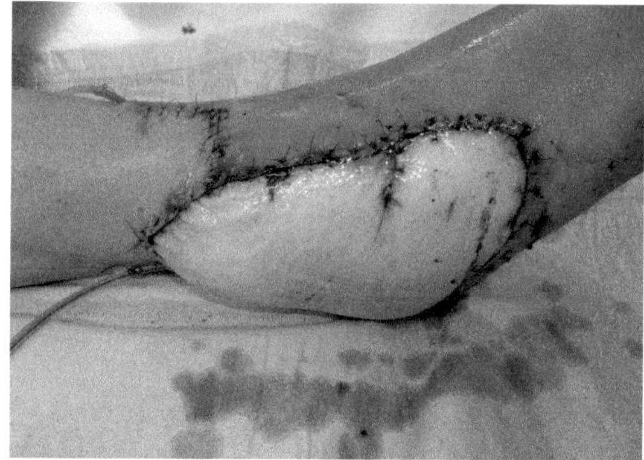

▣ **Abb. 16.1** Beispiel einer arteriellen Perfusionskomplikation. Der ALT-Lappen ist etwa 4 h nach Abschluss der Operation weiß und es lässt sich keine Rekapillarisierung mehr nachweisen. Intraoperativ wurde ein Thrombus in der Anastomose gefunden, welcher sich auch ins Empfängergefäß (A. tibialis posterior) fortsetzte. Die A. tibialis posterior wurde mittels Fogarthy-Katheter thrombektomiert und die Anastomose wurde von ursprünglich End-zu-Seit-Technik auf End-zu-End-Technik konvertiert

Anastomose, z. B. dem Stechen der Gefäßhinterwand (Bui et al. 2007, Yu et al. 2009).

Erfahrungsgemäß mit deutlich geringerer Frequenz können auch **systemische Einflüsse**, z. B. hereditäre oder erworbene Gerinnungsstörungen, ursächlich für Thrombosen im Lappenstiel sein (Wang et al. 2012). Retrospektiv lässt sich nicht immer die Ursache für eine arterielle Thrombose mit der erforderlichen Sicherheit finden. Trotz der Möglichkeit einer multifaktoriellen Genese stellt mit Sicherheit der Operateur die relevanteste Variable im Hinblick auf die arterielle Perfusionsstörung dar. Die Diagnostik und Therapie wird in den folgenden Abschnitten beschrieben.

16.3.2 »Blue Flap« (venöse Perfusionsstörung)

Eine Obstruktion der venösen Ausflussbahn führt zu einer venösen Stase innerhalb des Lappens, in deren Folge es zu einer verkürzte Rekapillarisierungszeit und einer lividen Verfärbung kommt (▣ Abb. 16.2). Ursächlich sind auch hier intravasale Thromben, Spasmen, oder Gefäßobstruktionen von außen. Venöse Perfusionsstörungen sind sehr viel häufiger für den Verlust einer mikrochirurgischen

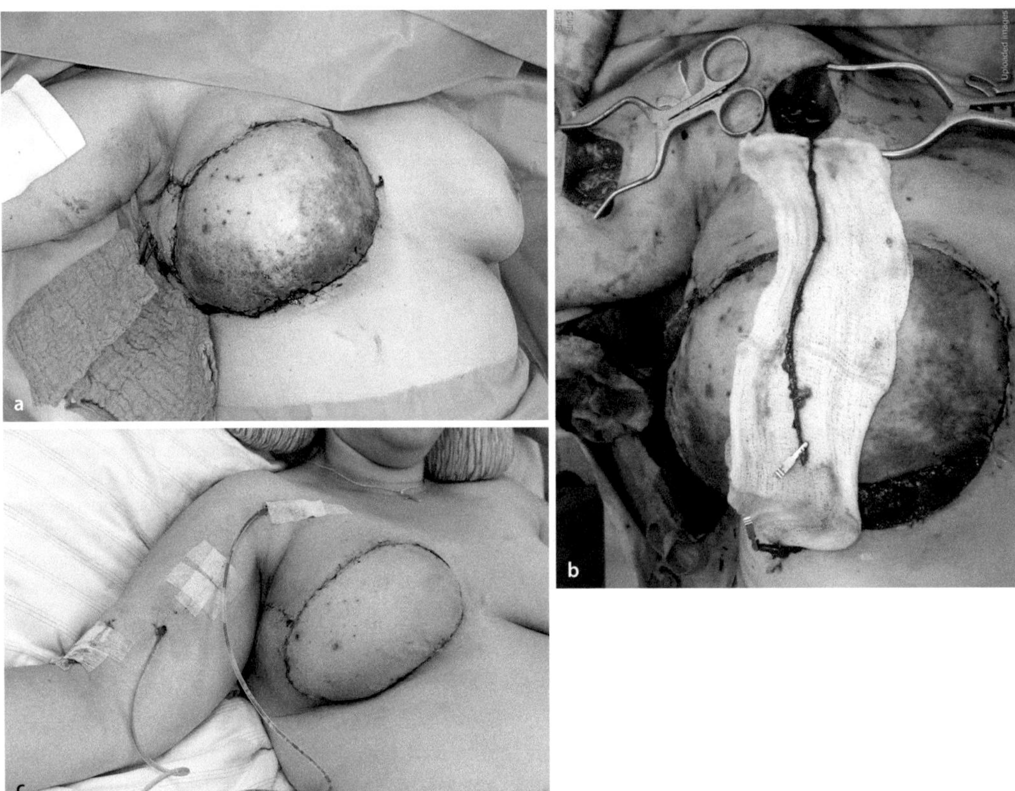

Abb. 16.2a–c Beispiel einer venösen Perfusionskomplikation. Der DIEP-Lappen zeigt etwa 10 h nach Abschluss der Operation eine livide Verfärbung und eine beschleunigte Rekapillarisierungszeit. Intraoperativ zeigte sich, dass der Hauptabstrom durch das SIEV-System erfolgte (initial war das tiefe System als dominant erachtet und daher venös angeschlossen worden), sodass nun zusätzlich eine Abstrommöglichkeit über die V. cephalica geschaffen wurde

Lappenplastik verantwortlich als arterielle Perfusionsstörungen.

Neben der technisch inkorrekten Durchführung der Gefäßanastomose, sei es mittels Handnaht oder als Koppler-Anastomose, führt auch das inadäquate venöse Anschlussgefäß zur venösen Thrombose. Während im massiv vernarbten oder bestrahlten Situs die Qualität der arteriellen Gefäße oft noch ausreichend ist, kann eine venöse Anastomose bereits technisch nicht oder nur schwer durchführbar sein. In diesen Fällen sollte frühzeitig ein alternativer Anschlusssitus gesucht oder durch venöse Interponate die Anastomose unter besseren Bedingungen angestrebt werden. Bei der Extremitätenrekonstruktion kann das oberflächliche venöse System eine Alternative zu kleinkalibrigen oder vernarbten Venen aus dem tiefen System darstellen, wenngleich der Anschluss an das oberflächliche venöse System mit einer geringfügig höheren Komplikationsrate behaftet ist als der Anschluss an das intakte tiefe venöse System. Im Rumpfbereich, beispielsweise bei der autologen Brustrekonstruktion, kann der Transfer der V. cephalica den venösen Abstrom sicherstellen.

Wenngleich die Überlegenheit von zwei versus einer venösen Anastomose anhand großer Studienkollektive nicht klar gezeigt werden konnte, sollten – falls möglich – zwei venöse Anastomosen durchgeführt werden, um durch Redundanzen die Sicherheit des venösen Abstroms zu optimieren.

Als indirekte Konsequenz einer venösen Ausstrombehinderung entwickelt sich in der Regel auch eine arterielle Insuffizienz bis hin zur Thrombose, welche dann zu einem **marmorierten Mischbild** der Lappenfarbe führt.

16.3.3 Nachblutung

Ein bedeutender Faktor für postoperative Nachblutungen ist sicherlich der technische intraoperative Aspekt. Anastomosen können insuffizient genäht sein, Fäden können ausreißen, ligierte oder geclippte Seitenäste können sich eröffnen. Dies sind vermeidbare und behebbare Situationen. Daher sollte die **Blutstillung** bei mikrochirurgischen Eingriffen mit derselben Sorgfalt durchgeführt werden wie die Dissektion des Gefäßstiels oder die Anastomosen der Gefäße.

Eine weitere Ursache für Nachblutungen sind angeborene oder erworbene **Gerinnungsstörungen**. Angeborene Gerinnungsstörungen sind häufig bereits anamnestisch bekannt oder lassen sich durch eine gezielte Anamneseerhebung und Gerinnungsdiagnostik abklären. Erworbene Gerinnungsstörungen sind entweder Folge pathophysiologischer Prozesse oder durch eine systemische Antikoagulation verursacht. Nach wie vor wird der Einsatz einer perioperativen Antikoagulation kontrovers diskutiert und es existieren die unterschiedlichsten Konzepte (Fosnot et al. 2011, Chen et al. 2008). Salemark (1991) berichtet aus einer internationalen Erhebung über die Verwendung einer antikoagulatorischen Therapie in 91% der mikrochirurgischen Zentren. Wenngleich mikrochirurgische Lappenplastiken bei Patienten ohne individuelle Risikofaktoren wahrscheinlich auch ohne jegliche systemische Antikoagulation mit minimalen Komplikationsraten durchgeführt werden können, erfordern insbesondere mikrochirurgische Eingriffe bei Patienten mit entsprechenden Komorbiditäten ein individuell **angepasstes antikoagulatorisches Konzept**. Die am häufigsten verwendeten Substanzen sind sicherlich das unfraktionierte Heparin, niedermolekulare Heparine und Aspirin (▶ Kap. 15). Diese Substanzen führen jedoch insbesondere bei höherer Dosierung zu einem erhöhten Risiko von postoperativen Nachblutungen mit Hämatombildung und dadurch bedingter Lappenperfusionsstörung.

Generell ist die frühzeitige Diagnostik von Nachblutungen bei mikrochirurgischen Eingriffen essenziell, um venöse Perfusionsstörungen aufgrund der Kompression des Gefäßstiels oder auch Störungen der Mikrozirkulation mit konsekutiver (Teil)nekrose der Lappenplastik sicher zu vermeiden. Ein rechtzeitig erkanntes Hämatom unter einer Lappenplastik stellt eine gut beherrschbare Komplikation dar, während ein verzögert bemerktes Hämatom unweigerlich zum Verlust der gesamten Lappenplastik führt.

16.3.4 Sonstige

Störungen der Mikrozirkulation

Auch bei korrekt liegenden Anastomosen und gut perfundiertem Lappenstiel kann es im Kapillarnetz des Lappens zu Perfusionsstörungen kommen. Hierfür können mehrere Aspekte ursächlich sein. Eine **zu hohe Spannung** in Teilbereichen des Lappens, insbesondere in den Randzonen bei zu straffer Einnaht oder sekundärer Schwellung des Lappens, kann zu einer Okklusion der Kapillaren führen. Klinisch imponiert eine umschriebene blasse Verfärbung mit aufgehobener Rekapillarisierung und sekundär sich ausbildenden Teilnekrosen. Auch wenn der Großteil des Lappens einen einwandfreien klinischen Befund bietet, muss hier über Entfernung der Nähte zügig eine Reduktion der Spannung angestrebt werden, um Teilnekrosen zu verhindern.

Auch eine **zu kühle Umgebungstemperatur** kann zu einer Mikrozirkulationsstörung des Lappens führen. Die regelmäßige Prüfung der Temperatur und ggf. Einleitung von Maßnahmen gegen eine Auskühlung der Lappenplastik ist daher Bestandteil jeder klinischen Lappenkontrolle. Des Weiteren kann eine lokale Mikrozirkulationsstörung auftreten, wenn einzelne Angiosome entweder nicht durch den Hauptstiel erreicht werden oder durch intraoperative Probleme (Verschluss durch Thrombus, Gefäßspasmen) perfusionsgemindert sind (◘ Abb. 16.3). Auch das sog. No-Reflow-Phänomen (s. unten) ist am ehesten durch kleinste Mikrothromben bedingt, die sich im Kapillarbett des Lappens festsetzen. Ebenso kann ein durch prolongierte Ischämie bedingtes irreversibles Intimaödem ursächlich für dieses Phänomen sein (Calhoun et al. 1999).

Infekte

Infekte zählen eher zu den Spätkomplikationen beim freien Gewebetransfer. Eine gezielte antibio-

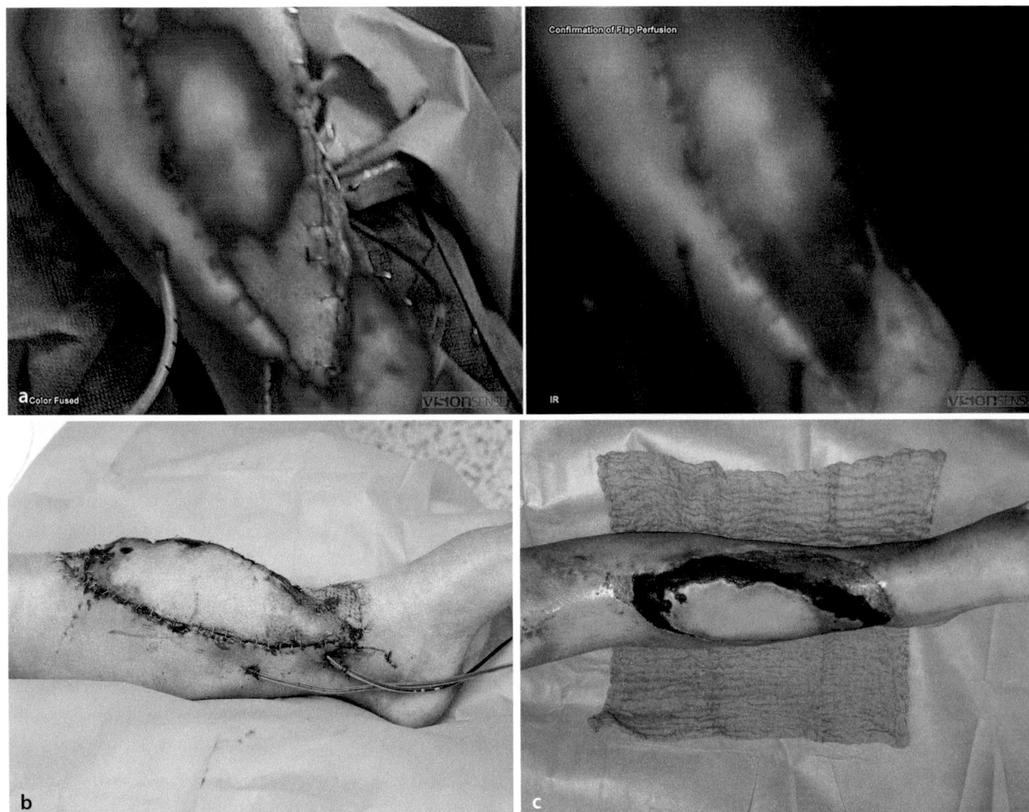

■ **Abb. 16.3a–c** Beispiel einer Mikrozirkulationsstörung. Bereits intraoperativ konnte mittels ICG-Fluoreszenzdarstellung die beginnende Minderperfusion der randständigen Angiosome visualisiert werden. Dies bestätigte sich klinisch im weiteren Verlauf. Letztendlich konnte nach oberflächlicher Nekrosektomie eine Spalthauttransplantation erfolgen und die Defektrekonstruktion dennoch erfolgreich abgeschlossen werden

tische Therapie und/oder peripoperative Antibiotikaprophylaxe ist Bestandteil jeder präoperativen Planung. Trotz dessen kann aufgrund von z. B. vorbestrahltem, arteriosklerotischem, minderdurchbluteten Empfängergewebe oder auch bestehender Knocheninfektion eine postoperative Infektion entstehen. Die erste Gefahr besteht in diesem Fall in der Entstehung einer septischen Thrombose der Lappengefäße, sodass neben evtl. Anpassung der antibiotischen Therapie auch in dieser Situation die zügige operative Revision angestrebt werden muss.

Intraoperative Komplikationen

Alle genannten Komplikationsmöglichkeiten können auch bereits im Rahmen der primären Lappenoperation auftreten. Arterielle und venöse Perfusionsstörungen durch Thrombusbildung oder Spasmen, Blutungen und Mikrozirkulationsstörungen, sowie ein No-Reflow-Phänomen kommen immer wieder vor und werden in gleicher Weise, wie unten beschrieben, behandelt.

16.4 Diagnostik von Komplikationen

Das postoperative engmaschige Monitoring des Patienten und der Vitalparameter ist obligat und wird an anderer Stelle dargestellt (▶ Kap. 14). Da die meisten Komplikationen in einem Zeitfenster von 24 h postoperativ auftreten, ist dies der am kritischsten einzuschätzende Zeitraum.

Das **klinische Lappen-Monitoring** ist nach wie vor das wesentliche Diagnostikum zur Erkennung von Komplikationen. Die klinische Untersuchung erfordert große Erfahrung, da eine Vielzahl verschiedener Befunde erfasst und individuell interpretiert werden muss. Das klinische Lappen-Monitoring kann generell sowohl von Pflegekräften als auch von ärztlichen Mitarbeitern durchgeführt werden. Essenziell ist in jedem Fall die Übergabe des Patienten sowie der Lappenplastik durch den Operateur an das diensthabende Team, das im weiteren Verlauf die Kontrollen durchzuführen hat. In der eigenen klinischen Praxis hat sich eine regelmäßige Schulung aller Dienstgruppen bewährt. Beim Lappen-Monitoring werden mehrere Aspekte des klinischen Befundes eruiert. So erlaubt die Temperatur des transferierten Gewebes erste Aussagen über seine Perfusion, sofern alle externen Einflüsse (zu kaltes oder überhitztes Zimmer, Wärmedecke etc.) ausgeschlossen sind. Eine erniedrigte Temperatur spricht für eine arterielle Perfusionsstörung, eine erhöhte Temperatur für die Entwicklung eines Infekts. Ebenso können über den Turgor des Lappens Informationen über dessen Zustand gewonnen werden. Ein praller, gespannter Befund kann für ein unterliegendes Hämatom oder eine Abstromstörung sprechen, ein schlaffer Turgor für eine arterielle Perfusionsstörung. Am offensichtlichsten beim klinischen Monitoring ist natürlich die Farbe des Lappens. Ist sie blass oder weiß, kann dies für eine Störung der arteriellen Strombahn sprechen, ein pinker bis livider oder marmorierter Ton zeigt eher eine Störung auf venöser Seite an. Zu berücksichtigen ist dabei immer die patientenindividuelle Hautfarbe und der Entnahmebereich – ein freier Leistenlappen ist in der Regel deutlich blasser als beispielsweise ein Paraskapularlappen bei einem oft sonnenexponierten Arbeiter. Die Rekapillarisierungszeit ist ein weiteres wesentliches Kriterium zur Einschätzung des Lappens. Arterielle Verschlüsse führen zu einer deutlich verzögerten bis aufgehobenen Rekapillarisation, venöse Verschlüsse zu einer beschleunigten Rekapillarisation.

Generell ist neben dem absoluten Befund auch die **Befundänderung** im postoperativen Verlauf von Relevanz. Ein »pinker« Lappen, der diese Farbe bereits intraoperativ hatte, kann einen adäquaten venösen Abstrom haben, während eine pinke Farbe bei einem initial blassen Lappen ein erstes Anzeichen einer manifesten venösen Perfusionsstörung sein kann. Die Einschätzung ist oft schwierig, sodass »invasive« Techniken, wie Skarifizierungen des Lappens zur Hilfe genommen werden müssen. Tritt nach Einritzen des Lappens bis in Dermishöhe hellrotes Blut innerhalb von 2–3 s aus, ist die Perfusion regelrecht. Rasches Hervorquellen dunkelroten Blutes spricht für eine venöse Kongestion, im Fall einer arteriellen Perfusionsstörung tritt kein Blut aus. Die Benutzung einer Dopplersonde kann ebenfalls hilfreich sein, die Einschätzung der Befunde sollte jedoch mit Vorsicht erfolgen. Ein regelrecht kräftiges Dopplersignal kann auch durch das Empfängergefäß selbst hervorgerufen sein, welches oft nicht klar vom Gefäßstiel abgegrenzt werden kann.

> Eine **arterielle** Perfusionsstörung manifestiert sich somit durch folgende Befunde:
> - Lappen blass/weiß
> - Verminderter Turgor
> - Lappen ist kühler
> - Verlangsamte bis aufgehobene Rekapillarisierung
> - Aufgehobenes Dopplersignal

Differenzialdiagnostisch muss abgeklärt werden, ob die Perfusionsstörung evtl. durch eine Hypotonie (der systolische Druck sollte in der Regel 100 mmHg nicht unterschreiten), eine postoperative Anämie, eine systemische Katecholamingabe oder zu enge Verbände bedingt sein kann.

> Eine **venöse** Perfusionsstörung manifestiert sich durch folgende Befunde:
> - Lappen pink, marmoriert bis livide
> - Gespannter Turgor
> - Lappen ist eher wärmer
> - Beschleunigte Rekapillarisierung
> - Austreten dunklen Blutes nach Skarifizierung
> - Aufgehobenes venöses Dopplersignal, wobei das arterielle Signal noch erhalten sein kann

Differenzialdiagnostisch muss abgeklärt werden, ob die venöse Abflussstörung nicht auch weiter proximal liegen kann. Die Untersuchung der gesamten Extremität inklusive Abnahme des Verbandes ist daher obligat, auch um eine venöse Abflussstörung aufgrund zu enger Verbände oder inadäquater Lagerung auszuschließen.

Eine Nachblutung manifestiert sich durch folgende Befunde:
- **Gespannter Lappen**
- **Ggf. Entleerung von Hämatom nach Fadeneröffnung**
- **Alle Lappenfarben/Temperaturen/Dopplerbefunde möglich durch begleitende Kompression des Gefäßstiels.**
- **Ggf. laborchemisch auffällige Gerinnungsparameter**
- **Sonografisch nachweisbares Hämatom**

Neben der klinischen Untersuchung können auch apparative Verfahren, wie implantierbare Dopplersonden, Laserdoppler oder Indocyaningrün (IGC) -Videoangiografie, bei der die Lappenperfusion über systemisch appliziertes ICG visualisiert werden kann, zum Einsatz kommen. Für einige diese Verfahren konnten unter Studienbedingungen eine Verbesserung der diagnostischen Sicherheit gezeigt werden. Allerdings stellt die klinische Kontrolle durch geschultes Personal nach wie vor den Goldstandard des postoperativen Lappen-Monitorings dar.

16.5 Indikation und Durchführung des Revisionseingriffs

Die Indikationsstellung zur Durchführung eines Revisionseingriffs sollte großzügig erfolgen. Erfahrungsgemäß erfolgt die Revision von Lappenplastiken eher zu spät als zu früh. Die Abwägung zwischen der Gefahr des Lappenverlustes aufgrund einer zu späten operativen Revision und den überschaubaren Risiken einer Revision ohne pathologischen intraoperativen Befund lässt erfahrene Mikrochirurgen sehr frühzeitig und kompromisslos die Indikation zur Revision stellen. Sobald erkannt ist, dass ein Problem existiert und eine mögliche Revision überhaupt in Betracht gezogen wird, sollten Vorbereitungen zum Revisionseingriff getroffen werden. Alle weiteren Verzögerungen führen zu einer zunehmenden Gefährdung des Lappens. Insbesondere bei Muskellappenplastiken beträgt die warme Ischämiezeit nur etwa 2 h. Nach 6 h ist das Gewebe nicht mehr zu reperfundieren. Zu berücksichtigen ist auch, dass bei einer Thrombose der Arterien oder Venen ein sog. »second hit« stattfindet, da die Lappenplastik bereits im Rahmen der ersten Anastomosierung eine Ischämie tolerieren musste. Die Revision von mikrochirurgischen Lappenplastiken ist ein sehr zeitkritischer Eingriff, der in der Priorität direkt hinter akuten lebensnotwendigen Eingriffen steht. Dieser Sachverhalt ist mitunter weder dem OP-Koordinator noch den Vertretern der chirurgischen Nachbardisziplinen bekannt und sollte daher stets aufs Neue kommuniziert werden. Analog zum Schlaganfall, bei dem der Leitsatz »time is brain« gilt, hat für die Revision einer Lappenplastik die Aussage »time is flap« unbedingt ihre Gültigkeit. Es ist offensichtlich, dass mikrochirurgische Lappenplastiken nur in Einrichtungen durchgeführt werden sollten, in denen die infrastrukturellen und personellen Voraussetzungen für eine zeitnahe mikrochirurgische Revision rund um die Uhr gegeben sind.

Die frühzeitige und kompromisslose Indikationsstellung zur Revision ist entscheidend für den Operationserfolg.

Bei der Indikationsstellung zum Revisionseingriff sollte man sich bewusst sein, dass diese Entscheidung von vielen anderen Faktoren unterbewusst beeinflusst sein kann. Organisatorische Aspekte (»es stehen doch jetzt schon 6 weitere Punkte für die Nacht aus…«) und subjektive Einflüsse (Emotionen, Müdigkeit, Stolz) müssen ehrlich hinterfragt und ausgeschaltet werden. Der Revisionseingriff sollte nüchtern-objektiv betrachtet und nicht als persönliche Niederlage gewertet werden. In der Mikrochirurgie ist die Erfolgsrate nach Lappenplastiken der primäre Qualitätsparameter, eine möglichst niedrige Revisionsrate sollte zwar unbedingt angestrebt werden, ist aber im Vergleich zu der Erfolgsrate der Lappenplastik nachrangig zu sehen. Jeder Revisionseingriff bietet auch immer eine Möglichkeit, »aus Fehlern zu lernen« und somit mögliche weitere Revisionen zu verhindern.

Cave

Organistorische und subjektive Aspekte dürfen keine Rolle bei der Indikationsstellung für einen Revisionseingriff spielen.

16.5.1 Indikationsstellung und Vorbereitung des Revisionseingriffs

- Bewusstwerden über die Existenz eines Problems
- Einordnen und Diagnostizieren der Komplikation
- Externe beeinflussende Faktoren ausschließen (zu enge Verbände, Anämie, Hypotension, inadäquate Lagerung, zu kalte Umgebung)
- Optimierung der Vitalparameter/Hämodynamik des Patienten (dies nur bei einer akuten Hypotonie)
- Entscheidung zur Revision
- Information an den OP-Koordinator, ggf. OP-Pflege und Anästhesie
- Überprüfen, ob Blutkonserven bereitstehen. Im Rahmen von mikrochirurgischen Revisionseingriffen kann es unter Umständen zu transfusionspflichtigem Blutverlust kommen. Eine intra- und perioperative Anämie sollte gerade beim Revisionseingriff vermieden werden, um eine optimale Gewebsoxygenierung sicherzustellen.
- Überprüfen der aktuellen Gerinnungssituation, ggf. Abnahme eines Gerinnungsstatus vor Transfer in den OP, um frühzeitig mit der Gerinnungstherapie beginnen und die intraoperative Antikoagulationstherapie optimal einstellen zu können.
- Ggf. bereits bettseitig Eröffnen von gespannten Nähten oder Hämatomentlastung
- Information, Aufklärung und Vorbereitung des Patienten, wobei der Revisionseingriff ein sogenannter Notfalleingriff ist, bei dem eine ausführliche schriftliche Aufklärung nicht zwingend erforderlich ist. Es empfiehlt sich dennoch, vor der geplanten Lappenoperation über die mögliche Notwendigkeit von Revisionseingriffen aufzuklären
- Zeitnaher Transport des Patienten in den OP
- Ggf. Rücksprache mit Operateur und Einholung von relevanten Informationen aus der initialen Operation, z. B. über den Verlauf des Gefäßstiels, technische Aspekte und Schwierigkeiten. Optimaler Weise sollte der Revisionseingriff vom selben Operateur durchgeführt werden, wie der initiale Eingriff, um hier Informationsdefizite zu vermeiden.

16.5.2 Durchführung des Revisionseingriffs

Präoperative Vorbereitung und perioperatives Management

Zu den vorbereitenden und an das OP-Personal weiterzugebenden Überlegungen für den Revisionseingriff zählen die optimale Lagerung und Vorbereitung des Patienten. Generell sollte der Operationssaal bereits vor Beginn der Maßnahmen aufgeheizt werden, um eine Auskühlung des Patienten während der Lagerung zu vermeiden (▶ Kap. 13). Insbesondere eine mögliche Entnahme von Veneninterponaten muss bedacht werden und erfordert beispielsweise Rasur und Abdeckung eines oder beider Unterschenkel zur Entnahme von Veneninterponaten. Ein vollständiges mikrochirurgisches Instrumentarium, mikrochirurgisches Nahtmaterial, ein Operationsmikroskop, evtl. Venen-Coupler-Systeme und Fogarty-Katheter müssen bereitgestellt bzw. rasch erreichbar sein. Ein ödematöser, nicht mehr einnähbarer Lappen erfordert evtl. Instrumente für eine Spalthauttransplantation.

Die anästhesiologische Seite muss über eine evtl. zu erwartende lange Operationszeit informiert werden, entsprechend muss ein Blasenkatheter gelegt und penibel auf eine korrekte und gepolsterte Lagerung geachtet werden, um Druckschäden zu vermeiden. Die Vorbereitungen sollten dabei sorgfältig, aber gleichzeitig ohne zeitlichen Verzug erfolgen.

Um **temperaturbedingte Gefäßspasmen und Gerinnungsstörungen** zu vermeiden, sollte der Patient über alle Regionen, die nicht der Operation zugänglich sein müssen, z. B. über Wärmedecken aktiv gewärmt werden. Die intravenösen Flüssigkeitssubstitute und evtl. zu verabreichende Blutkonserven sollten gewärmt sein (Robins et al. 1983) und auf eine ausreichende Saaltemperatur muss geachtet werden. Eine Körperkerntemperatur von <36°C (intraoperative Hypothermie) hat sowohl Entgleisungen der Gerinnungskaskade in Richtung Hyperkoagulabilität (Frank et al. 1993) als auch eine erhöhte Rate an postoperativen Wundinfekten zur Folge (Horosz et al. 2013).

Blutkonserven sollten auf Abruf bereitgestellt sein und die Indikation zur Transfusion auch bei hämodynamischer Stabilität engmaschig evaluiert werden. Eine prä-/intraoperative Anämie mit Hämoglobinwerten von <10 g/dl erhöht signifikant die Thromboserate und Lappenverlustrate und gilt daher als prädiktiver Wert für das Lappenüberleben (Hill et al. 2012) (► Abschn. 15.9).

Die Desinfektion sollte möglichst mit ungefärbten Substanzen erfolgen, um die Einschätzung des Lappens und die Rekapillarisierung nicht durch eine Verfärbung z. B. durch Polyvidoniodlösung zu erschweren und verfälschen.

Im Falle eines vermuteten, die Komplikation verursachenden Thrombus müssen Heparinperfusor, sowie Heparin-Einzelgaben und -spülungen, Aspirin und ggf. Therapeutika zur Lyse bereitgehalten werden (s. unten).

Die Fortsetzung bzw. präoperative Gabe einer antibiotischen Therapie/Prophylaxe muss im Hinblick auf die zu erwartende OP-Zeit evaluiert werden, ebenso wie die Zweitgabe nach 6 h.

Chirurgisches Vorgehen

Der Revisionseingriff muss unter besonderer Vorsicht und Sorgfalt erfolgen. Je nach zeitlichem Abstand zur ersten Operation befindet sich der Situs im aktivierten Wundheilungsprozess. Blutkoagel und Fibrinbeläge können den Lappenstiel bedecken und eine Auslösung desselben erschweren oder sogar gefährden. Feine und möglichst atraumatische Instrumente sollten Verwendung finden und jegliche gröbere Manipulation vermieden werden. Nur feine Gefäßsauger sollten zum Einsatz kommen. Eine Lupenvergrößerung ist unverzichtbar, die Gefäßanastomosen oder Dissektionen von sehr fragilen Gefäßen sollten unter dem Mikroskop stattfinden (► Kap. 7).

Nach adäquater Lagerung und Vorbereitung des Patienten wird begonnen, die Fäden über der Lokalisation des Gefäßstiels zu eröffnen. Unter Lupenvergrößerung werden die Lappenränder langsam und ohne Zug von der originären Haut gelöst. Unter dem Operationsmikroskop wird nun der Gefäßstiel aufgesucht und identifiziert. Mit einer Heparinspülung können vorsichtig Koagel und Fibrinbeläge entfernt werden und eine erste Inspektion der Gefäße erfolgen. Häufig ist die **Darstellung des Gefäßstiels** im Rahmen des Revisionseingriffs technisch deutlich anspruchsvoller als bei der primären Operation. Nach der Darstellung des Gefäßstiels sollte dieser zunächst inspiziert werden. Systematisch wird der gesamte Stiel, ausgehend von der Anastomose bis hin zum Eintritt in die Lappenunterfläche auf Zug, Torsion, Abknickung, Spasmen, Blutungen oder Thromben untersucht. Dabei sollte auch auf das Kaliber von Arterie und Vene(n), Pulsation und die Farbe des Blutes im venösen Schenkel geachtet werden.

Zur Testung des Blutflusses in Arterie und Vene kann es hilfreich sein, mit zwei atraumatischen Mikropinzetten einen kurzen Gefäßabschnitt blutleer auszustreichen und dann die »zuführende« Pinzette zu öffnen. Eine sofortige Füllung sollte sich einstellen. Dieser »Ausstreichtest« kann allerdings bei unsachgemäßer Durchführung zu einer Destruktion des Endothels führen und sollte daher nur bei klarer Indikationsstellung zur Anwendung kommen.

Finden sich lagebedingte Perfusionsstörungen des Stils, wie Kompression durch den Verlauf entlang von Knochenvorsprüngen, Osteosynthesematerial, Sehnen oder durch umgebende Hämatome/Serome, kann das Problem durch vorsichtiges Lösen des Stiels und Repositionierung relativ rasch gelöst werden. Dabei kann der neue Verlauf durch Applikation von Fibrinkleber (z. B. TissueCol) gesichert werden (► Kap. 13).

Praxistipp

Die Positionierung des Lappenstielverlaufs kann durch Applikation von Fibrinkleber gesichert werden.

Ein **Abknicken** ist meist durch einen zu langen Gefäßstiel bedingt (◘ Abb. 16.4a, b). Ist dabei die Länge der Arterie und Vene gleich, kann unter Umständen eine Neuplatzierung ausreichend sein. Besteht jedoch nur das Abknicken eines der Gefäße aufgrund einer relativen Längendifferenz oder ist eine Besserung des Abknickens durch einen Neuplatzierung des Gefäßstiels nicht möglich, sollte die Resektion eines Gefäßabschnitts, am ehesten auf

Höhe der Anastomose, durchgeführt werden. Insbesondere muss bei der Planung der Gefäßstiellänge die Längenzunahme des venösen Teils nach Öffnen der Anastomose mit einkalkuliert werden.

Torquierungen können durch unterschiedlichste technische Probleme bedingt sein (◘ Abb. 16.4c, d). So kann beispielsweise der Lappen akzidentell um 360° gedreht eingenäht worden sein, was durch eine unmittelbare Auslösung und Derotation des Lappens behoben werden kann. Oft ereignet sich eine Torsion auch, wenn der Gefäßstiel getunnelt zum Empfängergefäß geleitet wird. Hier ist ggf. die Eröffnung der darüber liegenden Hautbrücke nötig, um einwandfreie Einsicht auf den Stiel zu erhalten. Eine Farbmarkierung des Stiels von Anlegen der Anastomosen kann helfen, solche Torquierungen zu vermeiden. Oft ist es am sichersten, die Torquierungen durch Auflösung und Neuanlage der Anastomosen zu beheben. Dies gilt unstrittig, wenn nur eine Torquierung der Vene bei normaler Lage der Arterie vorliegt.

Ein **zu starker Zug auf den Gefäßstiel** kann bereits bei Lappenanlage durch Fehlplanung verursacht sein. Bereits im Rahmen des Ersteingriffs sollten im Zweifelsfall Veneninterponate eingesetzt werden. Spannung im Bereich des Gefäßstiels ist niemals akzeptabel. Postoperativ kann es aber auch bei gelenküberbrückender Lage des Gefäßstiels zu unerwarteter Spannung kommen. In diesen Fällen ist entweder der Einsatz von Veneninterponaten oder die temporäre Anlage eines Fixateurs externe erforderlich. Häufig ist die Entstehung von übermäßigem Zug auf den Stiel durch postoperative Schwellung des Lappens und des umgebenden Gewebes. Hier muss durch partielle oder vollständige Auslösung des Lappens der Zug reduziert werden. Eventuell kann der Lappen später wieder sequenziell eingenäht werden, oder der resultierende Kontinuitätsdefekt muss durch eine Spalthauttransplantation bedeckt werden. Entscheidend ist, dass nur im Ausnahmefall eine Spalthauttransplantation auf den Gefäßstiel erfolgen darf, da dies in zu thrombotischen Verschlüssen insbesondere der Venen führen kann. Gegebenenfalls muss durch Verschiebung der lokalen Haut oder des Lappens selbst die Bedeckung des Stiels erfolgen und ein sich daraus ergebender sekundärer Defekt dann transplantiert werden. Wenn der Zug auf den Gefäßstiel durch diese Manöver nicht suffizient zu beheben ist, muss er durch Einsatz von Veneninterponaten (z. B. V. saphena magna) behoben werden.

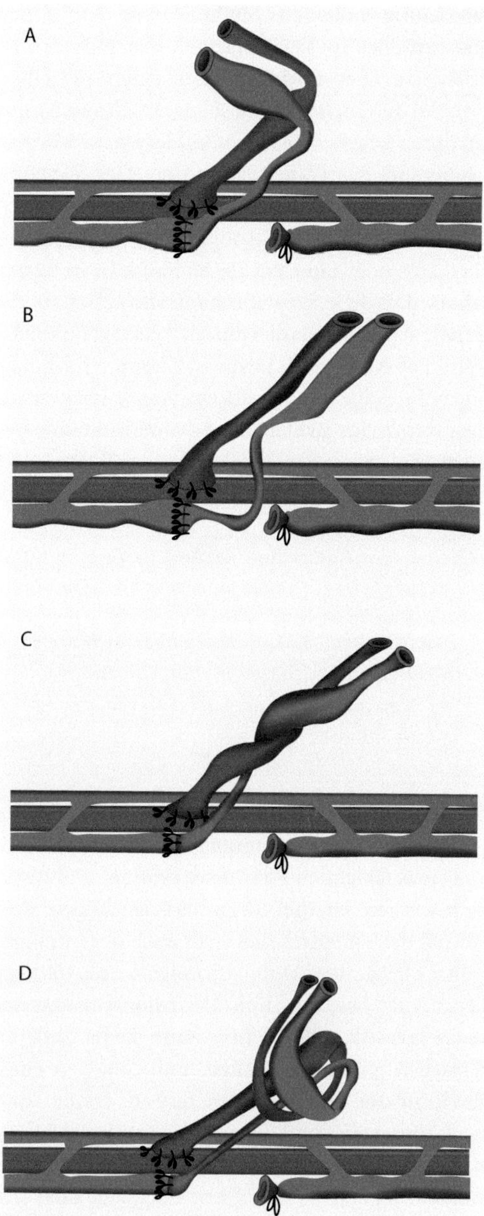

◘ **Abb. 16.4** Schematische Darstellung des Kinking (A, B) und Torquierung des Gefäßstiels (C, D)

Ein **Gefäßspasmus** ist häufig durch eine Hypothermie bedingt. Die oben genannten externen Methoden zur Wärmung des Patienten und des Operationssaals sollten reevaluiert und optimiert werden.

Eine häufig praktizierte Methode ist es, den Lappen und den Stiel mit feuchtwarmen Bauchtüchern zu bedecken. Dies erfordert aber einen zeitnahen Wechsel der Tücher, da diese innerhalb von Minuten durch Evaporation sogar kühler als die Körpertemperatur des Patienten werden. Des Weiteren kann versucht werden, den Gefäßspasmus durch topischen Einsatz von Vasodilatatoren, z. B. Papaverin 0,25% oder Lidocain 2% zu lösen. Es ist zu beachten, dass diese Substanzen nur von außen auf die Gefäße appliziert werden dürfen – gelangt beispielsweise Papaverin nach intravasal, kann ein Intimaödem die Folge sein. Spastische Areale können zudem durch eine inadäquate Adventitiaektomie bedingt sein, sodass das Gefäß auch über eine penible, zirkuläre Adventitiaresektion dilatiert werden kann.

Praxistipp

Der vermeintlich wärmende Effekt von feuchtwarmen Bauchtüchern hält nur wenige Minuten an. Durch Evaporation kühlen sie rasch ab und sind sogar kühler als die Körpertemperatur des Patienten.

Da die häufigste Lokalisation einer Komplikation im Bereich der Anastomosen liegt, müssen diese im Fall eines fehlenden Blutflusses eröffnet und inspiziert werden. Hierbei ist zu berücksichtigen, dass sowohl der »Ausstreichtest« als auch der intraoperative Einsatz von Dopplersonden keine 100%ige Sensitivität besitzen. Eine Perfusionsstörung der Lappenplastik sollte daher, wenn keine anderen Ursachen gefunden wurden, unbedingt zu einer **Revision der Anastomosen** führen. Dafür kann nach Einsetzen von kleinen Gefäßklemmchen zunächst ein kurzer Abschnitt der Gefäßnaht eröffnet werden. Jegliche Auffälligkeit der Naht oder der Intima bedingt jedoch eine Ringresektion, da sie ursächlich für eine Thrombose sein kann. Findet sich ein Thrombus, muss dieser vorsichtig und vollständig entfernt werden. Ist er über die eröffnete Anastomose nicht zu erreichen, kann versucht werden, ihn durch »milking« zu mobilisieren, um ihn dann entfernen zu können. Jedoch sind Gefäßabschnitte, die einmal einen Thrombus enthalten haben durch Vorhandensein thrombogener Faktoren bezüglich der Entstehung weiterer Thromben weitaus gefährdeter. Daher vertreten einige Operateure die Ansicht, den Thrombus nicht zu entfernen, sondern den gesamten Gefäßabschnitt direkt zu resezieren und zu ersetzen. Der Einsatz von Fogarty-Kathetern der Stärke 1 oder 2 zur Entfernung tiefer liegender Thromben wird kontrovers diskutiert. Eine Thrombektomie aus tieferen Gefäßabschnitten steht dabei einer möglichen Intimaläsion durch den Ballon entgegen. Der Einsatz sollte daher sehr vorsichtig und zurückhaltend erfolgen. In der eigenen klinischen Praxis konnten jedoch durch die Thrombektomie mittels Fogarthy-Kathether schon viele Lappen erfolgreich revidiert und gerettet werden. Vor der Durchführung einer Thrombektomie sollte ein intravenöser Heparinbolus und beim Vorgehen im arteriellen System auch ASS (Aspisol) intravenös verabreicht werden.

Vor der Freigabe jeder neu angelegten Anastomose sollte eine systemische Gabe eines **Heparinbolus** oder direkt die Applikation einer kontinuierlichen Heparingabe über einen Perfusor erfolgen. Als Richtwert kann für einen Bolus eine Dosierung von 500–2000 IE und für den Perfusor eine Dosierung von 15.000 IE/24 h dienen. Dabei sollte die Dosis nach Kontrolle der PTT entsprechend angepasst werden. Ist nach Entfernung des Thrombus und Freigabe der Anastomose keine Lappenperfusion vorhanden und kein venöser Backflow zu beobachten, besteht ein sog. No-Reflow-Phänomen. Dies ist am ehesten durch kleinste Mikrothromben bedingt, die sich im Kapillarbett des Lappens festsetzen. Auch kann ein durch prolongierte Ischämie bedingtes irreversibles Intimaödem ursächlich für dieses Phänomen sein (Calhoun et al. 1999).

Wenn alle chirurgischen Möglichkeiten ausgeschöpft sind und der Operateur sich zweifelsfrei bezüglich der Suffizienz der Anastomosen sicher ist, ist die **pharmakologische Thrombolyse** eine letzte Möglichkeit, etwaige Thromben im Kapillargebiet des Lappens zu entfernen. Für die Lysetherapie stehen insgesamt 4 Substanzen zur Verfügung (Streptokinase, Urokinase, rt-PA/recombinant tissue plasminogen activator und APSAC/acylated plasminogen-streptokinase-activator complex). In der Mikrochirurgie hat sich weitestgehend Urokinase durchgesetzt, da Streptokinase einen antigenen Effekt besitzt und rt-PA deutlich teurer ist. Technisch erfolgt die Lysein der Regel topisch im

Lappen. Eine systemische Lysetherapie verbietet meist sich aufgrund der großen Wundflächen nach Lappenentnahme. Über einen arteriellen Seitenast oder die eröffnete Anastomose selbst können 50.000–100.000 IE in den Lappenstiel injiziert werden. Wenn nach 4–5 min kein Backflow über die eröffnete Vene sichtbar ist, kann ggf. eine zweite Injektion erfolgen. Ist die Lyse erfolgreich, kann nach 4–5 min ein venöser Ausstrom beobachtet werden. Die Vene sollte erst nach Stabilisierung der Lappenperfusion und vor allem auch nach Ausstrom der gesamten verabreichten Urokinase anastomosiert werden. Dabei wird optimaler Weise der venöse Abstrom während der Anastomose durch Öffnen eines kleinen Seitenasts im Gefäßstiel sichergestellt.

Die Überlegung, eine Lysetherapie bei Lappen mit Teilperfusionsstörungen einzusetzen, muss genau evaluiert werden. Hat ein Lappen beispielsweise nach Thrombose und Revision der Anastomose einige gut perfundierte Anteile und einige minderperfundierte Anteile, welche durch Mikrothromben bedingt sein können, kann versucht werden, die Areale über eine Lyse erneut zu rekrutieren. Demgegenüber steht jedoch die Gefahr, auch die noch perfundierten Anteile zu gefährden, wenn der Lappen für die Lyse erneut von der systemischen Zirkulation ausgeklemmt wird. Der erneute Ischämie-Perfusionsschaden könnte den gesamten Lappen gefährden und muss sorgsam abgewogen werden. In der eigenen klinischen Praxis ist die Lysetherapie bei Teilperfusionsstörungen nicht etabliert.

16.6 Zusammenfassung

Die Mikrochirurgie ist zwar ein recht junges Fach, hat aber durch immer weiter perfektionierter Techniken und Materialien eine rasante Entwicklung erfahren, sodass heutzutage eine Lappenüberlebensrate von über 98% in mikrochirurgischen Zentren die Regel ist. Die Voraussetzung für hohe Erfolgsraten in der Mikrochirurgie ist die zielgerichtete und konsequente Behandlung von Komplikationen. Die wesentlichen Komplikationen in der Mikrochirurgie bestehen in arteriellen oder venösen Perfusionsstörungen und Nachblutungen. Die Entstehung von Komplikationen ist dabei häufig multifaktoriell bedingt. Die Indikationsstellung zum Revisionseingriff sollte sehr niederschwellig erfolgen. Die Schäden durch eine zu späte und inkonsequente Revision überwiegen nahezu immer die Risiken einer Revision ohne intraoperativen pathologischen Befund. Der mikrochirurgische Revisionseingriff stellt große Anforderungen an den Operateur. Es ist eine flexible Operationsstrategie erforderlich und unter Umständen müssen unter Zeitdruck Veneninterponate eingesetzt oder Anastomosen unter erschwerten Bedingungen durchgeführt werden. Bei rascher Erkennung einer Komplikation und fachgerechter Durchführung der Revision sind Erfolgsraten von mehr als 70% möglich.

- **Die Entstehung von Komplikationen ist häufig multifaktoriell bedingt.**
- **Die Indikationsstellung zum Revisionseingriff sollte sehr niederschwellig erfolgen.**
- **Der Revisionseingriff stellt hohe Anforderungen an den Operateur.**
- **Erfolgsraten von Revisionseingriffen von >70% sind erreichbar.**

Literatur

Bhama PK, Patel SA, Khan U, Bhrany AD, Futran ND (2014) Head and neck free flap reconstruction in patients older than 80 years. J Reconstr Microsurg 30: 523-30

Bui DT, Cordeiro PG, Hu QY, Disa JJ, Pusic A, Mehrara BJ (2007) Free flap reexploration: Indications, treatment, and outcomes in 1193 free flaps. Plast Reconstr Surg 119: 2092-2100

Byrd HS, Spicer TE, Cierney G 3rd (1985) Management of open tibial fractures. Plast Reconstr Surg 76: 719-30

Calhoun KH, Tan L, Seikaly H. (1999) An integrated theory of the no-reflow phenomenon and the beneficial effect of vascular washout on no-reflow. Laryngoscope 109: 528-35

Chang DW, Wang B, Robb GL et al. (2000) Effect of obesity on flap and donor-site complications in free transverse rectus abdominis myocutaneous flap breast reconstruction. Plast Reconstr Surg 105: 1640-8

Chen CM, Ashijan P, Disa JJ (2008) Is the use of heparin safe? Plast Reconstr Surg 121: 49-53

Coskunfirat OK, Chen HC, Spanio S, Tang YB (2005) The safety of microvascular free tissue transfer in the elderly population. Plast Reconstr Surg 115: 771-5

Fosnot J, Jandali S, Low DW (2011) Closer to an understanding of fate – the role of vascular complications in free flap breast reconstruction. Plast Reconstr Surg 128(4): 835-43

Frank SM, Beattie C, Christopherson R et al. (1993) Unintentional hypothermia is associated with postoperative myocardial ischemia. The Perioperative Ischemia Randomized Anesthesia Trial Study Group. Anesthesiology 78: 468-76

Godina M (1986) Early microsurgical reconstruction of complex trauma of the extremities. Plast Reconstr Surg 78; 285-92

Hill JB, Patel A, Del Corral GA et al. (2012) Preoperative anemia predicts thrombosis and free flap failure in microvascular reconstruction. Annals Plast Surg 69: 364-7

Horosz B, Malec-Milewska M (2013) Inadvertent intraoperative hypothermia. Anesthesiol Intensive Ther 45: 38-43

Jang YJ, Park MC, Hong YS et al. (2014) Successful lower extremity salvage with free flap after endovascular angioplasty in peripheral arterial occlusive disease. Plastic Reconstr Surg 67; 1136-43

Karanas YL, Nigriny J, Chang J (2008) The timing of microsurgical reconstruction in lower extremity trauma. Microsurgery 28: 632-4

Khouri RK, Cooley BC, Kunselmann AR (1998) A prospective study of microvascular free-flap surgery and outcome. Plast Reconstr Surg 102: 711-21

Lin PY, Cabrera R, Chew KY, Kuo YR (2014) The outcome of free tissue transfers in patients with hematological diseases: 20 year experiences in single microsurgical center. Microsurgery 34(7): 505-10

Liu ZL, Tian ZW, Zhang CP, Sun J, Zhang ZY, He Y (2015) Microvascular Reconstruction in Elderly Oral Cancer Patients: Does Diabetes Status Have a Predictive Role in Free Flap Complications? J Oral Maxillofacial Surg 73(2): 357-69

Ozkan O, Ozgentas HE, Islamoglu K, Boztug N, Bigat Z, Dikici MB (2005) Experiences with microsurgical tissue transfers in elderly patients. Microsurgery 25: 390-5

Pinder RM, Hart A, Winterton RI, Yates A, Kay SP (2010) Free tissue transfers in the first 2 years of life – a successful cost effective and human option. J Plast Reconstr Surg 63: 616-22

Reuther WJ, Brennan PA (2014) Is nicotine still the bad guy? Summary of the effects of smoking on patients with head and neck cancer in the postoperative period and the uses of nicotine replacement therapy in these patients. British J Oral Maxillofacial Surg 52: 102-105

Robins DW (1983) The anaesthetic management of patients undergoing free flap transfer. Brit J Plast Surg 36: 231-34

Salemark L (1991) International survey of current microvascular practices in free tissue transfer and replantation surgery. Microsurgery 12: 308-11

Sörensen LT. (2012) Wound Healing and Infection in Surgery: The Pathophysiological Impact of Smoking, Smoking Cessation, and Nicotine Replacement Therapy: A systematic Review. Annals of Surgery 255: 1069-79

Wang TY, Serletto JM, Cuker A et al. (2012) Free tissue transfer in the hypercoagulable patient: a review of 58 flaps. Plast Reconstr Surg 129: 443-53

Yu P, Chang DW, Miller MJ, Reece G, Robb GL (2009) Analysis of 49 cases of flap compromise in 1310 free flaps for head and neck reconstruction. Head Neck 31: 45-51

Mikrochirurgie der peripheren Nerven

Grundlegende Techniken der Mikrochirurgie

S. Salminger, O. C. Aszmann

U. Kneser et al. (Hrsg.), *Grundkurs Mikrochirurgie*,
DOI 10.1007/978-3-662-48037-3_17,

17.1 Einleitung

Läsionen peripherer Nerven betreffen meist die obere Extremität. Deren Funktion ist derart komplex, dass selbst Teilläsionen zu massiven funktionellen Einschränkungen führen können. Solche Läsionen können Folge einer direkten Gewalteinwirkung sein, aber auch durch akuten oder chronischen Druck an anatomischen Engstellen oder aufgrund postoperativer Vernarbungen zu Schäden führen. Schädigungsmechanismen peripherer Nerven sind mannigfaltig, erfordern eine profunde klinische Untersuchung, eine differenzierte Diagnostik und ausführliche anatomische Kenntnisse um den adäquaten Behandlungsgang einzuleiten.

Das vorliegende Kapitel stellt die verschiedenen Pathomechanismen, Diagnostik und Therapie bei Läsionen am peripheren Nerv dar.

17.1.1 Anatomie und Physiologie peripherer Nerven

Eine Nervenzelle besitzt einen spezifischen Ausläufer, das Axon als Effektor und viele Dendriten als Informationszuträger. Die motorischen Vorderhornzellen des Rückenmarks integrieren diese Information auf spinaler Ebene und vermitteln Bewegungskontrolle sowohl in Bezug auf Koordination als auch in Bezug auf Recruitment. Die Summe aller motorischen Axone des Vorderhorns und aller sensiblen Axone von den pseudounipolaren Neuronen im Spinalganglion verbinden sich im Spinalnerven, treten über das jeweilige Neuroforamen aus und bilden so die Grundlage des peripheren Nervensystems.

Im diesem System werden myelinisierte von nichtmyelinisierten Nervenfasern unterschieden. Die Myelinisierung entscheidet über die Reizleitungsgeschwindigkeit und Refraktärzeit entlang der Nervenfaser. Die Myelinschicht wird im peripheren Nervensystem von den sog. Schwann-Zellen gebildet. Die von Theodor Schwann im 19. Jahrhundert entdeckten Zellen bilden eine Isolierschicht aus Lipiden und Proteinen, welche für ein konstantes Milieu sorgen und so eine ideale Reizleitung ermöglichen. Außerdem sind Schwann-Zellen für das gerichtete Wachstum und Regeneration von Axonen verantwortlich. Im zentralen Nervensystem sind Oligodendrozyten für die Myelinbildung verantwortlich. Ein solcher Oligodendrozyt kann mehrere Axone gleichzeitig umhüllen, hingegen eine Schwann-Zelle nur ein einzelnes Axon.

Eine **Nervenfaser** besteht aus einem Axon mit umhüllenden Schwann-Zellen. Bei myelinisierten Nervenfasern wickelt sich die Schwann-Zelle in mehreren Schichten um ein Axon, wobei sich entlang des Axons mehrere Schwann-Zellen getrennt durch Ranvier-Schnürringe anordnen. Diese sind für die saltatorische Reizleitung verantwortlich.

Ein **Nervenfaszikel** besteht aus einer Vielzahl von Nervenfasern mit umgebendem Endoneurium (Basalmembran gebildet von Schwann-Zellen). Diese sind wiederum von einer mehrschichtigen Hülle, dem Perineurium, umschlossen (▶ Abb. 12.1). Die Perineuralzellen sind mittels Desmoid Tight-Junctions verbunden und bilden die zelluläre Grundlage der Blut-Nerv Schranke. Scherengitterähnlich verlaufende Kollagenfibrillen innerhalb des Perineuriums sorgen für eine gewisse Elastizität der Faszikel. Diese sog. »Bands of Fontana« sind als optisches Phänomen mit dem bloßen Auge sichtbar und Zeichen normaler Nervenarchitektur (Clarke u. Beam 1972).

Der periphere **Nerv** letztlich besteht wiederum aus mehreren Faszikelgruppen, welche durch ein kollagenfaserreiches Bindegewebe, dem Epineurium. zusammengefasst werden. Dieses dient v. a. der mechanischen Druck- und Zugbelastung und ist von einem lockeren Bindegewebe, dem Mesoneurium, von den umgebenden Gewebeschichten abgrenzbar. Diese Schicht dient v. a. der Relativbewegung zu benachbarten Faszien und ist ein wesentliches Element des Gleitverhaltens an anatomischen Engstellen. Man unterscheidet grundsätzlich mono-, oligo- und polyfaszikuläre Nerven. Die Anzahl der Faszikel kann sich im Verlauf eines Nervs ändern und somit ist auch der Bindegewebsanteil variabel. Innerhalb eines Nervs kann es durch mehrfachen Austausch von Nervenfasern zwischen einzelnen Faszikeln zu einem plexiformen Bild kommen, wodurch die topografisch anatomische Zuordnung je nach Nerv im Verlauf schwierig sein kann.

17.1.2 Pathophysiologie des peripheren Nerven

Läsionen peripherer Nerven können die verschiedensten Ursachen haben. Unabhängig vom Pathomechanismus ist allerdings die Reaktion des Nervs. Das Ausmaß des Schadens ist jedoch maßgeblich von Art und Dauer der einwirkenden Kräfte abhängig.

Nach Durchtrennung eines Nervs oder eines Faszikels kommt es distal der Läsion unweigerlich zu einer Degeneration des Axons und zum Zerfall aller Myelinscheiden, dies nennt man die Waller-Degeneration. Das Endoneurium eines jeden geschädigten Axons bleibt als leerer endoneuraler Schlauch bestehen. Im proximalen Abschnitt schreitet die retrograde Degeneration bis zum nächstgelegenen Ranvier-Schnürring fort.

Unmittelbar nach dem Nervenschaden beginnen die proximalen Stümpfe der geschädigten Nervenfasern bereits auszusprossen um, wenn möglich, eine Kontinuität wiederherzustellen. Besteht nur ein kleiner Defekt, können diese aussprossenden Axone die distalen leeren Endoneuralschläuche erreichen und somit eine Axonregeneration bis zum Zielorgan gewährleisten. Ist der Defekt zwischen proximalen und distalen Nervenstumpf zu groß und die aussprossenden Axone finden kein Ziel, kommt es zur Ausbildung eines Neuroms.

17.1.3 Einteilung von peripheren Nervenverletzungen

Nervenverletzungen werden nach verschiedenen Klassifikationen eingeteilt. Den einzelnen Stadien ist auch eine Regenerationswahrscheinlichkeit zugeordnet, um die Prognose der Läsion abschätzen zu können.

Die erste **Einteilung von Nervenläsionen** stammt von **Herbert Seddon**, welche drei Grade unterscheidet (Seddon 1942) (▶ Kap. 12, ▶ Tab. 12.3, 12.4):

- **Neurapraxie**: Der Nerv, seine Fasern und Axone sind in Kontinuität. Es besteht jedoch ein vollständiger oder zumindest partieller Ausfall der Nervenfunktion. Ursächlich ist eine Unterbrechung der saltatorischen Erregungsleitung durch einen Funktionsausfall der Myelinscheiden. Es kommt allerdings zu keiner Waller-Degeneration. Eine Restutio ad integrum tritt in der Regel nach spätestens 3–4 Wochen auf. Dies ist etwa die Zeit, die von den Schwann-Zellen benötigt wird, die Myelinscheiden erneut aufzubauen (Beispiel: Radialis-Drucklähmung (»Parkbanklähmung«))
- **Axonotmesis**: Das betroffene Axon ist durchtrennt, das Perineurium allerdings in Kontinuität. Distal der Läsion findet eine Waller-Degeneration statt, aufgrund der erhaltenen Hüllstrukturen und dem geringen Distanzdefekt kommt es allerdings zu einer gerichteten Regeneration, da die Axone entlang der Endoneuralschläuche aussprossen können. Die Regeneration schreitet mit etwa 1 mm pro Tag voran. Je nach Lokalisation der Läsion und somit entstandener Denervierungszeit eines Muskels, kommt es zur mehr oder weniger ausgeprägten Atrophien. Die Prognose hinsichtlich einer funktionellen Wiederherstellung ist gut, aber natürlich auch abhängig von der Höhe der Läsion und der dadurch entstandenen Regenerationszeit.
- **Neurotmesis**: Es liegt eine komplette Kontinuitätsunterbrechung des Nervs vor. Eine spontane Regeneration ist nicht zu erwarten. Aufgrund der Aussprossung der Axone kommt es zur Bildung eines Neuroms, da das distale Stumpfende in der Regel nicht erreicht wird.

Diese Einteilung von Seddon wurde im Jahr 1951 von Sir **Sydney Sunderland** erweitert, indem er das Stadium der Axonotmesis genauer differenzierte (Sunderland 1951).

- **Sunderland Grad I**: Dies entspricht der Neurapraxie nach Seddon mit segmentaler Demyelinisation.
- **Sunderland Grad II**: Es liegt eine Durchtrennung des Axons bei erhaltener Kontinuität des Endoneuriums vor. Entsprechend der reinen Axonotmesis nach Seddon ist hier die Prognose sehr gut und eine spontane Regeneration wahrscheinlich.
- **Sunderland Grad III**: Die Kontinuität des Nervs ist erhalten, sowie das Perineurium und die Faszikelstruktur intakt. Im Unterschied

zu Grad II ist hier allerdings nicht nur das Axon zerstört, sondern auch dessen endoneurale Hüllschicht. Dadurch ist im Gegensatz zu Grad II kein gerichtetes Aussprossen der Axone möglich und somit eine vollständige Regeneration unwahrscheinlich.

- **Sunderland Grad IV**: Lediglich das Epineurium ist in Kontinuität. Das Axon, dessen Endoneurium und auch das Perineurium sind zerstört und die Faszikelstruktur aufgehoben. Eine spontane Regeneration ist aufgrund der fehlenden Leitstrukturen äußerst unwahrscheinlich und eine chirurgische Rekonstruktion in der Regel erforderlich.
- **Sunderland Grad V**: Dies entspricht einer Neurotmesis nach Seddon mit vollständiger Durchtrennung aller Strukturen. Eine Spontanheilung ist nicht mehr möglich und somit eine chirurgische Rekonstruktion unumgänglich.

Die Gewebsreaktion, wie z. B. die Aktivierung von Fibroblasten im Anschluss an das initiale Trauma, wurde in den Klassifikationen von Seddon und Sunderland nur bedingt berücksichtigt. Diese spielen allerdings v. a. in den Stadien Sunderland I–III eine entscheidende Rolle in Bezug auf die regelrechte Axonaussprossung und die damit verbundene Wahrscheinlichkeit der spontanen Regeneration. Aus diesem Grund hat **Millesi eine ergänzende Klassifizierung** hinzugefügt, die dem unterschiedlichen Ausmaß der Bindegewebsbildung Rechnung trägt (Millesi 1992):

- **Millesi A** (Fibrose des epifaszikulären Epineuriums): Das Epineurium ist fibrotisch verdickt und kann so zu einer Kompression des Nerven führen. Dies kann z. B. der Grund für eine verzögerte oder ausbleibende Regeneration nach Sunderland Grad-I-Läsionen sein. Die chirurgische Dekompression im Sinne einer Neurolyse bzw. einer Epineuriotomie oder –neuriektomie ist durchzuführen.
- **Millesi B** (Fibrose des interfaszikulären Bindegewebes): Das interfaszikuläre Epineurium ist fibrotisch verändert und kann dadurch zu einer Kompression der Faszikel führen. Chirurgisch kann eine interfaszikuläre Neurolyse durchgeführt werden. Je nachdem, ob die Fibrose auch das Perineurium betrifft, kann der Erfolg dieses chirurgischen Eingriffs limitiert sein.
- **Millesi C** (intrafaszikuläre Fibrose): Eine die Spontanheilung behindernde Fibrosierung in diesem Ausmaß setzt mindestens eine Sunderland Grad-III-Läsion voraus. In diesem Stadium, auch einem Neuroma in continuitatem entsprechend, ist nur mehr eine chirurgische Resektion und anschließende Rekonstruktion sinnvoll.

Susan Mackinnon und Lee Dellon haben schließlich oben genannte Fibrosierung, Neuroma in continuitatem, als **Sunderland-VI-Läsion** definiert, um eine einheitliche Klassifizierung beizubehalten (Mackinnon u. Dellon 1988).

17.2 Diagnostik

In der klinischen Praxis stellt die Einteilung eines Nervenschadens in die verschiedenen Klassen eine Herausforderung dar, da in einem geschädigten Nerven verschiedene Faszikel unterschiedliche Grade einer Nervenläsion aufweisen können. Der Einsatz von modernsten Untersuchungstechniken in Kombination mit einer fundierten klinischen Untersuchung ist hier notwendig, um zu einem adäquaten Zeitpunkt den optimalen Behandlungsgang zu initiieren.

17.2.1 Anamnese

Die gründliche Anamnese ist nach wie vor die wichtigste Grundlage der Diagnostik und hilft dem Untersucher den Pathomechanismus bzw. Unfallhergang zu verstehen und somit das mögliche Ausmaß des Schadens abschätzen zu können. Liegt der Verdacht einer Nervenverletzung nahe, sollten unbedingt folgende Fragen im Rahmen der Anamnese geklärt werden:

- Zeitpunkt der ersten Symptome: War dieser unmittelbar mit einem Unfall, mit einer Operation oder anderen therapeutischen Maßnahmen in Zusammenhang, oder traten die Symptome erst sekundär auf? Wenn ja, mit

welchem zeitlichen Intervall traten diese auf? Dies ist leider bei konservativ behandelten Knochenverletzungen, aufgrund der Gipsruhigstellung, oft nicht eindeutig zu klären. Insbesondere ist das Vorliegen eines Kompartment-Syndroms (aufgrund des Traumas oder auch gipsbedingt) mit sekundärer Muskelischämie und Muskeldegeneration von einer Nervenläsion schwierig abzugrenzen.
- Begleitverletzungen: Kam es bei einem etwaigen Unfall zu Begleitverletzungen wie Knochenbrüchen, Muskel- bzw. Sehnenverletzungen oder Hämatomen?
- Zeitlicher Verlauf: Wie haben sich die Symptome seit dem Auftreten verändert? Progression, Rückbildung, etc.
- Bestehen vaskuläre bzw. neuropathische Erkrankungen?

> **Im Rahmen der Anamnese ist es wichtig, den Zeitpunkt und den genauen Verlauf der ersten Symptome sowie evtl. Begleiterkrankungen zu erfragen.**

Auch der Patient selbst kann Risikofaktoren für eine periphere Nervenläsion mit sich bringen. Hier sind ein hohes Alter, vaskuläre Erkrankungen, Multiple Sklerose, nutritiv toxische und Diabetes bedingte Polyneuropathien, Nikotinabusus und Hypertonie als Risikofaktoren zu nennen. Aufgrund dieser bekannten Risikofaktoren kann es v. a. metabolisch bedingt zu chronischen, allerdings subklinischen, Nervenschäden kommen. Dies führt zu einer erhöhten Vulnerabilität des Nervs und zur klinisch relevanten Schädigung in Folge eines erneuten geringfügigen Traumas (Dellon u. Mackinnon 1991).

17.2.2 Klinische Untersuchung

Für eine sinnvolle neurologische Untersuchung sind anatomische Kenntnisse über die genauen Verläufe der peripheren Nerven, deren eventuellen Engstellen, deren motorische Funktionen, sowie deren sensible Autonomgebiete unabdingbar.

Bei fortgeschrittener Symptomatik geben etwaige muskuläre Atrophien oder aber auch initial typische Stellungen der Extremitäten (z. B. Fallhand bei Radialisparese) Aufschluss auf den betroffenen Nerv.

Tab. 17.1 Medical Research Council Skala (MRC-Scale)

Graduierung	Charakteristika
0	Keine Kontraktion
1	Sicht- oder tastbare Muskelkontraktion
2	Aktive Bewegung unter Aufhebung der Schwerkraft
3	Aktive Bewegung gegen die Schwerkraft
4	Aktive Bewegung gegen Widerstand
5	Normale Kraft

In diesem Zusammenhang sind die typischen Kennmuskeln der verschiedenen Nerven auf Funktion und Kraft zu prüfen. Hier hat sich das System des Medical Research Council (MRC-System) bewährt. (Tab. 17.1).

Die Untersuchung der Sensibilität umfasst die Prüfung der Berührungs-, Schmerz- und Temperaturempfindung. Die Zwei-Punkt-Diskriminierung ist ein simples Instrument zur Diagnostik, aber auch zur Verlaufskontrolle sensibler Ausfälle. Zudem können auch bekannte Sensibilitätstests, z. B. der Semmes-Weinstein-Monofilament-Test für die Quantifizierung der vorliegen Sensibilität herangezogen werden. Letztlich ist die Trophik der betroffenen Areale zu beurteilen. Dies betrifft v. a. die Haut und Hautanhangsgebilde (Haare und Nagelwachstum), die fehlende Schweißsekretion, aber auch die Hautqualität an sich, welche man einfach mit dem »Wrinkle Test« nachweisen kann. Das geschulte Auge sieht das auf den ersten Blick, spätestens aber beim »Begreifen« des betroffenen Areals spürt man den Verlust der sympathischen Efferenzen.

Die Höhenlokalisation der Schädigung kann in den meisten Fällen durch Beklopfen des geschädigten Nervs durch ein unangenehmes elektrisierendes Gefühl bzw. eine Par- oder auch Dysästhesie, welche in das Versorgungsgebiet dieses Nervs ausstrahlt, identifiziert werden. Dieses sog. Tinel-Hofmann-Zeichen (TH-Zeichen) entsteht durch freie sensible Axonenden am Nerven und bestätigt regenerierende Axone. Da innerhalb eines Nervs unterschiedliche Schädigungsgrade vorliegen können, regenerieren Axone auch unterschiedlich schnell entlang des Nervs. Somit können längere Nervenstrecken bei Beklopfen sensibel sein. In diesen Fällen bestimmt man ein Punctum maximum der Empfindlichkeit. Wandert das Punctum maximum nach distal im Verlauf der Zeitachse, erlaubt dieses eine Aussage über den Fortschritt der Nervenregeneration. Bleibt das TH-Zeichen jedoch über einen längeren Zeitraum an einem Ort stehen, muss von einer die Regeneration behindernden Struktur ausgegangen werden (Penkert 1999). Das TH-Zeichen wird allerdings erst etwa 2 Wochen nach Nervenläsion klinisch auslösbar. An diesem Punkt ist zu erwähnen, dass der zeitliche Verlauf des Regenerationsfortschritts, bzw. das Ausbleiben eines solchen, oftmals die einzige und wichtigste Grundlage für eine Operationsindikation darstellt. Dies ist insbesondere wichtig bei Traktionsschäden, welche als pathomorphologisches Korrelat eine intraneurale Fibrose unterschiedlichen Ausmaßes zeigen, welche an sich nicht a priori einer Nervenrekonstruktion zugeführt werden müssen.

> **Erst etwa 2 Wochen nach Nervenläsion lässt sich ein Tinel-Hoffmann-Zeichen nachweisen. Mithilfe des TH-Zeichens und dessen auslösbarem Punctum maximum lässt sich auf den Fortschritt der Regeneration rückschließen.**

In Zusammenschau mit der Anamnese und den Informationen erhoben durch die klinische Untersuchung kann in vielen Fällen schon eine Höhenlokalisation des geschädigten Nervs suspiziert und Vermutungen über den Grad der Läsion angestellt werden. Allenfalls ist es dadurch möglich, präzise Zuweisungen zu erstellen und somit die adäquate weitere Diagnostik oder auch Therapie einzuleiten.

17.2.3 Elektrodiagnostische Untersuchungen

Die Elektrodiagnostik (Nervenleitgeschwindigkeit und Elektromyografie) hat in der klinischen Routine an den meisten Kliniken noch immer einen großen Stellenwert, obwohl diese in der Akutphase nur wenig zur Diagnostik und Therapieplanung beisteuern kann. Mithilfe der Elektrodiagnostik kann eine Neurapraxie (d. h. funktionelle Nervenschädigung, spontan und komplett reversibel) verlässlich von einer strukturellen Nervenschädigung unterschieden werden. Für die weitere Therapieplanung ist diese Information zwar ein guter Hinweis, ob man zuwarten, oder aber operativ tätig werden solle, allerdings ist sie zur detaillierten OP-Planung unzureichend.

Im EMG sind pathologische Spontanaktivitäten oder gelichtete Interferenzmuster als Zeichen einer Denervierung erst mit Manifestation der Waller-Degeneration ca. 2–3 Wochen nach der Läsion nachweisbar.

Für eine Verlaufskontrolle der Nervenregeneration stellt die Elektrodiagnostik allerdings ein nützliches Instrument dar und ist deswegen aus der klinischen Routine nicht wegzudenken.

17.2.4 Radiologische Untersuchungen

Hochauflösender Ultraschall

Der hochauflösende Ultraschall (17 MHz) hat sich im Rahmen der Diagnose von Kompressions-Syndromen, Nerventumoren und traumatischen Läsionen für uns als verlässlichstes Instrument etabliert und kann in der Diagnose von peripheren Nervenläsionen genauere Hinweise auf Vernarbungen, Einengungen, Hämatome, Lokalisation, Lagebeziehungen (z. B. zu Osteosyntheseplatten) und Zustand (z. B. Schwellung) des Nervs geben (Peer et al. 2001).

In den Händen eines erfahrenen Radiologen kann somit der hochauflösende Ultraschall präzise Aussagen über den Zustand und die Pathologie des Nervs treffen und so die Einleitung der adäquaten Therapie ermöglichen (◘ Abb. 17.1). Mit dem hochauflösenden Ultraschall ist es auch möglich, die intraneurale Fibrose gemäß den Stadien von Millesi

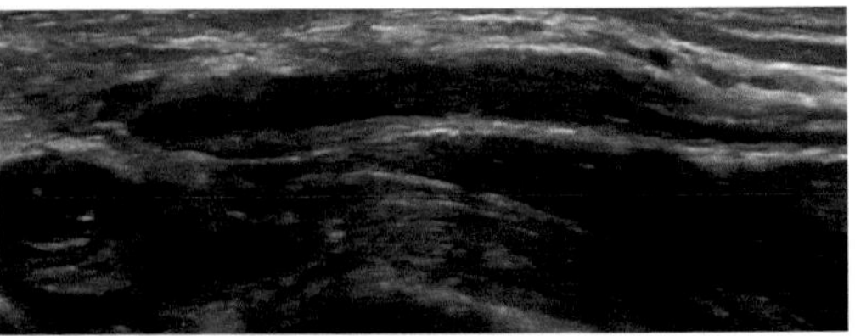

◘ **Abb. 17.1** Hochauflösender Ultraschall einer Sunderland Grad-V-Läsion eines N. ulnaris

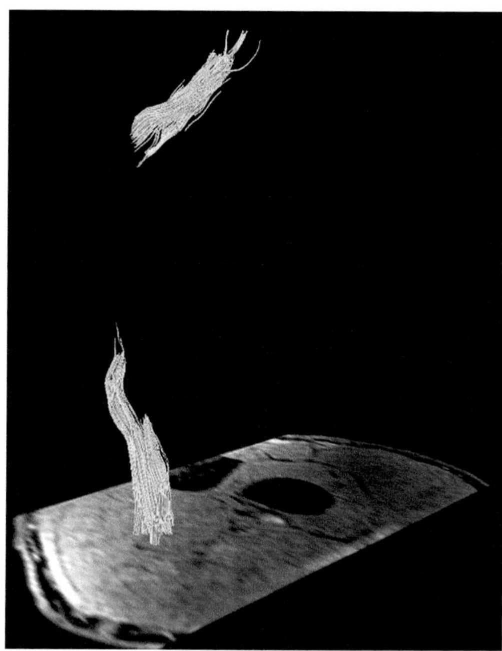

Abb. 17.2 MR-Traktografie einer Sunderland Grad-V-Läsion eines N. ulnaris

zu beurteilen. Die einzige Limitierung dieser Untersuchungsmethode ergibt sich aufgrund der begrenzten Eindringtiefe und manchmal auch durch lokale Druckschmerzhaftigkeit. Ein Nachteil im Vergleich zur MRT ist sicherlich die Beurteilung des anatomischen Kontextes, welche durch Schichtbilder sicher besser möglich ist, bzw. die Informationsübermittlung an Dritte.

Magnetresonanztomografie (MRT)

Mit speziellen Schichtsequenzen ist es mittlerweile möglich selbst kleinste Nerven mit dem MRT darzustellen. Das MRT gibt v. a. Auskunft über Verlauf und Lagebeziehung und dient in den meisten Fällen als ergänzende Diagnostik zum Ultraschall. Die MR-Traktografie ist ein weiteres Verfahren um die Nervenfasern in ihrem Verlauf darzustellen, jedoch ist der pathophysiologische Wert dieser Methode umstritten (Abbildung 2). Bei Verdacht eines Wurzelausrisses ist die MR-Myelografie heute sicherlich die Methode der Wahl.

17.3 Therapie

17.3.1 Zeitpunkt der Rekonstruktion

Der Erfolg einer Rekonstruktion motorischer Nerven ist maßgeblich von der Zeit zwischen Läsion und Rekonstruktion abhängig. Liegt die Läsion deutlich über 6 Monate zurück, ist die Wahrscheinlichkeit, dass der gelähmte und atrophierte Muskel nach Nervenrekonstruktion eines proximalen Defekts wieder seine Funktion aufnimmt, relativ gering. Dies liegt v. a. daran, dass der Muskel mit seinen Endplatten bereits ausgeprägte und irreversible Atrophien vorweist, wenn die regenerierenden Axone ihr Zielorgan erreichen.

Prinzipiell gilt in der Nervenchirurgie deshalb: je früher desto besser. Liegt jedoch anamnestisch ein stumpfes, Quetsch- oder Schleudertrauma vor und es ist von einem Traktionsschaden des betroffenen Nervs auszugehen, empfiehlt es sich mindestens 6 Wochen und bis zu 3 Monate zuzuwarten, um evtl. intraneurale fibrotische Veränderungen abzuwarten, da initial das Ausmaß des Schadens bei einer Exploration/Rekonstruktion vielleicht nicht ausreichend beurteilt werden kann. Investiert man bei einem Nerven mit Traktionsschaden frühzeitig Nerventransplantate und reseziert nur den zu diesem Zeitpunkt sichtbaren Schaden, wird es zu keinem zufriedenstellenden Ergebnis kommen. Bei komplexen Nervenverletzungen mit nicht genau definierbarem Schadensausmaß plädieren wir deshalb dazu, vehement zuzuwarten.

> **Grundsätzlich gilt: Je früher eine Nervenläsion operiert wird, desto besser das mögliche Ergebnis. Bei vermuteten Traktionsschäden sollte jedoch bis zu 3 Monate zugewartet werden, da man sonst das Ausmaß des Schadens bei einer Exploration/Rekonstruktion nicht vollständig beurteilen kann.**

Ein immer größer werdender Anteil der rekonstruktiven Eingriffe resultiert leider aus iatrogenen Nervenläsionen. Hier ist speziell ein kausaler Zusammenhang zwischen dem operativen Eingriff und der nachfolgenden Symptomatik/Läsion oft nicht eindeutig erkennbar. Nach vielen Eingriffen sind initiale Schmerzen oder auch Funktionseinschränkungen nahezu obligat. Erst wenn diese nach einigen Wochen nicht abklingen, stellt sich der Patient erneut vor. Hier wird leider oft wertvolle Zeit verloren. Dies ist allerdings bei anderen traumatischen oder auch idiopathischen Läsionen nicht anders. Deswegen gilt es quer durch die verschiedensten medizinischen Disziplinen das Bewusstsein für Nervenläsionen aller Art zu schärfen, um zeitnah und adäquat zu handeln.

Algorithmus

Um den richtigen Zeitpunkt einer Intervention nicht zu verpassen und somit ein optimales Ergebnis sowohl aus der Sicht des Patienten als auch des Arztes zu erzielen, empfiehlt es sich nach folgendem Algorithmus zu handeln:

Nach gründlicher Anamnese, klinischer Untersuchung und Durchsicht etwaiger OP-Dokumentationen sollte der Patient bei weiter bestehendem Verdacht auf eine Nervenläsion umgehend einem im Nervenultraschall spezialisierten und versierten Radiologen zugewiesen werden. Dieser kann zumindest eine sichere Aussage über die Kontinuität des Nervs treffen. Ist der betroffene Nerv durchtrennt (Neurotmesis, Sunderland Grad V), sollte umgehend eine Rekonstruktion stattfinden. Hier ausgenommen sind Nerven-Zerreißungen, da Traktionsschäden des proximalen und distalen Nervenstumpfes nicht ausreichend beurteilt werden könnten. Besteht laut dem Ultraschallbefund keine Kontinuitätsunterbrechung, so empfiehlt es sich 6 Wochen abzuwarten und im Rahmen regelmäßiger klinischer Kontrollen (alle 14 Tage) den Verlauf einer evtl. eintretenden Spontanregeneration zu beobachten. Kommt es in diesem Beobachtungszeitraum zu keinen wesentlichen klinischen Verbesserungen, ist nach 6 Wochen eine sonografische Reevaluierung zu empfehlen. Stellt sich in dem Beobachtungszeitraum von 6 Wochen eine deutliche Befundverbesserung ein, so kann unter regelmäßiger Kontrolle, auf eine Restitutio gehofft werden. Besteht 6 Wochen nach Läsion keine klinische Verbesserung und im Ultraschall weiterhin das Bild eines deutlich geschädigten Nervs, ist der Patient rasch einer chirurgischen Exploration/Rekonstruktion zuzuführen (Salminger et al. 2014).

17.3.2 Läsionen ohne Kontinuitätsunterbrechung

In der klinischen Praxis stellen klassische Kompressionssyndrome peripherer Nerven die häufigste Entität unter den In-continuitatem-Läsionen dar. Kompressionssyndrome entstehen in der Regel an anatomisch vorgegeben Engpässen, meist vergesellschaftet mit einer exponierten oberflächlichen Lage des Nerven in der Nähe von Gelenken, welche Translationsbewegungen zulassen müssen. Die Symptomatik ist meist langsam progredient. In den meisten Fällen liegt eine blande Anamnese vor, es kann jedoch auch ein geringes Trauma bei bereits vorgeschädigtem Nerv im Sinne eines sog. »Double-Crush«-Phänomen zu einer relevanten Läsion führen (Dellon u. Mackinnon 1991). Dies kann eine weitere mechanische Engstelle entlang der Neuraxis an anderer Stelle sein, aber auch das Vorliegen einer metabolischen toxischen Vorschädigung sein, welche zu einer erhöhten Vulnerabilität des Nerven führt.

Kompressionen eines peripheren Nervs müssen nicht zwingend an anatomischen Engstellen auftreten, sie können auch postoperativ durch Blutungen, Schwellungen des umliegenden Gewebes, Tumore, Fremdmaterial oder auch Narbenzüge verursacht werden, um nur einige Entstehungsmechanismen zu erwähnen. Außerdem kann es bei Frakturen oder Gelenksdistorsionen zu Traktionsschäden, bzw. selten auch zu Torquierung peripherer Nerven kommen.

Eine weitere, weniger beachtete Gruppe stellen die iatrogenen Schäden dar. Die klassischen iatrogenen Schädigungsmechanismen neben der chirurgischen Intervention/Durchtrennung sind die falsche oder schlechte Lagerung des Patienten, Platzierung von Haken, Nähten oder Blutsperren, Gipsanlagen oder Schienen, aber auch direkte Traumatisierungen durch Punktionsnadeln, Röntgenbestrahlung oder thermische Schäden, z. B. bei zementierten Hüftendoprothesen.

Operatives Vorgehen

Je nach Intensität des Traumas reagiert ein Nerv mit narbigen Veränderungen. Abhängig von der Ausprägung der Fibrose findet man oft einen äußerlich in Kontinuität erhaltenen Nerv, bei dem allerdings

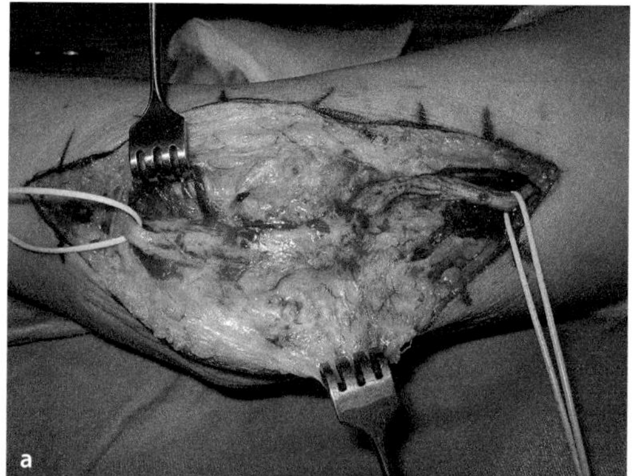

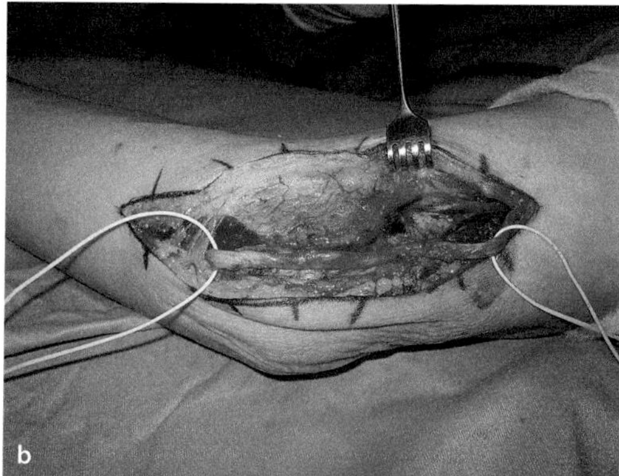

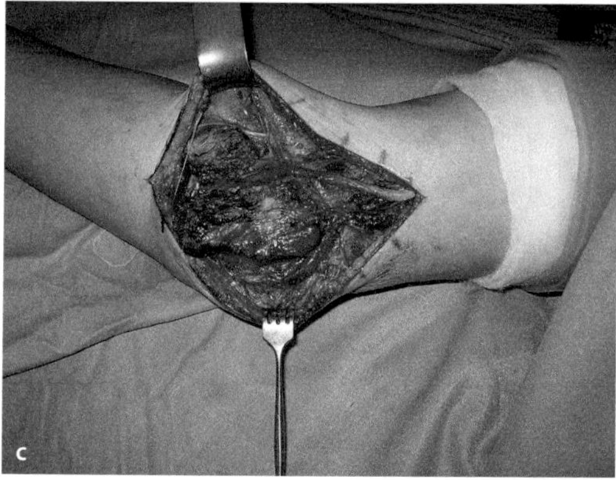

Abb. 17.3a–c Neurolyse und submuskuläre Vorverlagerung eines N. ulnaris nach suprakondylärer Humerusfraktur im Kindesalter. **a** N. ulnaris-Kompressionssyndrom. **b** N. ulnaris nach Neurolyse. **c** Submuskuläre Vorverlagerung eines N. ulnaris

eine epifaszikuläre, interfaszikuläre oder sogar eine intrafaszikuläre Fibrose vorliegt.

Eine operative Neurolyse hat den Hintergrund, die Axonaussprossung zu begünstigen, indem zirkulär auf Faszikel wirkende Kompressionen durch Freilegung dieser beseitigt werden. Dies sollte zumindest unter Lupenvergrößerung durchgeführt werden. Hierbei nähert man sich vom Gesunden in Richtung krankem Nervensegment. Bei geringgradigen fibrotischen Veränderungen (Millesi A) reicht meist eine Spaltung des Epineuriums, eine Epineuriotomie, aus. Hier wird das Epineurium in Längsrichtung, wenn möglich mit einem Diamantmesser, unter sorgfältiger palpatorischer Kontrolle inzidiert. Selten ist eine weitergehende Intervention zwischen den einzelnen Faszikelgruppen notwendig – in jedem Fall ist die Indikation dazu sehr restriktiv zu stellen, da jegliche Reizung des Perineuriums zu einer massiven postoperativen Vernarbung führt und sekundär mit sehr schmerzhaften Schmerzsyndromen vergesellschaftet sein kann.

Fühlt sich der Nerv nach wie vor hart an und ist die Fontana-Querstreifung unter Lupenvergrößerung nicht zu sehen, so ist von einer tiefergehenden Fibrose auszugehen. Hier versucht man zunächst im Sinne einer interfaszikulären Neurolyse die fibrotischen Veränderungen zwischen den einzelnen Faszikeln zu lösen. Erreicht man dadurch einen weichen Tastbefund, ist hiermit die Neurolyse abgeschlossen (Abb. 17.3).

Bei einer Fibrose entsprechend Millesi C kann die Mikrochirurgie diese mikrostrukturellen Schädigungen allerdings nicht mehr kontinuitätserhaltend therapieren. Solch ein Befund muss im Sinne eines Neuroma incontinuitatem gewertet werden. In diesen Fällen muss das gesamte betroffene Segment reseziert und mittels Nerventransplantaten rekonstruiert werden. Diese Entscheidung ist oft nicht einfach und muss im Zusammenschau mit dem klinischen, zeitlichen Verlauf getroffen werden (Abb. 17.4).

Außerdem gilt es im Rahmen eine Neurolyse alle Strukturen, die möglicherweise für eine Kompression des Nervs verantwortlich sein können, zu entfernen. Dies kann ein Hämatom, Osteosynthesematerial (Abb. 17.5), etwaige Narbenzüge, Tumoren (Abb. 17.6) sein, aber auch eine Faszie, durch die der Nerv durchtritt. Für den langfristigen Erfolg einer operativen Neurolyse ist es ebenfalls wichtig, den Nerv in suffizientem, gut durchblutetem Weichgewebe einzubetten. Dies kann entweder durch submuskuläre Verlagerung oder auch durch Bildung eines subkutanen Fettlappens erreicht werden.

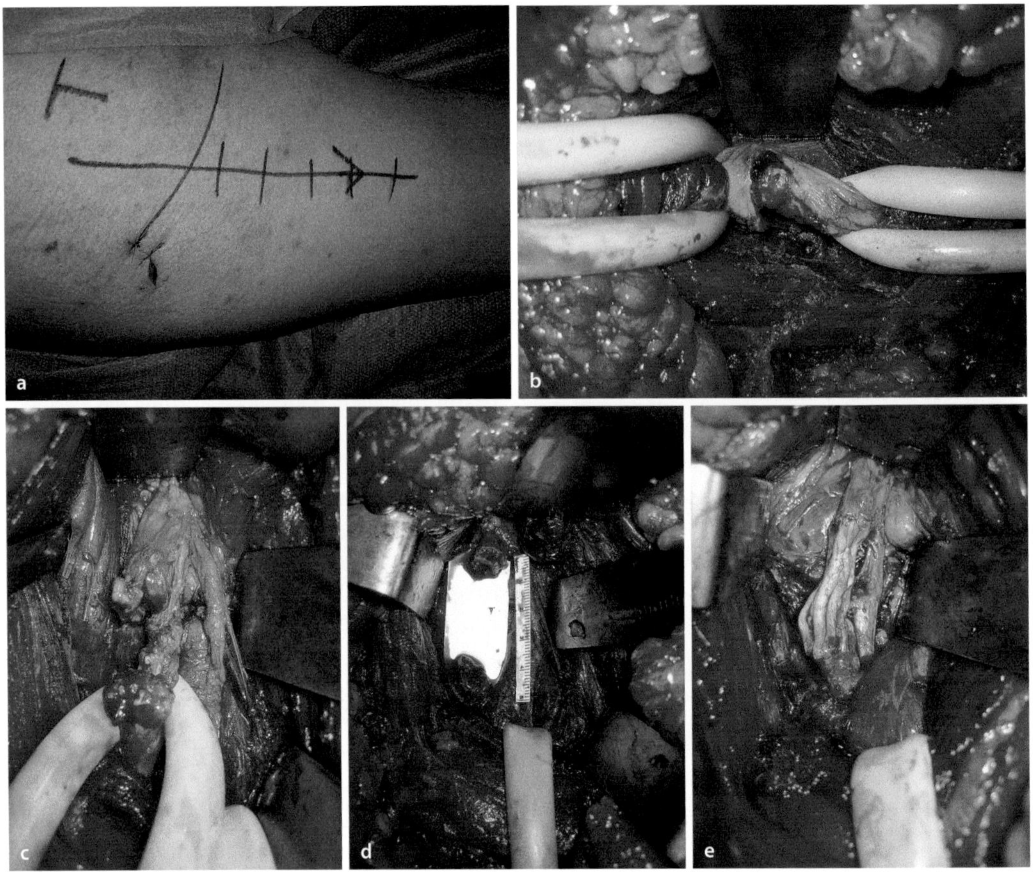

Abb. 17.4a–e N.-ischiadicus-Läsion nach Stichverletzung am proximalen Oberschenkel; Neurolyse, Resektion, Rekonstruktion. **a** Einstichstelle am lateralen Rand der Infraglutealfalte. **b** N. ischiadicus vor Neurolyse. **c** N. ischiadicus nach Neurolyse, keine intakten Strukturen, Sunderland Grad-V-Läsion. **d** Defektstrecke von ca. 4 cm des N. ischiadicus. **e** Rekonstruktion mit multiplen N. suralis Transplantaten

Bei Revisionseingriffen empfiehlt es sich das Operationsgebiet mit Kortison zu infiltrieren und auszuspülen um etwaige erneute Vernarbungen möglichst zu verhindern. Zudem kann bei sensiblen Nerven als postoperative Schmerzprophylaxe ein Lokalanästhetikum dazu gemischt oder sogar ein Schmerzkatheter gelegt werden.

17.3.3 Läsionen mit Kontinuitätsunterbrechung

Nervenläsionen mit Kontinuitätsunterbrechung entsprechend einer Neurotmesis, Sunderland Grad-V-Läsion, umfassen komplett durchtrennte Nerven mit

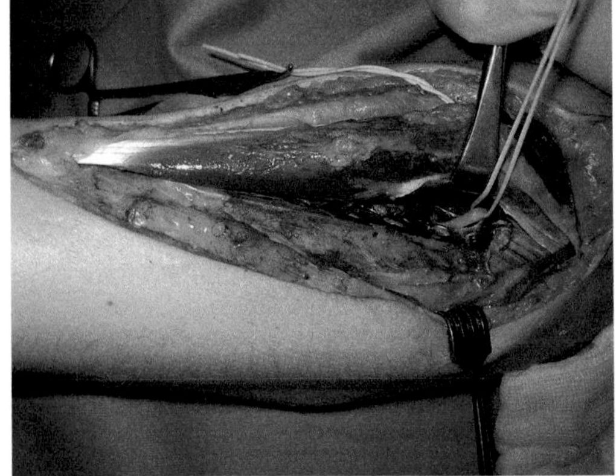

Abb. 17.5 N.-radialis-Läsion durch Osteosynthesematerial

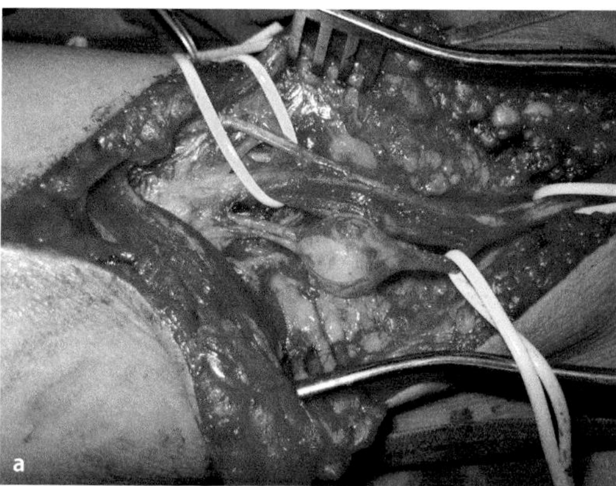

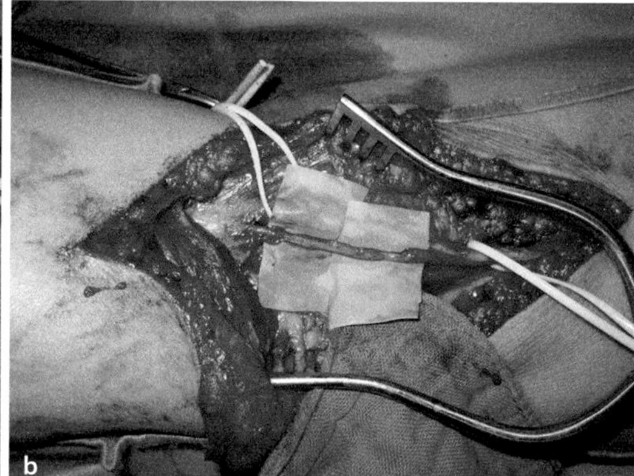

Abb. 17.6a, b **a** Neurolyse eines Schwannoms des N. tibialis in der Fossa poplitea. **b** Resektion und Rekonstruktion des Schwannoms

Ausbildung eines Amputationsneuroms oder vormals Schädigungen ohne makroskopische Kontinuitätsunterbrechung, bei denen jedoch aufgrund intraneuraler Kontinuitätsunterbrechung eine innere Neurombildung, Neuroma in continuitatem, entstand.

Operatives Vorgehen

Zu Beginn der operativen Exploration werden das proximale und distale Nervensegment aufgesucht. Hier empfiehlt es sich wiederum mit der Präparation des Nervs proximal und distal der Läsionsstelle im gesunden Gewebe zu beginnen. Sind beide Nervenenden auffindbar, nicht maßgeblich retrahiert und somit komplett spannungsfrei zu koaptieren, ist eine direkte End-zu-End-Nervennaht durchzuführen. Dies ist allerdings selten der Fall, am ehesten bei initial versorgten glatten Schnittverletzungen. Besteht, wie in den meisten Fällen, ein Substanzdefekt, muss dieser je nach Länge mit autologen Nerventransplantaten oder auch Nervenersatzmaterialien überbrückt werden. Die End-zu-End-Naht ist in jedem Fall die beste Lösung und wenn möglich anzustreben.

Zeigt sich nach vollständiger Präparation und Herauslösung aus der Narbe der Nerv doch in Kontinuität, so muss entsprechend dem Vorgehen bei Läsionen ohne Kontinuitätsunterbrechung gehandelt werden. Je nach Ausmaß des Schadens ist eine Neurolyse ausreichend oder doch eine Rekonstruktion notwendig.

Bei Vorliegen einer Läsion mit fibrotischen Veränderungen (Millesi C) und einer notwenigen Resektion oder zumindest Teilresektion des betroffenen Nervensegments müssen die betroffenen Faszikelgruppen individuell proximal und distal dort durchtrennt werden, wo dem Tastbefund nach die Fibrose beginnt. Eine verbleibende Fibrose an den Nervenenden behindert die axonale Aus- bzw. Einsprossung aufgrund fortwährender zirkulärer narbiger Kompression und macht somit ein zufriedenstellendes rekonstruktives Ergebnis unmöglich. Speziell bei Traktionsschäden kann das Ausmaß bzw. die Längenausdehnung der Fibrose enorm sein. Hier gilt es trotzdem das komplette vernarbte Segment zu resezieren, auch wenn dies vielleicht eine aufwendigere Rekonstruktion nach sich zieht. Gerade in solchen Fällen wäre eine frühzeitige Rekonstruktion (unmittelbar nach Trauma) kontraindiziert, da das endgültige Ausmaß der Fibrose wahrscheinlich falsch eingeschätzt wird, evtl. Nerventransplantate investiert werden und trotzdem der Schaden dadurch nicht behoben wäre. Die intraoperative Nervendiagnostik bietet hier die Möglichkeit einer zusätzlichen Sicherheit.

Evtl. bestehende fibrotische Anteile an einer Nervenläsion müssen sorgfältig reseziert werden, um ein zufriedenstellendes Operationsergebnis zu ermöglichen.

Autologe Nerventransplantation

Goldstandard bei Läsionen mit kompletter Durchtrennung und Substanzverlust ist die Wiederherstellung der Kontinuität mittels autologen Nerventransplantaten. Diese werden durch mikrochirurgische, epineurale Adaptationsnähte (je nach Nervenkaliber monofile Nylonaht 8-0 bis 11-0) fixiert. Es darf dabei keinerlei Spannung auf den Nähten lasten, außerdem soll möglichst wenig Nahtmaterial, nur so viel wie für eine gute Adaptation notwendig ist, verwendet werden, um die intraneurale Narbenbildung möglichst gering zu halten (Millesi 2000). Meist reichen 1–2 Nähte pro Transplantat und Adaptationsstelle aus, denn die körpereigene Fibrinklebung sorgt bereits nach kurzer Zeit für eine natürliche Versiegelung. Bei kaliberstärkeren Nerventransplantaten ist eine Epineuriotomie durchzuführen, um die Diffusion und Gefäßeinsprossung in das Transplantat zu erleichtern. In der Regel werden frei verpflanzte autologe Transplantate innerhalb von 3 Tagen durch wiedereinsprossende Mikrogefäße aus dem Transplantatbett revaskularisiert. Lediglich lange Stammnerventransplantate (N. ulnaris) sollten vaskularisiert werden, die Indikation ergibt sich allerdings selten.

Als Spendernerven für eine autologe Nerventransplantation dienen allen voran der N. suralis und N. cutaneus antebrachii medialis, aber auch der N. cutaneus antebrachii lateralis, N. saphenus oder N. interosseus anterior und posterior können verwendet werden. Diese Spendernerven haben teils unterschiedliche Hebemorbiditäten, aber v. a. unterschiedliche und limitiert verfügbare Längen. Seit einigen Jahren sind auch homologe Nerventransplantate erhältlich. Diese sind allerdings teuer und die Erfahrung noch limitiert.

Die Wahl des Spendernervs und v. a. die Anzahl an verwendeten Transplantaten stellt noch immer ein viel diskutiertes Thema unter nervenchirurgischen Spezialisten dar. Auch die Studienlage zu diesem Thema ist nicht eindeutig. Eines ist aber sicher, auch in der Nervenchirurgie gilt der Grundsatz **Gleiches mit Gleichem** zu ersetzen, jedoch wäre die Hebedefektmorbidität eines gemischt motorischen Nerven als Spendernerv enorm und würde wiederum den Grundsatz Primum non nocere verletzen.

Bei weit proximal gelegenen Nervenschäden, z. B. einem N.-ulnaris-Schaden Sunderland Grad V auf Höhe des Oberarms ist zusätzlich zur Rekonstruktion der Nervenläsion ein distaler selektiver Nerventransfer vom N. medianus an den N. ulnaris zum Erhalt der Vitalität der Zielmuskulatur anzudenken (Battiston u. Lanzetta 1999). Gerade die differenzierte Handbinnenmuskulatur ist bei proximalen Defekten ohne einen distalen Nerventransfer im Sinne eines Babysitters selten erfolgreich, für eine zufriedenstellende Handfunktion allerdings von großer Bedeutung.

Nervenersatzmaterialien

Bei kurzstreckigen Defekten <3 cm, die keine spannungsfreie Nervennaht zulassen, gibt es auch die Möglichkeit verschiedener körpereigener oder synthetischer Nervenersatzmaterialien. Veneninterponate stellen die klassische Rekonstruktion mit autologen Nervenersatzmaterial dar. Diese können mit körpereigenem Muskelgewebe, aber auch Wachstumsfaktoren gefüllt werden. Zudem gibt es eine Vielzahl an synthetischen Nervenersatzmaterialen mit ebenfalls verschiedensten Inhalten, die eine verbesserte Nervenregeneration versprechen. Das Ziel all dieser Nervenersatzmaterialen ist eine Nervenrekonstruktion kurzstreckiger Defekte ohne jegliche Hebedefektmorbidität. Körpereigene Spendernerven sind limitiertes Gut, somit wären diese Ersatzmaterialen in ausgewählten Fällen durchaus brauchbar. In unseren Händen konnten wir allerdings noch keine Erfolg versprechenden Ergebnisse erzielen und sehen die klassische Nerventransplantation eines Spendernervs weiterhin als Goldstandard an.

17.3.4 Amputationsneurome

Schmerzhafte Neurome sind eine häufige Ursache für eine schwere Behinderung der oberen als auch der unteren Extremität. Sie spielen v. a. bei Amputationsverletzungen, aber auch bei iatrogenen Nervenverletzungen aller Art eine große Rolle. Ein einzelnes hypersensibles Neurom am Amputationsstumpf kann für den Patienten zu einer schwerwiegenden psychologischen Belastungssituation führen (◻ Abb. 17.7).

Obwohl Odier aus Genf bereits zu Beginn des 19. Jahrhunderts als erster über dieses Phänomen berichtete (Odier 1811), spiegelt die Unzahl an in der Literatur der letzten Jahre beschriebenen Behandlungsmöglichkeiten noch immer die Tatsache

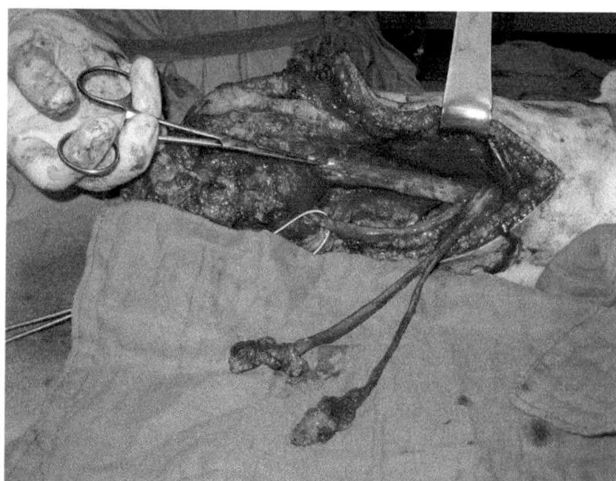

Abb. 17.7 Amputationsneurome bei Zustand nach Unterschenkelamputation

wider, dass es bis heute keine allgemein akzeptierte Methode für eine erfolgreiche Behandlung von schmerzhaften Neuromen gibt. Um ein schmerzhaftes Neurom zu verhindern hatte man im Laufe der letzten 100 Jahre zahlreiche therapeutische Ansätze entwickelt: Einfache Resektion des Neuroms, Koagulation, Gefrieren, chemische Verätzung, Versiegelung mit Silikon, Implantation in den Knochen oder Muskel, Koaptation mit sich selbst oder eine terminale End-zu-End-Naht mit einem anderen Nerven, um nur einige zu nennen. Keine dieser Techniken respektiert jedoch das grundlegendste Bedürfnis eines Nerven, nämlich ein funktionelles Endziel zu haben; somit kommt es unweigerlich zu einem Rezidiv des Neuroms.

Die klinische Erfahrung lehrt uns jedoch, dass Nerven ohne ein adäquates Zuhause eine permanente Quelle des Unbehagens darstellen und quälende Schmerzen verursachen können. Untersuchungen haben gezeigt, dass durch eine End-zu-Seit-Neurographie an einen in unmittelbarer Nähe gelegenen Nerven eine erneute Neurombildung verhindert und dadurch eine Schmerzlinderung oder Heilung erreicht werden kann (Aszmann et al. 2010).

Falls die Axone ein distales Nervenende vorfinden, regenerieren sie entlang dieser. Selektive Nerventransfers leiten einen betroffenen proximalen Nervenstumpf an einen intakten sensiblen oder motorischen Nerven heran und erhalten somit Zugang zu einem Endorgan und können dadurch die Feedback-Schlaufe wieder schließen. Somit erlischt die regenerative Aktivität und es entwickelt sich kein neues Neurom, welches sinnlose, schmerzhaft empfundene Impulse generiert.

Bei dieser Technik der End-zu-Seit-Neurographie wird der Nerv, welcher das Neurom gebildet hat, in seinem Verlauf an einer Stelle neurotomiert, wo er leicht an einen benachbarten Nerven anzulagern ist. Für manche Nerven mag das direkt im Bereich des Neuroms selbst sein, für andere kann dies viel weiter proximal sinnvoll sein. In jedem Fall sollte die Nahtstelle in einer möglichst gelenksfernen Region zu liegen kommen, um bewegungsinduzierte Traktion zu vermeiden. Der Empfängernerv wird unter Lupenvergrößerung dargestellt und je nach Größe wird ein Faszikel oder eine Faszikelgruppe dargestellt, das Epineurium gespalten und dort mit feinen monofilen Nylon-Einzelknopfnähten koaptiert.

17.4 Nachbehandlung

Die Schienenbehandlung in der Zeit der Nervenregeneration hilft eine Destabilisierung der Gelenke und Überdehnung von betroffenen Muskeln und Sehnen zu verhindern. Zum Beispiel ist bei einer Radialisparese die Schienenbehandlung essenziell, da durch ein ständig herabhängendes Handgelenk Sehnen und Muskeln des Strecker Kompartiments so überdehnt werden können, dass trotz einer Reinnervation dieser Muskeln keine adäquate Funktion der Strecker erreicht werden kann.

Unmittelbar postoperativ soll eine kurze Phase der Ruhigstellung angrenzender Gelenke gewährleistet sein. Ein Verband mit Watte, straff gewickeltem Krepppapier und locker gewickelter halbelastischer Binde bietet sowohl eine adäquate Kompression als auch eine ausreichende Ruhigstellung. Die Position in Ruhigstellung soll je nach Verlauf des Nervs so gewählt werden, dass der Nerv in bestmöglicher Entspannung ist. Nach 1 Woche kann mit dem passiven und aktiven Bewegungstraining begonnen werden. In jedem Fall ist von einer langständigen Ruhigstellung Abstand zu nehmen, da sonst der Nerv in seinem Lager vernarbt und seine Gleitfähigkeit eingeschränkt wird.

Bei Läsionen Sunderland Grad V ist eine Reizstrombehandlung denervierter Muskeln anzuraten, um die Atrophie und Umwandlung der Muskelfibrillen in starres Bindegewebe zu verzögern. Trotz dieser Therapie sollte eine Reinnervation denervierter Muskulatur unbedingt in den ersten 2 Jahren geschehen.

17.5 Rehabilitation

Da nach einer Nervendurchtrennung die kognitiv funktionelle Zuordnung sensibel wie motorisch aufgelöst ist und trotz erfolgreicher axonaler Reinnervation nicht dem ursprünglichen Muster entspricht, bedarf es einer mehr oder weniger intensiven kognitiven Rehabilitation. Diese muss vom Operateur vorgegeben und von einem speziell geschulten Personal (Physikalische Medizin, Physio-/Ergotherapeut) mit mehr oder weniger apparativem Aufwand (elektrisches, physikalisches, virtuelles Feedback) durchgeführt werden. Je nach betroffener Funktion bzw. Funktionsausfall gestaltet sich das Training. Insbesondere nach kognitiv subtilen Eingriffen wie selektive Nerventransfers ist diese Form der Nachbehandlung nicht wegzudenken. Dieses Training ist mindestens so wichtig wie die Sorgfalt des operativen Eingriffs an sich und hat wesentlichen Einfluss auf den Gesamterfolg der Therapie.

Literatur

Aszmann OC, Moser V, Frey M (2010) »[Treatment of Painful Neuromas via End-to-Side Neurorraphy].« Handchirurgie, Mikrochirurgie, plastische Chirurgie: Organ der Deutschsprachigen Arbeitsgemeinschaft für Handchirurgie: Organ der Deutschsprachigen Arbeitsgemeinschaft für Mikrochirurgie der Peripheren Nerven und Gefässe: Organ der Vereinigung der Deut 42(4): 225–32

Battiston B, M Lanzetta M (1999) »Reconstruction of High Ulnar Nerve Lesions by Distal Double Median to Ulnar Nerve Transfer.« The Journal of hand surgery 24(6): 1185–91

Clarke E, Bearn JG (1972) »The Spiral Nerve Bands of Fontana.« Brain: a journal of neurology 95(1): 1–20

Dellon AL, Mackinnon SE (1991) »Chronic Nerve Compression Model for the Double Crush Hypothesis.« Annals of plastic surgery 26(3): 259–64

Mackinnon SE, Dellon AL (1988) »Classifications of Nerve Injuries as the Basis for Treatment.« In Surgery of the Peripheral Nerve. Thieme, New York, 35–63

Millesi H (1992) Chirurgie Der Peripheren Nerven. Urban & Schwarzenberg, München

Millesi (2000) »Techniques for Nerve Grafting.« Hand clinics 16(1): 73–91, viii

Odier L (1811) »Manuel de Medicine Practique 2eme Edition.« J Pachoud Paris

Peer S, Bodner G, Meirer R, Willeit J, Piza-Katzer H (2001) »Examination of Postoperative Peripheral Nerve Lesions with High-Resolution Sonography.« American Journal Of Roentgenology 177(2): 415–19

Penkert G (1999) »[Surgery of Nervous System Injuries. I].« Der Chirurg; Zeitschrift für alle Gebiete der operativen Medizen 70(8): 959–67

Salminger S, Riedl O, Bergmeister K, Aszmann OC (2014) »Immediate and Secondary Reconstruction of Iatrogenic Nerve Lesions.« Chirurgische Praxis 78

Seddon HJ (1942) »A Classification of Nerve Injuries.« British medical journal 2(4260): 237–39

Sunderland S (1951) »A Classification of Peripheral Nerve Injuries Producing Loss of Function.« Brain: a journal of neurology 74(4): 491–516

Plexuschirurgie

P. Jaminet, H. E. Schaller

U. Kneser et al. (Hrsg.), *Grundkurs Mikrochirurgie*,
DOI 10.1007/978-3-662-48037-3_18, © Springer-Verlag Berlin Heidelberg 2016

18.1 Einleitung

Eine Verletzung des Plexus brachialis hat schwerwiegende funktionelle und sensible Ausfälle der oberen Extremität zur Folge. Abhängig vom Schweregrad der Schädigung kommt es zum Teil- oder Komplettverlust der Einsatzfähigkeit des betroffenen Arms und der Hand. Soziale Isolierung und Verlust des Arbeitsplatzes sind nicht selten begleitet von schweren Phantomschmerzen.

Die Therapie von Plexusläsionen stellen Arzt, Physio- und Ergotherapeuten sowie das familiäre Umfeld des Patienten vor große Herausforderungen. Im Rahmen dieses Lehrbuchs soll lediglich die Behandlung der adulten Plexusläsion dargestellt werden.

18.2 Anatomie

Der Plexus brachialis setzt sich zusammen aus den Spinalnerven C5, C6, C7, C8 und Th1. Der Spinalnerv besteht aus Fasern der Vorderwurzel (motorische und vegetative Fasern) und der Hinterwurzel mit dem entsprechenden Spinalganglion (sensible Fasern), welche sich im Bereich des Foramen intervertebrale vereinigen.

Der Spinalnerv gibt einen dorsalen und einen ventralen Ast ab. Der Ramus dorsalis versorgt die autochtone Rückenmuskulatur und die Haut in diesem Bereich. Nach Abgabe von vegetativen Fasern an das Grenzstrangganglion bilden die ventralen Äste von C5–Th1 den Plexus brachialis. Bei Mitbeteiligung von C4- oder Th2-Fasern sprechen wir von einem präfixierten oder respektive von einem postfixierten Typ. Vor ihrer Vereinigung treten die Wurzeln durch ihre korrespondierenden Durataschen.

Die jeweiligen ventralen Äste (Rami ventrales) gehen in die Primärstränge (Trunci) über. Diese setzen sich folgendermaßen zusammen:

- Truncus superior: aus C5 und C6
- Truncus medius: aus C7
- Truncus inferior: aus C8 und Th1

Die Primärstränge teilen sich auf in vordere und hintere Äste, die in die Sekundärstränge (Fasciculi) übergehen. Diese wiederum gliedern sich wie folgt:

- Fasciculus posterior: aus den dorsalen Ästen aller 3 Trunci (C5–Th1)
- Fasciculus lateralis: aus den ventralen Äste der Trunci superior und medius (C5–C7)
- Fasciculus medialis: aus dem ventralen Ast des Truncus inferior (C8–Th1)

Weiter distal gelegen, teilen sich die Fasciculi in die großen Armnerven auf:

- N. musculocutaneus und laterale Wurzel des N. medianus (aus dem Fasciculus lateralis, C5–C7)
- N. ulnaris und mediale Wurzel des N. medianus (aus dem Fasciculus medialis, C8–Th1)
- N. axillaris und N. radialis (aus dem Fasciculus posterior, C5–Th1)

Der Plexus brachialis gibt in seinem gesamten Verlauf eine Vielzahl weitere wichtiger motorischer und sensibler Äste ab ◘ Abb. 18.1).

18.3 Ätiologie

Je nachdem, welcher Mechanismus der Verletzung des Plexus brachialis zugrunde liegt, muss unterschieden werden zwischen geschlossenen und offenen Verletzungen.

Die häufigste Ursache für die geschlossene Verletzung ist der Traktionsschaden, welcher insbesondere durch Motorradunfälle verursacht wird. Hierbei kommt es durch Sturz auf die Schulter zu einem ruckartigen Tiefertreten derselben bei gleichzeitiger Flexion des Kopfs zur Gegenseite. Durch den extremen Zug an den Spinalnerven können diese aus dem Halsmark ausreißen. Wir sprechen in dem Fall von einem **Plexusausriss**. Kommt es hingegen zu einer Kontinuitätsunterbrechung im Verlauf des Plexus brachialis, liegt ein sog. **Plexusabriss** vor (◘ Abb. 18.2). Zusätzlich kann eine **Kontinuitätsverletzung** vorliegen, welche schwer (Sunderland IV) oder leichter ausgeprägt sein kann (Sunderland I–III). Ein Traktionsschaden kann auch durch unsachgemäße Lagerung des Patienten auf dem Operationstisch auftreten.

Neben dem Überdehnungsschaden kann auch ein Kompressionsschaden auftreten. An Ursachen hierfür zu nennen seien Klavikulafrakturen, Schul-

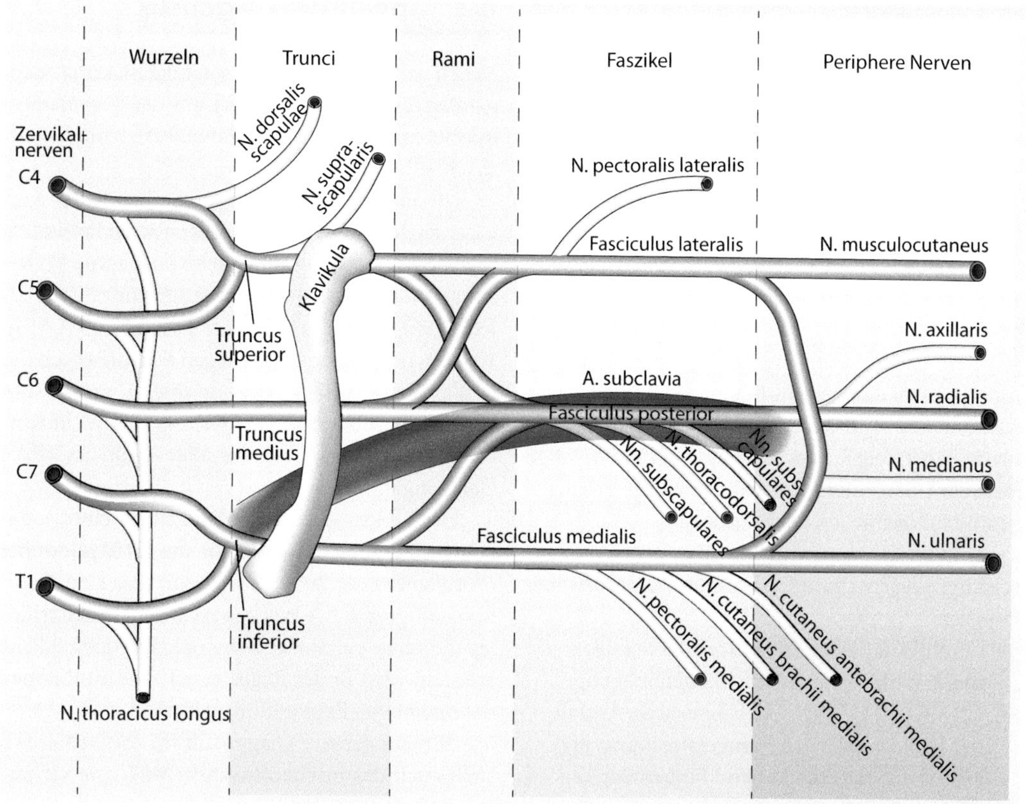

Abb. 18.1 Anatomie des Plexus brachialis

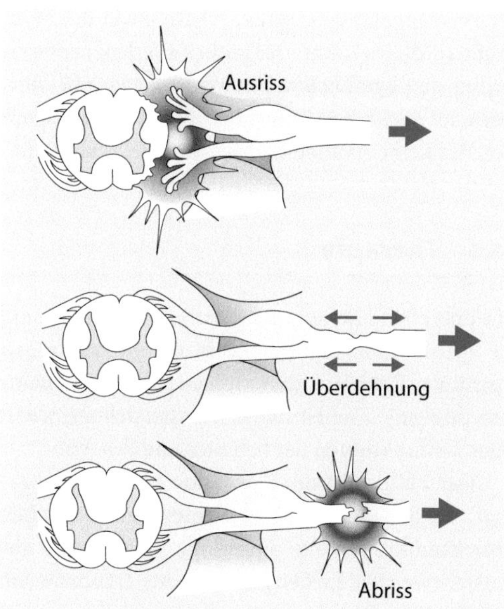

Abb. 18.2 Verletzungsmechanismen des Plexus brachialis

terluxationen, Oberarmkopf- oder Skapulafrakturen sowie ebenfalls eine ungünstige Lagerung während einer Operation.

Hiervon zu unterscheiden sind offene Traumata wie Schnittwunden oder Schussverletzungen.

Als seltenere Ursachen für eine Plexusläsion sind eine Bestrahlung (radiogene Plexitis) oder chronische Irritationen (zum Beispiel durch ein Thoracic-Outlet-Syndrom) zu nennen.

Je nach Höhenlokalisation kann folgende Einteilung zur Anwendung kommen:

- supraklavikuläre Verletzungen (75%)
- infra/retroklavikuläre Verletzungen (10%)
- Verletzungen der Endäste (15%)

18.4 Klinische Untersuchung

Die exakte Eruierung der Höhenlokalisation der Verletzung ist von übergeordneter Bedeutung, da hiervon maßgeblich die Prognose der Plexusläsion abhängt. Die Evaluation der Schädigung ist durch eine minutiöse klinische Untersuchung des Patienten möglich. Das Verletzungsmuster reicht von der kompletten Plexusläsion mit schlaffer Armparalyse bis zur Schädigung einer einzelnen Wurzel ohne wesentliche funktionelle Ausfälle aufgrund der großen köpereigenen Redundanz der Nervenfasern (Kachramanoglou et al. 2011).

Der genaue Kraftgrad betroffener Muskelgruppen sowie Sensibilitätsausfälle werden zu streng festgelegten Untersuchungszeitpunkten auf standardisierten Dokumentationsbögen festgehalten. Das Vorhandensein und die Distalisierung des Hoffmann-Tinel-Zeichens spielen hierbei eine wichtige Rolle zur Überprüfung des Regenerationsfortschritts bzw. zum Nachweis eines Neuroms.

Sind zwei oder mehr benachbarte Wurzeln geschädigt, liegen **charakteristische Funktionsausfälle** vor:

- C5 und C6: Schwäche/Ausfall der Schultermuskulatur sowie der Ellenbogenbeugung
- C5, C6 und C7: zusätzlich Schwäche/Ausfall der Handgelenks- und Fingerstreckung, ggf. auch der Handgelenks- und Fingerbeugung
- C8 und Th1: Ausfall/Schwäche der Handfunktion bei regelrechter Schulter- und Ellenbogenfunktion.

Bei kompletter Ausrissverletzung besteht neben der vollständigen schlaffen Parese und Asensibilität des Arms zusätzlich ein extremer schwer therapierbarer Schmerz (Berman et al. 1998). Das Vorliegen eines Horner-Syndroms (Avulsion der vegetativen Wurzeln C8 und Th1) sowie einer ipsilateralen Zwerchfellparese unterstützen diese Verdachtsdiagnose. Ein weiterer entscheidender Hinweis auf eine Avulsionsverletzung ist die Abwesenheit eines supraklavikulären Hoffmann-Tinel-Zeichens.

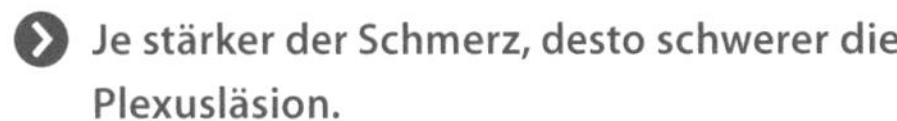

Je stärker der Schmerz, desto schwerer die Plexusläsion.

Der exakte Läsionsort und das Ausmaß der Schädigung lassen sich häufig erst intraoperativ eingrenzen, da nicht selten Aus- und Abrisse gemeinsam vorliegen.

18.5 Apparative Diagnostik

Neben der klinischen Untersuchung ist auch die apparative Diagnostik indiziert um das Verletzungsmuster einzugrenzen und Zusatzverletzungen auszuschließen.

Die **radiologische Diagnostik** beinhaltet Aufnahmen der Halswirbelsäule, der oberen Extremität sowie des Thorax, um mögliche knöcherne Verletzungen darzustellen. Ein hochstehendes Zwerchfell gibt Hinweise auf Wurzelläsionen C4/C5. In 10–25% der Verletzungen liegen Schädigungen der großen Begleitgefäße (zum Beispiel A. und V. subclavia) vor (Strum u. Perry 1987). Bei nicht tastbaren Pulsen der A. radialis oder A. ulnaris ist die Gefäßangiografie indiziert.

Der Goldstandard zur Evaluation eines möglichen Wurzelausrisses bleibt die **CT-Myelografie** (Yoshikawa et al. 2006). Die Ausbildung einer Pseudomeningozele 3–4 Wochen nach dem Unfall erhärtet die oben genannte Diagnose. Der tatsächliche Schaden wird in der Regel jedoch nur im Rahmen der operativen Exploration ersichtlich.

Für die genaue Diagnostik im Wurzelbereich stellt auch das **hochauflösende MRT** eine verlässliche Alternative dar.

Subklinische Verletzungen sowie Regenerationszeichen werden am frühesten durch die **Neurografie** (Nervenleitgeschwindigkeit, NLG) sowie die **Myografie** (EMG) erkannt. Der zeitliche Verlauf der regelmäßig durchgeführten Untersuchungen gibt Hinweise auf die Regeneration oder aber auch die Stagnation des Reinnervationsfortschritts (Tiel et al. 1996).

18.6 Therapie

Die operative Therapie der Plexus-brachialis-Läsion ist hochkomplex und sollte in einem erfahrenen operativen Zentrum für periphere Nervenverletzungen erfolgen. Ziel ist die Wiederherstellung wichtiger Teilfunktionen der Schulter und des Arms.

Der **Zeitpunkt der Operation** hängt vom Ausmaß der Schädigung ab. Bei einer glatten frischen Durchtrennung sollte die primäre Koaptation angestrebt werden. Liegen geschlossene Traumata vor, besteht die Indikation zum operativen Vorgehen bei ausbleibender Regeneration oder bei Regenera-

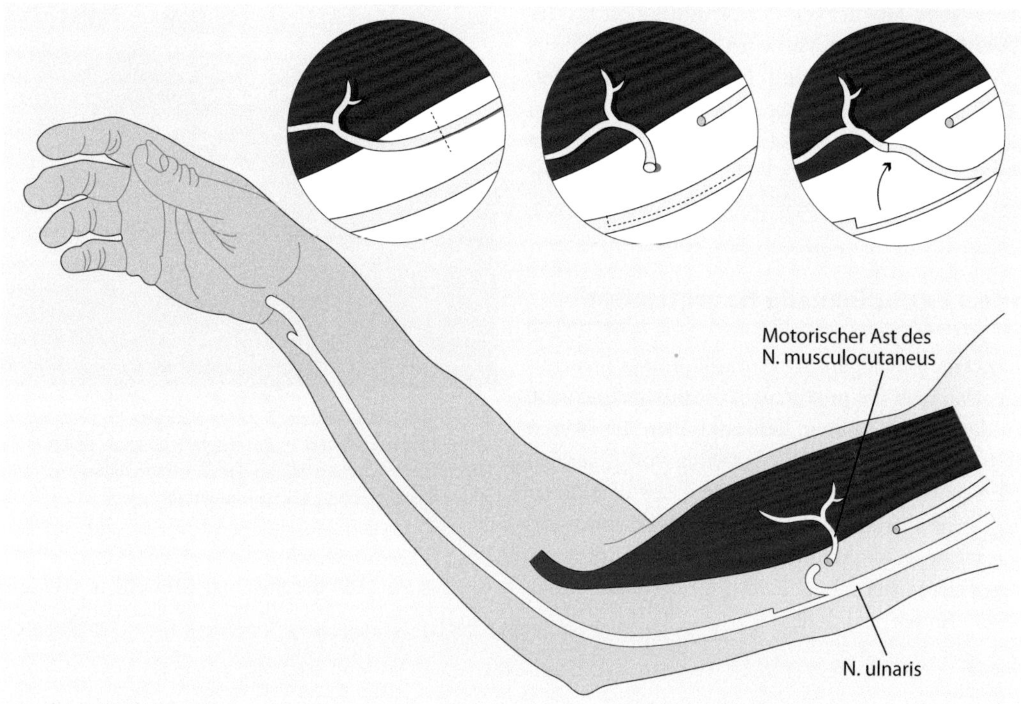

Abb. 18.3 Oberlin-Transfer: Neurotisation von 2 motorischen N.-ulnaris-Faszikeln auf den motorischen Ast des M. biceps zur Wiederherstellung der Ellenbogenbeugung

tionsstillstand zwischen 4 Wochen und 6 Monaten. Bei gesichertem kompletten Plexusausriss wird mittlerweile die zeitnahe Exploration angestrebt, weil die zu diesem Zeitpunkt noch nicht weit fortgeschrittene Narbenbildung eine Identifikation der anatomische Strukturen erleichtert (Shin et al. 2005, Kato et al. 2006). Nach 6 Monaten wird das Outcome, besonders was die motorischen Funktionen betrifft, deutlich schlechter. Grund hierfür ist der degenerative Umbau der Muskelzelle mit Verlust der motorischen Endplatten.

18.6.1 Plexusneurolyse

Bei erhaltener Kontinuität und bestehender Narbenbildung stellt die Neurolyse des Plexus brachialis die Therapie der Wahl dar, welche bis zu einem Grad III nach Sunderland sinnvoll ist. Sowohl die hierdurch entstehende Druckentlastung als auch die verbesserte Blutversorgung des Nervs bahnen die Regeneration. Bei höhergradiger Vernarbung besteht die Indikation zur Resektion und Nerventransplantation wie unten beschrieben.

18.6.2 Intraplexuelle Neurotisation

Bei einem Abriss des Spinalnerven im Sinne einer postganglionären Läsion sowie bei Kontinuitätsunterbrechungen der Trunci und der Fasciculi kann die Defektstrecke durch eine Nerventransplantation zwischen proximalem und distalem Stumpf überbrückt werden. Wir sprechen in diesem Fall von einer **intraplexuellen Neurotisation**. Als Spendernerven dienen zum Beispiel der N. suralis oder andere kutane Nerven (zum Beispiel Nn. cutanei antebrachii, N. saphenus). Folgende Transplantationen werden beispielhaft aufgeführt:

- C5 → N. suprascapularis und N. axillaris (Schulterabduktion)
- C6 → N. musculocutaneus (Ellenbogenbeugung)
- C7 → N. radialis (Handgelenkstreckung)

Als weitere Möglichkeit der Neurotisation sei der **Oberlin-Transfer** bei Vorliegen einer oberen Plexus Läsion (C5/C6) genannt (Oberlin et al. 2009) (■ Abb. 18.3). Hierbei werden motorische Faszikel des N. ulnaris auf die motorischen M.-biceps-Äste des N. musculocutaneus koaptiert, um die verlorene Ellenbogenflexion wiederherzustellen.

18.6.3 Extraplexuelle Neurotisation

Liegt eine präganglionäre Wurzelläsion vor (Wurzelausriss), fehlt die proximale Anschlussmöglichkeit. In diesem Fall können Teilfunktionen der oberen Extremität nur durch Umlagerung von gesunden Nerven wiederhergestellt werden. Mithilfe dieser sog. **extraplexuellen Neurotisation** wird eine weniger wichtige Muskelfunktion zugunsten des Arms »geopfert« (Merrell et al. 2001, Songcharoen et al. 2005, (Brown et al. 2009).

18.6.4 Der Interkostalis-Transfer

Erstmalig beschrieben wurde diese Technik von Seddon 1963 (Seddon 1963) (■ Abb. 18.4). In der Regel können die Interkostalnerven 3–11 zur Rekonstruktion des Plexus brachialis benutzt werden. Jeder einzelne Interkostalnerv beinhaltet ca. 500–700 motorische Nervenfasern (Songcharoen 2008). Am häufigsten werden diese Nerven mit dem N. musculocutaneus oder dem N. axillaris neurotisiert. Synkinesien beim Niesen oder bei tiefer Einatmung sind nicht selten.

18.6.5 Der N.-accessorius Transfer

Der N. accessorius verläuft entlang des medialen Trapeziusrandes und beinhaltet ca. 1500 motorische Nervenfasern. Bei ausreichender akribischer Präparation ist eine direkte Neurotisation des N. suprascapularis ohne Transplantat möglich (Midha 2004, Malessy et al. 2004). Hiermit können Abduktionen der Schulter bis zu 90° erreicht werden (Bertelli u. Ghizoni 2007). Durch zusätzliche Neurotisation des N. axillaris über ein Nerventransplantat sind in der Literatur Abduktionen bis zu 115° beschrieben (Bertelli u. Ghizoni 2003).

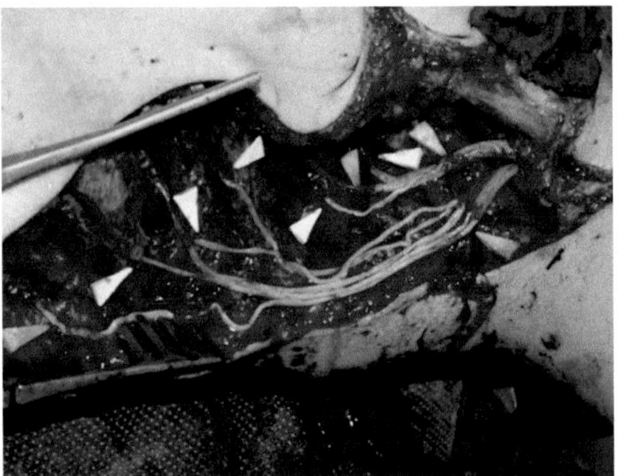

■ **Abb. 18.4** Interkostalis-Transfer: Neurotisation von Interkostalnerven auf den N. musculocutaneus sowie den N. medianus zur Wiederherstellung der Ellenbogenbeugung und Teilwiederherstellung der Handfunktion

18.6.6 Die kontralaterale C7-Wurzel

Als weiterer potenter Axonspender ist die kontralaterale C7-Wurzel zu nennen (>20.000 Nervenfasern). Über lange Transplantate erlaubt sie die Reinnervation der Schulter- und Ellenbogenmuskulatur sowie mit zufriedenstellendem Erfolg auch die Wiederherstellung der Handgelenk- und Fingerbeugung und die Resensibilisierung der Handflächen (El-Gammal u. Fathi 2002, Songcharoen et al. 2001). Die Verwendung der C7-Wurzel sollte aber nur nach genauer Abwägung erfolgen, da immer auch eine Schädigung der gesunden oberen Extremität auftreten kann. Beschrieben sind insbesondere Teilverlust der Tricepsmuskulatur, sensorische Defizite und neuropathische Schmerzen (Sungpet et al. 1999, Ali et al. 2002).

18.6.7 Der N. phrenicus

Der N. phrenicus mit 800 motorischen Nervenfasern wird mit großem Erfolg zur Neurotisation des N. musculocutaneus angewandt (Gu u. Ma 1996). Zu beachten ist ein Verlust der Vitalkapazität um 10% (Luedemann et al. 2002). Des Weiteren schließt sich die zusätzliche Verwendung der Interkostalnerven in Hinblick auf die Atemfunktion aus.

18.6.8 Reimplantation der Wurzel in das Rückenmark

Die Reimplantation der Nervenwurzeln in das Rückenmark steht weiter im Fokus aktueller klinischer und experimenteller Forschung. Erstmalig beschrieben wurde das aufwendige Verfahren 1995 im Rahmen eines Fallberichts (Carlstedt u. Noren 1995). Weitere Publikationen belegen den klinischen Erfolg sowohl die Motorik und die Sensibilität als auch die neuropathischen Schmerzen betreffend (Carlstedt et al. 2000, 2004; Htut et al. 2007).

Aktuelle Metaanalysen belegen für obere Plexusläsionen einen funktionellen Gewinn durch die extraplexuelle Neurotisation des N. suprascapularis, des N. axillaris sowie des N. musculocutaneus gegenüber der direkten Nerventransplantation (Yang et al. 2012, Garg et al. 2011).

18.7 Postoperative Nachbehandlung

Bei supraklaviculärer Plexusrekonstruktion wird der Patient 10 Tage in einem präoperativ anmodellierten Minerva-Gips (Kopf-Thorax-Arm-Gips) ruhiggestellt. Bei ausschließlich infraklavikulärem Zugang genügt in der Regel ein Gilchrist-Verband. Im Anschluss erfolgt die physio- und ergotherapeutisch begleitete Mobilisierung sowie intensives sensomotorisch-perzeptives Training. Die postoperative Regenerationszeit beträgt ca. 2–3 Jahre, bis ein Endergebnis vorliegt.

Bleibt die erwartete Regeneration aus oder liegt die Plexusläsion zu lange zurück, stehen zur Wiederherstellung der Funktionsfähigkeit der oberen Extremität motorische Ersatzoperationen zur Verfügung (Schaller 2006).

Literatur

Ali Z, Meyer RA, Belzberg AJ (2002) Neuropathic pain after C7 spinal nerve transection in man. Pain 96(1–2): 41–7

Berman JS, Birch R, Anand P (1998) Pain following human brachial plexus injury with spinal cord root avulsion and the effect of surgery. Pain 75(2–3): 199–207

Bertelli JA, Ghizoni MF (2003) Brachial plexus avulsion injury repairs with nerve transfers and nerve grafts directly implanted into the spinal cord yield partial recovery of shoulder andelbow movements. Neurosurgery 52(6): 1385–9

Bertelli JA, Ghizoni MF (2007) Transfer of the accessory nerve to the suprascapular nerve in brachial plexus reconstruction. J Hand Surg Am 32(7): 989–98

Brown JM, Shah MN, Mackinnon SE (2009) Distal nerve transfers: a biology-based rationale. Neurosurg Focus 26(2) :E12

Carlstedt T, Noren G (1995) Repair of ruptured spinal nerve roots in a brachial plexus lesion. Case report. J Neurosurg 82(4): 661–3

Carlstedt T, Anand P, Hallin R, Misra PV, Noren G, Seferlis T (2000) Spinal nerve root repair and reimplantation of avulsed ventral roots into the spinal cord after brachial plexus injury. J Neurosurg 93(2 Suppl): 237–47

Carlstedt T, Anand P, Htut M, Misra P, Svensson M (2004) Restoration of hand function and so called »breathing arm« after intraspinal repair of C5-T1 brachial plexus avulsion injury. Case report. Neurosurg Focus 16(5): E7

El-Gammal TA, Fathi NA (2002) Outcomes of surgical treatment of brachial plexus injuries using nerve grafting and nerve transfers. J Reconstr Microsurg 18(1): 7–15

Garg R, Merrell GA, Hillstrom HJ, Wolfe SW (2011) Comparison of nerve transfers and nerve grafting for traumatic upper plexus palsy: a systematic review and analysis. J Bone Joint Surg Am 93(9): 819-829

Gu YD, Ma MK (1996) Use of the phrenic nerve for brachial plexus reconstruction. Clin Orthop Relat Res (323): 119–21

Htut M, Misra VP, Anand P, Birch R, Carlstedt T (2007) Motor recovery and the breathing arm after brachial plexus surgical repairs, including re-implantation of avulsed spinal roots into the spinal cord. J Hand Surg Eur Vol 32(2): 170–8

Kachramanoglou C, Li D, Andrews P, East C, Carlstedt T, Raisman G, Choi D (2011) Novel strategies in brachial plexus repair after traumatic avulsion. Br J Neurosurg 25(1): 16–27

Kato N, Htut M, Taggart M, Carlstedt T, Birch R (2006) The effects of operative delay on the relief of neuropathic pain after injury to the brachial plexus: a review of 148 cases. J Bone Joint Surg 88B: 756–759

Luedemann W, Hamm M, Blomer U, Samii M, Tatagiba M (2002) Brachial plexus neurotization with donor phrenic nerves and its effect on pulmonary function. J Neurosurg 96(3): 523 – 6

Malessy MJ, de Ruiter GC, de Boer KS, Thomeer RT (2004) Evaluation of suprascapular nerve neurotization after nerve graft or transfer in the treatment of brachial plexus traction lesions. J Neurosurg 101(3): 377–89

Merrell GA, Barrie KA, Katz DL, Wolfe SW (2001) Results of nerve transfer techniques for restoration of shoulder and elbow function in the context of a meta-analysis of the English literature. J Hand Surg Am 26(2): 303-314
Midha R (2004) Nerve transfers for severe brachial plexus injuries: a review. Neurosurg Focus 16(5): E5
Oberlin C, Durand S, Belheyar M, Shafi M, David E, Asfazadourian H (2009)Nerve transfers in brachial plexus palsies. Chir Main 28: 1–9
Schaller HE (2006) Nervenrekonstruktion und Nervenersatzoperation. Trauma Berufskh 8: S28-S30
Seddon HJ (1963) Nerve Grafting. J Bone Joint Surg Br 45: 447–61
Shin AY, Spinner RJ, Steinmann SP, Bishop AT (2005) Adult traumatic brachial plexus injuries. J Am Acad Orthop Surg 13:382–396
Songcharoen P (2008) Management of brachial plexus injury in adults. Scand J Surg 97(4):317–23
Songcharoen P, Wongtrakul S, Mahaisavariya B, Spinner RJ (2001) Hemi-contralateral C7 transfer to median nerve in the treatment of root avulsion brachial plexus injury. J Hand Surg Am 26(6):1058–64
Songcharoen P, Wongtrakul S, Spinner RJ (2005) Brachial plexus injuries in the adult. nerve transfers: the Siriraj Hospital experience. Hand Clin 21(1): 83-89
Strum JT, Perry JF Jr (1987) Brachial plexus injuries from blunt trauma – a harbinger of vascular and thoracic injury. Ann Emerg Med 16: 404–406
Sungpet A, Suphachatwong C, Kawinwonggowit V (1999) Sensory abnormalities after the seventh cervical nerve root transfer. Microsurgery 19(6): 287–8
Tiel RL, Happel LT Jr, Kline DG (1996) Nerve action potential recording method and equipment. Neurosurgery 139: 103–109
Yoshikawa T, Hayashi N, Yamamoto S et al. (2006) Brachial plexus injury: clinical manifestations, conventional imaging findings, and the latest imaging techniques. Radiographics 26: S133–S143
Yang L, Chan K, Chung K (2012) A systematic review of nerve transfer and nerve repair for the treatment of adult upper brachial plexus injury. Neurosurgery 71: 417–429

18

Mikrochirurgischer Lappentransfer

Techniken der freien Lappenplastiken

T. Kremer, U. Kneser

U. Kneser et al. (Hrsg.), *Grundkurs Mikrochirurgie*,
DOI 10.1007/978-3-662-48037-3_19,

19.1 Entwicklung freier Lappenplastiken

Nach der ersten erfolgreichen Replantation eines Daumens beschreiben die Autoren (Komatsu und Tamai, 1968) den Moment der Reperfusion wie folgt: »Immediately after establishment of circulation, the thumb became pink. Pulsation of the digital arteries was noticed and the veins filled with returning blood«.

Dieser Moment ist bis heute Teil der Faszination auch beim freien mikrochirurgischen Gewebetransfer. Dieser wurde wesentlich vorangebracht durch die erste freie Transplantation eines gefäßgestielten Leistenlappens 1973 (Daniel und Taylor 1973) und die dann folgende rasche Entwicklung immer neuer Lappenplastiken, die die Transplantation unterschiedlichster Gewebe ermöglichten. Beispielhaft sei hier die erste freie Fibulatransplantation erwähnt, die fast zeitgleich von Ueba und Fujikawa sowie Taylor (Ueba u. Fujikawa 1983, Taylor 1975) durchgeführt, aber durch Taylor erstmals publiziert wurde.

Es folgte die wissenschaftliche Auseinandersetzung mit den Perfusionsmustern der Haut, aber auch der Muskulatur. Die Unterscheidung zufälliger Perfusionsmuster der Haut (random pattern) und axial gestielter Lappenplastiken wurde bereits 1973 eingeführt (McGregor u. Morgan 1973; ◻ Abb. 19.1). 1976 wurden die Hautterritorien definiert, die in myokutane Lappenplastiken eingeschlossen werden können. 5 Jahre später wurden unterschiedliche Perfusionsmuster von Muskellappenplastiken beschrieben, deren Kenntnis bis heute für die Wahl einer Spenderregion freier Muskellappenplastiken obligat ist (Mathes u. Nahai 1981). Die Klassifikation fasziokutaner Lappenplastiken erfolgte dann 1984 durch Cormack und Lamberty und gipfelte im Angiosomkonzept von Taylor (1987).

Während die mikrochirurgische freie Lappenplastik anfangs eine Innovation für sich darstellte, ist sie heute nicht mehr – aber auch nicht weniger – als eine sichere und breit eingesetzte Technik, die bei adäquater Indikationsstellung die Lösung vielfältiger komplexer rekonstruktiver Probleme ermöglicht.

19

19.2 Indikationen

Die Indikationen für einen freien mikrochirurgischen Gewebetransfer sind vielfältig. Klassische Indikationen sind Defekte unterschiedlicher Gewebe, die als Folge onkologischer Resektionen, Traumata oder Infektionen auftreten können. Das einfachste rekonstruktive Ziel ist hier die reine Auffüllung des Defekts mit entsprechend vaskularisiertem Gewebe. Zunehmend tritt aber auch die Wiederherstellung der Funktion in den Vordergrund. Beispiele sind hier die Rekonstruktion fehlender oder nicht mehr innervierter Muskulatur durch innervierte Muskellappenplastiken oder die Wiederherstellung

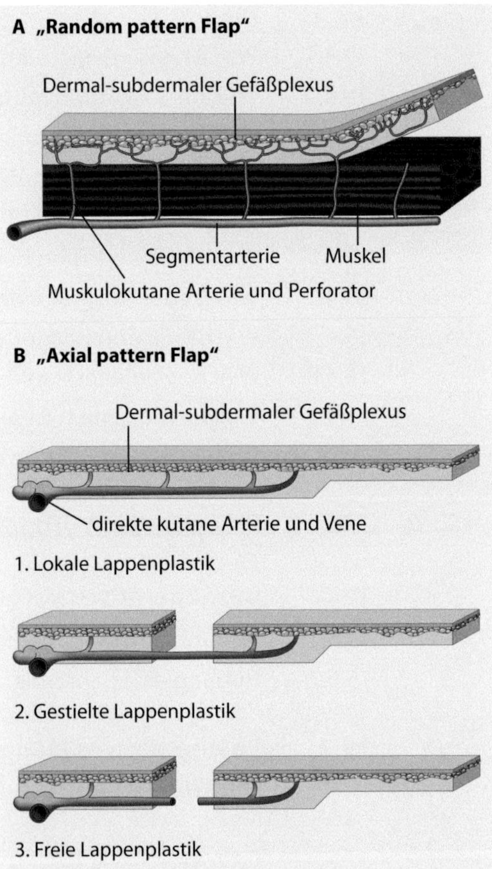

◻ **Abb. 19.1** Lappenplastiken werden in »random pattern Flaps« mit einer zufälligen Durchblutung über den dermalen Gefäßplexus und »axial pattern Flaps« mit einer definierten Gefäßachse unterteilt. Letztere können sowohl als lokale, gestielte oder freie Lappenplastiken eingesetzt werden

der Extremitätenperfusion zeitgleich mit einer freien Lappenplastik durch »Bypass-free flaps« oder Durchflusslappenplastiken. Ein weiteres Prinzip ist die sog. chirurgische Angiogenese, bei der die Durchblutung schlecht perfundierter Strukturen durch das Einbringen gut vaskularisierten Gewebes verbessert werden kann.

In der Vergangenheit wurden immer wieder unterschiedliche Algorithmen eingeführt, die dem Versuch geschuldet waren, das rekonstruktive Vorgehen zu strukturieren. Das älteste und bekannteste Prinzip ist die sog. Rekonstruktive Leiter, die von Harold Gillies im Rahmen der Versorgung Verletzter des ersten Weltkriegs eingeführt und stetig aktualisiert wurde. Aktuell verschieben sich aufgrund der sehr hohen Sicherheit mikrochirurgischer Verfahren, der immer weiteren Ausdehnung mikrochirurgischer Indikationen und der sehr individuellen Ansprüche unterschiedlicher Patienten die Indikationen zunehmend hin zu einem frühzeitigeren Einsatz mikrochirurgischer Verfahren. Das Vorgehen hängt dabei vom Patienten, dessen anatomischen Gegebenheiten, Begleiterkrankungen und der Erwartungshaltung sowie auch von der Expertise des behandelnden Arztes ab.

19.3 Klassifikation von Lappenplastiken

> **Random-pattern-Lappenplastiken können aufgrund des zufälligen Perfusionsmusters nicht als freie Lappenplastiken gehoben werden.**

Hierfür ist immer eine definierte axiale Gefäßversorgung notwendig (axial pattern; Abb. 19.1), Dabei können unterschiedliche Gewebekomponenten an einem Gefäßstiel gehoben werden. So ist es möglich, die Haut, Fett, Faszien, Muskulatur und Knochen einzeln oder in Kombination an einem Gefäßstiel zu isolieren (▶ Kap. 20). Die Nomenklatur unterschiedlicher Lappenplastiken orientiert sich an den eingeschlossenen unterschiedlichen Geweben. Diese werden beispielsweise als kutane, lipokutane, fasziokutane, myokutane, osteokutane oder osteomyokutane Lappenplastiken bezeichnet. Ein anschauliches Beispiel ist hier das sog. Subskapularsystem, bei dem an der A. und V. subscapularis folgende Gewebekomponenten gehoben werden können:

1. Haut (z. B. Paraskapularlappenplastik),
2. Muskulatur (M. latissimus dorsi, M. serratus posterior) und
3. Knochen (Margo lateralis der Scapula, Rippe).

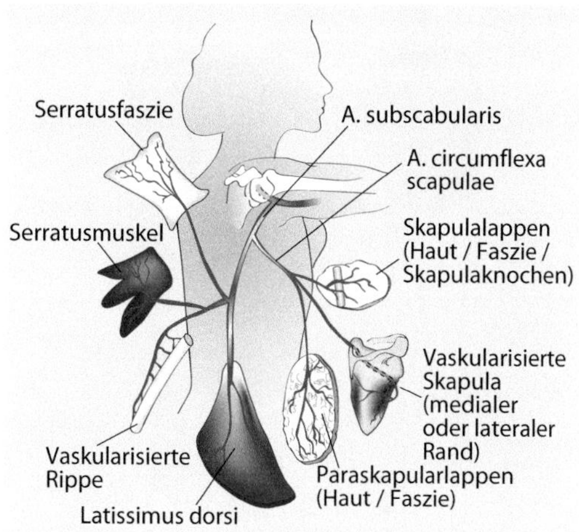

Abb. 19.2 Das Subskapularsystem: An der A. subscapularis können zahlreiche unterschiedliche Gewebe in zahlreichen Kombinationen miteinander kombiniert werden

Entsprechend der Defektanalyse können dann reine Weichteil- oder kombinierte Knochen-/Weichteildefekte mittels einer Lappenplastik rekonstruiert werden (Abb. 19.2).

Bei der Wahl der Lappenplastik ist zusätzlich die Kenntnis des Perfusionsmusters einer Lappenplastik obligat. Für Muskellappenplastiken ist dabei die Klassifikation nach Mathes und Nahai (Mathes, Nahai 1981) gebräuchlich und hilfreich (Abb. 19.3):

- **Typ I nach Mathes und Nahai:** ein dominanter Gefäßstiel, der die Perfusion der gesamten Lappenplastik sicherstellt (z. B. M. tensor fascia lata, M. gastrocnemius)
- **Typ II nach Mathes und Nahai:** Die Muskellappenplastik hat einen dominanten Gefäßstiel, aber zusätzlich einen oder mehrere sekundäre Gefäßstiele. Die Perfusion über den dominanten Stiel ist in der Regel ausreichend (z. B. M. gracilis)

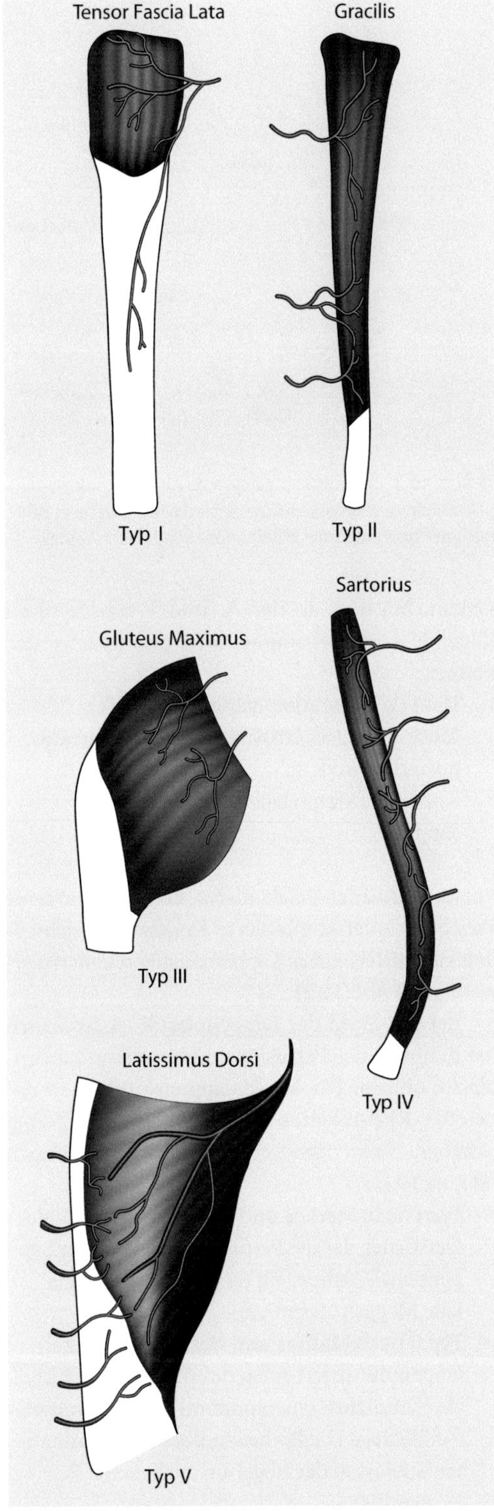

- **Typ III nach Mathes und Nahai:** Die Lappenplastik hat zwei gleichwertige dominante Stiele. Beide Stiele können einzeln die Lappenplastik ausreichend perfundieren (z. B. M. gluteus, M. rectus abdominis)
- **Typ IV nach Mathes und Nahai:** Der Muskel wird über gleichwertige segmentale Stiele durchblutet. Keiner dieser Stiele ist alleine ausreichend, um die Perfusion aufrecht zu erhalten. Diese Lappenplastiken eignen sich nicht für einen mikrochirurgischen Gewebetransfer (z. B. M. sartorius, M. biceps femoris).
- **Typ V nach Mathes und Nahai:** Der Muskel hat einen dominanten Stiel und zusätzlich eine segmentale Gefäßversorgung. Der dominante Stiel reicht für die Perfusion des gesamten Muskels aus und eignet sich für einen mikrochirurgischen Transfer (z. B. M. latissimus dorsi).

Ein spezielle Form von Hautlappenplastiken sind die sog. Perforatorlappenplastiken.

Ein Perforator ist »ein Gefäß, das aus dem tiefen Kompartiment durch definierte Öffnungen der tiefen Faszie hindurchtritt und die suprafasziale Schicht erreicht«.

Ein Perforator perfundiert ein sog. »Perforasom« (Saint-Cyr 2009), eine vaskuläres Gebiet, das sich durch einen hochkomplexen multidirektionalen Blutfluss auszeichnet. Benachbarte Perforasome werden über direkte oder indirekte Verbindungsgefäße (sog. linking vessels) miteinander verbunden und können ggfs. an einem einzigen Perforator rekrutiert werden.

19.4 Planung

Die Planung freier mikrovaskulärer Lappenplastiken ist komplex und individuell. Aus klinischer Sicht müssen zahlreiche Fragen beantwortet werden, um

Abb. 19.3 Klassifikation der Perfusion von Muskellappenplastiken nach Mathes und Nahai: Typ I: ein dominanter Gefäßstiel; Typ II: ein dominanter Gefäßstiel und mehrere Minorpedikel; Typ III: zwei dominante Pedikel; Typ IV: segmentale Gefäßversorgung; Typ V: ein dominanter Stiel und zusätzlich segmentale Gefäßversorgung

einerseits die Indikation zu stellen und andererseits eine Hebestelle zu identifizieren. Diese sind unter anderen:

19.4.1 Was ist das rekonstruktive Ziel?

Bei onkologischen Patienten muss beispielsweise geklärt werden, ob es sich um eine kurative oder palliative Situation handelt. Im ersten Fall steht die onkologische Sicherheit im Vordergrund, wohingegen bei palliativer Indikation v. a. auf die Lebensqualität fokussiert werden muss. Bei Patientinnen mit Brustkrebs muss klar sein, ob eine Mammarekonstruktion oder eine reine Defektrekonstruktion angestrebt wird. Auch bei der Frage, ob ein Extremitätenerhalt, z. B. bei traumatischen Defekten, angestrebt werden soll, spielen die funktionellen Ansprüche des Patienten eine entscheidende Rolle. Auch hier muss das rekonstruktive Ziel zusammen mit dem Patienten und den Angehörigen klar identifiziert werden.

19.4.2 Welche Strukturen müssen rekonstruiert werden?

Eine dezidierte Evaluation des Defekts bzw. klinischen Problems ist sehr entscheidend. Diese Frage kann oft nur im interdisziplinären Verbund beantwortet werden.

19.4.3 Welche Funktionen sind ausgefallen?

In der Extremitätenrekonstruktion ist hier die Frage zu beantworten, ob motorische oder sensible Defizite bestehen, die neben dem reinen Defektverschluss einer zusätzlichen Wiederherstellung bedürfen. Dies kann beispielsweise mittels innervierte Lappenplastiken erfolgen, die Defektrekonstruktion kann aber auch mit konventionellen Verfahren, wie Sehnennähten, motorischen Ersatzplastiken oder auch Nervenrekonstruktionen sowie Knochentransplantationen kombiniert werden.

19.4.4 Welche Anforderungen müssen an der Empfängerstelle erfüllt werden?

Hier spielen Aspekte wie die Frage nach der Belastbarkeit einer Rekonstruktion (z. B. im Bereich des Gesäßes oder der Füße), der Sensibilität, oder auch der späteren Möglichkeit einer Schuhversorgung eine Rolle. Ästhetische Erwägungen müssen ebenfalls berücksichtigt werden. Dies gilt selbstverständlich nicht nur für die Extremitätenrekonstruktion, sondern ebenso für die Rekonstruktion in anderen Gebieten, wie z. B. der weiblichen Brust, der Kopf-Hals-Region etc. Bei knöchernen Rekonstruktionen müssen auch sehr stark biomechanische Überlegungen einbezogen werden. Die funktionell und ästhetisch ansprechende Rekonstruktion erfordert daher die sichere Beherrschung vielfältiger Operationsverfahren und die Kenntnis einer Vielzahl an Lappenplastiken.

19.4.5 Wie ist die Perfusion der Empfängerregion?

Hierbei geht es einerseits um die Makroperfusion. Mögliche Anschlussgefäße müssen identifiziert werden. Es stellt sich in der Extremitätenrekonstruktion aber auch immer wieder die Frage, ob eine Verbesserung der Makroperfusion beispielsweise durch die interdisziplinäre Zusammenarbeit mit der Gefäßchirurgie angestrebt werden muss. Andererseits spielt auch die lokale Mikrozirkulation eine Rolle und kann beispielsweise im Rahmen einer Strahlentherapie die Wahl des Therapieverfahrens entscheidend beeinflussen. Auch die knöcherne Perfusion oder das Vorhandensein einer Osteomyelitis sind Faktoren, die gegebenenfalls die Anwendung einer vaskularisierten Knochentransplantation triggern können.

19.4.6 Was ist der Anspruch des Patienten?

Hier müssen die Fragen nach der Ästhetik und Funktion individuell beantwortet werden.

19.4.7 Wie ist die Compliance des Patienten?

Die Möglichkeit des Patienten konstruktiv am Behandlungskonzept teilzunehmen, ist oft entscheidend sowohl für die Wahl des Therapieverfahrens als auch für die Planung des postoperativen Procedere.

19.4.8 Welche Begleiterkrankungen hat der Patient?

Die Nebendiagnosen des Patienten können das Komplikationsrisiko signifikant beeinflussen. Einerseits müssen das allgemeine Operationsrisiko und die Belastbarkeit des Patienten abgeschätzt werden, andererseits spielen in der Mikrochirurgie aber auch besondere Aspekte, z. B. die Frage nach einer pathologischen Gerinnungs- oder Blutungsneigung eine bedeutende Rolle (▶ Kap. 2 und 5).

19.4.9 Welche Morbidität ist an der Hebestelle zu erwarten?

Der Operateur muss sich immer die Frage stellen, welche Morbidität an der Hebestelle potenziell resultieren könnte. Bei Muskellappenplastiken ist dabei der Funktionsverlust an der Hebestelle entscheidend. Dieser ist beim M. latissimus dorsi zwar in der Regel zu vernachlässigen, kann aber bei sportlichen Rollstuhlfahrern oder dem langfristigen Gebrauch von Unterarmgehstützen durchaus bedenkenswert sein. Die Hebung einer freien Fibula ist in der Regel unproblematisch, beim einbeinigen Patienten oder Patienten mit arterieller Verschlusskrankheit der Unterschenkel verschiebt sich die Risiko-/Nutzenabwägung trotzdem deutlich.

19.4.10 Sind Folgeoperationen notwendig?

Die Wahl der Lappenplastik kann auch dadurch beeinflusst werden, ob nach der Rekonstruktion im Bereich der Empfängerregion erneute Eingriffe notwendig sind. Beispielsweise lassen sich fasziokutane Lappenplastiken unproblematischer wieder anheben als Muskellappen.

19.5 Präoperative Vorbereitung

Die Vorbereitung eines Patienten zu einer mikrochirurgischen Lappenplastik unterscheidet sich nicht wesentlich von der eines jeden chirurgischen Patienten. Hier sollen nur die besonderen Aspekte dargestellt werden, die zur Planung bei entsprechenden Patienten notwendig sind.

Aufgrund der Notwendigkeit einer mikrochirurgischen Anastomose ist eine Kenntnis des Gerinnungsstatus und einer evtl. Thrombophilieneigung essenziell (▶ Kap. 2, 3, 15). Es sollte ein strukturiertes Gerinnungsinterview geführt werden, das eine Abschätzung des individuellen hämostaseologischen Status des Patienten ermöglicht. Wichtige Fragen sind in diesem Zusammenhang vorangegangene thromboembolische Ereignisse, Blutungen oder bei Frauen die Frage nach habituellen Aborten. Finden sich hier Auffälligkeiten, sollte der Patient präoperativ einem versierten Gerinnungsspezialisten vorgestellt werden, um eine signifikante Gerinnungsneigung auszuschließen und im Bedarfsfall das intraoperative Management interdisziplinär festzulegen. Bei Patienten, die aufgrund kardiologischer oder angiologischer Interventionen Thrombozytenaggregationshemmer oder andere gerinnungsaktive Substanzen zu sich nehmen, muss mit den entsprechenden Fachgebieten Rücksprache gehalten werden und ggf. risikoadaptiert eine Anpassung der Therapie erfolgen. Bei Patienten ohne anamnestische Auffälligkeiten genügt die globale Gerinnungsanalyse (▶ Kap. 5).

Vor der Durchführung einer mikrochirurgischen Lappenplastik kann eine Gefäßdarstellung im Entnahme- und/oder Empfängerbereich erforderlich sein (▶ Kap. 6). Insbesondere bei perforatorbasierten Lappenplastiken, aber auch bei axial gestielten fasziokutane Lappenplastiken kann eine einfache präoperative **Doppler-Untersuchung** wertvolle Informationen über die individuelle Anatomie geben und die Lappenplanung und operative Sicherheit deutlich erhöhen. Die Lappenplastiken können dann über diesen Strukturen zentriert geplant werden. Zusätzlich sollten bereits präoperativ im Ste-

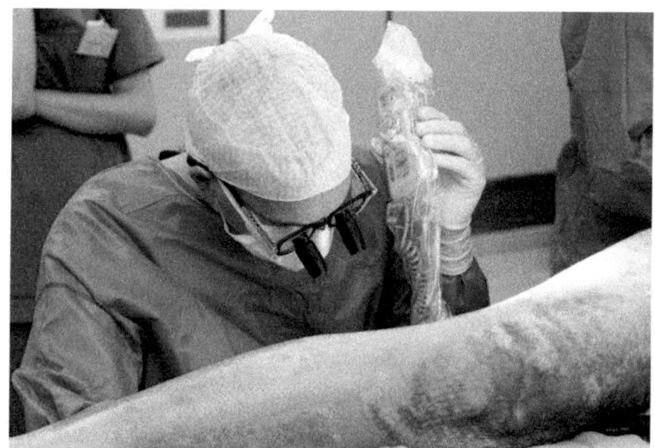

Abb. 19.4 Intraoperatives Bild mit »handheld«-Doppler zur Lokalisation von Perforatoren

hen die **Umschneidungsfiguren** und die wesentlichen anatomischen Landmarken angezeichnet werden (Abb. 19.4).

Zuletzt erfolgt eine dezidierte **chirurgische Aufklärung**, die neben den allgemeinen operativen Risiken auf die speziellen mikrochirurgischen Risiken eingehen sollte. Hier geht es v. a. um spezifische Elemente wie Lappen(teil-)verluste, Revisionsraten, Hebemorbidität und die notwendigen z. T. immobilisierenden Maßnahmen im postoperativen Verlauf. Eine gute präoperative Aufklärung ist dabei auch für das Verständnis des Patienten und damit für die postoperative Compliance entscheidend.

19.6 Intraoperatives Vorgehen

Selbstverständlich ist das intraoperative Vorgehen stets sehr individuell und v. a. abhängig von der gewählten Lappenplastik. Es gibt aber allgemeine operative Prinzipien, die hier dargestellt werden sollen.

Der entscheidende Operationsschritt ist stets die Vorbereitung der Empfängerregion. Hier sollte in der Regel ein **ausreichendes Débridement** erfolgen, bis überall vitale Wundverhältnisse bestehen. Erst nach vollständiger Vorbereitung kann das endgültige Ausmaß des Defekts definiert und damit auch die abschließende Lappenplanung vorgenommen werden. Nach der Vorbereitung der Defektregion erfolgt noch die mikrochirurgische Darstellung der Anschlussgefäße. Bevor die Lappenplastik an der Hebestelle abgesetzt wird, sollte zusätzlich eine vollständige Blutstillung erfolgt und alle notwendigen Drainagen eingebracht worden sein.

Die Planung der Lappenplastik sollte dann anhand der präoperativ markierten Landmarken ggf. noch modifiziert werden. Anschließend wird bei Hautlappenplastiken in der Regel die **Lappenplastik auf einer Seite umschnitten** und zunächst der Gefäßstiel dargestellt, um ggf. die Lokalisation des Lappens noch modifizieren und anhand des intraoperativen Befundes noch optimal zentrieren zu können.

> Bei Hautlappenplastiken wird die **Lappenplastik auf einer Seite umschnitten** und zunächst der Gefäßstiel dargestellt, um ggf. die Lokalisation des Lappens noch modifizieren und anhand des intraoperativen Befundes noch optimal zentrieren zu können.

Erst dann erfolgt die Umschneidung der gesamten Lappenplastik und die vollständige **Isolation am Gefäßstiel**, der dann nach zentral so weit wie erforderlich verfolgt wird. Muskellappenplastiken zeichnen sich durch eine regelhafte Anatomie aus und können nach der Hautinzision direkt gehoben werden. Für den sicheren Erfolg einer Lappenplastik ist es entscheidend, den Gefäßstiel nicht zu kurz zu planen.

> **Cave**
> Zusätzlich muss bei der Planung der Lappengröße die Dicke der Unterhautfettschicht bedacht werden. Ist die Haut an der Hebestelle deutlich dicker als im Bereich der Empfängerregion, muss der Lappen deutlich größer geplant werden, um die Wundränder »runternähen« zu können.

Alternativ kann eine Ausdünnung der Lappenplastik schon bei der Hebung durchgeführt werden. Dies sollte aber moderat erfolgen, weil sonst die Gefahr eines Lappenteilverlusts steigt. Bei der Planung der Lappenplastik ist es darüber hinaus sinnvoll, das Areal zwischen der Anschlussstelle und dem Defekt zu bedenken. Die Lappenplastik sollte stets so geplant werden, dass zusätzlich zur Rekonstruktion des eigentlichen Defektes eine spannungsfreie Bedeckung des Gefäßstiels möglich ist. Dabei sollte auch die postoperative Schwellung berücksichtigt werden.

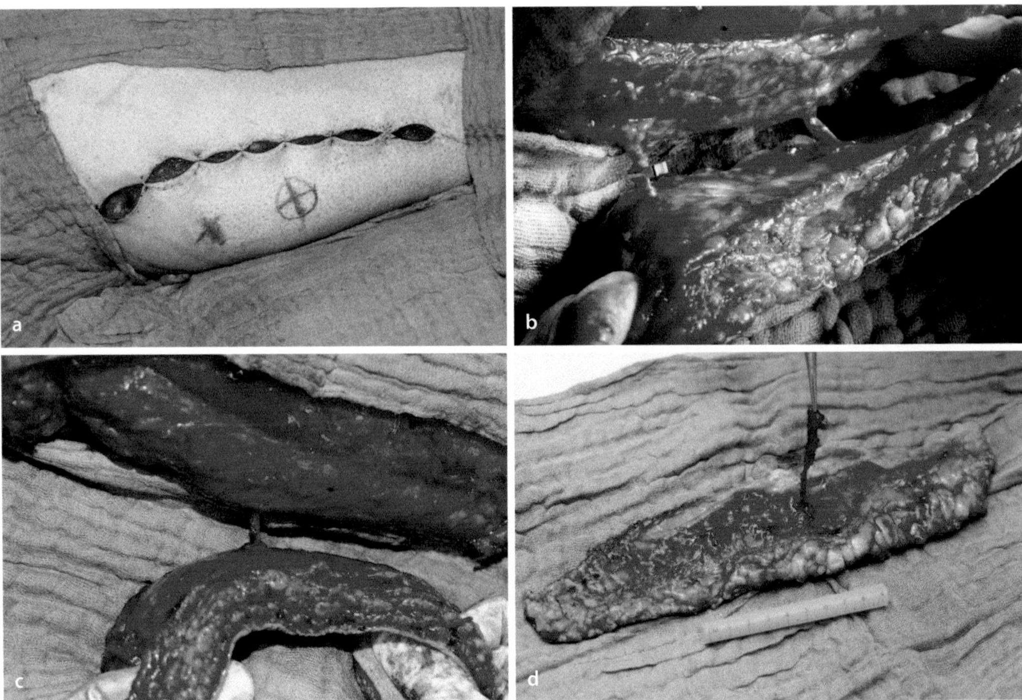

Abb. 19.5 Hebung einer Perforatorlappenplastik: Zunächst Lappenplanung mittels Dopplersonografie und Einzeichnen der Umschneidungsfigur zentriert über diese Perforatoren; Inzision der Haut nur auf einer Seite der Lappenplastik (oben links, blaue Kreuze: zwei identifizierte Perforatoren), anschließend Darstellung aller Perforatoren und Abklemmen der potentiell nicht notwendigen Stiele (oben rechts). Erst wenn sichergestellt ist, dass die Perfusion über nur einen Perforator ausreichend ist, erfolgt die Isolierung des Lappens an nur einem Perforator (unten links) und der Stiel kann präpariert und die Lappenplastik abgesetzt werden (unten rechts)

Bei Perforatorlappenplastiken ist für die sichere Umsetzung eine weitsichtige und flexible Operationsstrategie entscheidend (Abb. 19.5). Es sollte stets so vorgegangen werden, dass man sich **flexibel alle operativen Rückzugsoptionen offen hält**. So ist es empfehlenswert, sekundäre Perforatoren erst zu durchtrennen, wenn klar ist, dass eine Perfusion der Lappenplastik über weitere, verbleibende Perforatoren gesichert ist. Hierfür kann eine intraoperative Doppler-Untersuchung wertvolle Hinweise geben (Abb. 19.4), entscheidend ist aber die klinische Beurteilung.

Praxistipp

Die Autoren stellen zunächst mehrere Perforatoren dar und isolieren dann die Lappenplastik an diesen. Anschließend werden einzelne Perforatoren mit Gefäßklemmen abgeklemmt und die Perfusion der Lappenplastik beurteilt. Hierbei ist neben der Rekapillarisierung v. a. die Blutung aus dem Kapillarbett am Absetzungsrand der Lappenplastik entscheidend, die prompt und hellrot sein sollte. Erst nach diesem stufenweisen Vorgehen werden dann überflüssige Perforatoren abgesetzt und die verbleibenden Gefäße nach zentral verfolgt.

Sollten mehrere Perforatoren zur ausreichenden Perfusion einer Lappenplastik notwendig sein, muss der Einschluss dieser Gefäße in die Lappenplastik erzwungen werden. Wenn daher die notwendigen Perforatoren zentral nicht in einen Gefäßstiel münden, muss mikrochirurgisch ein Konfluieren erreicht werden, d. h. die Gefäße müssen im Sinne einer In-Flap-Anastomose miteinander verbunden werden.

Bei einigen Lappen besteht die Gefahr, dass die Drainage der Lappenplastik über das Tiefe Venensystem nicht ausreichend ist, sondern das **oberflächliche Venensystem dominant** notwendig ist für den venösen Abfluss. Dieses Phänomen ist insbesondere bei den Perforatorlappen vom Abdomen (DIEP-Lappenplastik) zu beobachten. Aus diesem Grund ist es bei Perforatorlappen immer sinnvoll, zumindest eine oberflächliche Vene zu präparieren und zu inkludieren. Dies ermöglicht dann ggf. eine zusätzliche venöse Anastomose, um die Drainage aus der Lappenplastik zu augmentieren.

Praxistipp

Es ist bei Perforatorlappen immer sinnvoll, zumindest eine oberflächliche Vene zu präparieren und zu inkludieren. Dies ermöglicht ggf. eine zusätzliche venöse Anastomose, um die Drainage aus der Lappenplastik zu augmentieren.

Nach vollständiger Präparation sollte an der Lappenplastik für einige Minuten nicht manipuliert werden. Die Autoren fixieren die Lappenplastik für 5–10 min an der Hebestelle provisorisch, bevor sie zunächst arteriell und dann venös abgesetzt wird. Anschließend wird die Lappenplastik mit heparinisierter physiologischer Kochsalzlösung gespült, bis ein eindeutiger venöser Ausfluss zu verzeichnen ist.

Die Lappenplastik wird dann an der Empfängerstelle zunächst provisorisch fixiert, der Gefäßstiel wird an die Anschlussgefäße approximiert. Dann erfolgen die arterielle und venöse Anastomose wie in ▶ Kap. 9–11 beschrieben. In der Regel sind ein bis zwei venöse Anastomosen ausreichend, die bevorzugt an das tiefe Venensystem erfolgen sollten, da hier die Komplikationsraten deutlich geringer sind als bei einem venösen Anschluss an das superfizielle System.

> **Anastomosen sollten bei der Extremitätenrekonstruktion wenn möglich an das tiefe Venensystem erfolgen, da hier die Komplikationsraten deutlich geringer sind als bei einem venösen Anschluss an das superfizielle System.**

Bezüglich der Anzahl der erforderlichen venösen Anastomosen gibt es keine klare Datenlage. Die Autoren führen beim Vorliegen zweier adäquater Venen im Lappenstiel- und Empfängerbereich meist eine zweite Venenanastomose durch.

Nach Freigabe der Anastomosen und Reperfusion der Lappenplastik wird der Gefäßstiel so positioniert, das kein Abknicken (sog. Kinking) und keine Spannung auftritt, dies kann ggf. unter Zuhilfenahme von Fibrinkleber erfolgen. Anschließend wird das Transplantat spannungsfrei eingenäht. Dabei muss zwingend jegliche Kompression im Bereich des Gefäßstiels vermieden werden.

Im Folgenden sollen die genannten Prinzipien an typischen Lappenplastiken exemplarisch dargestellt werden.

19.6.1 Hebung einer Paraskapularlappenplastik

Aus der A. axillaris entspringt die A. subscapularis, die sich bereits nach einem kurzen Verlauf in die A. thoracodorsalis und A. circumflexa scapulae aufteilt. Letztere tritt durch die mediale Achsellücke zwischen der langen Tricepssehne und den Mm. teres major et minor hindurch. Im weiteren Verlauf entspringt ein Ast zur Margo lateralis der Skapula, der einen Einschluss eines knöchernen Segments ermöglicht. Anschließend teilt sich die A. circumflexa scapulae in einen skapularen Ast (zum Skapulalappen) und einen paraskapularen Ast, der parallel zur Margo lateralis der Skapula als axiales Gefäß den fasziokutanen Paraskapularlappen versorgt. Der venöse Abfluss der Lappenplastik erfolgt über peripher jeweils zwei Begleitvenen. Zentral hat die Paraskapularlappenplastik in der Regel nur eine großlumige Vene.

Zur Hebung der Paraskapularlappenplastik werden zunächst folgende Landmarken identifiziert: die mediale Achsellücke (palpatorisch) und die Margo lateralis der Skapula. Zusätzlich kann die Gefäßachse parallel zur Skapula dopplersonografisch identifiziert werden. Es ist dabei wichtig, dass die Anzeichnung in Seitenlage mit ausgelagertem Arm erfolgt, da es im Rahmen der Umlagerung zu einer Verschiebung der anatomischen Landmarken kommt. Dann erfolgt die Inzision der Haut lateral

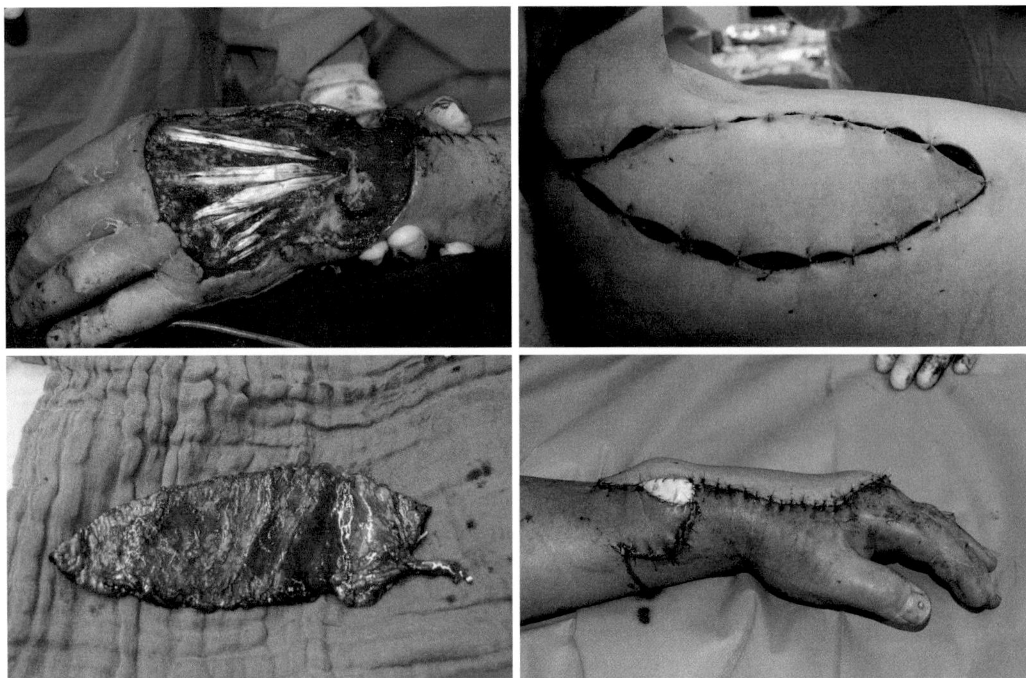

Abb. 19.6 Patient mit einem ausgedehnten Weichteildefekt am Handrücken mit freiliegenden Strecksehnen (oben links). Defektdeckung mittels eines freien Paraskapularlappens (oben rechts an der Hebestelle, unten links nach Absetzung). Nach Anastomosierung und spannungsfreier Einnaht war ein kleines Vollhauttransplantat am Lappenrand notwendig, um einen spannungsfreien Verschluss über dem Gefäßstiel zu ermöglichen (unten rechts)

der Gefäßachse und der medialen Achsellücke. Es sollte darauf geachtet werden, diese Inzision nicht zu weit kaudal durchzuführen, um den Gefäßstiel sicher inkludieren zu können. Außerdem ermöglicht die kraniale Ausdehnung der Lappenplastik häufig die Bedeckung des Gefäßstiels im Bereich der Empfängerregion, um hier einen spannungsfreien Verschluss ohne Kompression des Gefäßstiels sicherzustellen (Abb. 19.6). Die Ausdehnung der Lappenplastik sollte zusätzlich einen primären Wundverschluss an der Hebestelle ermöglichen.

Es erfolgt die Präparation hinein in die Achsellücke oberhalb (kranial) des M. teres major. Hier kann die A. circumflexa scapulae mit den Begleitvenen dargestellt werden. Die Präparation erfolgt dann nach zentral bis zum Zusammenfluss mit der A. thoracodorsalis. Je nach Beschaffenheit der Empfängergefäße und notwendiger Länge des Gefäßstiels kann die Absetzungshöhe des Gefäßstiels festgesetzt werden. Anschließend erfolgt die Präparation nach peripher und die Äste zur Skapula werden ligiert. Hier sollte sehr vorsichtig vorgegangen werden, um eine Blutung aus diesen Ästen zu vermeiden, die anderenfalls gerne hinter die Skapula retrahieren und dann nur schwer zu versorgen sind. Wenn die Eintrittsstelle des Gefäßstiels in die Lappenplastik identifiziert ist, wird die Lappenplastik vollständig umschnitten und anschließend von kaudal nach kranial zunächst epifaszial angehoben. Auf Höhe des M. teres major wird dann die Faszie inzidiert und in die Lappenplastik eingeschlossen. Nach vollständiger Isolierung des Gewebes wird ein zirkulatorisches Äquilibrium abgewartet – die Lappenplastik wird »sich einlaufen« gelassen, bevor sie zunächst arteriell und dann venös abgesetzt wird.

19.6.2 Hebung eines anterolateralen Oberschenkellappens

Die A. circumflexa femoris lateralis entspringt aus der A. femoralis und teilt sich in der Regel in drei

Äste auf; einen aszendierenden, einen transversen und einen deszendierenden Ast (▶ Kap. 20). Letzterer ist in meist das versorgende Gefäß des ALT-Lappens (ALT: antelateral thigh) und verläuft unter dem M. rectus femoris und dem M. vastus lateralis. Aus dem deszendierenden Ast gehen die Perforatoren hervor, die die Perforasome der Haut des lateralen Oberschenkels versorgen. Diese verlaufen entweder als septokutane Perforatoren im intermuskulären Septum zwischen den Mm. rectus femoris und vastus lateralis oder als muskulokutane Perforatoren durch den M. vastus lateralis. Begleitet wird der deszendierende Ast der A. circumflexa femoris lateralis von einem oder mehreren nervalen Muskelästen zum Vastus lateralis, der aus dem N. femoralis stammt. Eine sensible Innervation des ALT-Lappens ist durch Äste des N. cutaneus femoris lateralis gegeben, der im Bedarfsfall in die Lappenplastik eingeschlossen und im Bereich der Empfängerregion koaptiert werden kann.

Die Hebung der ALT-Lappenplastik erfolgt in der Regel in Rückenlage. Zur Planung werden folgende anatomische Landmarken markiert: Es wird eine gerade Linie zwischen Spina iliaca anterior superior und dem lateralen Rand der Patella gezogen. Es empfiehlt sich, diese Linie sorgfältig mit beispielsweise einem Faden oder einem langen Pflasterstreifen zu ziehen, um nicht zu weit lateral einzuzeichnen. Auf dieser Linie befinden sich im Mittleren Drittel die meisten Perforatoren, die zusätzlich mittels Dopplersonografie lokalisiert werden sollten. Die Lappenplastik wird zunächst zentriert über diesen Bereich geplant. Anschließend erfolgt zunächst eine weitestgehend gerade Inzision am medialen Rand der Lappenplastik. Nach Präparation auf die Oberschenkelfaszie erfolgt entweder eine epifasziale oder subfasziale Präparation nach lateral. Inwiefern die Faszie in die Lappenplastik inkludiert wird, hängt v. a. von den Notwendigkeiten an der Empfängerstelle ab.

Bei der Präparation nach lateral werden dann die vorhandenen Perforatoren identifiziert und dargestellt. Abhängig von deren Lokalisation, der notwendigen Länge des Gefäßstiels und den individuellen anatomischen Gegebenheiten kann zu diesem Zeitpunkt die Lappenplastik noch in kraniokaudaler Richtung verschoben werden. Zusätzlich werden jetzt wie oben beschrieben, die für die Perfusion der Lappenplastik notwendigen Perforatoren identifiziert. Nach Durchtrennung der überflüssigen Perforatoren wird dann der Gefäßstiel von peripher nach zentral verfolgt. Die Präparationsschicht ist dabei stets direkt auf dem Gefäß und keinesfalls mit einem »Sicherheitsabstand«, weil ein solcher das Risiko einer Verletzung des Stiels eher erhöht.

Die Präparation durch das intermuskuläre Septum ist in der Regel einfach, im Falle muskulokutaner Perforatoren kann die Präparation bis zum R. descendens allerdings schwierig und aufwendig werden. Hilfreich kann in diesem Fall die vorherige Darstellung des R. descendens im intermuskulären Septum unter dem M. rectus femoris sein, um die anatomischen Verhältnisse und das Konfluenz des Perforators mit der Gefäßachse einfacher zu identifizieren. Bei der Präparation des Gefäßstiels nach zentral/proximal sollte auf eine Schonung der begleitenden Nerven geachtet werden.

Nach vollständiger Isolierung der ALT-Lappenplastik am R. descendens wird dieser zunächst kaudal ligiert und abgesetzt. Zeigt sich nach einer »Einlaufphase« von einigen Minuten eine ausreichende kapilläre Blutung aus dem Lappenrand und eine zeitgerechte Rekapillarisierung, kann die Lappenplastik zunächst arteriell und dann venös abgesetzt und zur Empfängerstelle transferiert werden (◘ Abb. 19.7).

19.7 Postoperatives Management: Lagerung, Kontrolle Monitoring, Kompression

Das postoperative Management wird im Detail in ▶ Kap. 14 und ▶ Kap. 15 besprochen. Aus diesem Grund wird hier nur auf einige wenige spezifische Details eingegangen.

Den Patienten sollte nach einer freien mikrovaskulären Lappenplastik eine gewisse Phase der **Immobilisation** angeraten werden. Die Dauer hängt sehr stark von der Art der Lappenplastik, insbesondere aber auch von der Empfängerstelle ab. Derzeit ist im Rahmen der Extremitätenrekonstruktion eine eingeschränkte Bettruhe für 5–7 Tagen üblich. Dagegen können Patienten nach Rekonstruktionen im Kopf-Hals-Bereich oder nach Mammarekonstruktion bereits ab dem ersten postoperativen Tag

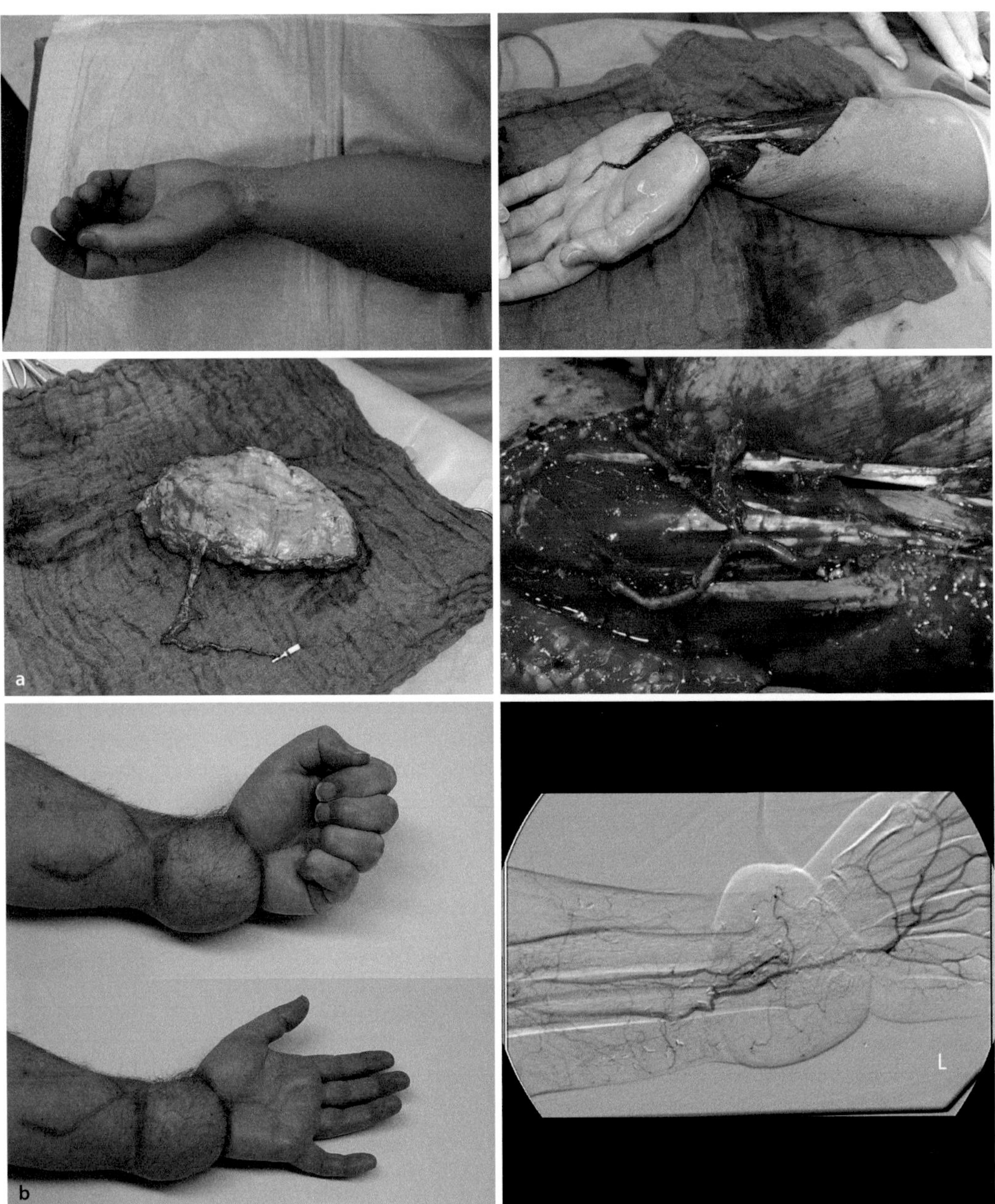

Abb. 19.7a, b Patient mit ausgeprägten Strahlenveränderungen am Handgelenk und minderperfundierter Hand nach Bestrahlung eines Hämangioms im Kindesalter (**a**: oben links). Nach Resektion der strahlenveränderten Weichteil sowie Teno- und Neurolysen (a: oben rechts) erfolgte eine Rekonstruktion mittels eines ALT-Durchflusslappens (**a**: unten links), der in die A. ulnaris interponiert wurde (**a**: unten rechts). Postoperativ musste die Lappenplastik noch ausgedünnt werden, die resultierende Handfunktion ist gut (**b**: links). Die postoperative Angiografie zeigt eine gute Perfusion der Hand über die rekonstruierte A. ulnaris

mobilisiert werden. Letztlich hängt das exakte Immobilisationsschema auch immer von individuellen Faktoren ab, die nur der Operateur kennt und daher festlegen muss.

Auch in den Händen der versiertesten Operateure besteht ein Risiko eines Lappenverlusts durch eine Okklusion des Gefäßstiels (▶ Kap. 16). Aus diesem Grund ist eine regelmäßige, initial stündliche postoperative **Perfusionskontrolle** sinnvoll. Diese erfolgt bei Hautlappenplastiken meist klinisch. Dies ist bei hellhäutigen Patienten, bei entsprechender Expertise des Untersuchers, die zuverlässigste Form der Beurteilung, da so weitgehend sicher sowohl arterielle als auch venöse Perfusionsstörungen identifiziert werden können. Aus diesem Grund sollten in Muskellappenplastiken wenn möglich Hautinseln zum postoperativen Monitoring eingeschlossen werden, die ggf. nach sicherer Einheilung der Lappenplastik wieder entfernt werden können.

> **Bei den meisten Muskellappenplastiken können Monitorinseln als sog. perforatorbasierte Monitorinseln an einem muskulokutanen Perforator isoliert gehoben werden, sodass diese dann am Patientenbett ohne zusätzliche Operation mittels Ligatur entfernt werden können.**

Apparative Kontrollmöglichkeiten sind beispielsweise die akustische Darstellung der Lappengefäße mittels **Dopplersonografie** oder die Verwendung einer implantierbaren Dopplersonde **(Cook-Sonde)**, die idealerweise auf der Vene hinter der Anastomose angebracht wird.

Über die postoperative Antikoagulation besteht derzeit in der Literatur kein Konsens (▶ Kap. 2, ▶ Kap. 14, ▶ Kap. 15). Der Trend geht jedoch bei Patienten ohne spezifische Risikofaktoren hin zu einer weniger invasiven Antikoagulation. In der Klinik der Autoren wird nur die normale Dosis an niedermolekularem Heparin appliziert, die für eine Thromboseprophylaxe notwendig ist. Lediglich bei Risikopatienten oder nach Lappenrevisionen wird ggfs. noch eine Steuerung der Antikoagulation über Heparin mittels Perfusor vorgenommen. Die Applikation von Thrombozytenaggregationshemmern wird in einigen Zentren regelhaft durchgeführt und ist v. a. bei schlechter Gefäßqualität im arteriellen System empfehlenswert.

Literatur

Daniel RK, Taylor GI (1973) Distant transfer of an island flap by microvascular anastomoses. A clinical technique. Plast Reconstr Surg 52(2): 111-7

Mathes SJ, Nahai F (1981) Classification of the vascular anatomy of muscles: experimental and clinical correlation. Plast Reconstr Surg 67(2): 177-87

McGregor IA, Morgan G (1973) Axial and random pattern flaps. Br J Plast Surg 26(3): 202-13

Taylor GI, Miller GD, Ham FJ (1975) The free vascularized bone graft. A clinical extension of microvascular techniques. Plast Reconstr Surg 55(5): 533-44

Taylor GI, Palmer JH (1987) The vascular territories (angiosomes) of the body: experimental study and clinical applications. Br J Plast Surg 40(2): 113-41

Saint-Cyr M, Wong C, Schaverien M, Mojallal A, Rohrich RJ (2009) The perforasome theory: vascular anatomy and clinical implications. Plast Reconstr Surg 124(5): 1529-44

Ueba Y, Fujikawa S (1983) Nine years follow-up of a vascularized fibula graft in neurofibromatosis: a case report and literature review. Jpn J Orthop Trauma Surg 26: 595-600

Komplexe und chimäre Lappenplastiken

A. Arsalan-Werner, M. Sauerbier

U. Kneser et al. (Hrsg.), *Grundkurs Mikrochirurgie*,
DOI 10.1007/978-3-662-48037-3_20,

20.1 Einleitung und Definition

Die ideale Weichteil- und Knochen-Rekonstruktion sollte möglichst die ursprünglichen anatomischen Verhältnisse hinsichtlich Form, Geometrie und Gewebequalität wiederherstellen. Dazu steht dem rekonstruktiven Chirurgen das gesamte rekonstruktive Armamentarium mit lokalen, gestielten und freien Lappenplastiken zur Verfügung.

Früher galt die sog. »Rekonstruktive Leiter« als Standard zur Auswahl der geeigneten Technik zur Defektdeckung (Levin 1993). Dabei galt das Prinzip der Eskalation vom Primärverschluss über lokale Lappenplastiken bis hin zum freien Gewebetransfer. Heute sind jedoch alle Techniken in der Hand des erfahrenen Mikrochirurgen als gleichwertig zu betrachten und es wird individuell für den Patienten das geeignete plastisch-chirurgische Deckungsverfahren ausgewählt. Da hierbei im Gegensatz zur »Rekonstruktiven Leiter« weniger komplexe Operationsverfahren übersprungen werden, spricht man dabei vom »Rekonstruktiven Fahrstuhl« (Gottlieb u. Krieger 1994).

Große und komplexe mehrdimensionale Defekte stellen jedoch im klinischen Alltag immer noch eine besondere Herausforderung dar. Häufig begegnen sie dem rekonstruktiv Tätigen nach Tumorresektionen im Kopf-Hals-Bereich oder nach komplexen Traumata im Extremitätenbereich, wo die zeitgleiche Wiederherstellung von verschiedenen Gewebetypen zur Wiederherstellung von Funktion und Form das Ziel ist (Koshima et al. 1993, Huang 2003).

Die Rekonstruktion mit mehreren einzelnen freien Lappenplastiken – simultan oder seriell – kann durch eine verlängerte Operationsdauer oder wiederholte Operationen eine Mehrbelastung für den Patienten bedingen. Durch chimäre Lappenplastiken können über eine einzige Blutversorgung mehrere rekonstruktive Schritte in einem Eingriff durchgeführt werden.

Eine **chimäre Lappenplastik** ist aus mehr als einer (freien) Lappenplastik zusammengesetzt, wobei jede Komponente ihre eigene Gefäßversorgung hat, diese jedoch auf eine gemeinsame Blutversorgung zurückzuführen ist (Hallock 1991, Koshima 2001). Damit wird durch ein einziges Muttergefäß mehr als ein Gewebsanteil mit nur einem mikrochirurgisch anastomosierten Ein- und Ausfluss perfundiert, sodass auch bei einer limitierten Anzahl von Anschlussgefäßen eine mehrdimensionale Rekonstruktion durchgeführt werden kann. Jede Lappenplastik für sich könnte auch einzeln als freie Gewebetransplantation mit separatem Gefäßanschluss verwendet werden. Die chimäre Lappenplastik kann aus gleichen oder unterschiedlichen Gewebetypen zusammengesetzt sein (Koshima et al. 1993, Huang 2003).

20.2 Typen von chimären Lappenplastiken

Hinsichtlich der Blutversorgung lassen sich **3 Typen von chimären Lappenplastiken** unterscheiden:

- chimäre Lappenplastiken vom Typ 1
- chimäre Lappenplastiken vom Typ 2
- mikrochirurgisch fabrizierte chimäre Lappenplastiken (Typ 3).

Sog. intrinsische chimäre Lappenplastiken verfügen über ein gemeinsames Muttergefäß (Typ 1) oder basieren auf Perforatoren (Typ 2).

Bei chimären Lappenplastiken des **Typ 1** sind anatomische Varianten selten und sie verfügen über ein großes Gefäßkaliber, sodass die mikrochirurgische Präparation technisch relativ einfach ist. Hierzu zählt das Subskapularis-System mit faszialen, muskulären und knöchernen Komponenten, welche auf dem System der A. thoracodorsalis bzw. der A. circumflexa scapulae beruhen. Weitere Bespiele sind das auf der A. circumflexa femoralis lateralis (Hallock 1991) und das auf der A. circumflexa ilium profunda (Brown 1996, Kuzbari et al. 1997) beruhende Gefäßsystem.

Bei perforatorbasierten chimären Lappenplastiken (**Typ 2**) kann die Hautkomponente in zwei Teile separiert werden, die jeweils von mindestens einem kutanen Perforator durchblutet werden. Bei kleinem Gefäßkaliber ist die Präparation schwieriger als bei chimären Lappen des Typ 1 und anatomische Variationen sind häufig. Die Entnahmestellen-Morbidität ist geringer ausgeprägt als bei Typ 1. Der anterolaterale Oberschenkellappen (ALT) ist der Prototyp, da bei ihm das präparierte Transplantat in mehrere kleine, perforatorbasierte Lappenplastiken

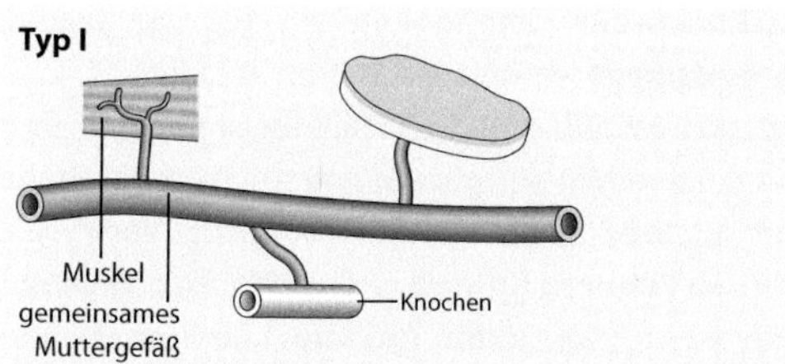

Der chimäre Lappen Typ I beruht auf einem gemeinsamen Muttergefäß mit großem Gefäßkaliber, von dem die Blutversorgung der einzelnen Komponenten entspringt.

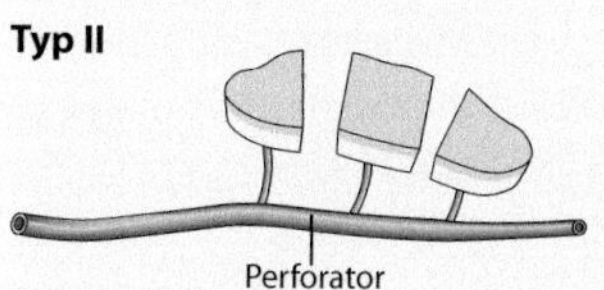

Der chimäre Lappen Typ II ist ein Perforator-basierter freier Lappen, der in weitere Teile z.B. durch kutane Perforatoren separiert werden kann.

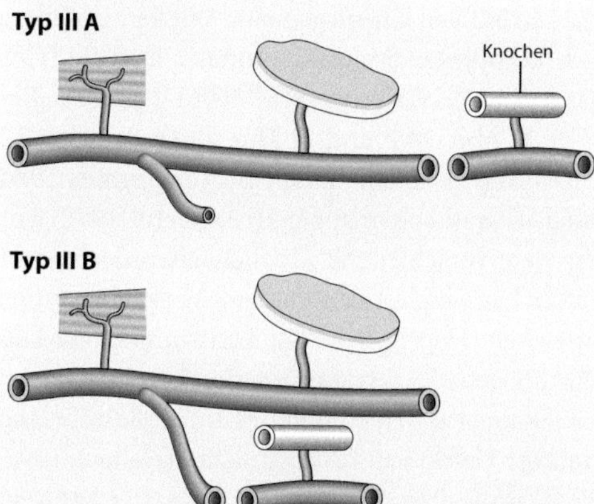

Der chimäre Lappen Typ III ist eine mikrochirurgisch fabrizierte chimäre Lappenplastik durch Verbindung von zwei oder mehr Mikroanastomosen mit dem Ziel einer einzigen Blutversorgung. Dies kann sequenziell erfolgen (Typ III A), wobei zunächst der eine und anschließend der zweite Lappen perfundiert wird oder der Anschluss erfolgt über einen Seitenast des Muttergefäßes (Typ III B).

Abb. 20.1 Mikrochirurgisch fabrizierte chimäre Lappenplastiken (Typ 3) mit sequenzieller (links im Bild) oder interner (rechts im Bild) mikrochirurgischer Anastomose

aufgeteilt werden kann. Hierdurch kann z. B. eine simultane Wiederherstellung von intra- und extraoralen Anteilen im Gesicht ohne eine Faltung und Deepithelialisierung des Lappens erfolgen.

Bei den mikrochirurgisch fabrizierten **chimären Lappenplastiken (Typ 3,** Abb. 20.1) werden durch Mikroanastomosen zwei oder mehr Lappenplastiken mit dem Ziel einer einzigen Blutversorgung miteinander verbunden. Dies kann in sequenzieller Technik erfolgen, bei der zunächst der eine und anschließend der zweite Lappen perfundiert wird. Es kann auch ein Seitenast des Muttergefäßes als Anschlussgefäß für eine weitere freie Lappenplastik dienen. Die Entnahmestellen-Morbidität und das Gefäßkaliber hängen von den verwendeten Lappenplastiken ab. Anatomische Variationen sind selten, jedoch werden bei dieser Technik zusätzliche mikrochirurgische Anastomosen benötigt. Hier sind viele verschiedene Varianten möglich, z. B. die Kombination eines freien Fibula-Transplantats als Durchflusslappen kombiniert mit weiteren Lappenplastiken (Sanger et al. 1990, Serletti et al. 1998) oder als Ketten-Lappenplastik mit Kombination eines vaskularisierten Beckenkamms und anderen freien Lappenplastiken (Hamakawa et al. 1997).

20.3 Vorteile und Nachteile von chimären Lappenplastiken

Chimäre Lappenplastiken eignen sich gut zur Wiederherstellung bei ausgedehnten Defekten und komplexen mehrdimensionalen Gewebeverlusten. Bei Defekten im Kopf-Hals-Bereich oder den Extremitäten ist häufig ein Ersatz von multistrukturellen Gewebeanteilen, wie Knochen, Muskel und Haut/Schleimhaut, notwendig um ein gutes rekonstruktives Ergebnis zu erzielen (Swartz et al. 1986). Mit chimären Lappenplastiken ist dies auch bei einer limitierten Anzahl von Anschlussgefäßen möglich. Allerdings erfordern diese komplexen Operationen eine sichere Beherrschung mikrochirurgischer Techniken und haben – besonders bei Präparation von multiplen Perforatoren – unter Umständen eine flache Lernkurve (Huang 2003). Bei chimären Lappenplastiken vom Typ 3 werden zusätzliche mikrochirurgische Anastomosen benötigt, was die Operationsdauer verlängern kann.

Im Folgenden werden häufig verwendete Gefäßsysteme zur Entnahme von chimären Lappenplastiken vorgestellt.

20.4 Das A.-subscapularis-System

Freie Lappenplastiken aus dem Subskapularsystem werden sehr häufig zur Rekonstruktion von verschiedenartigen Defekten eingesetzt (German et al. 1999, Ofer et al. 2005, Sauerbier et al. 2007). Chimäre Lappenplastiken machen davon jedoch nur einen kleinen Teil aus (Hallock 1997). Die Kombination aus den zwei Muskellappen Serratus und Latissimus (Hallock 1997, Ofer et al. 2007, Sauerbier et al. 2007) ist die am häufigsten beschriebene chimäre Lappenplastik im Subskapularsystem.

20.4.1 Anatomie

Die A. subscapularis entspringt aus der A. axillaris (▶ Abb. 19.2), der Gefäßstiel ist mit 2–6 cm jedoch recht kurz. Anschließend erfolgt die Aufzweigung in die A. circumflexa scapulae und die A. thoracodorsalis. Die A. circumflexa scapulae verläuft durch die mediale Achsellücke, welche seitlich durch die Mm. teres major und minor sowie das Caput longum des M. triceps begrenzt wird. Kurz vor dem Verlassen der medialen Achsellücke gibt die A. circumflexa scapulae muskuloperiostale Äste zur Versorgung des lateralen Skapularandes ab, was für den Einsatz des osteokutanen Skapulalappens genutzt werden kann (Swartz et al. 1986). Nach dem Verlassen der Achsellücke teilt sich die A. circumflexa scapulae in einen aufsteigenden, einen horizontalen und einen vertikalen subkutanen Ast (Ohsaki und Maruyama 1993). Die Regio scapularis wird vom horizontalen Ast versorgt, der anschließend nach kaudal in die Paraskapularregion verläuft. Der Gefäßstiel ist 6–10 cm lang mit einem Durchmesser von 1,5–2,5 cm (dos Santos 1984). Die beiden Begleitvenen münden häufig in die V. thoracodorsalis, seltener in die V. axillaris. Der mediale Skapularand wird von osteofaziokutanen Ästen des horizontalen Astes der A. circumflexa scapulae versorgt (Sauerbier et al. 2001).

Die A. thoracodorsalis verläuft in kaudaler Richtung und teilt sich in die Serratus-Arkade zum M. serratus anterior und dem M. latissimus dorsi auf (Rowsell et al. 1984). Außerdem werden Äste zum Angulus inferior der Skapula abgegeben (»Angulus-Ast«; Coleman und Sultan 1991). Hier kann als knöcherne Komponente ein Teil der Skapula transplantiert werden. Nach Eintritt in den M. latissimus dorsi teilt sich das Gefäß meist in einen zentralen und einen peripheren Ast, sodass zwei Lappen mit unabhängiger Gefäßversorgung verwendet werden können (Rowsell et al. 1986). Der M. latissimus dorsi kann ohne größere Entnahmestellen-Morbidität vollständig entnommen werden. Vom M. serratus anterior sollten lediglich die unteren zwei Drittel verwendet werden, da es sonst wie bei der Lähmung des Muskels zu einer Skapula alata, dem flügelartigen Abstehen der Skapula, kommen kann. Am Ursprung des M. serratus anterior kann zusätzlich ein vaskularisierter Rippen-Transfer vorgenommen werden (Hallock 1997).

20.4.2 Chimäre Lappenplastiken

Das Subskapularsystem ermöglicht dem plastisch-rekonstruktiven Chirurgen eine Wiederherstellung auch komplexer dreidimensionaler Defekte (Germann et al. 1999, Kremer et al. 2006) (Klinische Beispiele ◘ Abb. 20.2 und ◘ Abb. 20.3). Seit der Beschreibung des Skapularlappens (dos Santos 1984) und des Paraskapularlappens (Nassif et al. 1982) wurden viele verschiedene Möglichkeiten der kombinierten Lappenplastiken aus dem Subskapularsystem entwickelt. Häufig wird der Latissimus-dorsi-Lappen mit dem M. serratus-anterior-Lappen und ggf. dem Skapulalappen kombiniert um große oder langstreckige Defekte zu rekonstruieren (Hallock 1997). Die Skapula-Paraskapular-Lappenplastik kann sowohl einzeln als osteokutane Plastik oder in Kombination mit anderen Lappenplastiken des A. subscapularis-Systems wie dem M. latissimus-dorsi-Lappen und dem M. serratus-anterior-Lappen als chimäre Lappenplastik eingesetzt werden (Sauerbier et al. 2001, Slutsky 2013). Der M. serratus-anterior-Lappen kann zudem kombiniert mit einem vaskularisierten Rippentransfer u. a. zur Rekonstruktion von Gesichtsdefekten eingesetzt werden (Hallock 1997).

> **Damit bietet das Subskapularsystem mit seinen vielen verschiedenen und individuell für den Patienten auswählbaren Komponenten und seiner verlässlichen Anatomie eine hervorragende Entnahmestelle für chimäre Lappenplastiken.**

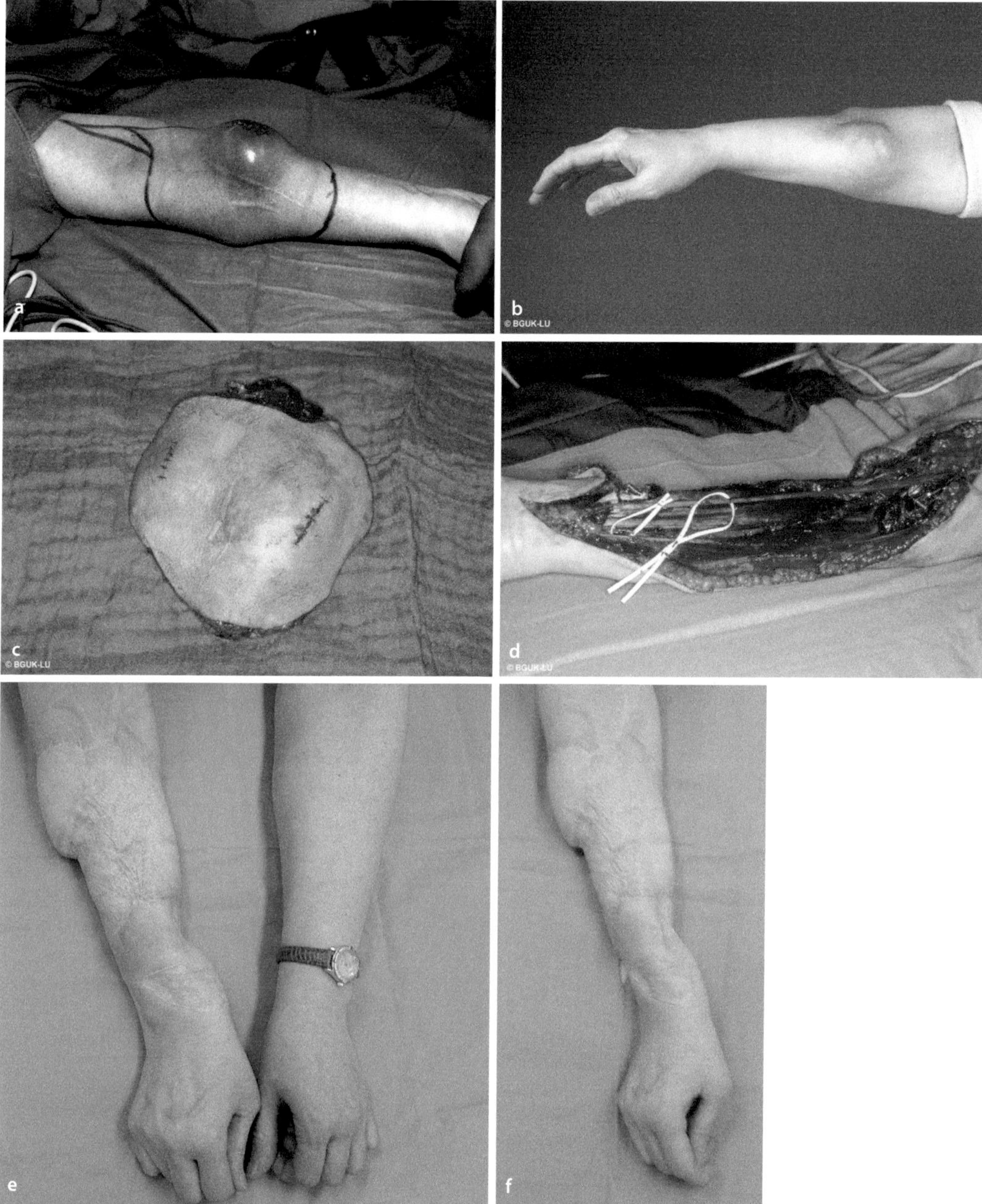

■ **Abb. 20.2a–f a, b** 46-jährige Patientin mit malignem fibrösen Histiozytom (pleomorphes Sarkom NOS) am Unterarm rechts, welches bereits auswärtig bestrahlt und operiert wurde. (Aus: Müller et al. Chirurg 2008). **c, d** Tumorresektion als »wide excision« mit Resektion aller Streckmuskeln, der oberflächlichen Beugemuskeln, der A. radialis und des N. radialis. Defektdeckung mit freiem, chimären M. latissimus dorsi- und M. serratus-anterior-Lappen. **e, f** 3 Jahre nach Resektion ohne Wiederauftreten des Tumors und mit zufrieden stellendem funktionellen Ergebnis (DASH-Wert 27 Punkte)

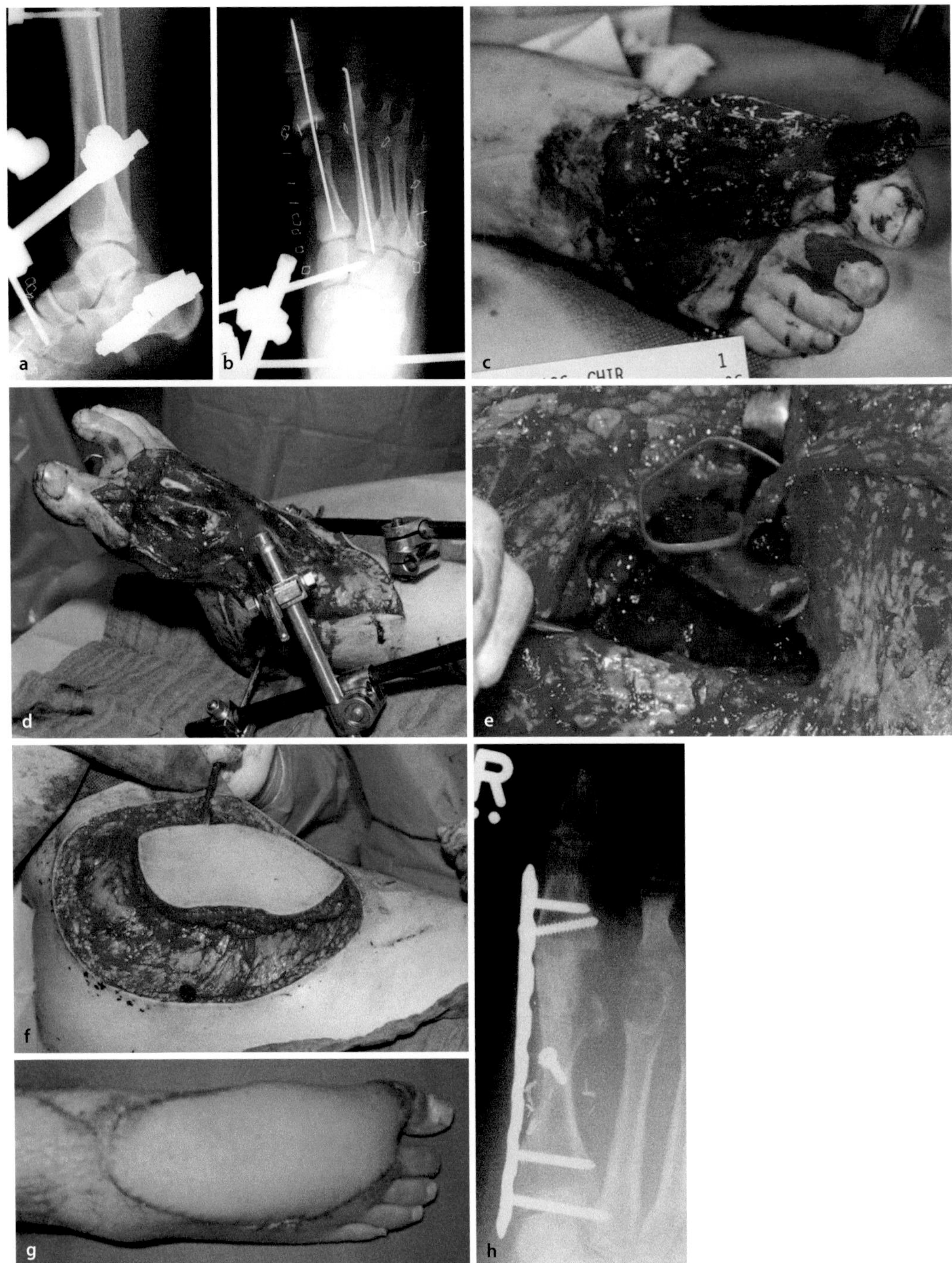

Abb. 20.3a–h a, b, c Arbeitsunfall mit schwerer Quetschung des rechten Fußes bei einem 25-jährigen Patienten. **d, e, f** Defektdeckung mit osteokutanem Paraskapularlappen und knöcherner Rekonstruktion des ersten Strahls. **g, h** Ergebnis nach 3 Monaten mit knöcherner Durchbauung und suffizienter Weichteilrekonstruktion

20.5 Das A.-circumflexa-femoris-lateralis-System

Das Gefäßsystem der A. circumflexa femoris lateralis bietet viele Möglichkeiten der plastisch-chirurgischen Rekonstruktion, wie den anterolateralen Oberschenkellappen (Song et al. 1984, Gedebou et al. 2002), den M. rectus-femoris-Lappen und den M. tensor-fasciae-latae-Lappen. Sie können kombiniert als chimäre Lappenplastiken auch mit knöcherner Komponente wie Teilen des Os ilium oder der Fibula (als chimäre Lappenplastik Typ 3) verwendet werden.

20.5.1 Anatomie

Die A. profunda femoris ist der stärkste Ast der A. femoralis und gibt etwa 3–4 cm unterhalb des Ligamentum inguinale die A. circumflexa femoris medialis und lateralis ab. Die A. circumflexa femoris lateralis verläuft hinter dem M. rectus femoris nach lateral und teilt sich in den Ramus ascendens, Ramus transversus und Ramus descendens auf. Der aszendierende Ast steigt zwischen dem M. tensor fasciae latae und dem M. vastus lateralis auf und gibt häufig Äste zum Os ilium ab. Der transverse Ast verläuft über den M. vastus intermedius und versorgt den M. tensor fasciae latae (Koshima et al. 1993). Der deszendierende Ast verläuft zwischen dem M. rectus femoris und dem M. vastus lateralis (Kimata et al. 1998) und gibt von dort muskulokutane oder septokutane Perforatoren ab, die die Haut im Bereich des anterolateralen Oberschenkels versorgen. Zusätzlich gibt der Ramus descendens Äste zur anteromedialen Haut des Oberschenkels über das Septum intermusculare zwischen dem M. rectus femoris und M. sartorius ab (Koshima et al. 1993).

20.5.2 Chimäre Lappenplastiken

Kimata et al. beschrieben eine Serie aus 74 anterolateralen Oberschenkellappen, bei denen im Schnitt 2–3 Perforatoren vorhanden waren (Kimata et al. 1998). Dabei überwogen die muskulokutanen Perforatoren (81,9%) gegenüber den septokutanen

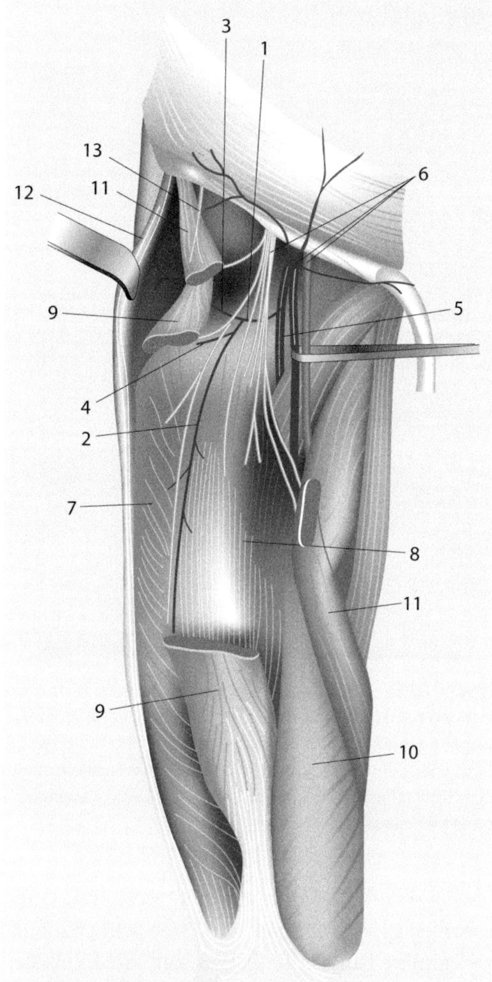

A.-circumflexa-femoris-lateralis-System

1. A. circumflexa femoris lateralis
2. Ramus descendens der A. circumflexa femoris lateralis
3. Ramus ascendens der A. circumflexa femoris lateralis
4. Ramus transversus der A. circumflexa femoris lateralis
5. A. profunda femoris
6. N., A. und V. femoralis
7. M. vastus lateralis
8. M. vastus intermedius
9. M. rectus femoris
10. M. vastus medialis
11. M. sartorius
12. M. tensor fasciae latae
13. N. cutaneus femoris lateralis

Abb. 20.4 Schematische Darstellung des A.-circumflexa-femoris-lateralis-Systems

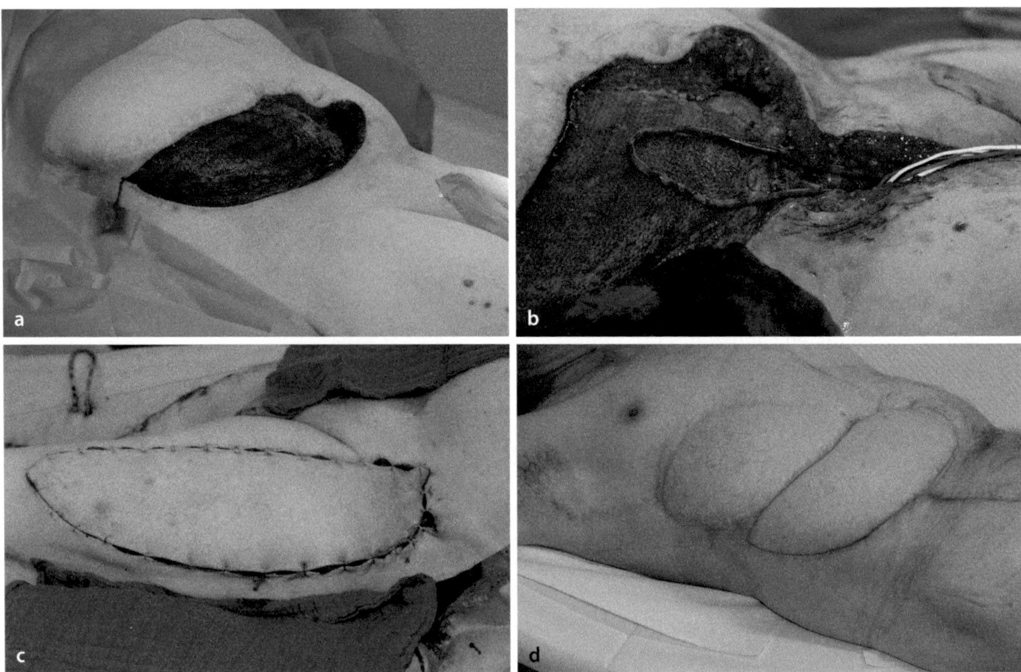

◘ **Abb. 20.5a–d** Rezidiv eines malignen fibrösen Histiozytoms (pleomorphes Sarkom NOS) der rechten Thorax-Wand, Zustand nach Defektdeckung mit gestieltem vertikalem M. rectus-abdominis-Lappen (VRAM) und arteriovenöser Schlinge (supercharged). **a** Großer Resektionsdefekt unterhalb der VRAM-Lappenplastik mit bereits eingenähtem synthetischen Netz. **b** Arteriovenöse Schlinge (ipsilaterale V. saphena magna) auf die A. und V. femoralis. **c** Freier kombinierter anterolateraler Oberschenkellappen/Tensor-Fasciae-Latae-Lappen vom rechten Oberschenkel. **d** Postoperatives Ergebnis nach 1 Jahr ohne Metastasen oder Rezidiv

(18,1%) deutlich. Damit ist der anterolaterale Oberschenkellappen mit zwei separaten Anteilen auch als chimäre Lappenplastik z. B. zur Wiederherstellung von extra- und intraoralen Defekten geeignet (Liu und Guo 2014). Weiterhin ist es möglich, den anterolateraler Oberschenkellappen kombiniert mit dem M. tensor fasciae latae mit einem großen Hautareal am lateralen Oberschenkel zur Deckung von sehr ausgedehnten Defekten zu nutzen (Kimata et al. 1998) (klinisches Beispiel ◘ Abb. 20.5). Der aszendierende Ast kann als Gefäß für die Entnahme von Knochen von der lateralen Darmbeinschaufel verwendet werden (Lin et al. 2006, Dorafshar et al. 2010). Außerdem ist es möglich, den anterolateralen Oberschenkellappen mit dem M. rectus femoris oder M. vastus lateralis zu kombinieren (Agarwal et al. 2009). Ein großer Vorteil ist die Lagerung des Patienten auf dem Rücken, sodass meist ein intraoperatives Umlagern entfällt und durch ein zweites Team simultan die Anschlussgefäße präpariert werden können. Bei primärem Verschluss ist die Lappenentnahme-Morbidität gering (Wong und Wei 2010), jedoch kann bei adipösen Patienten die Lappenplastik stark auftragen.

20.6 Das A.-circumflexa-ilium-System

20.6.1 Anatomie

Die A. circumflexa ilium profunda ist ein Ast der A. iliaca externa und verläuft entlang der Crista iliaca. Es finden sich häufig 1–2 Perforatoren, die den vorderen Beckenkamm versorgen (Taylor et al. 1979, Bergeron et al. 2007, Ting et al. 2009).

20.6.2 Chimäre Lappenplastiken

Sowohl eine bi- als auch eine monokortikale Entnahme von vaskularisiertem Beckenkammspan mit Hautinsel ist möglich. Als muskuläre Komponente können Anteile des M. obliquus internus und M. transversus abdominis zur Lappenplastik hinzugefügt werden, z. B. um eine Obliteration von Hohlräumen zu ermöglichen. Diese chimäre Lappenplastik eignet sich sehr gut zur Wiederherstellung von mehrdimensionalen Gewebedefekten im Kopf-Hals-Bereich nach Tumorresektion (Bisase et al. 2013, Ling et al. 2013).

20.7 Das A.-descendens-genus-System

20.7.1 Anatomie

Die A. femoralis gibt im Adduktorenkanal die A. descendens genus ab (◘ Abb. 20.6). Die A. descendens genus gibt wiederum 3 Äste ab: die A. saphena, den Ramus muscularis und den Ramus articularis, jeweils begleitet von Vv. comitantes (Lorio et al. 2011). Die A. saphena zieht mit dem N. saphenus durch die Membrana vastoadductoria und versorgt dort die Haut des Unterschenkels. Der Ramus

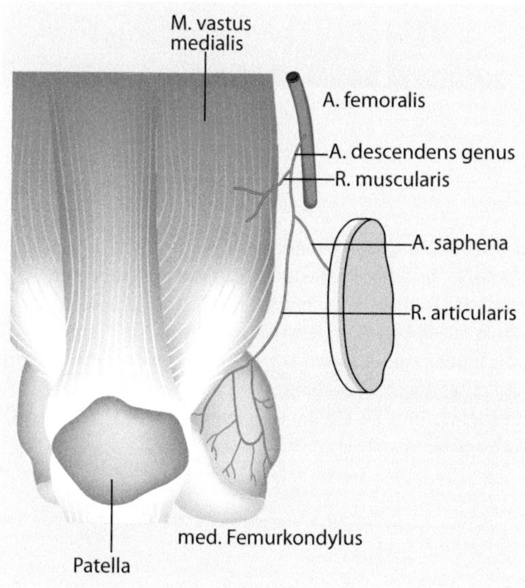

◘ **Abb. 20.6** Schematische Darstellung des A.-descendens-genus-Systems

muscularis versorgt den M. vastus medialis. Der Ramus articularis zieht entlang der Sehne des M. adductor magnus auf dem Septum intermusculare zum medialen Femurkondylus und versorgt das Periost und den darunter liegenden Knochen (Penteado et al. 1990, Yamamoto et al. 2010). Die Vv. comitantes fließen in die V. femoralis. Häufig besteht ein zusätzlicher venöser Abfluss über die V. saphena magna (Acland et al. 1981, Rahmanian-Schwarz et al. 2012).

20.7.2 Chimäre Lappenplastiken

Die auf der A. descendens genus beruhenden chimären Lappenplastiken können zur osteokutanen Rekonstruktion im Bereich der Extremitäten und im Kopf-Hals-Bereich genutzt werden (Gaggl et al. 2008). Bei primärer Knochentransplantation kann die Monitorinsel bei der postoperativen Überwachung des Transplantats helfen. Osteomyokutane Lappenplastiken wurden zur Defektdeckung bei komplexen Kalkaneus-Frakturen mit Weichteildefekt beschrieben (Huang 2003, Rahmanian-Schwarz et al. 2011, Rahmanian-Schwarz et al. 2012).

20.8 Das Gefäßsystem der A. fibularis

Die Fibula eignet sich exzellent zur Wiederherstellung von Knochendefekten (Taylor et al. 1975, Daya 2008, Wong und Wei 2010, Ling et al. 2013). Dabei kann sie als mikrochirurgisch fabrizierte chimäre Lappenplastik (Typ 3) z. B. in Kombination mit einem anterolateralen Oberschenkellappen verwendet werden. Als intrinsische chimäre Lappenplastik mit Knochenkomponente, Hautinsel und Muskelkomponente (M. soleus) sind komplexe Rekonstruktionen der Extremitäten und im Kopf-Hals-Bereich möglich (Kuo et al. 2010) (klinisches Beispiel ◘ Abb. 20.7). Bei Kindern und Adoleszenten kann durch Entnahme der Fibula mit der Epiphyse die Wiederherstellung von langen Röhrenknochen einschließlich einer guten Gelenkmorphologie mit Erhalt des Längenwachstums erfolgen (Innocenti et al. 1998, Beris et al. 2011). Diese Technik wird oft bei der Wiederherstellung nach Resektion von bösartigen Knochentumoren am Radius

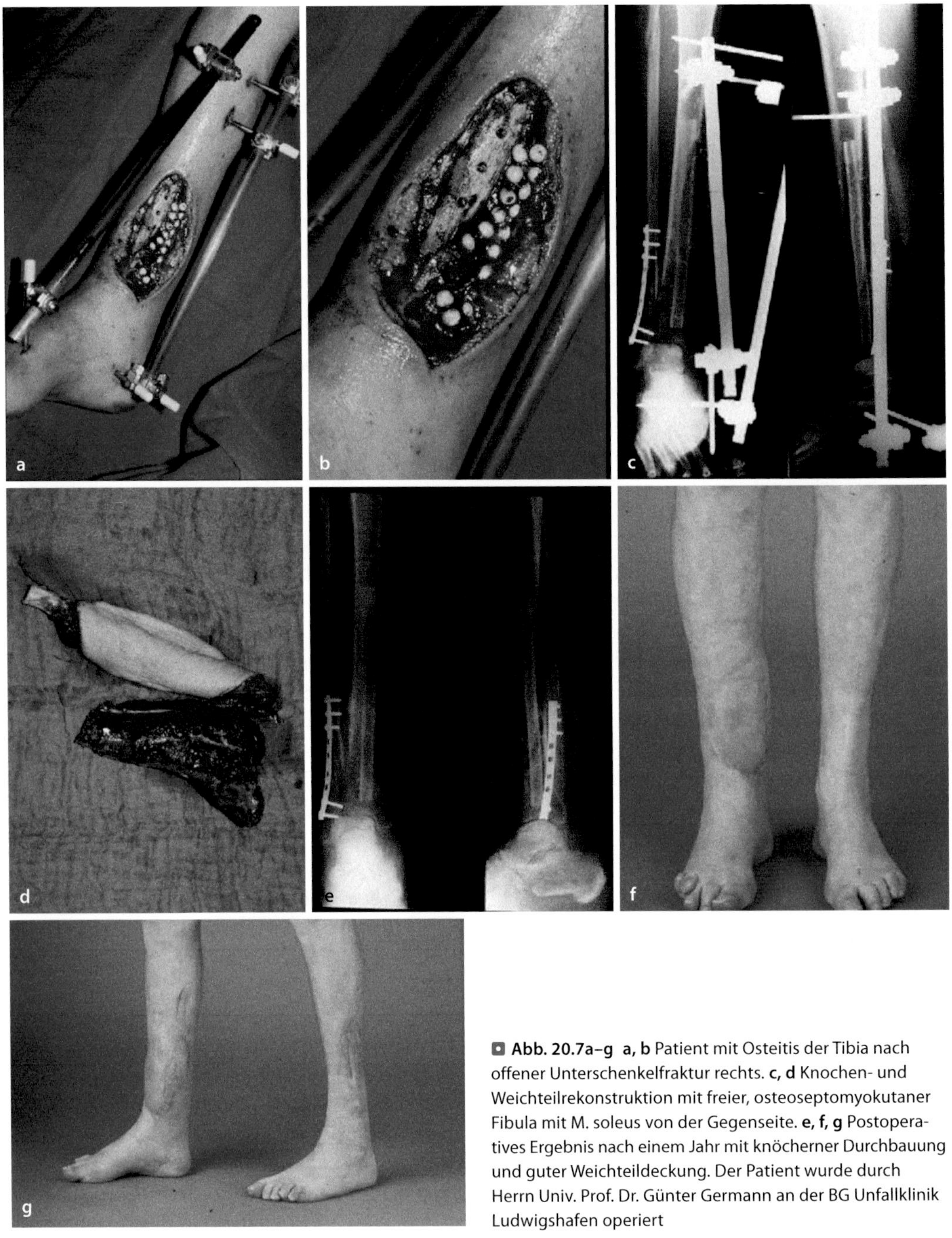

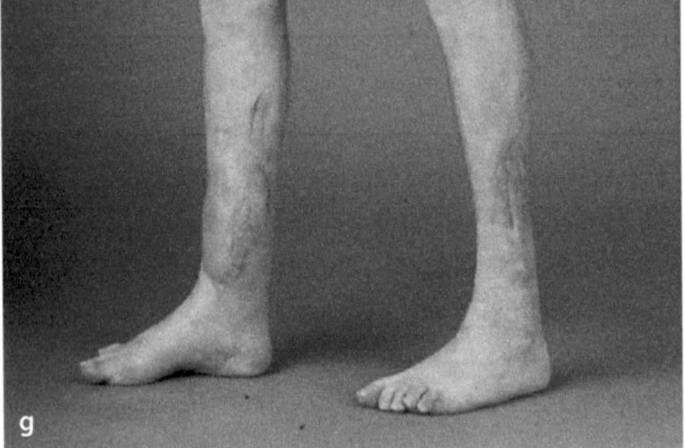

▪ **Abb. 20.7a–g** **a, b** Patient mit Osteitis der Tibia nach offener Unterschenkelfraktur rechts. **c, d** Knochen- und Weichteilrekonstruktion mit freier, osteoseptomyokutaner Fibula mit M. soleus von der Gegenseite. **e, f, g** Postoperatives Ergebnis nach einem Jahr mit knöcherner Durchbauung und guter Weichteildeckung. Der Patient wurde durch Herrn Univ. Prof. Dr. Günter Germann an der BG Unfallklinik Ludwigshafen operiert

(Innocenti et al. 2004), Humerus oder auch an der Hüfte (Manfrini et al. 2003) eingesetzt.

20.9 Indikationen

Die Indikationen zur Weichteil- und Knochenrekonstruktion mit chimären Lappenplastiken sind vielfältig und beinhalten onkologische, posttraumatische, postinfektiöse sowie ästhetische Gründe.

Nach ausgedehnter Tumorresektion sollte neben einer Resektion in sano oder einer palliativen Tumorentfernung die zügig einheilende und stabile Weichteildeckung angestrebt werden, damit die Einleitung einer adjuvanten Therapie nicht verzögert wird. Bei posttraumatischer Defektdeckung muss eine Verletzung der Anschlussgefäße präoperativ ausgeschlossen werden oder bei stark kontusionierten Weichteilen die Anschlussmöglichkeit außerhalb der Traumazone auch mit arteriovenöser Schleife (Engel et al. 2007) in Erwägung gezogen werden. Die Rekonstruktion von postinfektiösen Defekten erfordert das sorgfältiges Débridement und eine interdisziplinär abgestimmte antiinfektiöse Therapie. Bei ästhetischer Indikation mit hohem Leidensdruck des Patienten sind ein ausführliches präoperatives Gespräch über die Wünsche des Patienten sowie eine realistische Aufklärung über die Operationsmöglichkeiten und -komplikationen notwendig.

20.10 Präoperative Planung, Operation und Nachbehandlung

Analog zur Vorbereitung bei freien Lappenplastiken erfolgt eine sorgfältige Anamnese und klinische Untersuchung im Bereich der Defekt- und Entnahmestelle (Agarwal et al. 2009). Es sollte präoperativ eine dopplersonografische Markierung der Gefäße bzw. Perforatoren stattfinden. Zudem kann eine CT- oder MR-Angiografie zur Darstellung der Anschluss- oder Lappengefäße erfolgen. Sollte ein spannungsfreier Defektverschluss durch die chimäre Lappenplastik nicht möglich sein, kann intraoperativ, falls ausreichend Anschlussgefäße vorhanden sind, von einer chimären Lappenplastik auf eine Zwei-Lappen-Technik konvertiert werden (Huang 2003). Die postoperative Behandlung erfolgt analog zu den freien Lappenplastiken mit engmaschiger klinischer und ggf. apparativer Überwachung, um eine arterielle Minderperfusion oder venöse Stase frühzeitig zu erkennen und zu therapieren. Dabei kann eine implantierbare Sonde zur Messung der Perfusion sowohl am primären Zufluss- oder Abflussgefäß auch zwischen den einzelnen chimären Komponenten verwendet werden (Kim et al. 2014). Das postoperative Lappentraining erfolgt analog zu nichtchimären freien Lappenplastiken. Bei Verwendung einer knöchernen Komponente sollten in geeignetem Abstand radiologische Verlaufskontrollen mit Röntgen und/oder CT erfolgen und befundabhängig ein Belastungsaufbau angestrebt werden.

20.11 Fazit

Chimäre Lappenplastiken stellen eine Herausforderung an den Mikrochirurgen dar, die eine sorgfältige Planung und die sichere Beherrschung mikrochirurgischer Techniken voraussetzt. In der Hand des erfahrenen Operateurs erweitern sie das plastisch-rekonstruktive Armamentarium zur funktionellen Wiederherstellung bei komplexen Gewebedefekten.

Literatur

Acland RD, Schusterman M, Godina M, Eder E, Taylor GI, Carlisle I (1981) The saphenous neurovascular free flap. Plast Reconstr Surg 67: 763-74

Agarwal JP, Agarwal S, Adler N, Gottlieb LJ (2009) Refining the intrinsic chimera flap: a review. Ann Plast Surg 63: 462-7

Bergeron L, Tang M, Morris SF (2007) The anatomical basis of the deep circumflex iliac artery perforator flap with iliac crest. Plast Reconstr Surg 120: 252-8

Beris AE, Lykissas MG, Korompilias AV et al. (2011) Vascularized fibula transfer for lower limb reconstruction. Microsurgery 31: 205-11

Bisase B, Sloane J, Coombes DM, Norris PM (2013) The deep circumflex iliac artery perforator flap (DCIAP)--a reconstructive option for the large composite oro-mandibular cutaneous defect. Br J Oral Maxillofac Surg 51: 962-4

Brown JS (1996) Deep circumflex iliac artery free flap with internal oblique muscle as a new method of immediate reconstruction of maxillectomy defect. Head Neck 18: 412-21

Coleman JJ, 3rd, Sultan MR (1991) The bipedicled osteocutaneous scapula flap: a new subscapular system free flap. Plast Reconstr Surg 87: 682-92

Daya M (2008) Peroneal artery perforator chimeric flap: changing the perspective in free fibula flap use in complex oromandibular reconstruction. J Reconstr Microsurg 24: 413-8

Dorafshar AH, Seitz IA, DeWolfe M, Agarwal JP, Gottlieb LJ (2010) Split lateral iliac crest chimera flap: utility of the ascending branch of the lateral femoral circumflex vessels. Plast Reconstr Surg 125: 574-81

dos Santos LF (1984) The vascular anatomy and dissection of the free scapular flap. Plast Reconstr Surg 73: 599-604

Engel H, Pelzer M, Sauerbier M, Germann G, Heitmann C (2007) An innovative treatment concept for free flap reconstruction of complex central chest wall defects – the cephalic-thoraco-acromial (CTA) loop. Microsurgery 27: 481-6

Gaggl A, Burger H, Chiari FM (2008) The microvascular osteocutaneous femur transplant for covering combined alveolar ridge and floor of the mouth defects: preliminary report. J Reconstr Microsurg 24: 169-75

Gedebou TM, Wei FC, Lin CH (2002) Klinische Erfahrungen mit 1284 freien antero-lateralen Oberschenkel-Lappenplastiken. Handchir Mikrochir Plast Chir 34: 239-44

Germann G, Bickert B, Steinau HU, Wagner H, Sauerbier M (1999) Versatility and reliability of combined flaps of the subscapular system. Plast Reconstr Surg 103: 1386-99

Gottlieb LJ, Krieger LM (1994) From the reconstructive ladder to the reconstructive elevator. Plast Reconstr Surg 93: 1503-4

Hallock GG (1991) Simultaneous transposition of anterior thigh muscle and fascia flaps: an introduction to the chimera flap principle. Ann Plast Surg 27: 126-31

Hallock GG (1997) Permutations of combined free flaps using the subscapular system. J Reconstr Microsurg 13: 47-54

Hamakawa H, Kayahara H, Tanioka H (1997) »Chain-link« combined tissue transfer for the reconstruction of the mandible. Int J Oral Maxillofac Surg 26: 440-2

Huang (2003) Chimeric flap in clinical use. Clinics in Plastic Surgery

Innocenti M, Delcroix L, Manfrini M, Ceruso M, Capanna R (2004) Vascularized proximal fibular epiphyseal transfer for distal radial reconstruction. J Bone Joint Surg Am 86-A: 1504-11

Innocenti M, Ceruso M, Manfrini M, Angeloni R, Lauri G, Capanna R, Bufalini C (1998) Free vascularized growth-plate transfer after bone tumor resection in children. J Reconstr Microsurg 14: 137-43

Iorio ML, Masden DL, Higgins JP (2011) The limits of medial femoral condyle corticoperiosteal flaps. The Journal of hand surgery 36: 1592-6

Kim JT, Ho SY, Kim YH (2014) A chimaeric-pattern flap design for implantable Doppler surrogate monitoring: a novel placement technique. J Plast Reconstr Aesthet Surg 67: 190-7

Kimata Y, Uchiyama K, Ebihara S, Nakatsuka T, Harii K (1998) Anatomic variations and technical problems of the anterolateral thigh flap: a report of 74 cases. Plast Reconstr Surg 102: 1517-23

Koshima I (2001) A new classification of free combined or connected tissue transfers: introduction to the concept of bridge, siamese, chimeric, mosaic, and chain-circle flaps. Acta Med Okayama 55: 329-32

Koshima I, Yamamoto H, Hosoda M, Moriguchi T, Orita Y, Nagayama H (1993) Free combined composite flaps using the lateral circumflex femoral system for repair of massive defects of the head and neck regions: an introduction to the chimeric flap principle. Plast Reconstr Surg 92: 411-20

Kremer T, Bickert B, Germann G, Heitmann C, Sauerbier M (2006) Outcome assessment after reconstruction of complex defects of the forearm and hand with osteocutaneous free flaps. Plast Reconstr Surg 118: 443-54; discussion 455-6

Kuo YR, Shih HS, Chen CC et al. (2010) Free fibula osteocutaneous flap with soleus muscle as a chimeric flap for reconstructing mandibular segmental defect after oral cancer ablation. Ann Plast Surg 64: 738-42

Kuzbari R, Worseg A, Burggasser G et al. (1997) The external oblique muscle free flap. Plast Reconstr Surg 99: 1338-45

Levin LS (1993) The reconstructive ladder. An ortho- plastic approach. Orthop Clin North Am 24: 393–409

Lin CH, Wei FC, Lin YT, Yeh JT, Rodriguez Ede J, Chen CT (2006) Lateral circumflex femoral artery system: warehouse for functional composite free-tissue reconstruction of the lower leg. J Trauma 60: 1032-6

Ling XF, Peng X, Samman N (2013) Donor-site morbidity of free fibula and DCIA flaps. J Oral Maxillofac Surg 71:1604-12

Liu WW, Guo ZM (2014) Reconstruction of Wide-apart Double Defect Using a Branch-based Chimeric Anterolateral Thigh Flap. Plast Reconstr Surg Glob Open 2: e96

Manfrini M, Innocenti M, Ceruso M, Mercuri M (2003) Original biological reconstruction of the hip in a 4-year-old girl. Lancet 361: 140-2

Müller M, Bickert B, Germann G, Sauerbier M (2008) Weichgewebesarkome an Unterarm und Hand. Chirurg 79: 682-8

Nassif TM, Vidal L, Bovet JL, Baudet J (1982) The parascapular flap: a new cutaneous microsurgical free flap. Plast Reconstr Surg 69: 591-600

Ofer N, Baumeister S, Ohlbauer M, Germann G, Sauerbier M (2005) Mikrochirurgische Rekonstruktion der oberen Extremität nach Brandverletzungen. Handchir Mikrochir Plast Chir 37: 245-55

Ofer N, Baumeister S, Megerle K, Germann G, Sauerbier M (2007) Current concepts of microvascular reconstruction for limb salvage in electrical burn injuries. J Plast Reconstr Aesthet Surg 60: 724-30

Ohsaki M, Maruyama Y (1993) Anatomical investigations of the cutaneous branches of the circumflex scapular artery and their communications. Br J Plast Surg 46: 160-3

Penteado CV, Masquelet AC, Romana MC, Chevrel JP (1990) Periosteal flaps: anatomical bases of sites of elevation. Surg Radiol Anat 12: 3-7

Rahmanian-Schwarz A, Spetzler V, Amr A, Pfau M, Schaller HE, Hirt B (2011) A composite osteomusculocutaneous free flap from the medial femoral condyle for reconstruction of complex defects. J Reconstr Microsurg 27: 251-60

Rahmanian-Schwarz A, Spetzler V, Willkomm LM, Eisenschenk A, Bernhard H, Schaller HE (2012) Kombinierte Lappenplastiken aus der medio-distalen Oberschenkelregion: Anatomische Besonderheiten, klinische Aspekte, neue Applikationen. Handchir Mikrochir Plast Chir 44: 67-74

Rowsell AR, Davies DM, Eisenberg N, Taylor GI (1984) The anatomy of the subscapular-thoracodorsal arterial system: study of 100 cadaver dissections. British journal of plastic surgery 37: 574-6

Rowsell AR, Eisenberg N, Davies DM, Taylor GI (1986) The anatomy of the thoracodorsal artery within the latissimus dorsi muscle. British journal of plastic surgery 39: 206-9

Sanger JR, Matloub HS, Yousif NJ (1990) Sequential connection of flaps: a logical approach to customized mandibular reconstruction. Am J Surg 160: 402-4

Sauerbier M, Ofer N, Germann G, Baumeister S (2007) Microvascular reconstruction in burn and electrical burn injuries of the severely traumatized upper extremity. Plast Reconstr Surg 119: 605-15

Sauerbier M, Erdmann D, Bickert B, Wittemann M, Germann G (2001) Die Defektdeckung an Hand und Unterarm mit dem freien Skapula-Paraskapularlappen. Handchir Mikrochir Plast Chir 33: 20-5

Serletti JM, Coniglio JU, Tavin E, Bakamjian VY (1998) Simultaneous transfer of free fibula and radial forearm flaps for complex oromandibular reconstruction. J Reconstr Microsurg 14: 297-303

Slutsky (2013) The Art of Microsurgical Hand Reconstruction. Thieme Verlag, Stuttgart (S. 278)

Song YG, Chen GZ, Song YL (1984) The free thigh flap: a new free flap concept based on the septocutaneous artery. Br J Plast Surg 37: 149-59

Swartz WM, Banis JC, Newton ED, Ramasastry SS, Jones NF, Acland R (1986) The osteocutaneous scapular flap for mandibular and maxillary reconstruction. Plast Reconstr Surg 77: 530-45

Taylor GI, Miller GD, Ham FJ (1975) The free vascularized bone graft. A clinical extension of microvascular techniques. Plast Reconstr Surg 55: 533-44

Taylor GI, Townsend P, Corlett R (1979) Superiority of the deep circumflex iliac vessels as the supply for free groin flaps. Clinical work. Plast Reconstr Surg 64: 745-59

Ting JW, Rozen WM, Grinsell D, Stella DL, Ashton MW (2009) The in vivo anatomy of the deep circumflex iliac artery perforators: defining the role for the DCIA perforator flap. Microsurgery 29: 326-9

Wong CH, Wei FC (2010) Anterolateral thigh flap. Head Neck 32: 529-40

Yamamoto H, Jones DB, Jr., Moran SL, Bishop AT, Shin AY (2010) The arterial anatomy of the medial femoral condyle and its clinical implications. J Hand Surg Eur Vol 35: 569-74

Funktioneller Muskeltransfer

A. K. Bigdeli, A. T. Bishop, U. Kneser, Th. Kremer

U. Kneser et al. (Hrsg.), *Grundkurs Mikrochirurgie*,
DOI 10.1007/978-3-662-48037-3_21, © Springer-Verlag Berlin Heidelberg 2016

21.1 Einleitung

Der freie funktionelle Muskeltransfer (FFMT) kann indiziert sein, um die Funktion zerstörter, irreversibel denervierter oder resezierter muskulärer Funktionseinheiten durch mikrochirurgische Transplantation innervierter Skelettmuskulatur von einer anderen Körperregion zu ersetzen. Die häufigsten Indikationen sind dabei Fazialisparesen, Läsionen des Plexus brachialis, ischämische Muskelschäden sowie Folgen ausgedehnter Tumorresektionen oder traumatischer Verletzungen der Muskulatur. Aufgrund der verfahrensspezifischen Komplexität und der prolongierten postoperativen Erholungsphase bleibt der FFMT nur Patienten mit schweren funktionellen Einschränkungen vorbehalten, die nicht sinnvoll durch andere rekonstruktive Verfahren behandelt werden können. Diese müssen die Tragweite der Operation begreifen und sich gleichermaßen dessen bewusst sein, dass eine Reinnervation der Muskulatur viele Monate in Anspruch nehmen kann. Dem FFMT muss eine strikte physiotherapeutische Übungstherapie vorausgehen, um u. a. eine adäquate passive Beweglichkeit der betroffenen Gelenke zu erreichen. Spezielle Aspekte sind hier bei der Rehabilitation vor und nach Rekonstruktion einer Fazialisparese zu berücksichtigen, auf die aber hier nicht eingegangen wird. In diesem Kapitel sollen die Prinzipien des mikrochirurgischen FFMT mit Nervenkoaptation im Empfängergebiet dargestellt werden.

21.2 Indikationen

Eine differenzialtherapeutische Option zum FFMT ist die Durchführung motorischer Ersatzplastiken durch Sehnen- oder Muskeltransposition. Allerdings ist ein entsprechendes Vorgehen nicht möglich, wenn keine adäquaten Spendermuskeln vorhanden sind, die funktionell ausreichend mit gleichzeitig geringer Morbidität an der Hebestelle entnommen werden können. Wenn daher das zu erwartende funktionelle Ergebnis unbefriedigend erscheint, besteht die Indikation zum FFMT. Besonders häufig ist dies der Fall bei Patienten mit einer Läsion des Plexus brachialis (▶ Kap. 18), wenn die chirurgische Vorstellung verzögert, also mehr als 9 Monate nach der ursprünglichen Verletzung erfolgt. Bei diesen Patienten kann eine Reinnervation der originären Muskulatur nicht mehr erfolgen, weil die motorischen Endplatten der Muskulatur irreversibel degeneriert sind.

 Cave

Kommt es zu einer zeitlichen Verzögerung der Therapie bei Patienten mit Verletzungen der peripheren Nerven, kann eine Reinnervation der Muskulatur durch Degeneration der motorischen Endplatten unmöglich sein.

Weitere Gründe können neben der Unmöglichkeit oder Therapieversagen primärer Sehnen- oder Nerventransplantationen, eine begrenzte Verfügbarkeit von Spendernerven sowie komplette postganglionäre Läsionen (C5 bis T1) sein (Bishop 2005, Carlsen 2007). Patienten mit ausgeprägten Verletzungen der Skelettmuskulatur, welche nach Tumorresektionen oder Traumata, aber auch im Rahmen von Muskelischämien oder Infektionen entstehen können, sind ebenfalls geeignete Kandidaten für einen FFMT. Zusammenfassend sind die richtige Patientenselektion und Auswahl des Spendermuskels gleichermaßen wie die mikrochirurgische Erfahrung entscheidend für ein optimales funktionelles Ergebnis nach Rekonstruktion (Zuker 2007).

21.3 Klassifikation

Die Indikationen für eine FFMT werden nach verschiedenen Gesichtspunkten eingeteilt. Bezogen auf das Ausmaß der Muskelinsuffizienz unterscheidet man den Ausfall einer einzelnen Muskelgruppe (z. B. Beugemuskulatur des Unterarms) und von dem funktionellen Ausfall einer ganzen Extremität, wie dies beispielsweise bei Läsionen des Plexus brachialis der Fall ist. Das Ausmaß der dem Patienten zur Verfügung stehenden Muskelkraft wird entweder als »Endorganinsuffizienz« bezeichnet, wenn noch ein Rest an Muskelkraft verblieben ist, oder es wird von eine »Endorganausfall« gesprochen, wenn die Muskulatur vollständig paretisch ist. Ein weiteres Kriterium ist die Anzahl der Gelenke, die nicht mehr bewegt werden können. Daher werden monoartikuläre und polyartikuläre Läsionen unterschieden.

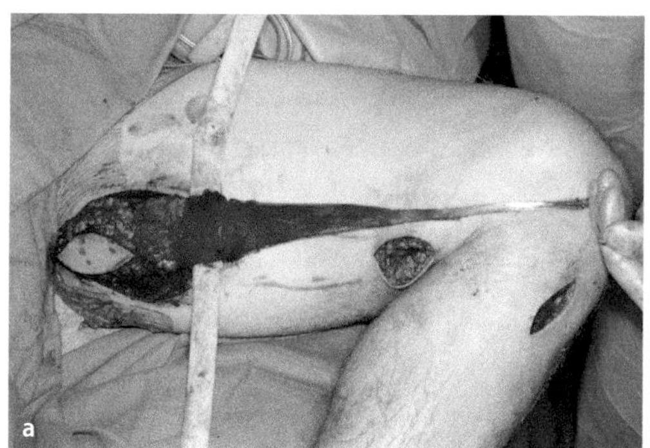

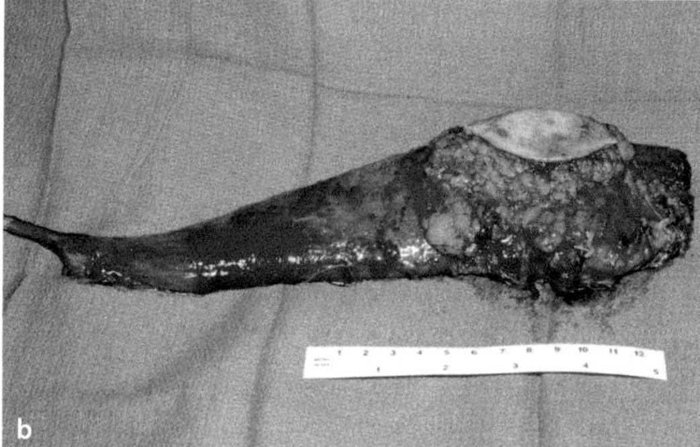

Abb. 21.1 Intraoperative Bilder von der Hebung eines freien funktionellen M. gracilis, der mit seiner Sehne bis zum Ansatz am medialen Unterschenkel gehoben werden kann (**a**). Nach der Hebung kontrahiert sich der Muskel deutlich (**b**) und muss dann mit korrekter Vorspannung transferiert werden

Bezogen auf das therapeutische Vorgehen kann der FFMT einzeitig oder zweizeitig erfolgen. Voraussetzung für ein einzeitiges Vorgehen ist das Vorhandensein eines adäquaten Spendernervs, an den der Muskel koaptiert werden kann. Ist dies nicht der Fall, muss im Rahmen eines zweizeitigen Vorgehens zunächst eine adäquate neurovaskuläre Ausgangssituation in der Empfängerregion geschaffen werden.

21.4 Auswahl des Spendermuskels

Für den FFMT geeignete Muskeln müssen mehrere Kriterien erfüllen. Zunächst sollte der Muskel einen langen, konstanten und kräftigen Gefäß-/Nervenstiel aufweisen. Weitere Kriterien sind eine ausreichende Bewegungsamplitude sowie Kraftentfaltung. Der Spendermuskel bedarf zusätzlich einer günstigen Form sowie Beschaffenheit und muss leicht zugängig und präparierbar sein. Ein weiteres wesentliches Kriterium ist die Hebemorbidität, die sowohl in Bezug auf den Funktionsverlust als auch auf potenzielle Komplikationen und ästhetische Beeinträchtigungen möglichst gering sein sollte. Die häufigsten Spendermuskeln, die für den FFMT herangezogen werden, sind der M. gracilis (Abb. 21.1), M. latissimus dorsi, M. rectus femoris und selten der M. vastus lateralis. Für den FFMT an der oberen Extremität haben sich der M. gracilis und der M. latissimus dorsi bewährt. Dabei bevorzugen viele Autoren den M. gracilis aufgrund der günstigen Muskelarchitektur und großen Bewegungsamplitude in Verbindung mit der verlässlichen Gefäßversorgung. Auch besitzt der M. gracilis eine gut ausgebildete Sehne, in die sich Sehnen im Empfängersitus gut einflechten lassen. Bei Patienten mit Plexus-brachialis-Läsion wurden in jüngsten Untersuchungen die funktionellen Ergebnisse unter Verwendung des M. gracilis (Barrie 2004, Coulet 2011, Terzis 2010), M. rectus femoris (Wechselberger 2009) sowie M. latissimus dorsi (Vekris 2008, Terzis 2010) zur Wiederherstellung der Beugung im Ellenbogengelenk vorgestellt. Dabei konnten mit allen drei Methoden durchweg gute Ergebnisse erzielt werden. Obwohl der M. latissimus dorsi und der M. rectus femoris die Beugung im Ellenbogengelenk wiederherzustellen vermögen, mangelt es beiden Muskeln an der großen Bewegungsamplitude des M. gracilis (Fischer 2013). Zusätzlich steht der M. latissimus dorsi ggf. bei Patienten mit einer Plexusparese als Spendermuskel nicht zur Verfügung.

21.5 Voraussetzungen

Voraussetzungen für den FFMT sind die gute passive Gelenkbeweglichkeit, da Kontrakturen zu einem signifikanten Bewegungs- und Kraftverlust bis zum Fehlschlag des Muskeltransfers führen können. Dabei sollten die Weichteilverhältnisse ohne Probleme Muskel- und Sehnenverlagerungen zulassen. Ist dies nicht gegeben, muss der Weichteilmantel vor oder gleichzeitig mit der Ersatzoperation wiederhergestellt werden. Darüber hinaus sollte eine protektive Sensibilität in der Empfängerregion vorliegen.

21.6 Präoperatives Vorgehen

Die Planung des FFMT ist komplex und individuell und erfolgt entsprechen den allgemeinen Richtlinien bei freien mikrovaskulären Lappenplastiken (▶ Kap. 19). Zusätzlich sollte präoperativ festgelegt sein, wo der Spendermuskel verankert werden soll, welche Länge des Muskeltransplantats notwendig ist, und nicht zuletzt welche mikrochirurgischen Anschlussmöglichkeiten in der Empfängerregion bestehen.

21.7 Intraoperatives Vorgehen

Adäquate neurovaskuläre Anschlussbedingungen im Empfängergebiet sind die unmittelbare Voraussetzung für den Erfolg des FFMT. Eine besondere Bedeutung kommt dabei der Qualität der Nervenkoaptation zu, welche direkt mit der zukünftigen Funktion des FFMT korreliert. Hier ist das Vorliegen eines motorischen Asts mit einer möglichst hohen Anzahl von Axonen und gut abgrenzbarer Faszikelstruktur entscheidend für den Erfolg. Deshalb sollte immer erst nach sicherer Darstellung des Spendernervs mit der Hebung des Muskeltransplantats begonnen werden. Wesentlich ist intraoperativ zusätzlich die Vermeidung einer verlängerten kalten Ischämiezeit des Spendermuskels, um das Risiko temporärer oder bleibender Schäden zu minimieren.

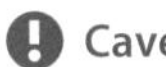

Die kalte Ischämiezeit sollte beim FFMT möglichst kurz sein, weil sonst das funktionelle Ergebnis und die Kontraktilität des Muskels reduziert sein kann.

Dies liegt v. a. daran, dass ein Muskel nach verlängerter Ischämiezeit zwar noch überleben kann, d. h. für eine Defektdeckung geeignet wäre, aber gleichzeitig keine Kontraktilität zu erreichen ist. Es hat sich daher bewährt, den Spendermuskel erst dann abzusetzen, wenn die Empfängergefäße für einen mikrovaskulären Anschluss adäquat vorbereitet sind. Als oberste Grenze für eine Unterbrechung der Blutzufuhr des Muskels werden beim FFMT 2 h angenommen. Des Weiteren kann das Muskeltransplantat nach Unterbrechung der Durchblutung gekühlt werden, um den Zellmetabolismus zu reduzieren.

Im Folgenden soll der FFMT zur Wiederherstellung der Ellenbogenbeugung beispielhaft beschrieben werden.

21.7.1 FFMT zur Wiederherstellung der Beugung im Ellenbogengelenk

Für den funktionellen Ersatz des M. biceps brachii und M. brachialis als Ellenbogenbeuger sind neben dem M. gracilis der M. latissimus dorsi und der M. rectus femoris am häufigsten beschrieben. Dabei wird der M. gracilis wegen seiner fast identischen Form mit dem Caput longum des M. biceps brachii bei Kindern bevorzugt (Adams 2009). Bei Erwachsenen tendieren einige Autoren zum M. latissimus dorsi aufgrund seines größeren Muskelquerschnitts und der damit verbundenen höheren aufbringbaren Muskelkraft.

21.7.2 Freier funktioneller Gracilistransfer

Der M. gracilis (lat. »schlanker Muskel«) gehört zur Muskelgruppe der Oberschenkeladduktoren und ist der am oberflächlichsten liegende Skelettmuskel am medialen Oberschenkel. Er entspringt vom Schambein (Ramus inferior ossis pubis) und Unterrand der Beckensymphyse. Zusammen mit der Sehne des M. sartorius und des M. semitendinosus inseriert er mit dem Pes anserinus medial an der Tuberositas tibiae. Funktionell bewirkt der M. gracilis eine Adduktion und Flexion im Hüftgelenk und Innenrotation und Flexion im Kniegelenk. Die Innervation erfolgt durch Äste des N. obturatorius (Segmente: L2–L4).

21.7.3 Hebung des M. gracilis

Die Operation erfolgt in Rückenlage. Bei Abduktion im Hüftgelenk und leichter Flexion im Kniegelenk wird die Achse des M. gracilis zwei bis drei Fingerbreit unter dem M. adductor longus eingezeichnet und inzidiert. Wird das Kniegelenk in Hüftabduktion gestreckt, spannt sich der M. gracilis an und kann so identifiziert werden. Bei der Schnittführung ist zu beachten, dass der Gefäßstiel ungefähr 10 cm distal des Schambeins in den Muskel eintritt. Bei der Präparation eines myokutanen Lappens sollte die Hautinsel über den zwei proximalen Perforatoren gehoben werden, um postoperative Teilnekrosen zu vermeiden. Allerdings ist auch unter Berücksichtigung dieser Perforatoren die Perfusion der vertikal orientierten Hautinsel nicht immer zuverlässig. Ein optionaler dritter Schnitt kann in der Nähe der Insertionsstelle am medialen Knie erfolgen, falls die komplette Länge des Muskels einschließlich des sehnigen Ansatzes benötigt wird. Nun erfolgt die Präparation durch das Fettgewebe auf die Muskelfaszie. Diese wird anschließend eröffnet und die Kreuzung des M. gracilis mit dem M. adductor longus identifiziert. Der Gefäßstiel des M. gracilis verläuft oberflächlich auf dem M. adductor magnus unterhalb des M. adductor longus. Wird der M. adductor longus beiseite gehalten, kann man den Gefäßstiel zu seinem Ursprung aus der A. profunda femoris verfolgen. Die Arterie ist relativ kleinkalibrig mit einem Durchmesser von 1–2 mm. Es existieren in der Regel zwei Begleitvenen. Der Gefäßstiel ist meist ca. 6 cm lang.

Der Muskel weist eine Blutversorgung Typ II nach Mathes und Nahai auf. Das bedeutet, dass der M. gracilis weiter distal noch mindestens einen sog. Minorpedikel besitzt, der ebenfalls identifiziert und versorgt werden muss. Nach der Darstellung des Gefäßstiels erfolgt die Dissektion des Muskels, der dann im Bereich des Ansatzes und Ursprungs abge-

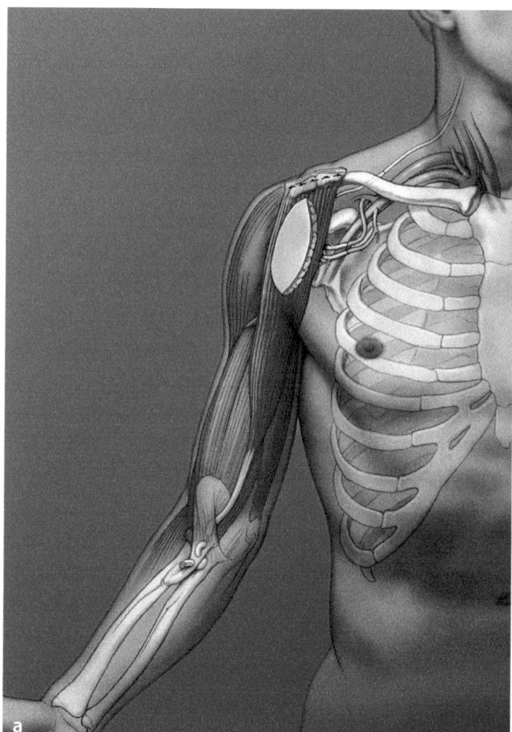

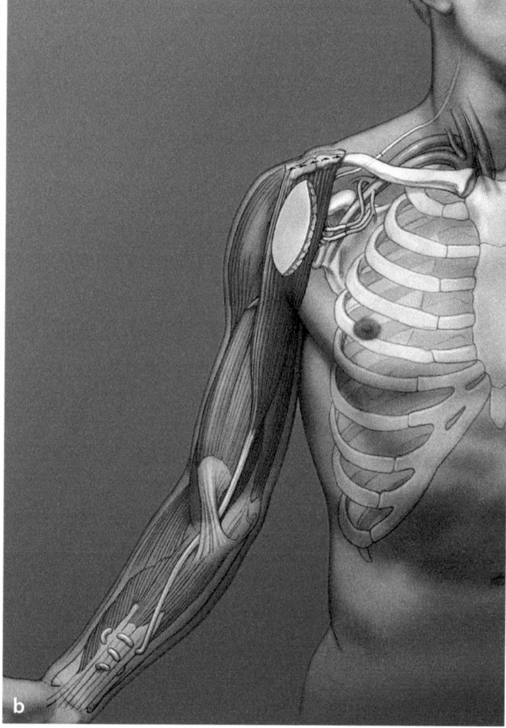

Abb. 21.2 Zur Rekonstruktion der Ellenbogenflexion durch einen freien M. gracilis wird der Muskel am Proc. coracoideus und der lateralen Klavikula fixiert und distal in die Bizepssehne (**a**) oder alternativ in die Fingerflexoren eingeflochten. (Bilder freundlicherweise zur Verfügung gestellt von Prof. Dr. Alex Shin, Mayo Clinic, Rochester, USA)

setzt wird. Distal kann der Muskel sehr lang bis zu seinem Ansatz im Bereich des Pes anserinus inkludiert werden, was eine Rekonstruktion nicht nur der Ellenbogenflexion, sondern auch der Finger- und Unterarmbeuger ermöglicht.

Im Empfängergebiet erfolgt der Gefäßanschluss individuell abhängig von der Gefäßsituation des Patienten. Die Nervenkoaptation kann entweder an den distalen Anteil des N. accessorius, N. phrenicus oder der Nn. intercostales 3–6 durchgeführt werden. Wann immer möglich, sollte eine primäre Nervenkoaptation angestrebt werden, weshalb es sich empfiehlt, bei der Präparation des M. gracilis den Spendernerv möglichst weit nach proximal zu verfolgen (ca. 10–14 cm).

Nun wird der proximale sehnige Anteil des M. gracilis mit kräftigen, nichtresorbierbaren Nähten am Processus coracoideus und der lateralen Klavikula fixiert. Die distale Sehne wird unter Beachtung der Ruhespannung in Pulvertaft-Technik mit der distalen Bizepssehne verflochten. Alternativ kann die Sehne auch verlängert und in die Fingerbeuger eingeflochten werden, um simultan die Fingerflexion zu verbessern (◘ Abb. 21.2).

21.8 Postoperatives Vorgehen

Die prä- und postoperative physiotherapeutische Übungstherapie ist für den Erfolg des FFMT entscheidend und ist deshalb integraler Bestandteil der Therapie.

> **Der Erfolg eines FFMT hängt wesentlich von der begleitenden physio- und ergotherapeutischen Übungsbehandlung ab.**

Die betroffene Extremität wird postoperativ in einer Schiene ruhiggestellt, um den Muskel bis zum Einsetzen der Muskelkontraktion vor Überdehnung zu schützen. Die physiotherapeutische Nachbehandlung muss dabei eng mit dem Operateur abgestimmt sein, um das Risiko vaskulärer Komplikationen zu minimieren. Ein ischämischer Muskelschaden kann nämlich trotz erfolgreicher Lappenrevision zu einem suboptimalen Ergebnis führen. Deshalb ist ein strenges »Lappenmonitoring« von Nöten (► Kap. 14, 15). Postoperativ wird der Arm für 6 Wochen in 90°-Flexionsstellung im Ellenbogen ruhiggestellt. Anschließend wird die passive physiotherapeutische Übungstherapie mit dem Ziel der Erhaltung der passiven Gelenkbeweglichkeit und Vorbeugung von Sehnenverklebungen eingeleitet. Mit Einsetzen der ersten Reinnervationszeichen ca. 3–6 Monate postoperativ wird die Flexionsstellung im Ellenbogen sukzessive reduziert, und die passive in eine aktive physiotherapeutische Übungstherapie überführt, welche in der Regel 12–18 Monate fortgeführt werden muss. Bei ausreichender aktiver Beweglichkeit wird der Fokus auf die Kräftigung der Bewegung sowie die Kontrolle der neuen Muskelfunktion gerichtet. Begleitend erfolgt hierzu die ergotherapeutische Übungstherapie. Ein optimales funktionelles Ergebnis ist letztendlich abhängig von der Compliance, Motivation und Rehabilitation des Patienten.

21.9 Komplikationen

In der Literatur findet man Erfolgsraten zwischen 65–96% nach freiem Gracilistransfer (Barrie 2004, Chung 1996, Doi 1997). Hierzu führte Adams et al. eine retrospektive Datenanalyse von 130 Patienten zur Evaluation der postoperativen Ergebnisse und Komplikationen nach freiem funktionellem Gracilistransfer zur Wiederherstellung der Beugung im Ellenbogengelenk durch (Adams 2009). Dabei fanden sie 15,4% Therapieversager im Sinne eines funktionslosen Muskels oder primärem Lappenverlust. Die häufigste Spätkomplikation war die Klavikulafraktur. Interessanterweise konnte eine technische Verfeinerung die Häufigkeit des Therapieversagens auf 7,9% und die Spätkomplikation auf 2,4% reduzieren. Addosooki und Kollegen beschrieben kürzlich eine Modifikation für die Hebung des M. gracilis (Addosocki 2012). Diese beinhaltet die Hebung des Muskels mit der kompletten Faszie und der umgebenden Verschiebeschicht, um die Durchblutung des Muskels und der darüber liegenden Hautinsel zu verbessern und eine Gleitschicht mit zu transplantieren, die eine Verbesserung des postoperativen Funktion nach sich ziehen kann. In dieser Arbeit wählten die Untersucher einen Zugang mit drei Schnitten: einen über der Hautinsel, den zweiten am posteromedialen distalen Oberschenkel und den dritten distal der Tuberositas tibiae. Diese

Verfeinerungen erlauben eine sichere Darstellung des Gefäßstiels durch kleinere Inzisionen mit einem geringen Risiko der Gefäßverletzung bei gleichzeitiger Minimierung des Risikos für Wundheilungsstörungen.

Literatur

Adams JE, Kircher MF, Spinner RJ, Torchia ME, Bishop AT, Shin AY (2009) Complications and outcomes of functional free gracilis transfer in brachial plexus palsy. Acta Orthop Belg. 75(1): 8-13

Addosooki A, Doi K, Hattori Y, Wahegaonkar A (2012) Role of wrist arthrodesis in patients receiving double free muscle transfers for reconstruction following complete brachial plexus paralysis. J Hand Surg Am 37(2): 277-81

Bishop AT (2005) Functioning free-muscle transfer for brachial plexus injury. Hand Clin 21(1): 91-102. Review

Coulet B, Boch C, Boretto J, Lazerges C, Chammas M (2011) Free Gracilis muscle transfer to restore elbow flexion in brachial plexus injuries. Orthop Traumatol Surg Res 97(8): 785-92

Terzis JK, Kostopoulos VK (2010) Free Muscle Transfer in Post-traumatic Plexopathies Part II: The Elbow. Hand (N Y) 5(2): 160-70

Wechselberger G, Hussl H, Strickner N, Pülzl P, Schoeller T (2009) Restoration of elbow flexion after brachial plexus injury by free functional rectus femoris muscle transfer. J Plast Reconstr Aesthet Surg 62(2): e1-5

Replantation

Makroreplantation

L. Mannil, H.-H. Homann

U. Kneser et al. (Hrsg.), *Grundkurs Mikrochirurgie*,
DOI 10.1007/978-3-662-48037-3_22,

22.1 Einleitung und Geschichte der Makroreplantation

Die Makroreplantation der oberen Extremität ist definiert als Replantation einer Amputationsverletzung proximal des Radiokarpalgelenks (◘ Abb. 22.1) und die der unteren Extremität als Replantation proximal des oberen Sprunggelenks. Diese eher selten auftretenden Amputationsverletzungen stellen höchste Anforderungen an ein Replantationszentrum dar und benötigen eine interdisziplinäre Zusammenarbeit. Neben der anspruchsvollen operativen Therapie ist der Heilverlauf entscheidend von der postoperativen intensivmedizinischen und dem (früh-) rehabilitativen Ansatz geprägt.

Im Vordergrund der Makroreplantation steht die Integrität der betroffenen Extremität sowie die Wiederherstellung von motorischen und sensorischen Fähigkeiten (Gießler et al. 2009, Hierner et al. 2002).

22.1.1 Geschichte der Makroreplantation

Federführend für die erfolgreiche Durchführung von Replantationen war der französische Chirurg Carrel (1873–1944), der mikrochirurgische Operationstechniken und Instrumentarien einführte (Maurer 1987).

Edmund Höpfner nahm 1903 im Rahmen tierexperimenteller Studien für seine Dissertation bei Hunden End-zu-End-Anastomosen von durchtrennten Arterien vor (Höpfner 1903).

Ernst Jeger wurde 1884 in Wien geboren und führte 1913 erstmals in Tierexperimenten einen Aortenersatz durch Transplantation der A. carotis durch (Jeger 1913). 1914 gelang Jeger als Militärarzt erstmals am Menschen die Replantation eines durch Schussverletzung subtotal amputierten Arms.

In den 1960er Jahren wurde die erste Makroreplantation in Nordamerika durch McKhann und Malt durchgeführt (Malt u. McKhann 1964).

Chen et al. 1981 leistete durch seine wissenschaftliche Arbeit wesentliche Erkenntnisse zu der Durchführung und Klassifikation von Makroreplantationen (Chen et al. 1981).

In Deutschland war der Pionier der Makroreplantation Edgar Biemer, der 1974 Deutschlands

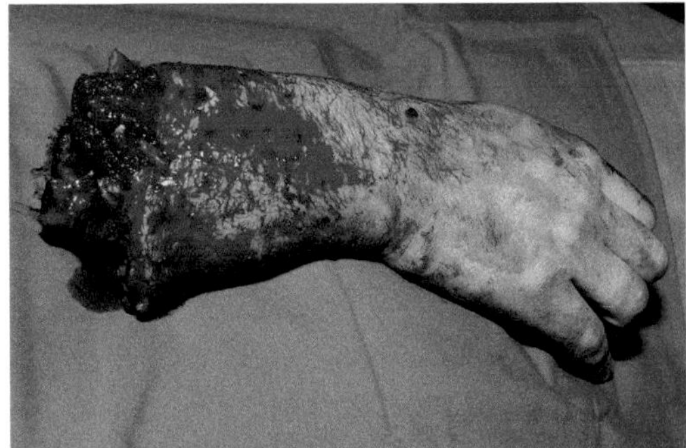

◘ **Abb. 22.1** Makroamputation der oberen Extremität proximal des Radiokarpalgelenks

erstes Replantationszentrum gründete. Seinem Team gelang 2008 die weltweit erste Doppel-Arm-Transplantation.

22.2 Ätiologie, Klinik, Diagnostik und Indikation

22.2.1 Ätiologie

Häufige Unfallmechanismen bei Makroamputationsverletzungen sind schwere Hochrasanztraumen wie z B. Verkehrsunfälle mit möglicher Avulsion und Traktion, die die Zerstörung von Knochen, des Weichteilmantels, Gefäße und Nerven nach sich zieht (◘ Abb. 22.2).

Über 90% der Entitäten sind traumatisch bedingt, wovon >50% als Arbeitsunfall charakterisiert

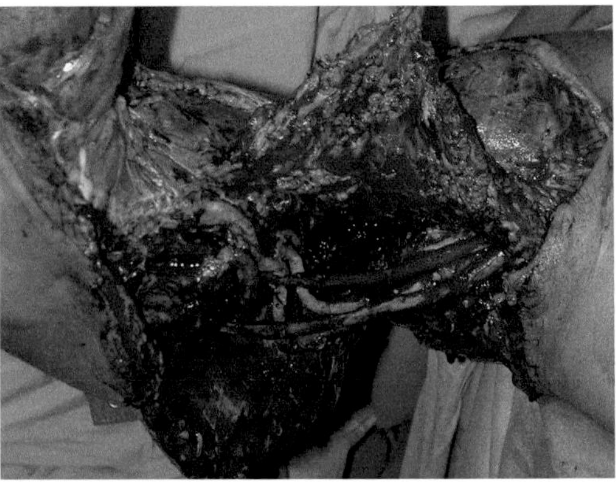

◘ **Abb. 22.2** Intraoperativer Befund mit erheblicher Traktion des axillären Gefäßnervenbündels

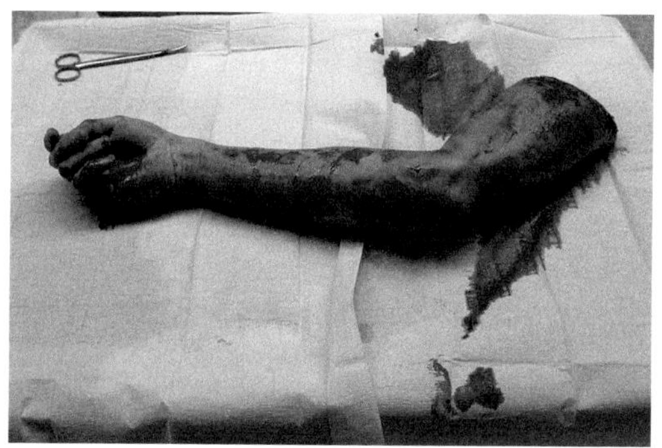

Abb. 22.3 Präoperativer Aspekt eines Makroamputats der oberen Extremität

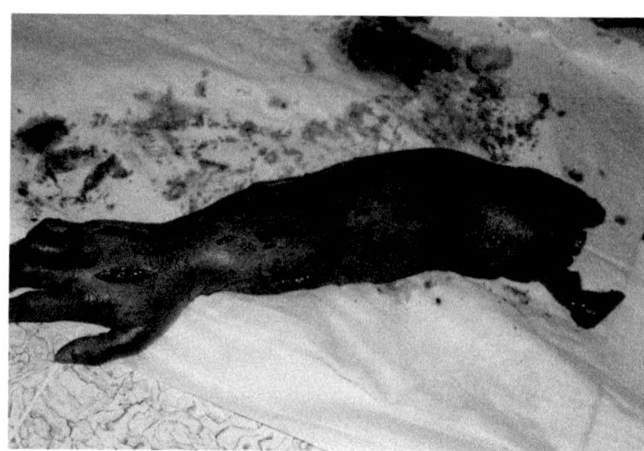

Abb. 22.4 Beispiel eines Makroamputats mit insuffizienter Perfusion

sind. Die Geschlechterverteilung ist mit 4:1 zu Ungunsten der Männer mit einem Altersgipfel zwischen dem 20.–40. Lebensjahr.

60% der Amputationsverletzungen an der oberen Extremität sind Monoverletzungen. Deutlich seltener treten bilaterale Amputationsverletzungen mit knapp 10% auf.

22.2.2 Klinik

Im Vordergrund steht bei Eintreffen des Patienten die klinische Überprüfung der Vitalparameter, ggf. ist die Stabilisierung der Herz-Kreislauf-Funktion, Anlage eines Schutzverbandes und die Substitution von Erythrozytenkonzentraten notwendig.

Gemäß der Polytraumaversorgung gilt bei eingeschränkter Vitalfunktion »life before limb«.

Voraussetzung für einen mehrstündigen Eingriff, wie z. B. die Replantation, ist neben dem stabilen Allgemeinzustand und suffizienten Gefäßstatus des Patienten, der Zustand des Amputats (Abb. 22.3).

22.2.3 Diagnostik

Angelehnt an das Polytraumamanagement ist neben der klinischen Untersuchung und Anamnese eine radiologische Kontrolle der betroffenen Extremität und des Amputats in zwei Ebenen obligat. Des Weiteren ist eine Blutabnahme zur Statuserhebung erforderlich (Hämoglobin, Gerinnungs-, Entzündungs- und Nierenretentionswerte, Elektrolyte und Muskelenzyme) notwendig u. a. zum Ausschluss einer disseminierten intravasalen Koagulopathie oder eines Crush-Syndroms.

Möglicherweise ist je nach Verletzungsmuster eine erweiterte Bildgebung mittels Angiografie oder Computertomografie erforderlich. Entscheidend für den späteren Erfolg einer Makroreplantation ist aber die Dauer der Ischämie. Daher sollten alle Untersuchungen auf das notwendige Maß beschränkt werden und zügig erfolgen.

22.2.4 Indikation

Bei Amputationsverletzungen proximal des Radiokarpal- oder Sprunggelenks müssen mögliche Begleitverletzungen und drohende Allgemeingefährdungen wie Sepsis, Tourniquet-Syndrom etc. ausgeschlossen werden (Abb. 22.4) (Seiler et al. 1986).

Angelehnt an die Chen-Kriterien müssen im Rahmen der Indikationsstellung verschiedene Selektionskriterien erhoben werden (s. Tab. 1): Operationsfähigkeit, Replantationswürdigkeit des Patienten und des Amputats. Die funktionelle Extremität nach **Chen-Kriterien** wird in 4 Grade unterteilt (Chen et al. 1981):

- Grad I: Komplette bis nahezu wiederkehrende Sensibilität und Muskelkraft, Minimum 60%, Gelenkbeweglichkeit, Rückkehr in den zuletzt ausgeübtem Beruf
- Grad II: Wiedererlangen der Gelenkbeweglichkeit von 40%, nahezu komplette Sensibilität und Muskelkraft

- Grad III: Bewältigung von Tätigkeiten des alltäglichen Lebens, Gelenkbeweglichkeit 30%, partielle Sensibilität und Muskelkraft
- Grad IV: asensible, motorische funktionslose Extremität

Unabdingbar für die erfolgreiche Makroreplantation ist neben der adäquaten initialen chirurgischen Versorgung, die Compliance des Patienten, die eine Voraussetzung für die langjährige Nachbehandlung darstellt. Dabei sind auch die sozialen und beruflichen Hintergründe zu beleuchten.

Unter Berücksichtigung der Amputationshöhe, der Ischämiezeit und Begleitverletzungen wird die Indikation zur Makroamputation gestellt.

Weiterhin ist ein hohes Maß an klinischer Erfahrung von Seiten des Operateurs erforderlich.

Trotz großer Fortschritte in der rekonstruktiven Chirurgie sind bei schwer polytraumatisierten Patienten, die signifikante Verletzungen des Kraniums und der Wirbelsäule aufweisen, die eine hohe Priorität besitzen, Amputationen von Extremitäten unausweichlich.

Im Falle dass der Patient zeitlich verzögerte Replantationen nicht überleben würde gilt der Grundsatz »life before limb«.

22.3 Amputatmanagement, Operation und postoperatives Vorgehen

22.3.1 Amputatmanagement

Das Amputat sollte auf dem schnellstmöglichen Wege in das nächstgelegene Replantationszentrum gebracht werden. Folgende Schritte sind zu beachten:

- Auffinden des Makroamputats
- steriler Beutel mit Amputat, gelagert in einem 2. Beutel mit gekühltem Wasser
- Wenn nicht möglich aufgrund der Größe des Makroamputats → Aufbringen von sterilen Kompressen und externen Kühlelementen
- »scoop and drive« ins nächstgelegene Replantationszentrum

Doch Vorsicht ist bei der **Amputatverwahrung** geboten: Um externe Schäden zu vermeiden, sollte das Amputat mit sterilen Kompressen bedeckt werden und in einen wasserundurchlässigen Amputatbeutel verwahrt werden. Anschließend wird der Beutel in einem weiteren Beutel mit gekühltem Wasser aufbewahrt.

Schwieriger wird es bei der Verwahrung von Makroamputaten, diese lassen sich in der Regel nicht in einem Amputatbeutel verwahren und sollten daher mit extern aufgebrachten Kühlelementen ohne direkten Kontakt gekühlt werden.

Cave

Auf keinen Fall sollte man exponierte Gefäßstümpfe abklemmen oder das Amputat mit Wasser in Kontakt bringen. Ein direkter Kontakt mit Flüssigkeiten kann zur Verquellung der Strukturen und gar zum Gefrierbrand führen.

Durch die adäquate Kühlung eines Amputats kann die Ischämietoleranz von 4–5 h auf 8–10 h erweitert werden.

22.3.2 Operatives Procedere

Als erste Schritte sind die Desinfektion, sorgfältige Wundreinigung und das gründliche Débridement essenziell in Vorbereitung für die mögliche Makroreplantation. Avitales Gewebe wird zugunsten der Perfusion exzidiert. Nach Stumpf- und Amputatreinigung erfolgt die Desinfektion mit farblosem, alkoholfreiem Desinfektionsmittel zur Beurteilung der Kapillarisierung und Perfusion.

Als weitere Vorbereitung werden denudierte Knochenanteile reseziert. Nach dem Knochendébridement zeigen sich im vitalen Segment Markraumblutungen und rekapillarisierendes Periost.

»Beste Infektionsprophylaxe ist in der Frühphase neben sorgfältigstem Weichteildébridement unter obligaten Second-look-Operationen eine ausreichende Verkürzung der Extremität (…)« (Seiler et al. 1986).

Subtotale Makroamputationen sollten iatrogen amputiert und wenn möglich in 2 OP-Teams versorgt werden. Des Weiteren empfiehlt es sich, eine poten-

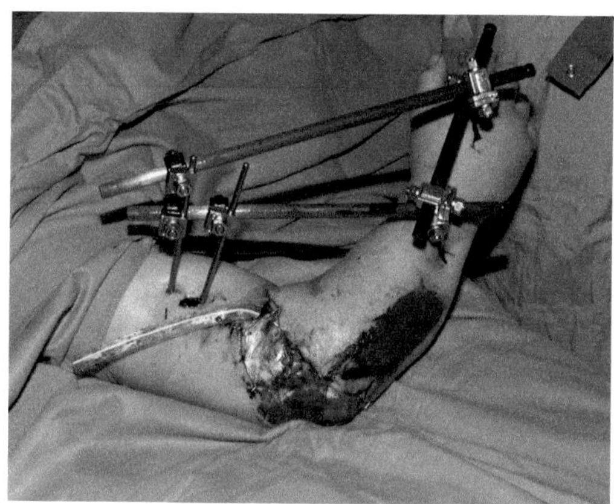

■ **Abb. 22.5** Temporärer Fixateur externe bei kritischen Weichteilen nach Makroreplantation, danach Verfahrenswechsel

zielle Spenderregion aseptisch abzuwaschen und abzudecken, in der ggf. eine Vene als Interponat gehoben werden kann.

Nach dem Débridement erfolgt die möglichst übungsstabile Osteosynthese mit Platten und/oder Marknagelimplantation, ggf. erfolgt ergänzend die Anlage einer Drahtcerclage bei gelenknahen Brüchen. Bei kritischen Weichteilen bleibt die Methode der Wahl der (gelenküberbrückende) Fixateur externe mit nachfolgendem Verfahrenswechsel nach Konsolidierung (■ Abb. 22.5).

Die Blutzirkulation wird mikrochirurgisch rekonstruiert unter Verwendung von Lupenbrille oder Mikroskop.

Um ein **Ischämie-Reperfusions-Syndrom** zu vermeiden, d. h. eine generalisierte Freisetzung toxischer Sauerstoffradikale und proliferativer Wachstumsfaktoren, empfiehlt es sich, zunächst die Arterie(n) zu nähen. Des Weiteren sollte nach Freibgabe der arteriellen Anastomose zunächst das zurückfließende Blut verworfen werden (»Declamping«).

Ein vaskulärer Defekt kann mit einem Veneninterponat überbrückt werden, wobei die anterograde Flussrichtung der Venenklappen zu beachten ist.

Bei der Anastomisierung der Venen ist es wichtig zu beachten, dass oberflächliche wie tiefe Venensystem zu rekonstruieren. Neben einer Arterie sollten mindestens 2 Venen wiederhergestellt werden, um einen sicheren Abfluss zu gewährleisten und die Entstehung von Muskelnekrosen zu verhindern.

Nach mikrochirurgischer Wiederherstellung der Blutzirkulation erfolgt die Sehnenrekonstruktion mit entsprechender Vorspannung. Muskulo- und Intertendinöse Verletzungen werden in üblichen Operationstechniken der Sehnenchirurgie adaptiert.

Bei vielen Replantationen ist ein Defizit die **Nervennaht** in der operativen Versorgung, da der Operateur oftmals nach einer längeren Replantationszeit ermüdet ist und der Reinnervation nicht ausreichend Sorgfalt widmet (Giessler et al. 2009).

Dabei ist die spannungsfreie Wiederherstellung der Nervenkontinuität entscheidend für die Regeneration. Die Operationstechnik folgt mikrochirurgischen Grundsätzen: je nach Durchmesser erfolgen mit monofilem Nahtmaterial der Stärke 8.0–10.0 epineurale oder interfaszikuläre Nähte.

Das Lymphgefäßsystem ist wichtig für das Immunsystem und den Transport von Molekülen, deren direkter Transport in den Blutkreislauf aufgrund der großen molaren Masse und Hydrophobie nicht möglich ist. Die im Gewebe aufgenommene Lymphe wird über das lymphatische System dem Blutkreislauf zugeführt. Obwohl eine Anastomosierung möglich ist, wird sie aufgrund der spontanen Lymphangiogenese nicht durchgeführt.

22.3.3 Wundbehandlung

Nach erfolgter Replantation werden ausreichend große Drainagen eingebracht, um eine Hämatombildung zu vermeiden. Bei angestrengten Wundverhältnissen empfiehlt sich der Verschluss mittels Epigard oder Vakuumversiegelung und ein geplanter second look. Bei spannungsfreien Wundverhältnissen empfiehlt sich die primäre Naht oder ggf. die Deckung mit Spalthaut. Die Spaltung aller Kompartimente ist aufgrund der postoperativen Schwellung zwingend erforderlich!

Die Verbandstechnik beinhaltet einen lockeren Kompressen-Watteverband mit einer Monitorinsel ohne elastische Wickelung (■ Abb. 22.6). Es empfiehlt sich die Hochlagerung der Extremität.

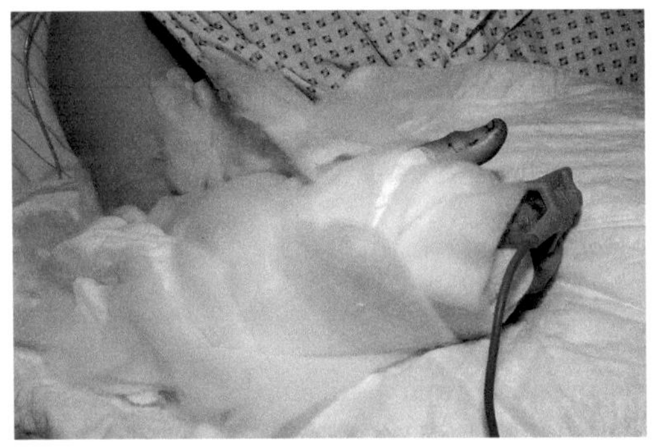

■ **Abb. 22.6** Lockerer Wattepolsterverband, Hochlagerung der Extremität

22.3.4 Postoperatives Management

Wegen der Gefahr eines SIRS (systemic inflammatory response syndrome) nach Makroreplantationen sollte der Patient intensivmedizinisch überwacht werden. Besonders im Hinblick auf ein mögliches Crush-Syndrom, verursacht durch die Rhabdomyolyse, mit Schädigung der Niere und fulminantem Leberversagen durch eingeschwemmte Proteine, ist eine engmaschige Überwachung der Diurese und Vitalparameter unabdingbar (Hirche u. Germann 2010, Jupiter et al. 1982, Jaffe et al. 2009).

Im Rahmen des Replantationsmonitorings wird die Rekapillarisierung regelmäßig überprüft, dabei muss eine Anastomoseninsuffizienz oder eine Thrombose ausgeschlossen werden.

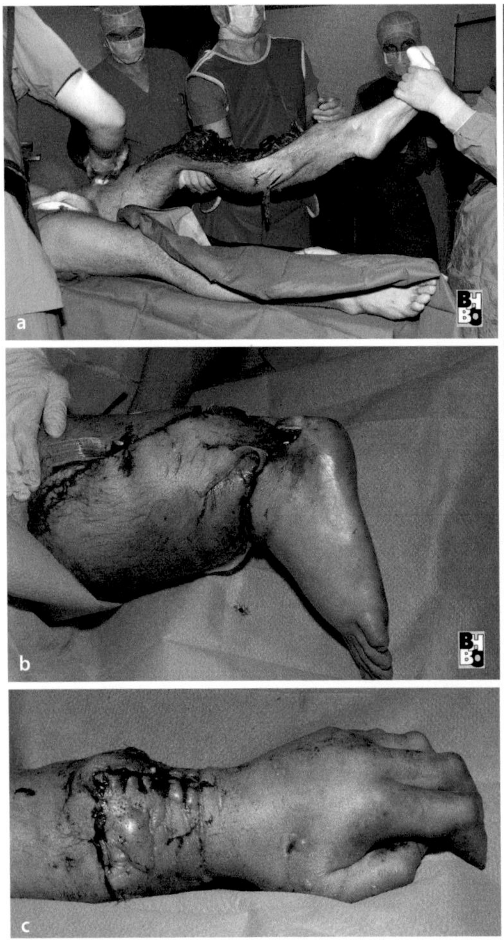

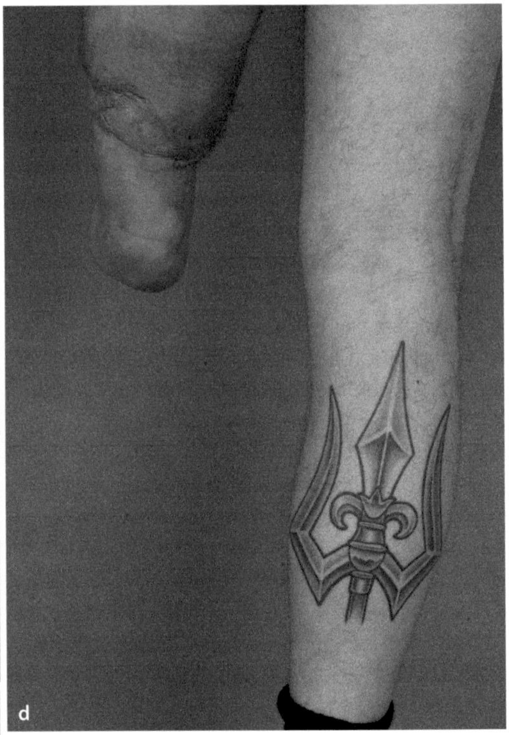

■ **Abb. 22.7a–d** **a** Klinisches Beispiel einer schweren Verletzung der unteren Extremität, bei der keine Replantationsmöglichkeit gegeben ist. **b** Rekonstruktion des Stumpfendes mit intakter Fußsohle und Rückfußanteilen. **c** Cross-hand-Transplantation an den kontralateralen Unterarm. **d** Klinischer Aspekt nach abgeschlossener Wundheilung

22.4 Heterotope Replantationen

Prinzipiell gilt es bei amputierten Körperteilen zu prüfen, ob diese entweder zur Replantation geeignet sind oder aber zur Rekonstruktion einer anderen verletzten Körperregion eingesetzt werden können. Meist sind es dann Teile von Sehnen, Knochen oder Nerven, die als freie, nicht mikrovaskulär angeschlossene Gewebestücke verpflanzt werden. Bei segmentalen Amputationen kann es vorkommen, dass Extremitätenteile derart verletzt sind, dass eine Rekonstruktion nicht möglich ist (◘ Abb. 22.7a). Dann kann es unter Umständen sinnvoll sein, Teile der weiter distal gelegenen Extremität zur Rekonstruktion des Stumpfs zu benutzen. Dies ergibt an der unteren Extremität z. B. Sinn, wenn die intakte Fußsohle evtl. auch mit Rückfußanteilen als Stumpfende verwendet werden kann. Dadurch ist eine endbelastbare, rotationsstabile Situation gegeben (◘ Abb. 22.7b).

An der oberen Extremität wurde über eine starke Verkürzung des Arms mit Transplantation der Hand an den Oberarm bei Tumorpatienten berichtet (Piza-Katzer et al. 2008).

In seltenen Fällen ist eine komplette Verwendung von Arm- oder Beinanteilen als heterotope Replantation indiziert. In den beiden vorliegenden Fällen war die eine Extremität proximal so zerstört, dass eine Rekonstruktion nicht möglich war, wohingegen auf der kontralateralen Seite die Hand komplex zerstört war, ohne Möglichkeit der Rekonstruktion. In beiden Patienten wurde dann die intakte Hand an den kontralateralen Unterarm verpflanzt. Dies ermöglicht auch im ungünstigen Fall eine so große Funktionalität, dass der Patient mit seiner replantierten Gliedmaße die Prothese der kontralateralen Seite selbstständig ohne fremde Hilfe anlegen kann (◘ Abb. 22.7c und ◘ Abb. 22.8).

Es gilt in solchen Situationen an diese Möglichkeit zu denken und zu prüfen, ob eine geeignete **Indikation zur heterotopen Replantation** vorliegt. Dies erfordert in der Regel mehrere mikrochirurgisch versierte Operateure und eine entsprechende intensivmedizinische Betreuung. Die hochkomplexe postoperative Nachsorge hinsichtlich Physiotherapie und Ergotherapie ist zu bedenken.

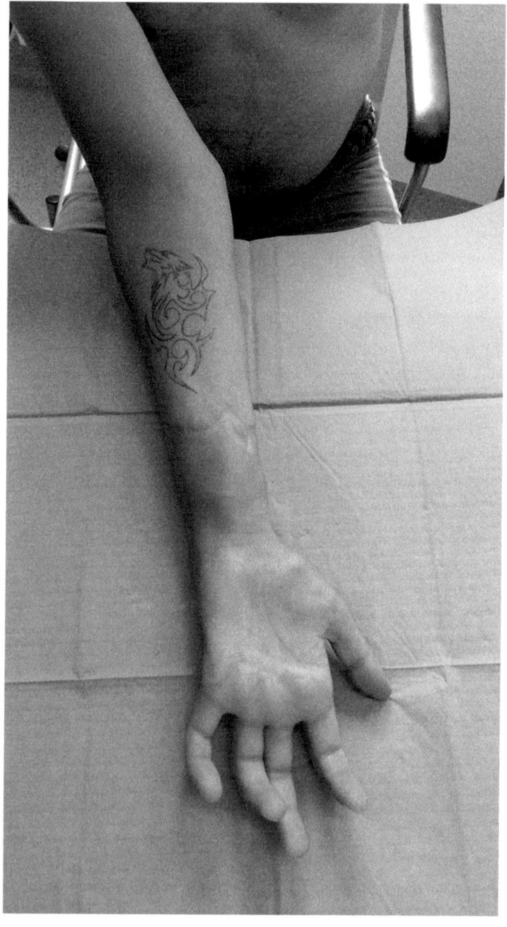

◘ **Abb. 22.8** Klinisches Beispiel einer Cross-hand-Transplantation

22.5 Rehabilitation

Nach abgeschlossener Wundkonsolidierung ist eine engmaschige physio- und ergotherapeutische sowie schmerzmedizinische Anbindung angelehnt an die komplexe stationäre Rehabilitation (»Früh«-KSR) im üblichen Heilverfahren Erfolg versprechend.

Um ein gutes funktionelles Ergebnis zu erhalten und zu erreichen, sollte die replantierte Extremität frühzeitig nach abgeschlossener Wundkonsolidierung ab der 2. postoperativen Woche durchbewegt werden. Entsprechende Hilfsmittel werden bedarfsweise rezeptiert, z B. Lagerungsschienen zur Vermeidung von narbigen Kontrakturen. Des Weiteren sollte der Sozialdienst und psychologische Dienst eng angebunden werden, um die weiteren beruflichen und gesellschaftlichen Perspektiven mit dem Verunfallten zu erörtern.

Nach Ablauf von frühestens 6 Monaten können ggf. sekundär funktionsverbessernde Eingriffe erfolgen, z. B. Sehnentransfer, Nervenersatzplastik etc.

Literatur

Chen ZW, Meyer VE, Kleinert HE, Beasley RW (1981) Present indications and contraindications for replantations as reflected by long-term functional results. Orthop Clin North Am 12: 849-870

Giessler GA, Öhlbauer M, Baas N, Schmidt AB (2009) Amputation oder Rekonstruktion der unteren Extremität. Trauma Berufskrankh 11: 17-20

Hierner R, Cedidi C, Betz AM, Berger AC (2002) Standardized management of subtotal and total amputation injuries at the lower leg level - the »Integrated Treatment Concept«. Handchir Mikrochir Plast Chir 34: 277-291

Hirche C, Germann G (2010) Makroreplantation – eine interdisziplinäre Herausforderung. Orthopädie und Unfallchirurgie up2date 5: 57-72

Höpfner E (1903) Ueber Gefässnaht, Gefässtransplantation und Replantation von amputierten Extremitäten Arch klin Chir 70: 417-471

Jeger E (1913) Die Chirurgie der Blutgefäße und des Herzens. Verlag von August Hirschwald, Berlin

Jupiter JB, Tsai TW, Kleinert HE (1982) Salvage replantation of lower limb amputations. Plast Reconstr Surg 69: 1-8

Malt RA, McKhann C (1964) Replantation of several arms. JAMA 189:716-722

Maurer PC (1987) Europas Beiträge zur Geschichte und Entwicklung der Gefäßchirurgie. Angio 9(5): 295-305

Piza-Katzer H, Baur EM, Estermann D (2008) Radical tumour resection in the upper extremity and heterotopic replantation of the hand. Analyses of functional results in two patients. Handchir Mikrochir Plast Chir 40(5): 310-7

Seiler H, Braun CH, op den Winkel R, Zwank L (1986) Macro- and micro replantations of the lower leg and foot. Langenbecks Arch surg 369: 625-627

Yaffe B, Hutt D, Yaniv Y, Engel J (2009) Major upper extremity replantations. J Hand Microsurg 1(2): 63-67

Mikroreplantation

B. Bickert

U. Kneser et al. (Hrsg.), *Grundkurs Mikrochirurgie*,
DOI 10.1007/978-3-662-48037-3_23,

23.1 Einleitung

Eine traumatische Amputation von Fingern ist keine lebensgefährliche Verletzung, stellt aber für den Betroffenen wie auch für Ersthelfer, Rettungskräfte und Angehörige ein schockierendes Ereignis dar. Als es vor 50 Jahren, am 27. Juli 1965 in Japan, erstmals gelang, einen amputierten Daumen mikrovaskulär zu replantieren und damit die Integrität der Hand und des Patienten wieder herzustellen, begann eine neue Ära der Handchirurgie. Die Replantation nimmt in der Handchirurgie eine zentrale Stellung ein, zumindest was die Versorgung frischer Handverletzungen angeht. Denn eine erfolgreiche Replantation gelingt nur dann, wenn das handchirurgische Team neben den mikrochirurgischen Techniken die operative Versorgung aller Strukturen einer verletzten Hand beherrscht und darüber hinaus eine suffiziente, strukturierte prä- und postoperative Behandlung einschließlich der beruflichen und psychosozialen Rehabilitation einsetzen kann. Wer zumindest einen Teil seiner Weiterbildung in einem Replantationszentrum absolviert hat, weiß die Motivation zu schätzen, die von jeder erfolgreichen Replantation auf das gesamte Team übergeht.

23.1.1 Der Begriff der Replantation

Replantation bedeutet das Zurücksetzen eines traumatischen Amputats unter Wiederherstellung der Durchblutung durch (mikrovaskuläre) Anastomosierung von Arterien und Venen.

Der Begriff Replantation setzt also eine Amputation voraus (◘ Tab. 23.1). Man hat sich geeinigt, nur bei einer kompletten Abtrennung einer Gliedmaße von Amputation, und nur dann auch von Replantation zu sprechen. Wenn eine Gliedmaße durch Trauma avaskulär ist, aber noch über irgendeine Struktur am Patienten hängt, spricht man von inkompletter Amputation; Teil des Gliedmaßenerhalts ist hier die Revaskularisation.

Schon in der Publikation der ersten mikrovaskulär erfolgreichen Daumenreplantation vom 27. Juli 1965 in Nara, Japan, legen die Autoren Komatsu und Tamai großen Wert darauf, dass es sich um eine komplette Abtrennung und damit wirklich um eine

◘ **Tab. 23.1** Amputationsverletzungen

Begriff	Beschreibung
Traumatische Amputation	Komplette Abtrennung einer Gliedmaße vom Verletzten.
Replantation	Wiederannähen eines traumatischen Amputats unter Stabilisierung des Knochens, Wiederherstellung durchtrennter Strukturen und insbesondere mikrovaskulärer Anastomosierung von Arterien und Venen.
Composite Grafting	Refixation eines amputierten Fingerendglieds ohne mikrovaskuläre Anastomose
Revaskularisation	Mikrovaskuläre Wiederherstellung der Durchblutung bei inkompletter Amputation, d.h. bei vaskulärer Verletzung mit Minderperfusion
Stumpfbildung	Abschluss als chirurgische Amputation.

Amputation mit anschließender Replantation gehandelt hatte: The patient »was sent to our hospital, ... and on his way to the hospital, the severed thumb was dropped on the ground once.« (Komatsu u. Tamai 1968).

Die Replantation umfasst neben der mikrovaskulären Anastomosierung von Arterien und Venen auch die Stabilisierung des Knochens, die Naht der Sehnen, die mikrochirurgische Koaptation der Nerven und die Haut- und Weichteildeckung, also die Wiederherstellung möglichst aller durchtrennten Strukturen.

23.1.2 Epidemiologie

Etwa 5000 Amputationsverletzungen ereignen sich jährlich in Deutschland. In einer Studie aus Schweden betreffen diese an der oberen Extremität zu 25% den Daumen, zu 64% die Finger und zu 11% eine Amputationshöhe zwischen distaler Mittelhand und Schulter. Männer waren mit 84% deutlich häufiger betroffen als Frauen (16%). Das Patientenalter lag zwischen 1 und 81 Jahren mit einem Median von 39 Jahren (Rosberg 2014).

23.1.3 Indikationsstellung Replantation versus Stumpfbildung

Aufgrund der herausragenden Bedeutung des Daumens bei der Greiffunktion ist ein Erhalt der Länge und der Sensibilität des Daumens anzustreben. Daumenamputationsverletzungen sind somit eine absolute Indikation für einen Replantationsversuch. Das Gleiche gilt für die Amputation mehrerer Finger bzw. die Amputation eines Fingers bei gleichzeitiger schwerer Verletzung weiterer Finger. Bei Kindern und Jugendlichen (bis etwa 25 Jahre) stellen alle Amputationsverletzungen eine absolute Indikation zum Replantationsversuch dar.

Neben der orthotopen ist auch die heterotope Replantation eines Fingers möglich: Ein Amputat kann ganz oder teilweise zur Rekonstruktion eines anderen Fingers, wie z. B. des Daumens, benutzt werden.

Wenn das Amputat noch zusätzlich intrinsisch geschädigt ist, sollte die Indikation zur Replantation zurückhaltend gestellt werden. Hier kann dem Patienten im Alltag ein gebrauchsfähiger, schmerzfreier und sensibler Fingerstumpf eventuell nützlicher sein als ein stark geschädigter replantierter Finger. Diese Überlegungen sollten von ökonomischen Einflüssen frei gehalten werden (Gonser et al. 2013).

23.1.4 Indikationsstellung bei Amputation eines einzelnen Fingers

Liegt ein relative Indikation zur Replantation vor, z. B. bei traumatischer Amputation eines einzelnen Fingers bei intakten Nachbarfingern (sog. single digit replantation, Urbaniak et al. 1985), müssen Vor- und Nachteile abgewogen werden, was auch in solchen Notfallsituationen erstaunlich konstruktiv mit dem Patienten besprochen werden kann. Mögliche Vorteile sind der Längenerhalt, die verbesserte Greiffunktion und die Aufrechterhaltung des Körperbildes. Als nachteilig können der im Vergleich zur Stumpfbildung deutlich verlängerter Heilungsverlauf, eine manchmal vermehrte Kälteempfindlichkeit des replantierten Fingers sowie eine mögliche Funktionsbeeinträchtigung der Nachbarfinger durch längere Immobilisationsphasen angesehen werden. Allerdings sind auch Fingerstümpfe nicht immer völlig beschwerdefrei. Neuromschmerzen und allgemeine Stumpfschmerzen werden nicht selten mit dem völlig normalen Phantomgefühl, also der Erinnerung an den früheren Finger, zum Phantomschmerz zusammengeführt, was lange Arbeitsunfähigkeitszeiten nach sich ziehen kann. Angesichts solcher Verläufe wurde die Replantation von Fingerendgliedern schon zu Recht als die beste Form der Stumpfversorgung bezeichnet.

Zur Replantation eines einzelnen amputierten Fingers sollte bei Erwachsenen dann geraten werden, wenn die **Amputationshöhe distal der Insertion der oberflächlichen Beugesehne** (FDS) liegt, da hier ein gutes funktionelles Ergebnis auch von einzeln amputierten Fingern zu erwarten ist. Bei Amputation eines einzelnen Fingers in Grundgliedhöhe wird die Replantationsindikation dagegen eher zurückhaltend gestellt.

Besonderheiten, wie die berufliche Tätigkeit des Patienten, sein Allgemeinzustandes und seine Wünsche können und sollen berücksichtigt werden. Dieses Gespräch zwischen Arzt und Patient ist im OP-Bericht kurz zu dokumentieren, um sowohl die Entscheidung für als auch gegen den Replantationsversuch nachvollziehbar zu machen. Aus forensischen Gründen hat sich außerdem die Fotodokumentation der Befunde sehr bewährt.

Die Diskussion der »single digit replantation« betrifft nicht den Daumen und nicht Kinder und Jugendliche bis etwa 25 Jahre; hier besteht immer die Indikation zum Replantationsversuch (Schwabegger et al. 1997).

23.2 Prognostische Faktoren bei Replantationen

Gerade bei Amputationsverletzungen beginnt und endet die handchirurgische Behandlung nicht im OP. Handchirurgen sollten auf eine prä- und postoperative Optimierung der Abläufe im Krankenhaus sowie eine engagierte Durchführung der handspezifischen Rehabilitation mit dem Ziel der

Optimierung des gesamten Heilverlaufs bis hin zur beruflichen und psychosozialen Wiedereingliederung hinwirken (Haas 2013).

Folgende Faktoren beeinflussen das Ergebnis von Replantationen (Bickert u. Lehnhardt 2015):

- Verletzungsart
- Kühlung beim Transport
- Zeitdauer bis zur Revaskularisation
- Patientenalter
- Amputationshöhe
- OP-Technik
- Post-OP-Rehabilitation

23.2.1 Verletzungsart

In Abhängigkeit vom Unfallhergang ist ein breites Spektrum sehr unterschiedlicher Amputationsverletzungsmuster möglich, mit glatt abgetrennten, nahezu unversehrten Amputaten auf der einen oder völlig zerstörten Amputaten auf der anderen Seite. Bei glatten Abtrennungen, z. B. durch Schneidemaschinen, wird eine anatomiegerechte Wiederherstellung aller durchtrennter Strukturen angestrebt. Demgegenüber haben Quetschverletzungen, Zertrümmerungen durch stumpfe Kreissäge, Häckslerverletzungen in mehreren Höhen, Ausrissverletzungen und Explosionsverletzungen eine deutlich ungünstigere Prognose. Hier stellt sich weniger die Frage, was durchtrennt ist, sondern vielmehr, ob es erhaltene bzw. erhaltenswerte Anteile gibt, die in der Rekonstruktion oft ein vom anatomischen Bauplan abweichendes Vorgehen verlangen (▶ Abschn. 23.5.2, heterotope Replantation).

Eine anzustrebende Wiederherstellung beinhaltet Längenerhalt, Erhaltung von Sensibilität und Beweglichkeit, Funktion und Ästhetik, aber auch die Vermeidung von Stumpfschmerzen und Kälteempfindlichkeit.

23.2.2 Kühlung während des Transports

Grundvoraussetzung für eine erfolgreiche Replantation ist der korrekte Transport des Amputats. Die wichtigste Vorgabe lautet: Möglichst schnell ins Replantationszentrum. Was die Kühlung der Amputate angeht, so stellen gefrorene Fingeramputate ein größeres Problem dar als ungekühlte Amputate. Da die ungekühlte (warme) Ischämiezeit amputierter Finger relativ lang ist (8–12 h), ist bei kurzen Transportzeiten (<1 h) eine fehlende Kühlung besser als eine unsachgemäße Kühlung; am besten ist aber auch für Finger eine sachgemäße Kühlung (wie sie für Makroamputate unabdingbar ist, ▶ Kap. 22)!

Die **sachgemäße Kühlung** von Amputaten arbeitet mit trockener Kühle von etwa +4°C. Da viele Rettungsmittel einen Kühlschrank mitführen, können kleine Amputate trocken steril eingewickelt und hier während des Transports deponiert werden. Bei großen Amputaten oder fehlendem Kühlschrank wird das Amputat trocken steril eingewickelt und in einem ersten Plastikbeutel wasserdicht verschlossen. Dieser Beutel kommt in einen **zweiten Beutel**, in dem sich **wenig Wasser** und **wenig Eis** schon auf 0°C eingestellt haben.

Cave

Eine direkte Kältebrücke vom Eis zum Amputat würde einen Frostschaden verursachen und ist unbedingt zu vermeiden.

Eine solche Kältebrücke entsteht z. B. dann, wenn das Amputat aus seinem trockenen Verband herausrutscht und direkt dem inneren Plastikbeutel anzuliegen kommt. Auch wenn Eis ohne Wasser genommen würde, wäre die initiale Temperatur mit −18°C viel zu kalt. Gefrorene Amputate sind für eine Replantation meist nicht mehr geeignet. Auch sind Reinigungsversuche, Klemmen oder Ligaturen am Amputat absolut kontraindiziert.

23.2.3 Zeitdauer bis zur Revaskularisation

Bei Replantationen drängt die Zeit. In der Notaufnahme sollte deshalb der genaue Unfallzeitpunkt der Amputationsverletzung vom Patienten und vom Rettungsdienst erfragt und gut sichtbar dokumentiert werden.

Die Frage der Zeit bei Replantationen kann aus zwei getrennten Blickwinkeln betrachtet werden:

- Der erste Blickwinkel betrifft die klinikinterne Organisation. Hier gilt: Je schneller ein avaskuläres Amputat wieder revaskularisiert wird, desto geringer ist der Ischämieschaden und desto besser das zu erwartende Ergebnis. In Replantationszentren gelten Replantationen als vitale Indikationen – vital für die Amputate (bei Makroamputationen auch für den Patienten).

- Der zweite Blickwinkel betrifft die Frage, wie lange nach dem Unfall bei ungünstigen Transportzeiten eine Replantation noch versucht werden sollte. Bei der Fingerreplantation stellen 12 h noch nicht die äußerste Grenze dar. Dies rechtfertigt den Versuch der Replantation trotz verzögerter Rettungskette, rechtfertigt aber keinesfalls unnötige Verzögerungen in der Klinik. Die in der Vergangenheit gelegentlich geübte Praxis, ein Fingeramputat im Kühlschrank zu lagern und erst am nächsten Morgen im Tagesprogramm zu replantieren, hat in Replantationszentren keinen Platz (Lin et al. 2010).

Als Ischämiezeit zählt immer das Intervall vom Unfall bis zur erfolgreichen Reperfusion, nicht bis zum OP-Beginn. Von OP-Beginn bis zur arteriellen Reperfusion sind bei Replantationen etwa 90 min anzusetzen – und zwar pro Finger. Um die Ischämiezeit möglichst kurz zu halten ist es sinnvoll, schon während der Vorbereitung des Patienten zur Operation die Amputate unter Lupenbrillenvergrößerung aufzupräparieren und zur Replantation vorzubereiten.

23.2.4 Patientenalter

Kinder und Jugendliche erreichen in replantierten Gliedmaßen Funktionswerte, die bei Erwachsenen undenkbar wären: freie Bewegungsfunktion und in der Sensibilitätstestung bessere Werte als die manches unverletzten Erwachsenen.

> **Bei Kindern und Jugendlichen bis etwa zum 25. Lebensjahr sollte deshalb alles, was möglich ist, replantiert werden (Schwabegger et al. 1997).**

Bis zum 4. Lebensjahr können darüber hinaus komplett amputierte Fingerendgliedteile, die nicht mikrovaskulär angeschlossen werden können, ohne Gefäßanastomose mit Erfolg wieder angenäht werden (als sog. composite grafts). Nach dem 4. Geburtstag ist dieses Verfahren nicht mehr aussichtsreich und führt selbst bei Erfolg oft zu störendem Nagelfehlwachstum.

Bei **älteren Menschen** sind die Verhältnisse weniger eindeutig. Das Alter selbst spielt für den Replantationserfolg nur eine untergeordnete Rolle, denn der Gesundheitszustand der Menschen zeigt etwa ab dem 40. Lebensjahr ein zunehmend divergierendes Spektrum. Eine größere Rolle spielt die Frage, ob einem alten Menschen nach der Replantation die Tage der Immobilisation und die Wochen der Handtherapie zugemutet werden können. Wenn nur ein einziger Finger amputiert wurde, ist dies vielleicht zu verneinen. Bei Amputation des Daumens oder mehrerer Finger dagegen ist der Funktionsgewinn durch die Replantation so groß, dass sie auch einem betagten Menschen nicht vorenthalten werden sollte (Szlosser et al. 2015).

23.2.5 Amputationshöhe

Fingeramputation können nach S. Tamai in 5 Zonen eingeteilt (Tamai 1982).

Zonen der Amputationshöhe bei Fingeramputationen (Tamai 1982)

Tamai-Zone 1: Fingerendglied distal der Nagelbasis
Tamai-Zone 2: Endgliedbasis
Tamai-Zone 3: Endgelenk (DIP) bis Mittelgliedbasis (FDS-Sehnenansatz ist erhalten)
Tamai-Zone 4: Mittelgelenk (PIP) bis Grundgliedbasis
Tamai-Zone 5: Grundgelenk (MP) und Mittelhandkopf

Es gibt günstige und weniger günstige Amputationshöhen. Ab Fingerendgelenk (Tamai-Zone 2) wird die mikrovaskuläre Replantation schwierig und weiter distal dann irgendwo unmöglich. In Höhe des Grundglieds (Tamai-Zone 4) dagegen ist die Mikrochirurgie recht komfortabel, aber die spätere Sehnenfunktion oft enttäuschend. Eine günstige Höhe ist das Fingermittelglied (Tamai-Zone 3) (◘ Abb. 23.1), da bei erhaltenem Mittelgelenk und FDS-Sehnenansatz (Superficialis-Sehne, Sehne des

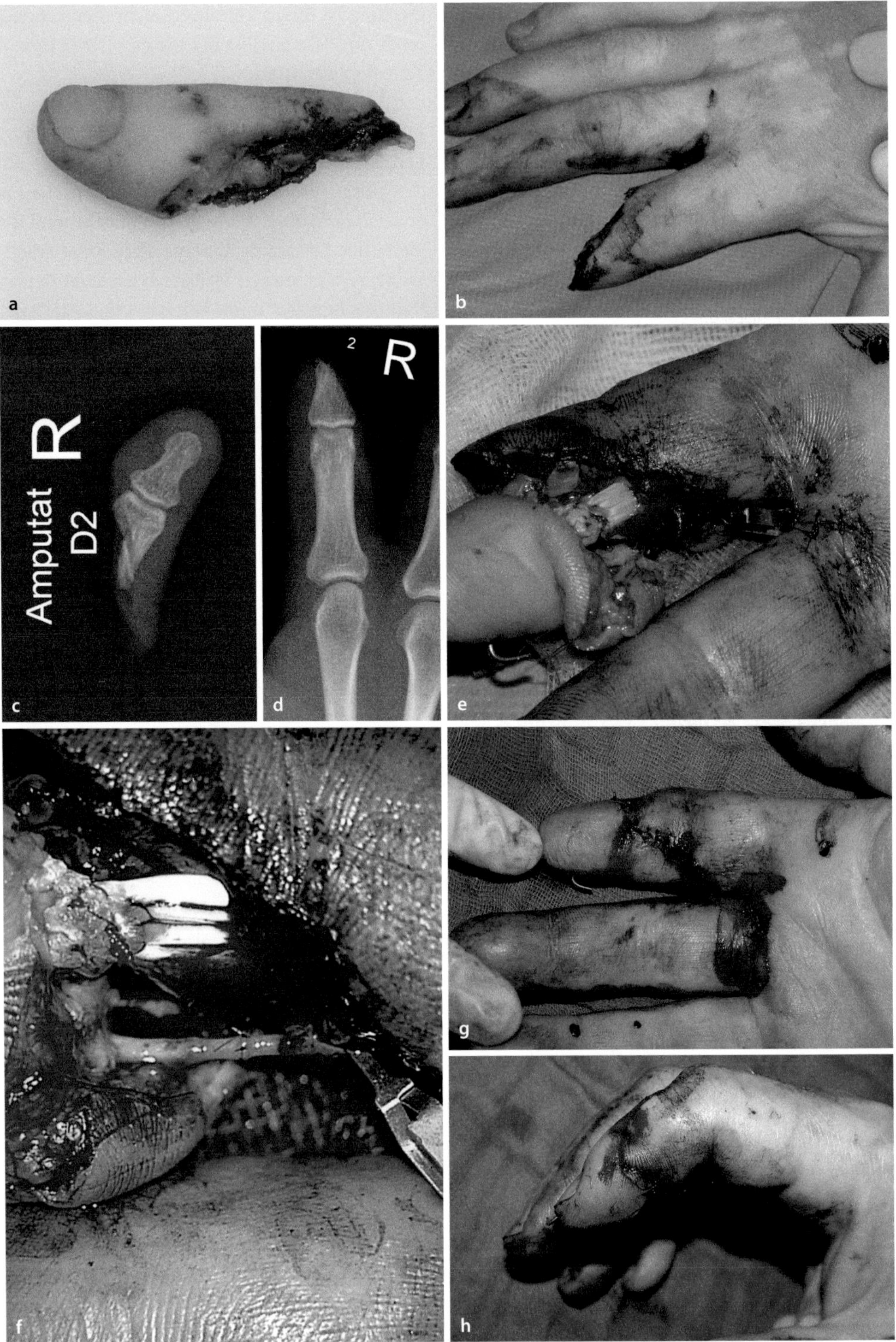

■ **Abb. 23.1a–m** Traumatische Amputation des rechten Zeigefingers im Mittelglied (Zone 3) durch Holzspalter (**a–d**). Arterielle Anastomose und intraoperative Reperfusion des Fingers (**e–j**). Funktioneller Befund nach 8 Wochen (**k–m**)

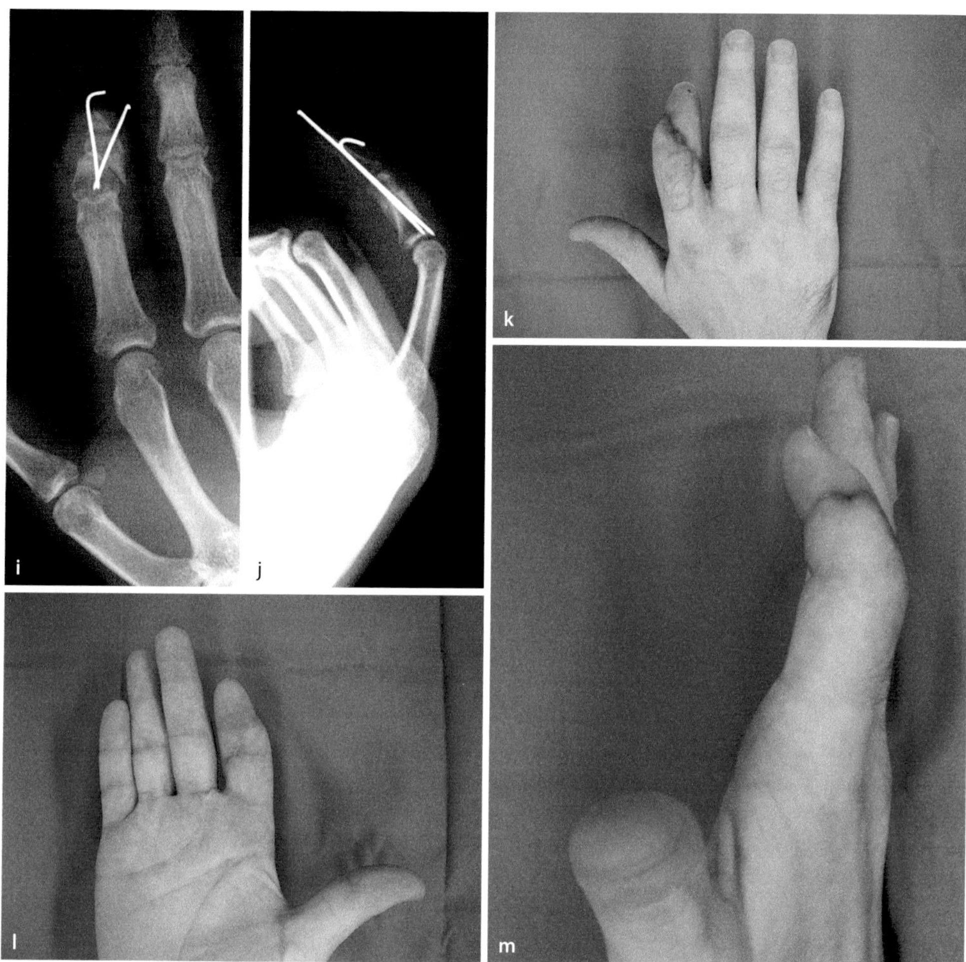

Abb. 23.1 i–m (Fortsetzung)

M. flexor digitorum superficialis) eine gute Bewegungsfunktion besteht und durch die Replantation ein endbelastbarer, sensibler, schmerzfreier Finger besser erreicht werden kann als durch eine Stumpfbildung.

23.2.6 Composite Grafting

Kuppenamputationen (Tamai-Zone 1) mit oder ohne frei liegendem Knochen sind eine Domäne des Okklusivverbands. Wenn bei gut erhaltenem Amputat größere Teile des Nagelbetts amputiert sind, kann eine Modifikation des Composite Graftings auch bei Erwachsenen eingesetzt werden: Die Hälfte des Fettkörpers der Pulpa und ggf. der Knochen werden aus dem Amputat reseziert, am Fingerstumpf wird rundherum ein Saum von 3 mm Haut deepithelialisiert und das Amputat dann auf diesen Saum rundherum aufgenäht; ein Überknüpfverband für 5 Tage hilft, jeglichen Totraum unter dem Transplantat zu vermeiden (Chen et al. 2011).

Echtes Composite Grafting, also die komplette Refixation eines glatt amputierten Fingerendglieds einschließlich Knochen ohne mikrovaskuläre Anastomose, ist nur bei Kleinkindern vor Vollendung des 4. Lebensjahrs Erfolg versprechend.

23.3 OP-Technik der Fingerreplantation

Entscheidend für den Erfolg einer Replantation ist die optimale OP-Technik (Barbary et a. 2013, Bickert u. Lehnhardt 2015). Um Zeit zu sparen, beginnt das Aufpräparieren der Amputate unter Lupenbrillenvergrößerung schon während der Vorbereitung des Patienten zur Operation. Die Fingeramputate werden hierzu mit Kanülen auf eine sterile Kunststoffplatte gepinnt.

Als Hautinzision empfiehlt sich der **H-Schnitt**, also die beidseitige Hautinzision in der Seitenlinie nach distal am Amputat und später nach proximal am Stumpf. Dann werden die Strukturen aufpräpariert. Arterien werden soweit dargestellt, dass beurteilt werden kann, ob eine Replantation überhaupt möglich ist.

> **Fingernerven sollten am Amputat wie auch am Stumpf mit einem dickeren Mikrofaden (8-0) unbedingt markiert werden, da sie sonst im Verlauf der Operation nicht mehr gut aufgefunden werden können.**

Am anästhesierten Patienten werden Hand und Unterarm bis zum Ellenbogen desinfiziert und steril abgedeckt, sodass bei Bedarf vom proximalen Unterarm Nerveninterponate oder Hauttransplantate entnommen werden können. Die Instrumentierschwester wird v. a. bei Mehrfachamputationen noch einmal darauf hingewiesen, dass nichtreplantierbare Amputate bis zum Ende der OP aufgehoben werden, da evtl. deren Haut, Nerven oder Gefäße noch für den Erhalt der anderen Finger verwendet werden können.

In Oberarmblutleere werden an der Hand des Patienten die proximalen Fingerstümpfe aufpräpariert, wiederum unter Markierung der Nervenendigungen mit Mikrofaden. Die Knochen werden zur Osteosynthese vorbereitet, wobei eine diskrete Verkürzung bis 1 cm möglich und insbesondere bei notwendigen Arthrodesen sinnvoll ist.

Praxistipp

Reihenfolge der OP-Schritte bei Fingerreplantation:

1. Aufpräparieren
2. Osteosynthese
3. Beugesehnen
4. Arterien
5. Nerven
6. (beugeseitige Venen)
7. Strecksehnen
8. Venen
9. Haut, ggf. Spalthaut

An einem replantierten Finger ist eine operative Revision der Osteosynthese viele Wochen lang nicht möglich. Die **Osteosynthesen** sollten deshalb mit großer Sorgfalt angelegt werden: stabil, in achsengerechter Stellung und insbesondere in korrekter Rotation der Finger. Gut bewährt hat sich die Osteosynthesetechnik mit K-Draht und intraossärer Drahtnaht (Lister 1978), da kaum Weichteile für die Osteosynthese abgelöst werden müssen. Die intraossäre Drahtnaht von 0,6 mm Stärke wird auf beiden Seiten der Fraktur durch den Knochen eingebracht. Nach der Osteosynthese mit genau einem K-Draht (1,0 oder 1,2 mm) werden die Enden der intraossären Drahtnaht miteinander verzwirbelt und damit die Osteosynthese auf dem K-Draht rotationsstabil unter Kompression gebracht. Bei Bedarf kann anschließend noch ein zweiter K-Draht eingebracht werden. Die abschließende Röntgenkontrolle in 2 Ebenen sowie die Durchleuchtung unter Rotation des Unterarms ist obligat. Die korrekte Rotation des Fingers ist allerdings nur klinisch zu beurteilen.

Als nächstes werden die **Beugesehnen** vernäht, wobei wiederum die Stabilität der Sehnennaht für die spätere Funktion entscheidend ist, zumal eine postoperative Nachbehandlung nach einem Kleinert- oder Washington-Regime nicht möglich sein wird. Bei Replantationen in Grundgliedhöhe (Beugesehnen-Zone 2) ist es oft nicht möglich, beide Beugesehnen zu nähen. Bei glatten Schnittverletzungen ist es besser, nur die FDP-Sehne (tiefe Beugesehne, Sehne des M. flexor digitorum profundus) stabil zu vernähen und die FDS-Sehne (oberflächliche Beugesehne, Sehne des M. flexor digitorum superficialis) zu resezieren. Bei Crush-Verletzungen zeigte das umgekehrte Vorgehen (Resektion der FDP- und Sehnennaht der FDS-Sehne) die besseren Ergebnisse (Waikakul et al. 2000). Die Sehnen der intrinsischen Muskeln (Mm. interossei und lumbricales) werden bei Grundglied-Replantationen von der Beugeseite aus genäht.

Nach Öffnen der Blutleere beginnt der **mikroskopische Teil der Operation**. Proximal werden die Klemmchen von den Arterien kurz abgenommen, um den von proximal kräftig pulsierenden Blutfluss zu verifizieren. Dieser ist für eine erfolgreiche Replantation unverzichtbar. Manchmal zeigt erst die nach proximal gekürzte Arterie einen ausreichend kräftigen Flow. In die resultierende Defektstrecke werden großzügig Veneninterponate eingesetzt (Biemer 1977), die für Fingerarterien möglichst dünnkalibrig gewählt und deshalb von der distalen Unterarmbeugeseite knapp vor dem Handgelenk entnommen werden (evtl. Nerventransplantate werden dagegen vom proximalen Unterarm über eine eigene Hautinzision entnommen).

> **Veneninterponate und Nerveninterponate sollten bei Replantationen großzügig eingesetzt werden.**

Unter dem Mikroskop werden jetzt die **Arterien anastomosiert**. Die reguläre Fadenstärke für Fingerarterien ist 9-0, gelegentlich auch 10-0. Es sollten, wenn möglich, beide palmaren Fingerarterien anastomosiert werden, wobei die dem Mittelfinger zugewandte Arterie die kräftigere ist und zuerst genäht wird. Beim Daumen und beim Kleinfinger ist der Kaliberunterschied der beiden Arterien am größten; hier ist manchmal die alleinige Anastomose der ulnaren Arterie (A2) des Daumens bzw. der radialen Arterie (A9) des Kleinfingers ausreichend.

Nach i.v.-Gabe von 500 E Heparin und dem Öffnen der Klemmchen wird geprüft, ob die Anastomose blutdicht und durchgängig ist. Jetzt sollte sich der Finger wieder rosig färben und mit Leben füllen. Der Turgor sollte sich normal prall anfühlen; eine faltige, fragliche Rekapillarisierung reicht nicht aus.

Als nächstes werden unter dem Mikroskop die **Nerven spannungsfrei koaptierend** vernäht, wobei pro Fingernerv 2–3 Nähte 9-0 oder 10-0 meist ausreichen (▶ Kap. 12). Von der Wiederherstellung der Sensibilität hängt ein großer Teil der späteren Fingerfunktion im positiven und Schmerzhaftigkeit im negativen Sinne ab (Glickman u. Mackinnon 1990). Wenn die Nervennaht nicht spannungsfrei möglich ist, muss ein Interponat eingesetzt werden: entweder ein Nerventransplantat (z. B. vom N. cutaneus antebrachii medialis, der am proximalen Unterarm auf der Faszie dargestellt wird) oder ein künstlicher oder eigengeweblicher Nerve-Guide. Als Eigengewebe kann ein dünner, in eine Veneninterponat eingezogener Muskelstreifen dienen. Entscheidend ist, dass die Rekonstruktion der Nerven absolut spannungsfrei erfolgt, umso mehr, als sich die postoperative Physiotherapie nach einer Replantation nicht aus Rücksicht auf die Nervennähte verzögern sollte.

Schließlich werden streckseitig die Sehnen genäht und möglichst pro Finger 2 Venen mikroskopisch anastomosiert. Als Alternative wurde die Anastomose von beugeseitigen Venen im Anschluss an die Arteriennähte vorgeschlagen (Mersa et al. 2014).

Bei der abschließenden Hautnaht zeigt der Finger meist schon eine deutliche Weichteilschwellung, sodass eine dichte Hautnaht die Anastomosen abdrücken könnte. Hier ist eine sehr **lockere Hautnaht** vorzuziehen, und bei Bedarf sollte nicht gezögert werden, Hautdefekte mit einem Stück dünner Spalthaut von der Unterarm-Innenseite zu decken. Spalthaut ist sogar geeignet, die anastomosierten dorsalen Venen zu bedecken. Der Verband wird aus Fettgaze und weicher Watte angelegt. Gipsschienen können die Anastomosen kompromittieren und sind nicht indiziert. Die replantierten Finger sollten gut sichtbar aus dem Verband herausschauen.

23.4 Postoperatives Management

Replantationen sind – wie jeder mikrovaskuläre Eingriff – eine Woche lang mit größter Vorsicht zu behandeln. Bei Fingerreplantationen ist es sinnvoll, die Plexusanästhesie über Plexuskatheter zur Sympathikolyse noch einige Tage lang kontinuierlich fortzuführen. Die Patienten sollten im Wesentlichen Bettruhe einhalten, mit leicht erhöhter Lagerung des operierten Arms in Unterarmsupination, also mit den Fingern nach oben. Unnötige Transporte des Patienten sind zu vermeiden, da sie den Replantationserfolg gefährden. Röntgenaufnahmen der Hand sind mindestens eine Woche lang unnötig.

23.4.1 Überwachung der Replantate, Indikation zur operativen Revision

Die postoperative Durchblutungskontrolle erfolgt in allererster Linie klinisch: durch Blickkontrolle, durch Prüfung der Rekapillarisierung und durch Prüfung des Turgors der Fingerbeere.

Praxistipp

Postoperative klinische Kontrolle replantierter Finger:
- Farbe des Fingers
- Rekapillarisierung subungual und Fingerbeere
- Turgor der Fingerbeere

In den ersten 24 h nach Anastomose sollten diese Kontrollen stündlich, anschließend dann 2-stündlich erfolgen, jeweils unter diffusem Raumlicht. Die nächtliche Taschenlampe ist ungeeignet (wie auch schon im OP das OP-Licht zur Perfusionkontrolle beiseite gedreht wird). Das Ergebnis wird in einem Replantationsprotokoll vermerkt. Am 5. postoperativen Tag kann auf 4-stündlich übergegangen werden, und ab dem 7. postoperativen Tag gilt ein mikrovaskuläres Replantat als stabil. Nach einer mikrovaskulären Revision zählen diese Zeiten wieder von vorne.

Bei der Blickkontrolle wird als erstes die **Farbe des Replantats** beurteilt, die bei Menschen weißer Hautfarbe rosig sein sollte, mit den tolerablen Varianten »blass-rosig« oder »rosig-kongestiv«. Als zweites wird die **Rekapillarisierung** geprüft, indem durch Druck auf den Fingernagel oder auf die Haut das Kapillarbett leer gedrückt und die Rückkehr der rosigen Färbung beurteilt wird. Wenn diese Rekapillarisierung weder zu langsam noch zu schnell erfolgt, ist dies der zweite Hinweis auf eine intakte Perfusion. Als Drittes wird der **Turgor der Fingerbeere** überprüft, der normal-prall sein sollte.

Jede Abweichung eines der 3 Parameter weist auf eine unzureichende Perfusion hin: Wenn die Farbe nicht rosig, sondern weiß-grau marmoriert oder blau-kongestiv erscheint, liegt eine Störung vor, egal wie die Rekapillarisierung erscheint. Wenn die Rekapillarisierung schlagartig, also viel zu schnell, erfolgt, ist dies ein Hinweis auf eine revisionspflichtige venöse Abflussstörung, auch wenn durch Blutung in den Verband noch eine Zeitlang eine rosige Fingerfarbe vorgetäuscht wird. Ein Finger, dessen Kuppe nicht normal-prall gefüllt ist, kann zwar vielleicht überleben, wird im späteren Verlauf aber eine verkümmerte Weichteilbedeckung zeigen, die ihn funktionslos machen kann.

Wenn eines der 3 Zeichen auf eine Störung des arteriellen Zu- oder des venösen Abflusses hinweist, so sollte dies in den ersten 3 Tagen die sofortige operative Revision auslösen. Ab dem 4. postoperativen Tag sind venöse Revisionen an Fingern wegen der dann oft vorliegenden Hautmazeration nicht mehr unbedingt angezeigt. Nach 5 Tagen ist auch eine arterielle Revision an Fingern kaum noch Erfolg versprechend. Umgekehrt setzt nach 5 Tagen schon die Randomisierung des Replantats ein, also die Durchblutung über neu gebildete, die Wunde überbrückende Arteriolen und Venolen.

23.4.2 Medikamente

An Medikamenten kann mindestens bis zum 5. postoperativen Tag niedermolekulares Heparin, z. B. 2-mal 30 mg Enoxaparin s. c., verabreicht werden, außerdem Acetylsalicylsäure (ASS) 100 mg pro Tag. Ein Antiphlogistikum sollte 5 Tage lang wie nach jeder größeren handchirurgischen Operation verabreicht werden. Ein positiver Einfluss der Medikamente auf den Replantationserfolg wurde bisher allerdings nicht bewiesen.

23.4.3 Blutegel

Eine Sonderform der postoperativen »Medikation« ist gelegentlich das Aufsetzen steriler medizinischer Blutegel (Hirudo medicinalis). Diese können etwa 3 Tage lang den Blutabfluss eines venös gestauten Fingers gewährleisten. Da sich ab dem 7. Tag nach

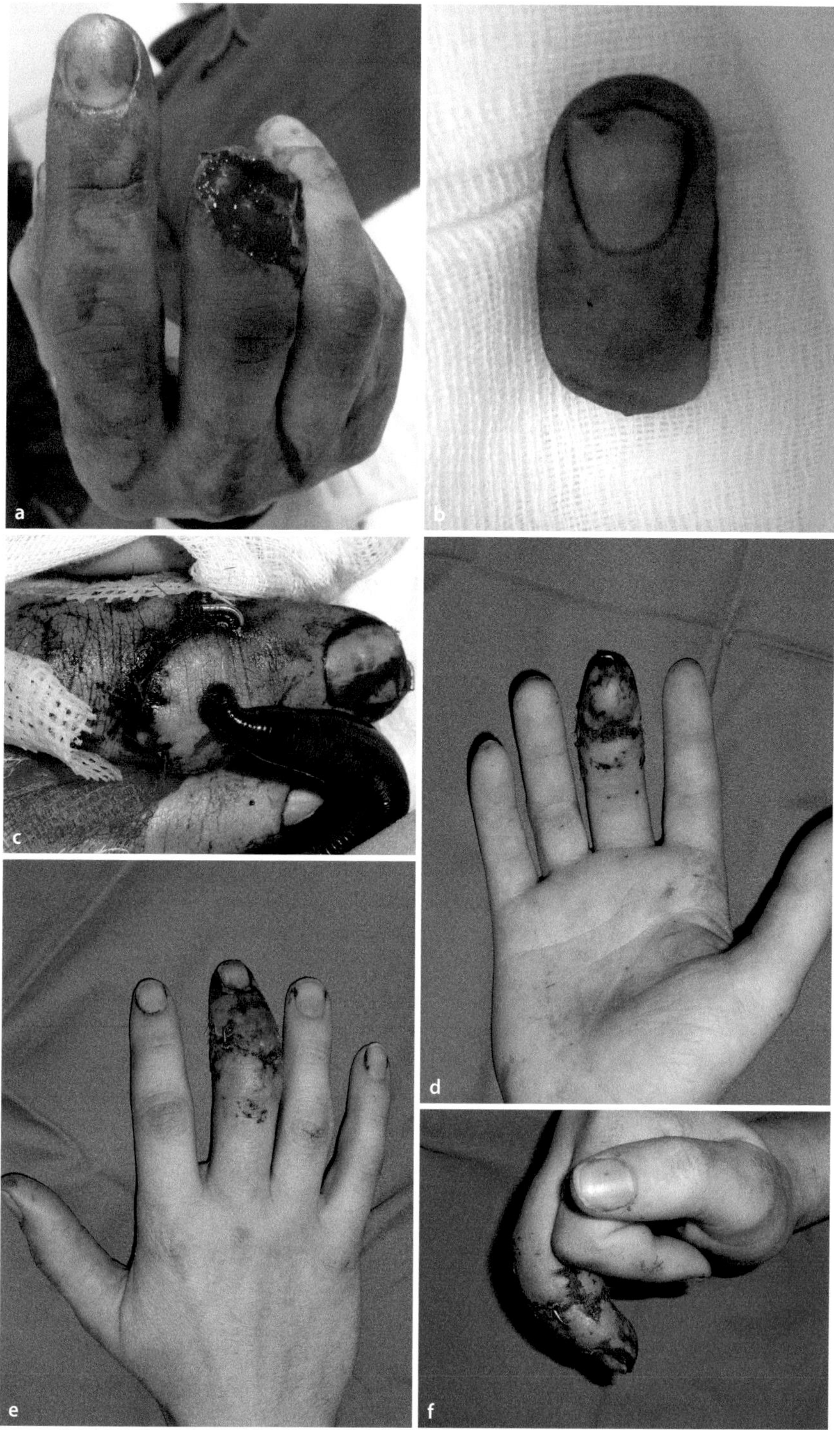

Abb. 23.2a–f Amputation rechter Mittelfinger im distalen Mittelglied (Zone 3) durch Blechschneidegerät (**a, b**). Am 5. Tag zeigt der Finger plötzlich eine venöse Stauung, daraufhin Therapie mit Blutegeln (unter Antibiotikaschutz) bis zum 9. Tag (**c**). Nach 17 Tagen ist der Finger etwas mazeriert, aber rosig durchblutet (**d–f**).

Replantation Venolen, die die Amputationszone überbrücken, in ausreichender Zahl gebildet haben, kann mit Blutegeln ein Finger gerettet werden, der etwa am 5. Tag venös insuffizient wird.

Blutegel werden steril zum Einmalgebrauch gezüchtet und nach Abfallen vom Finger entsorgt. In ihrer Darmflora tragen sie allerdings den symbiotischen Keim *Aeromonas hydrophila*, den sie auf den Patienten übertragen können, sodass eine Antibiotikaprophylaxe mit Ciprofloxacin oder Cotrimoxazol empfohlen wird (▣ Abb. 23.2). Die **Infektionsgefahr** wird durch Quetschen des Egels oder durch vorzeitiges Abnehmen erhöht. Auch der **Blutverlust** infolge einer Therapie mit Blutegeln ist nicht zu unterschätzen, sodass regelmäßige Kontrollen des Hämoglobinwerts erforderlich sind und gelegentlich sogar eine Bluttransfusion (nach Fingerreplantation!) indiziert sein kann.

Alternativen sind die »chemical leeches«, also die kontinuierliche Wundspülung mit Heparinlösung (Beier et al. 2010), und bei Fingerendgliedamputationen die Deepithelialisierung und das Einsetzen in eine subdermale Bauchhauttasche (Lin u. Yang 2014) beschrieben.

23.4.4 Postoperative Rehabilitation

Spätestens am Folgetag der Operation kann der Patient zu Atemübungen und zum Bewegen der nichtoperierten 3 Extremitäten angehalten werden. Auch eine frühzeitige Lymphdrainage an der operierten Extremität ist sinnvoll. Ab dem 2. postoperativen Tag wird mit der Physiotherapie an der operierten Hand begonnen, und zwar in Form aktiv geführter Bewegungsübungen. Dabei werden die replantierten Finger vom Patienten mit minimaler Kraft bewegt und gleichzeitig durch den Therapeuten vorsichtig mitgeführt, sodass Sehnen und Gelenke in einem geringen Ausschlag bewegt, aber nur einer minimalen Last ausgesetzt werden. Nach 2 Wochen kann das Bewegungsausmaß langsam gesteigert werden. Von der 8.–12. Woche wird dann die Belastung schrittweise wieder aufgebaut. Nicht nur in der initialen Therapie, sondern im gesamten Verlauf der Rehabilitation ist die Expertise der Handtherapeutinnen und -therapeuten für den funktionellen Replantationserfolg von allergrößter Bedeutung.

23.5 Besondere Replantationen

23.5.1 Ringavulsion

Das Hängenbleiben mit dem Fingerring beim Überklettern eines Zauns ist bei Jugendlichen und jungen Erwachsenen ein immer noch viel zu häufiges Unfallereignis (▣ Abb. 23.3). In unterschiedlichen Schweregraden reißt dabei die Haut des Ringfingers (bzw. des ringtragenden Fingers) vom Grundglied an komplett oder teilweise vom Bewegungsapparat ab, meist mit einer Exartikulation im Endgelenk oder einer Abrissfraktur im Endglied. Bei Ausrissamputationen sind Knochen, Gelenke und Sehnen oft erhalten, die Nerven ragen als lange Fasern aus dem Stumpf heraus, und die Arterien sind irgendwo aus der kutanen Hülse des Amputats ausgerissen. Lediglich die Venen reißen einigermaßen verlässlich in Höhe der Hautverletzung. Die Chancen auf eine erfolgreiche Replantation von Ringavulsionsamputationen sind limitiert, und dennoch sollte sie bei diesem jungen Patientengut immer versucht werden (Sears u. Chung 2011).

> **Auch Ringavulsionsamputate können erfolgreich replantiert werden.**

Die **operative Technik** wurde 1988 von Guy Foucher beschrieben (Foucher 1988): Auf der Seite der kräftigeren Arterie wird die Hauthülse distal in Höhe des Endgelenks in der Seitenlinie inzidiert und die Arterie dargestellt und durchtrennt bzw. angefrischt. Ein langes, dünnes Veneninterponat von der distalen Unterarmbeugeseite wird jetzt durch die Hauthülse hindurchgezogen und distal anastomosiert. Am Skelettstumpf werden die beiden Nervenendigungen mit einer Mikronaht distal so adaptiert, dass sie später möglichst in die Fingerkuppe aussprossen können. Nach Zurückschieben des Amputats vorsichtig über die Nerven auf den Skelettstumpf wird das arterielle Veneninterponat weit proximal an eine A. communis anastomosiert. Abschließend erfolgen die venösen Anastomosen, wobei die Anastomose von 2 Venen die Prognose gegenüber der Rekonstruktion mit nur einer Vene verbessert (Sanmartin et al. 2004). Übrigens ist die kräftigere der beiden palmaren Fingerarterien immer diejenige, die auf der dem Mittelfinger zugewandten Seite des Fingers verläuft (also die Arterien

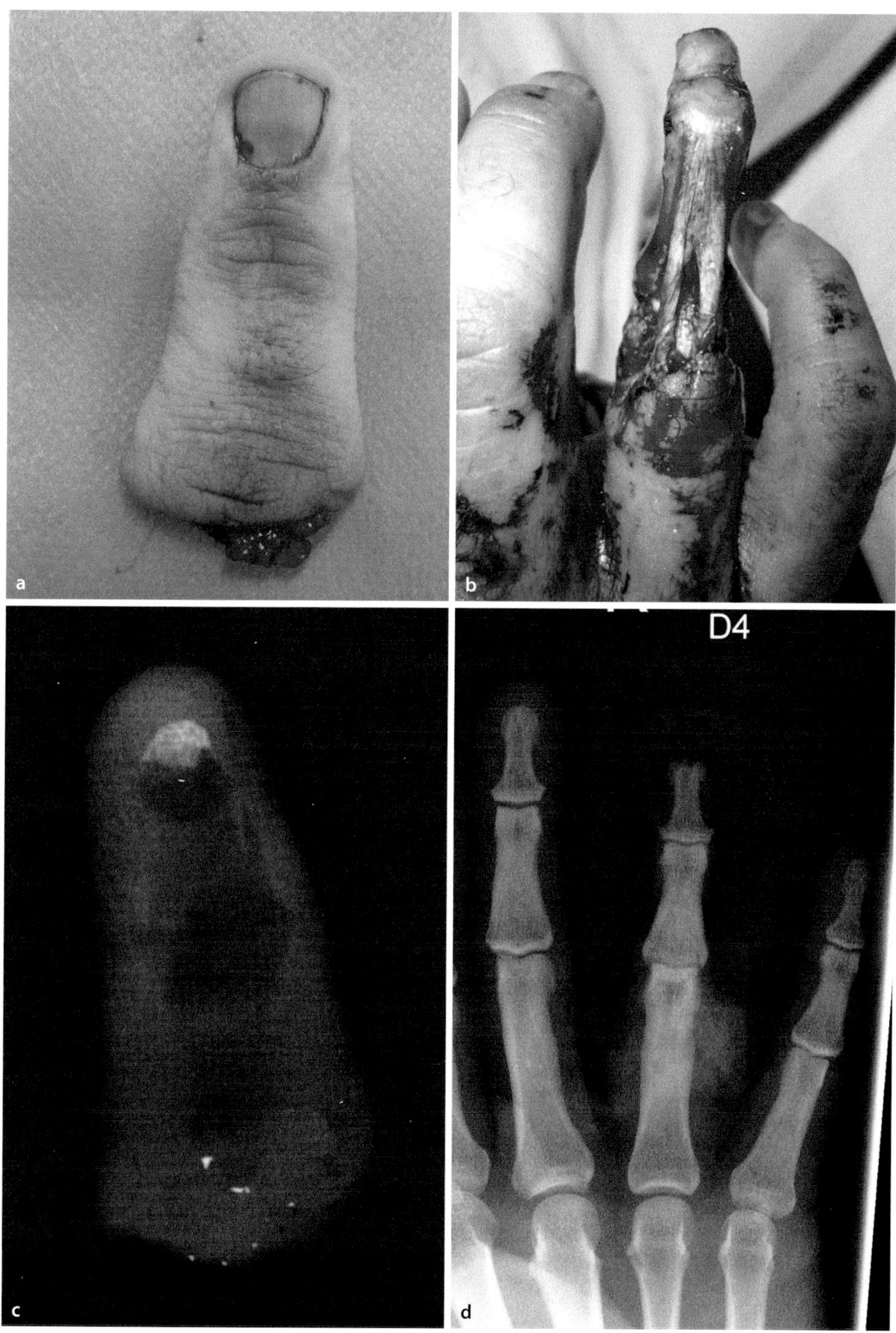

Abb. 23.3a–h Ringavulsion rechter Ringfinger beim Übersteigen eines Zauns. Das Amputat ist ausgehülst und enthält knöchern nur den Nagelkranz (**a–d**). Am knöchernen Stumpf reichen die ausgerissenen Nerven bis zur Endgliedbasis und werden hier mit Mikrofaden adaptierend fixiert (**e**). Nach Replantation zeigen die Weichteile einen erheblichen Kontusionsschaden (**f**). Gute Funktion 6 Monate nach Replantation, Patient spielt wieder Klavier; lediglich das Nagelwachstum hat sich nicht mehr normalisiert (**g, h**)

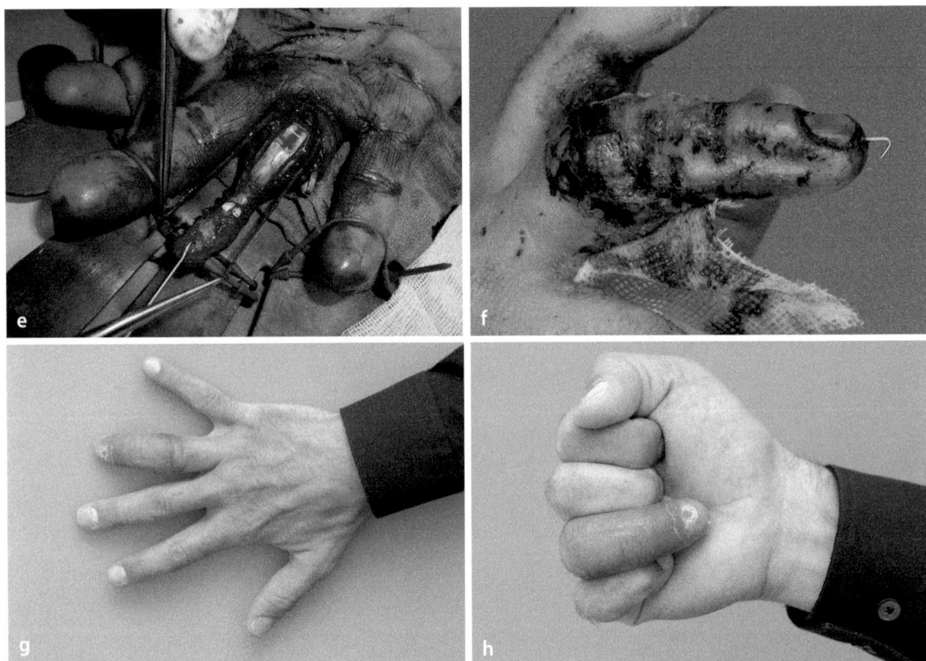

Abb. 23.3e–h (Fortsetzung)

A2, A4, A7 und A9); der Mittelfinger hat zwei gleich starke Arterien.

23.5.2 Heterotope Replantation bei Mehrfachamputationen

Bei Amputationen mehrerer Finger müssen nicht immer alle Finger anatomisch replantiert werden. Hier gelten 2 Prinzipien:

- Es sollte zumindest ein Dreipunktegriff zwischen Daumen und 2 Fingern auf dem 3. und 4. Strahl erreicht werden.
- Und die Möglichkeit der heterotopen Replantation sollte virtuos eingeplant werden, also die Replantation des jeweils besseren Amputats auf den besseren oder wichtigeren Fingerstumpf.

Am häufigsten ist der Ersatz eines zerstörten Daumenamputats durch ein brauchbares Fingeramputat. Aber auch »aus zwei mach eins«, also die Rekonstruktion eines guten Fingers durch Replantation des besseren Amputats auf den besseren Fingerstumpf, lässt eine günstigere Funktion erwarten, als sie zwei grenzwertige Replantate geboten hätten. Gerade bei Mehrfachreplantationen kann die rekonstruktive Phantasie der Operateure sehr hilfreich sein.

23.6 Ergebnisse der Replantation von amputierten Fingern

Die Erfolgsrate von Replantationen wird mit 57% (Fufa et al. 2013) bis 100% angegeben, realistisch sind etwa 70–80% zu erreichen. Dabei ist das vaskuläre Überleben derjenigen Finger gemeint, bei denen eine Replantation überhaupt versucht wurde (Hahn et al. 1998). Der Anteil der primären Stumpfbildung nach Fingeramputationen ist nicht genau bekannt. Bezogen auf Einsätze des Rettungsdiensts wurden Raten der primären Stumpfbildung von bis zu 62,5% angegeben (Ozer et al. 2010).

Im eigenen Patientengut wurden von 07/2010 bis 06/2014 100 Patienten mit komplett amputierten Daumen oder Fingern stationär behandelt. Bei 28 dieser 100 Patienten, die ans handchirurgische

Zentrum verwiesen worden waren, wurde eine Replantation nicht versucht, sondern eine oder mehrere Stumpfbildungen durchgeführt. Bei den verbleibenden 72 der eigenen Patienten (72%) wurden ein oder mehrere Finger replantiert, davon an 54 Patienten erfolgreich (75%).

Über die funktionellen Ergebnisse nach erfolgreicher Replantation gibt es nicht viele Daten, v. a. nicht zum Vergleich von Replantation versus Stumpfbildung nach traumatischer Amputation. Für distale Fingeramputationen (Tamai-Zone 1) wurde in Japan eine retrospektive Studie durchgeführt, in der die Replantation von Fingerendgliedern mit der Stumpfbildung durch Knochenkürzen und Wundnaht (nicht durch Okklusivverband) verglichen wurde. Insbesondere wegen der geringeren Schmerzhaftigkeit und des besseren Gebrauchs schnitten die replantierten Finger signifikant besser ab als die derart versorgten Amputationsstümpfe (Hattori et al. 2006).

Darüber hinaus ist die Hand natürlich nicht nur als Greiforgan anzusehen, sondern auch als Organ der Kommunikation und des emotionalen Ausdrucks. Unter diesem Aspekt sollte auch die Wiederherstellung der körperlichen Integrität nicht vernachlässigt werden, und die ist nur durch Replantation zu erreichen.

23.7 Fazit

Bei traumatischen Amputationen des Daumens, mehrerer Finger und bei allen Amputationsverletzungen von Kindern und Jugendlichen besteht eine absolute Indikation zum Replantationsversuch. Ein Frostschaden der Amputate durch unsachgemäßen Transport ist unbedingt zu vermeiden. Replantationen werden als Notfallindikation operiert. Eine übungsstabile Osteosynthese in korrekter Rotationsstellung des Fingers ist essentiell. Veneninterponate, Nerveninterponate und Spalthauttransplantate werden großzügig eingesetzt. Auch bei Ringavulsionen lohnt sich der Replantationsversuch. Die spezialisierte Handrehabilitation ist für das funktionelle Replantationsergebnis von entscheidender Bedeutung.

Literatur

Barbary S, Dap F, Dautel G (2013) Finger replantation: surgical technique and indications. Chirurgie de la main 32: 363-372

Beier JP, Horch RE, Kneser U (2010) Chemical leeches for successful two-finger re-plantation in a 71-year-old patient. J Plast Reconstr Aesthet Surg 63: e107-108

Bickert B, Lehnhardt M (2015). Replantation. In: Sauerbier M, Eisenschenk A, Partecke BD, Schaller HE (Hrsg): Die Handchirurgie. Elsevier, München, S 547-555

Biemer E (1977) Vein grafts in microvascular surgery. Br J Plast Surg 30: 197-199

Chen SY, Wang CH, Fu JP, Chang SC, Chen SG (2011) Composite grafting for traumatic fingertip amputation in adults: Technique reinforcement and experience in 31 digits. J Trauma 70: 148-153

Foucher G (1988) Technique of ring injuries replantation. Plast Reconstr Surg 81: 996-997

Fufa D, Calfee R, Wall L, Zeng W, Goldfarb C (2013) Digit replantation: experience of two U.S. academic level-I trauma centers. J Bone Joint Surg Am 95: 2127-2134

Glickman LT, Mackinnon SE (1990) Sensory recovery following digital replantation. Microsurgery 11: 236-242

Gonser P, Medved F, Schaller HE, Lotter O (2013) Ökonomischer Profit von Fingerverletzungen in einem handchirurgischen Zentrum - Replantation vs. Amputation. Handchir Mikrochir Plast Chir 45: 350-353

Haas EM, Volkmer E, Holzbach T, Wallmichrath J, Engelhardt TO, Giunta RE (2013) Über Versorgungsstrukturen und Möglichkeiten der Optimierung durch Vernetzung bei schweren Handverletzungen und Replantationen. Handchir Mikrochir Plast Chir 45: 318-322

Hahn P, Frank U, Genz G, Lanz U (1998) Replantationen – Indikation und Organisationsstruktur. Orthopäde 27: 414-421

Hattori Y, Doi K, Ikeda K, Estrella EP (2006) A retrospective study of functional outcomes after successful replantation versus amputation closure for single fingertip amputations. J Hand Surg Am 31: 811-818

Komatsu S, Tamai S (1968) Successful replantation of a completely cut-off thumb. Plast Reconstr Surg 42: 374-377

Lin CH, Aydyn N, Lin YT, Hsu CT, Lin CH, Yeh JT (2010). Hand and finger replantation after protracted ischemia (more than 24 hours). Ann Plast Surg 64: 286-290

Lin TS, Yang JC (2014) Secondary subdermal pocket procedure for venous insufficiency after digital replantation/revascularization. Ann Plast Surg 73: 662-667

Lister G (1978) Intraosseous wiring of the digital skeleton. J Hand Surg Am 3: 427-435

Mersa B, Kabakas F, Pürisa H et al. (2014) Advantages of using volar vein repair in finger replantations. J Plast Reconstr Aesthet Surg 67: 63-67

Ozer k, Kramer W, Gillani S, Willians A, Smith W (2010) Replantation versus revision of amputated fingers in patients air-transported to a level 1 trauma center. J Hand Surg Am 35: 936-940

Rosberg HE (2014) Disability and health after replantation or revascularisation in the upper extremity in a population in southern Sweden – a retrospective long time follow up. BMC Musculoskeletal Disorders 15: 73-81
Sears ED, Chung KC (2011) Replantation of finger avulsion injuries: a systematic review of survival and functional outcomes. J Hand Surg Am 36: 686-694
Sanmartin M, Fernandes F, LaJoie AS, Gupta A (2004) Analysis of Prognostic Factors in Ring Avulsion Injuries. J Hand Surg Am 29: 1028-1037
Schwabegger AH, Hussl H, Ninkovic MM, Anderl H (1997) Replantationen im Kindes- und Jugendalter. Langzeitergebnisse. Unfallchirurg 100: 652-657
Szlosser Z, Walaszek I, Zyluk A (2015) Successful Replantation of 2 Fingers in an 82-year-old Patient: A Case Report. Handchir Mikrochir Plast Chir 47(1): 67-9
Tamai S (1982) Twenty years' experience of limb replantation: A review of 293 upper extremity replants. J Hand Surg Am 7: 549-556
Urbaniak JR, Roth JH, Nunley JA, Goldner RD, Koman LA (1985) The results of replantation after amputation of a single finger. J Bone Joint Surg 67-A: 611-619
Waikakul S, Sakkarnkosol S, Vanadurongwan V, Un-nanuntana A (2000) Results of 1018 digital replantations in 552 patients. Injury 31: 33-40

Composite Tissue-Allotransplantation

Historie und Indikationen

G. Djedovic, D. Wolfram, R. F. Zimmermann, G. Pierer

U. Kneser et al. (Hrsg.), *Grundkurs Mikrochirurgie*,
DOI 10.1007/978-3-662-48037-3_24,

24.1 Historie

Der Begriff »Composite Tissue Allotransplantation – CTA« (Synonym: Vascularized Composite Allotransplantation – VCA) wird definiert als heterologe Transplantation eines Gewebeverbundes bestehend aus Haut, subkutanem, neurovaskulären und mesenchymalen Gewebe (Schuind 2010).

Die Wiederherstellung nach Verlust von Haut- und Weichteilgewebe, funktionellen Organeinheiten oder Extremitäten durch Traumata, Tumoren oder angeborene Fehlbildungen stellt den rekonstruktiven Chirurgen nicht selten vor unlösbare Aufgaben. Selbst das Ausschöpfen des vollständigen Armamentariums der konventionellen rekonstruktiven Chirurgie vermag nicht immer ein zufriedenstellendes ästhetisches und/oder funktionelles Ergebnis hervorzubringen, welches der Komplexität der einzelnen Körperteile und Organe gerecht werden könnte. In dieser Hinsicht könnte dem bereits 1957 von Sir Harold Gillies postulierten Gebot »Gleiches mit Gleichem« zu ersetzen (Gillies u. Millard 1957) nichts mehr Rechnung tragen als die vaskularisierte Transplantation von Körperteilen.

Der Wunsch, Körperteile in ihrer vollen Integrität wiederherzustellen, ist wohl schon so alt wie die Menschheit selbst. Ein plakatives Beispiel zeigt die im 13. Jahrhundert von Jacobus de Voragine niedergeschriebene »Legenda aurea« der Heiligen Cosmas und Damian, welche einem an Krebs erkrankten Mann das Bein eines verstorbenen Farbigen transplantierten und ihn so heilten (◘ Abb. 24.1).

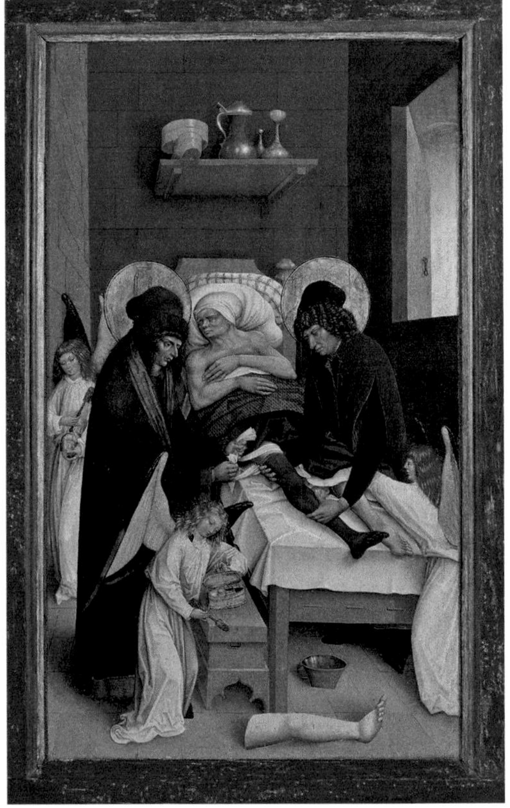

◘ **Abb. 24.1** Historische Darstellung von Cosmas und Damian. (Mit frdl. Genehmigung vom Landesmuseum Württemberg, Stuttgart)

Anfang des 20. Jahrhunderts waren die chirurgischen Entwicklungen in der sicheren Verbindung (Anastomosierung) von Gefäßen so weit fortgeschritten, dass Organtransplantationen technisch machbar und auch durchgeführt wurden. Diese Versuche scheiterten jedoch zumeist an der nachfolgenden Abstoßung aufgrund der immunologischen Probleme und deren ungenügender Beachtung bzw. Behandlungsmöglichkeiten. Die erste erfolgreiche Transplantation glückte schlussendlich 1954 in Boston durch die Verpflanzung einer Niere zwischen eineiigen Zwillingen durch den Plastischen Chirurgen Joe Murray (Murray et al. 1976, Sayegh u. Carpenter 2004).

Im Laufe der weiteren Jahre wuchs das Verständnis für Transplantatabstoßungen und Immunsuppressiva, sodass heutzutage beim Organversagen der Niere, des Herzens, der Leber, des Pankreas, des Darms und der Lunge Transplantationen die bevorzugte Therapieoption darstellen.

Der erste Versuch einer Handtransplantation wurde 1964 in Ecuador durchgeführt, scheiterte jedoch an einer unzureichenden Immunsuppression (Gilbert 1964). Die erste erfolgreiche Handtransplantation gelang Jean-Michel Dubernard 1998 in Lyon, Frankreich (Dubernard et al. 1999). Mittlerweile wurden mehr als 65 Hände und Unterarme und neuerdings auch Arme und Beine weltweit transplantiert (Lanzetta et al. 2005). Im Jahre 2005 gelang schließlich die erste Gesichtstransplantation in Amien (Frankreich) an einer jungen Frau (Devauchelle et al. 2006).

Bis heute wurde eine Reihe weiterer Körperteile erfolgreich vaskularisiert transplantiert, u. a. Larynx, Kniegelenk, Femur, Trachea, Uterus, Bauchwand (Weissenbacher et al. 2013).

24.2 Indikationen

In einer von Mathes et al. in den USA durchgeführten Erhebung bezeichneten 78% der befragten 474 Chirurgen einen bilateralen Handverlust und 32% den Verlust der dominanten Hand als Indikation zur Handtransplantation (Mathes et al. 2009b). Als Indikation zur Gesichtstransplantation wurden multiple gescheiterte Rekonstruktionsversuche, vollständige Gesichtsverbrennungen und das Fehlen von verfügbarem Gewebe zur Rekonstruktion genannt (Mathes et al. 2009a).

Abgesehen von den genannten Indikationen bedarf die Planung und die individualisierte Indikationsstellung eines derartigen Eingriffs einer profunden psychologischen und klinischen Abklärung des Patienten, wie auch danach die Vorstellung und Besprechung der so erhobenen Befunde in einem interdisziplinären Board einschließlich einer akribischen Planung des Eingriffs samt funktionierender Infrastruktur. Trotz guter funktioneller Ergebnisse leiden die Patienten dennoch häufig an Hautabstoßungsreaktionen, was eine langfristige, derzeit lebenslängliche, Immunsuppression mit guter Compliance des Patienten voraussetzt (Pomahac et al. 2014).

Trotz der wachsenden Anzahl von derartigen Eingriffen und dem damit verbundenen Erfahrungszugewinn handelt es sich bei Hand- und die Gesichtstransplantationen nach wie vor um experimentelle Eingriffe, welche die Funktion und das Erscheinungsbild des gut vorselektierten Betroffenen zu verbessern vermögen. Sie bilden somit eine neue letzte Stufe der »rekonstruktiven Leiter« (▶ Kap. 20) für funktionelle, strukturelle und ästhetische Defekte, deren Rekonstruktion nicht mit anderen Techniken adäquat bewerkstelligt werden können.

Bei der Auswahl der Spender sollte dessen Infekt- und Tumorfreiheit, die Blutgruppenkompatibilität, die Gewebeverträglichkeit samt fehlender Antikörper, wie auch das Alter, Größe, Geschlecht und das Fehlen von Traumata im Spenderareal berücksichtigt werden (Piza-Katzer 2009). Routinemäßig sollten beim Empfänger ein EKG, eine Untersuchung der Blutparameter, eine Echokardiografie und eine Spirometrie durchgeführt werden. Komorbiditäten, wie Infekte und Malignome, sollten mittels Koloskopie, Gastroskopie wie auch durch die Vorstellung beim Hals-Nasen-Ohren-Arzt und Zahnarzt ausgeschlossen werden (Lanzetta u. Dubernard 2007). Diese primär für die Handtransplantation getroffenen Kriterien können auch für das neue Gebiet der Gesichtstransplantationen übernommen werden.

24.2.1 Obere Extremität

Die Transplantation von Händen unterscheidet sich im Grunde genommen nicht von der Replantation, wobei letztere häufig zusätzlich mit traumatisiertem und kontaminierten Gewebe vergesellschaftet ist. Somit ist die Transplantation sogar etwas einfacher, da sie geplant und elektiv durchgeführt werden kann (Piza-Katzer 2009) (◘ Abb. 24.2).

Die Unterarmstümpfe des Empfängers sollten präoperativ auf ihre Knochenlänge, den Muskel-, Nerv- und Gefäßstatuts hin mittels MRT, CT, Angiografie und Sonografie genauestens evaluiert werden.

Die chirurgische Strategie muss an die jeweilige Länge der Empfängerstümpfe, wie auch die Qualität der dort vorhandenen Strukturen meist mittels eines individuellen Plans oder einer neu entwickelten Technik angepasst werden (Schneeberger et al. 2011, Landin et al. 2012). Bis dato gibt es keine definitiv gültigen Angaben über die maximale **Dauer der kalten Ischämiezeit**, jedoch sollte diese so kurz wie möglich und unter 10 h gehalten werden (Pomahac et al. 2014). Vor allem die besonders empfindlich reagierende Muskulatur kann bereits nach 2,5 h warmer Ischämiezeit irreversible Schäden davontragen (Nanobashvili et al. 2003).

Unter Blutleere werden sämtliche anatomische Strukturen, wie Gefäße, Nerven und Sehnen, beim Spender und Empfänger dargestellt und markiert. Nach Eröffnung der Blutsperre wird die Spenderhand über die A. brachialis mit kühler HTK-Lösung (HTK: Histidin, Tryptophan, Ketoglutarat) der University of Wisconsin gespült und danach die Hand

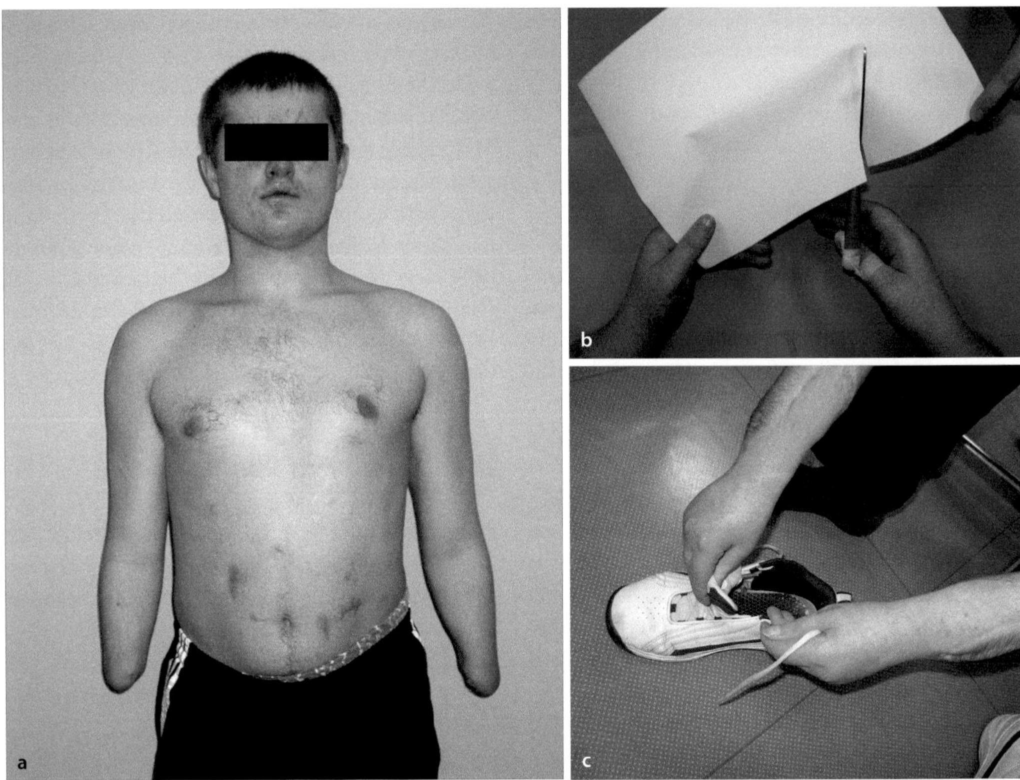

■ **Abb. 24.2a–c** **a** 25-jähriger Patient, der durch eine Bombe beide Hände und sein Augenlicht verloren hat. Aufgrund des vollständigen Sehverlustes, der dadurch fehlenden Augen-Hand-Koordination und der fehlenden sensiblen Rückmeldung einer prothetischen Versorgung wurde die Indikation zur beidseitigen Handtransplantation gestellt. **b** Die transplantierten Hände des Patienten im 10-Jahres-follow-up. Beide Hände wurden auf Höhe des mittleren Unterarmdrittels transplantiert und zeigen bis heute keine Zeichen der Abstoßung. Die ausgezeichnete Integration der transplantierten Hände ermöglicht dem Patienten auch die Durchführung von Alltagstätigkeiten, z. B. den Gebrauch einer Schere. **c** Die Sensibilisierung der transplantierten Unterarme ermöglicht es dem Patienten trotz fehlender Sehleistung selbst komplexe Tätigkeiten, wie das Binden von Schuhbändern, durchzuführen. Diese Art der Tätigkeit wäre wohl aufgrund der fehlenden Augen-Hand-Koordination mit einer prothetischen Versorgung nur schwer möglich. (Bildrechte liegen beim Patienten)

vollständig abgesetzt. Nach Osteosynthese der Knochen wird zur Verkürzung der Ischämiezeit zuerst der arterielle Zufluss mittels Anastomisierung der Aa. radialis et ulnaris wiederhergestellt. Erst wenn der venöse Rückfluss am Transplantationsstumpf ersichtlich ist, erfolgen die Venenanastomosen, um einen übermäßigen Blutverlust zu vermeiden. Nach Abwarten der initialen Hyperämiezeit erfolgt die Sehnenrekonstruktion, die Nervenkoaptation und schlussendlich die Hautnaht. Die Hand wird postoperativ in einer Schiene hochgelagert (Piza-Katzer 2009, Pomahac et al. 2014).

24.2.2 Gesicht

Die Gesichtstransplantation ähnelt in ihrer Planung und Durchführung der Handtransplantation, da sie neben dem Anschluss von zu- und abführenden Gefäßen, ebenso die Koaptation von sensiblen und motorischen Nerven und je nach zu rekonstruierendem Defekt auch das Einbringen von Knochen erfordert. Es gibt zum heutigen Zeitpunkt keine Richtlinien, welche und wie viele Gefäße angeschlossen werden sollen, doch meistens werden 2 Arterien und mehr als 2 Venen vereinigt (anastomosiert) (Pomahac et al. 2014). Zur Vaskularisierung der oberen und mittleren Gesichtshälfte werden die Aa. temporalissuperficialis et facialis verwendet, zur Rekonstruktion der unteren Gesichtshälfte und der Mandibula die A. carotis externa und ihre Äste empfohlen (Takamatsu et al. 1996, Pomahac et al. 2014). Als sensible Nervenanschlüsse dienen bei der Gesichtstransplantation der N. trigeminus samt seinen Ästen, als motorischer nervaler Anschluss der N. facialis mit seinen Ästen, jeweils abhängig von der zu transplantierenden Region. Nerventransplantate (z. B. N. suralis) dienen der Überbrückung einer evtl. vorhandenen Defektstrecke. Die Gesichtstransplantation erfolgt in ihrer Durchführung von zentral nach lateral und von inferior nach superior. Zur Formung des Gesichtsreliefs und um die Gefäßanastomosen vor Zug des transplantierten Gewebes zu schützen, erfolgt die Fixierung des Hautweichteilmantels an den knöchernen Untergrund mittels Knochenankern, z. B. Mitek (Burnsville, MN, USA). Die Osteosynthesen erfolgen mit zurechtgebogenen Platten und Schrauben (Pomahac et al. 2012). Enoral ist auf eine wasserdichte Naht zu achten. Die Hautnähte werden so gesetzt, dass eine Konturierung des Gesichts für ein optimales ästhetisches Ergebnis erzielt werden kann (Pomahac et al. 2014).

24.3 Die »neue Ära« der Immunsuppression – von der System- zur Lokaltherapie

Für eine weitere Verbreitung der CTA und zum Benefit einer größeren Zahl von Patienten ist es notwendig, die immunosuppressive Therapie deutlich zu reduzieren, neue und weniger toxische immunmodulatorische Protokolle zu entwickeln, oder im Idealfall spenderspezifische Toleranz zu erzeugen.

Der große Vorteil der sichtbar oberflächlichen komplexen Gewebetransplantation gegenüber »tiefen« Organtransplantationen liegt darin, dass die ersten Anzeichen der Abstoßung sofort visuell erfassbar sind. Darüber hinaus ist die Haut für die Entnahme von Biopsien zur Diagnosesicherung einer Abstoßung leicht zugänglich und auch für topische Therapien ideal geeignet.

> **Die großen Hautanteile nach CTA's sind diagnostisch gut zugänglich und ermöglichen so durch Probebiopsien die rasche Identifikation von Abstoßungsreaktionen.**

Verschiedene Forschungsgruppen arbeiten aktuell daran, neue Methoden zur **Diagnosesicherung der akuten Hautabstoßung** zu entwickeln, damit auf invasive Hautbiopsien verzichtet werden kann. Ein weiteres Ziel besteht natürlich auch darin, die Hautabstoßung sehr früh zu erkennen – im Idealfall vor sichtbare Zeichen oder Schäden an der Haut auftreten. Wolfram et al. konnten im Rattenmodell zeigen, dass durch Bestimmung einzelner inflammatorischer Zytokine eine spezifische und frühe Diagnose bereits möglich ist, obwohl klinisch noch keine Anzeichen einer akuten Hautabstoßung ersichtlich sind.

Ein weiteres großes Potenzial besteht in der **gezielten Blockade von Molekülen** (Adhäsionsmolekülen, Zytokinen und Chemokinen), die für die Migration von Immunzellen in die Haut, verantwortlich sind. Die Blockade solcher Moleküle findet bereits klinische Anwendung bei unterschiedlichen entzündlichen Hauterkrankungen und birgt auch therapeutisches Potenzial zur Prävention der Hautabstoßung (Wolfram et al. 2014). Hautz et al. zeigten im Tiermodell, dass durch die lokale Blockade von E- und P-Selectin ein abstoßungsfreies Langzeitüberleben bei 5 von 6 Tieren erzielt werden konnte (Hautz et al. 2010).

> **Die große Oberfläche erlaubt neue Wege der topischen Behandlung mittels immunmodulatorischer Wirkstoffe.**

Ein weiteres neues und spannendes Feld für die komplexe Gewebetransplantation stellt die **Stammzelltherapie** dar. Rezente Protokolle, die entweder mesenchymale Stammzellen vom Knochenmark oder Stammzellen vom Fettgewebe einsetzten, zeigten bereits vielversprechende Resultate im Zuge der Knochenmarks- und Organtransplantation (Jones u. McTaggart 2008, Griffin et al. 2010). Stammzellen besitzen immunmodulatorische Funktionen, die sowohl das spezifische als auch das unspezifische Abwehrsystem beeinflussen (Plock et al. 2013a, Plock et al. 2013b). Trotz großem Enthusiasmus gibt es bis dato nur wenige experimentelle Studien zum Thema Stammzelltherapie und Vascularized Composite Allotransplantation. In zukünftigen Studien gilt es auf jeden Fall zu klären, zu welchem Zeitpunkt und in welcher Dosis die Stammzellen verabreicht werden sollten. Darüber hinaus fehlen auch

Untersuchungen zum Einfluss von Stammzellen auf die Nervenregeneration und auf die Handfunktion.

24.4 Diskussion

Die Transplantation von lebensnotwendigen Organen, wie Niere, Herz oder Lunge, stellt eine vital erforderliche Maßnahme dar oder verbessert die Lebensqualität maßgeblich, indem sie z. B. Patienten von der oft quälenden Prozedur der Dialyse erlöst. Verglichen mit diesen Eingriffen ist die Transplantation von Extremitäten oder einem Gesicht weder überlebensnotwendig noch lebensverlängernd. Es handelt sich – abgesehen von der Entstellung und dem Funktionsverlust durch eine fehlende Extremität – um physisch gesunde Individuen. Nichtsdestotrotz leiden diese Patienten psychisch häufig unbestreitbar an ihrem Handicap (Weissenbacher et al. 2013). Der Verlust einer Hand oder des Gesichts beraubt den Betroffenen nicht nur seiner Sensibilität, sondern auch um einen Teil seiner Kommunikation durch Verlust seiner Gestik und Mimik. All diese Dinge vermag auch die modernste Prothesen bis dato nicht wiederherzustellen (Hettiratchy u. Butler 2003, Gander et al. 2006, Bradbury 2007). Richtlinien und Regeln, wie sie etwa bei der Transplantation von Organen durch Organisationen wie z. B. Eurotransplant angeboten werden, aber auch die Führung einer Empfängerliste, fehlen leider bis dato bei der Transplantation von Extremitäten oder Gesichtern (Weissenbacher et al. 2013). Parallel zu den Erfordernissen einer Organtransplantation wie der übereinstimmenden Blutgruppe und dem passenden HLA-Muster (HLA: human leukocyte antigen) ergeben sich bei »sichtbaren« Organen zusätzlich die Erfordernisse wie etwa der übereinstimmenden Hautfarbe, Größe, Geschlecht und Alter (Schneeberger et al. 2012).

Das Erkennen einer akuten oder chronischen Abstoßung der transplantierten Hand oder des transplantierten Gesichts ist wie bei der Organtransplantation essenziell für den Erfolg des durchgeführten Eingriffs. Trotz der großen immunogen wirkenden Hautoberfläche der genannten Transplantate kann durch den gezielten Einsatz von Immunsuppressiva das Risiko von Abstoßungen ähnlich effektiv wie bei Organtransplantationen minimiert (kontrolliert) werden (Piza-Katzer 2009). Langzeiterfahrungen bei Organtransplantationen zeigen dadurch Transplantatüberlebensraten von über 90% (Starzl u. Zinkernagel 1998, Ravindra et al. 2012). Im Gegensatz zu Organtransplantationen ist die Haut durch ihre exponierte Lage gut zugänglich für Diagnose und lokale Therapie. Die Entnahme von Hautstanzen zur Früherkennung der akuten Abstoßung wie auch die topische Anwendung von Steroiden und Tacrolimus zusätzlich zur systemischen Therapie ist deshalb Routine (Weissenbacher et al. 2013).

Trotz der Effektivität der eingesetzten Immunsuppressiva bringen diese nicht unerhebliche Nebenwirkungen und Risiken mit sich, wie etwa Stoffwechselstörungen, Nephrotoxizitiät, Infektanfälligkeit und eine drastisch erhöhte Rate von malignen Hauttumoren. Umso kritischer ist die leichtfertige Transplantation von z. B. Gelenken oder Beinen zu hinterfragen, da der Gewinn an vermeintlicher Lebensqualität mit einem unverhältnismäßig hohen Preis an Nebenwirkungen bezahlt wird. Dies wird bei genauer Betrachtung der mittlerweile vorhandenen Prothesen deutlich, welche häufig einen zumindest gleichwertig Ersatz in viel kürzerer Zeit bieten können, da etwa die Resensibilisierung der Fußsohle je nach Amputationshöhe Monate bis Jahre in Anspruch nehmen kann. Nicht selten führt die lange Hospitalisierung zum Verlust des Arbeitsplatzes oder zu privaten und familiären Krisen. Umso dramatischer ist es dann für den Betroffenen, wenn die mit hohem Aufwand verpflanzten Beine wieder abgenommen werden müssen oder nicht den ersehnten Benefit bringen.

Trotz der überzeugenden ästhetischen und funktionellen Ergebnissen nach Hand- und Gesichtstransplantation hemmen diese teilweise unberechenbaren Nebenwirkungen der Immunsuppression den weiteren Fortschritt in diesem Gebiet. Um das Einsatzgebiet dieser zwar die Lebensqualität verbessernden, aber nicht das Überleben verlängernden Maßnahmen weiter zu erweitern, laufen die derzeitigen Bestrebungen Richtung Minimierung der eingesetzten Immunsuppression und Induktion einer Toleranzentwicklung. Vielversprechende Ergebnisse zeigen sich hier bereits durch die Transplantation von Spenderknochenmarkzellen (Weissenbacher et al. 2013, Pomahac et al. 2014).

Ein weiterer Weg wird vermutlich darin liegen, von Maximaltransplantationen Abstand zu nehmen und lediglich selektive Regionen, wie z. B. die Periorbitalregion, Nase etc., welche schwer zu rekonstruieren sind, zu transplantieren und in der Summe weniger immunogene Angriffspunkte zu bieten.

Obwohl das Gebiet der Composite Tissue Allotransplantation noch ein junges ist und neue Errungenschaften häufig medial hochstilisiert werden, geht es nicht um die Produktion von Sensationen, sondern um Reliabilität. Nicht alles, was technisch machbar ist, ergibt für die Betroffenen Sinn; der alte medizinisch-ethische Leitspruch der hippokratischen Tradition ist damit auch noch heute im jungen Gebiet der rekonstruktiven Transplantationschirurgie gültig: »primum non nocere«.

Literatur

Bradbury E (2007) The psychological and social impact of disfigurement to the hand in children and adolescents. Dev Neurorehabil 10: 143–148

Devauchelle B, Badet L, Lengelé B et al (2006) First human face allograft: early report. Lancet 368: 203–209

Dubernard JM, Owen E, Herzberg G et al (1999) Human hand allograft: report on first 6 months. Lancet 353: 1315–1320

Gander B, Brown CS, Vasilic D et al (2006) Composite tissue allotransplantation of the hand and face: a new frontier in transplant and reconstructive surgery. Transpl Int 19: 868–880

Gilbert R (1964) Hand transplanted from cadaver is reamputated. doi: 10.1111/j.1600-6143.2011.03915.x/full

Gillies H, Millard RD Jr (1957) Genitalia. The Principles and Art of Plastic Surgery. London

Griffin MD, Ritter T, Mahon BP (2010) Immunological aspects of allogeneic mesenchymal stem cell therapies. Hum Gene Ther 21:1641–1655

Hautz T, Zelger B, Grahammer J et al (2010) Molecular markers and targeted therapy of skin rejection in composite tissue allotransplantation. Am J Transplant 10: 1200–1209

Hettiaratchy S, Butler PEM (2003) Extending the boundaries of transplantation. BMJ 326: 1226–1227

Jones BJ, McTaggart SJ (2008) Immunosuppression by mesenchymal stromal cells: from culture to clinic. Exp Hematol 36: 733–741

Landin L, Bonastre J, Casado-Sanchez C et al (2012) Outcomes with respect to disabilities of the upper limb after hand allograft transplantation: a systematic review. Transpl Int 25: 424–432

Lanzetta M, Dubernard J-M (2007) Hand transplantation. doi: 10.1007/978-88-470-0374-3

Lanzetta M, Petruzzo P, Margreiter R et al (2005) The International Registry on Hand and Composite Tissue Transplantation. Transplantation 79: 1210–1214

Mathes DW, Kumar N, Ploplys E (2009a) A survey of North American burn and plastic surgeons on their current attitudes toward facial transplantation. J Am Coll Surg 208: 1051–8.e3

Mathes DW, Schlenker R, Ploplys E, Vedder N (2009b) A survey of north american hand surgeons on their current attitudes toward hand transplantation. J Hand Surg Am 34: 808–814

Murray JE, Tilney NL, Wilson RE (1976) Renal transplantation: a twenty-five year experience. Ann Surg 184: 565–573

Nanobashvili J, Neumayer C, Fügl A et al (2003) Ischemia/reperfusion injury of skeletal muscle: plasma taurine as a measure of tissue damage. Surgery 133: 91–100

Piza-Katzer H (2009) Fremdhandtransplantation. In: Berger A, Hierner R (eds) Plastische Chirurgie. Springer Berlin Heidelberg, Berlin, Heidelberg, pp 475–488

Plock JA, Schnider JT, Schweizer R, Gorantla VS (2013a) Are cultured mesenchymal stromal cells an option for immunomodulation in transplantation? Front Immunol 4: 41

Plock JA, Schnider JT, Solari MG, et al (2013b) Perspectives on the use of mesenchymal stem cells in vascularized composite allotransplantation. Front Immunol 4: 175

Pomahac B, Gobble RM, Schneeberger S (2014) Facial and hand allotransplantation. Cold Spring Harb Perspect Med 4: a015651–a015651

Pomahac B, Pribaz JJ, Bueno EM et al (2012) Novel surgical technique for full face transplantation. Plast Reconstr Surg 130: 549–555

Ravindra K, Haeberle M, Levin LS, Ildstad ST (2012) Immunology of vascularized composite allotransplantation: a primer for hand surgeons. J Hand Surg Am 37: 842–850

Sayegh MH, Carpenter CB (2004) Transplantation 50 years later--progress, challenges, and promises. N Engl J Med 351: 2761–2766

Schneeberger S, Landin L, Jableki J et al (2011) Achievements and challenges in composite tissue allotransplantation. Transpl Int 24: 760–769

Schneeberger S, Morelon E, Landin L, ESOT CTA Committee (2012) Vascularized composite allotransplantation: a member of the transplant family? Transplantation 93: 1088–1091

Schuind F (2010) Hand transplantation and vascularized composite tissue allografts in orthopaedics and traumatology. Orthop Traumatol Surg Res 96: 283–290

Starzl TE, Zinkernagel RM (1998) Antigen localization and migration in immunity and tolerance. N Engl J Med 339: 1905–1913

Takamatsu A, Harashina T, Inoue T (1996) Selection of appropriate recipient vessels in difficult, microsurgical head and neck reconstruction. J Reconstr Microsurg 12: 499–507 – discussion 508–13

Weissenbacher A, Hautz T, Pratschke J, Schneeberger S (2013) Vascularized composite allografts and solid organ transplants: similarities and differences. Curr Opin Organ Transplant 18: 640–644

Wolfram D, Starzl R, Hackl H, et al (2014) Insights from computational modeling in inflammation and acute rejection in limb transplantation. PLoS ONE 9: e99926

Supermikrochirurgie

Supermikrochirurgie der Gefäße und Nerven

H. Fansa

U. Kneser et al. (Hrsg.), *Grundkurs Mikrochirurgie*,
DOI 10.1007/978-3-662-48037-3_25, © Springer-Verlag Berlin Heidelberg 2016

25.1 Einleitung

Mikrochirurgie ist heute ein wesentlicher Pfeiler der rekonstruktiven Chirurgie. Technologische Neuerungen, chirurgische Erfahrung und immer detailreicheres anatomisches und physiologisches Wissen führen zu zunehmend komplexeren mikrochirurgischen Operationen. Während früher für die Mikrochirurgie galt »to make it as big as possible« (Nahabedian u. Schwartz 2008) sind den heutigen mikrochirurgischen Verfahren nur noch wenige Grenzen gesetzt. Dies zeigt sich in der Entwicklung der perforatorbasierten Mikrochirurgie bis hin zu Gesichts-Allotransplantationen, bei denen alle wesentlichen Strukturen im Gesicht mikrochirurgisch versorgt werden.

Den Begriff **Super- oder Supramikrochirurgie** prägten Koshima et al. 2002.

> **2010 definierten Koshima et al. Supramikrochirurgie als »Technik der Anastomosen kleiner Gefäße oder Koaptation einzelner Nervfaszikel und deren Präparation«. Hierbei definierten sie den Gefäßdurchmesser für Supermikrochirurgie als 0,3–0,8 mm.**

Andere bezeichneten die Supramikrochirurgie auch als Ultramikrochirurgie. Auf der ersten europäischen Konferenz über Supramikrochirurgie einigte man sich darauf, diese Form der feinen Mikrochirurgie als **Supermikrochirurgie** zu bezeichnen (Masia et al. 2014). Nach diesem Konsensus hat sich der Begriff Supermikrochirurgie auch im medizinischen Sprachgebrauch etabliert.

25.2 Entwicklung

Operative mikrochirurgische Erfahrung führte in den 1980er Jahren zu neuen Entwicklungen. Asko-Seljavaara beschrieb 1983 als erste die sog. »Free style free flaps«. Parallel dazu begann vornehmlich im asiatischen Raum die Entwicklung der Supermikrochirurgie, hauptsächlich aus der Replantationschirurgie heraus. Hier wurden distale Endglieder und Zungen replantiert und vaskularisierte Zehennägel für Fingernagelverluste mikrochirurgisch transplantiert (Fansa et al. 2002, Kim et al. 2007, Koshima 2008). Zur gleichen Zeit verstand man die Erkenntnis zu nutzen, dass viele anatomische Regionen des Körpers über die Perforatorgefäße aus tieferen Stammgefäßen versorgt sind. Während heute noch in der Regel diese Perforansgefäße bis zu einem großkalibrigen Gefäß in die Tiefe verfolgt werden, ist es die Idee der Supermikrochirurgie, den Perforator selbst als das Lappengefäß zu verwenden und ihn an der benötigten Stelle wieder an einen Perforator anzuschließen.

Während man sich zu Beginn der mikrochirurgischen Transplantation auf die anatomischen Kenntnisse verlassen hat, wurde die Darstellung von Gefäßen durch die Haut mit der **Doppler-Ultraschall-Methode** (»Taschendoppler«) möglich. Das Dopplersignal kann zuverlässig Arterien von Venen unterscheiden, jedoch kann es wenig über die Qualität des Gefäßes aussagen.

Durch die Einführung der **CT-Angiografie** (CTA) gelang es erstmals, die Perforatorgefäße präoperativ, reproduzierbar radiologisch darzustellen (Fansa et al. 2011). Gute CTA zeigen sowohl das arterielle als auch das venöse Perforatorgefäß und können auch den Verlauf in den Haut- und Unterhautbezirken sowie in den Muskeln darstellen.

Durch die Einführung der CTA ist das anatomische Verständnis gestiegen, da die bisherigen anatomischen Untersuchungen, bis auf einige Ausnahmen, wenig Wert auf die Darstellung der Perforansgefäße gelegt haben und zudem nur an Leichen einen statischen Bereich zeigen konnten. Die CTA hingegen kann für den jeweiligen Patienten das vom Perforatorgefäß durchblutete Areal und sogar Verbindungsgefäße zwischen benachbarten Arealen zeigen. Damit gelingt es, individuell für die Patienten Lappenplastiken zu planen, die dem nahekommen, was von Asko-Seljavaara und später dann auch von Wei und Mardini 2004 als »Free style flaps« bezeichnet wurde.

Die **Vision der Supermikrochirurgie** ist, nach genauer Analyse des Defekts ein geeignetes Spenderareal am Körper zu finden, das dem aufzufüllenden Defekt am nächsten kommt, ohne dass man durch die Notwendigkeit große Gefäße mit langen Stielen zu finden beeinträchtigt ist. Es steht nicht mehr das Gefäß der Lappenplastik im Vordergrund, sondern das Gewebe, das benötigt wird.

25.3 Vorteile der Supermikrochirurgie

Durch das Konzept der Perforator-Lappenplastiken hat sich die Mikrochirurgie enorm erweitert. Der Begriff »Perforasom« anstelle des »Angiosoms« zeigt dies deutlich (Saint-Cyr et al. 2009). Mit den entsprechenden präoperativen diagnostischen Möglichkeiten können Perforans-Lappenplastiken individuell gehoben werden. Das Hebeareal kann danach ausgesucht werden, dass es von der Gewebeart dem zu rekonstruierenden Areal entspricht. Durch die gezielte Darstellung der Perforatorgefäße kann dann eine Lappenplanung vorgenommen werden. Eine zu geringe Größe der Perforatorgefäße ist dabei kein Hindernis mehr. Damit sind das zur Auffüllung des Defektes erforderliche Volumen, die Farbe der Lappenplastik und die Formbarkeit individuell wählbar. Dies kommt der von Gillies postulierten »like-with-like-Rekonstruktion« am nächsten.

In der Supermikrochirurgie kommt es nicht darauf an, einen langen Stiel zu heben, den man durch Muskelfaszien und tiefere Strukturen verfolgt; damit wird dieses Gewebe geschont. Lappenplastiken können auch dünner genommen werden, da oberhalb der Faszie bzw. auch oberhalb der subkutanen Faszie präpariert werden kann. Dies reduziert die Hebemorbidität, sodass damit auch die Akzeptanz bei den Patienten steigt. Es erhöht sich damit die Zahl der neuen möglichen Spenderstelle und es kann individueller auf Patientenwünsche eingegangen werden.

Die Präparationstechnik, von distal nach proximal zu arbeiten, ist ebenfalls eine schonendere OP-Technik. Man verfolgt den Perforator damit so lange, wie man den Stiel benötigt. Damit muss man keine anatomischen Variationen fürchten, die die Lappenperfusion minimieren würden.

Da der Anschluss ebenfalls an ein kleines Perforansgefäß erfolgen kann, benötigt man keinerlei große Präparation im Anschlussbereich. In der Replantationschirurgie kann damit die Operation auch in Leitungsanästhesie (Oberst oder Handblock) erfolgen (Koshima 2008). Aber auch Lappenplastiken können in bestimmten Fällen auch die Operation in regionaler Narkose (Plexus brachialis, PDA oder spinale Anästhesie) oder Leitungsanästhesie erfolgen. Insbesondere für Patienten mit relevanten Komorbiditäten reduzieren solche Verfahren die Morbidität und haben sich auch im eigenen Patientengut bewährt (Kim et al. 2010).

25.4 Voraussetzungen

 **Cave**

Gewebeschonendes Operieren, das Zug- und Scherkräfte am Gefäß vermeidet, ist absolut notwendig. Supermikrochirurgie setzt eine hohe mikrochirurgische Expertise voraus.

Die schonende Hebung der Lappenplastiken ist von größter Bedeutung. Dadurch dass diese in bestimmten Operationsabschnitten nur noch an dem Perforansgefäß hängen, ist eine sehr sorgfältige und behutsame Hebung notwendig. Das Absetzen kleiner Äste im Verlauf des Verfolgens des Perforansgefäßes muss stets präzise sein, da sonst Blutungen den Präparationsverlauf und die Sicht stören. Die Hebung sollte mit Lupenbrille oder schon dem Mikroskop erfolgen.

Ferner muss der Operateur in der Lage sein, kleine Gefäße zu anastomosieren. Aufgrund der Anatomie solcher kurzen Perforansgefäße, die häufig sehr dünnwandige Arterien und Venen haben, benötigt man eine spezielle Anastomosentechnik, geeignetes Instrumentarium und eine ruhigere Hand. Eine weitere Voraussetzung ist ein lichtstarkes Operationsmikroskop, das in der Lage ist adäquat zu vergrößern (▶ Kap. 7). Aufgrund der hohen Vergrößerung die notwendig ist, um ein Gefäß mit einem Lumen kleiner als 0,8 mm zu vernähen, reduziert sich schnell die Tiefenschärfe. Dies macht die dreidimensionale Anastomose noch einmal schwieriger. Nützlich ist zudem ist ein Mikroskop mit einem Fußpedal, bei dem über eine Fußbedienung der Zoom und das Gesichtsfeld verändert werden können.

Aufgrund der dünnen Gefäße, die nicht immer von alleine offen bleiben, sondern häufig kollabieren, muss evtl. unter deutlich erhöhter Spülungsrate anastomosiert werden. Dies benötigt in der Regel einen Assistenten, der über ein zweites Okular mit gleicher Bildqualität in das Mikroskop schauen kann. Ein Assistent ist auch sinnvoll, um bei der

Anastomose die Fäden abzuschneiden, da der Operateur im Handling einen flüssigen Ablauf haben sollte.

25.4.1 Prä- und intraoperative Gefäßdarstellung

Die präoperative Darstellung der Gefäße im Rahmen der **CT-Angiografie** hat zu einer feineren Präparation geführt. Allein die Tatsache, dass man im Vorfeld die Gefäße sehen konnte, gab den »Supermikrochirurgen« auch den Mut, hier weiter voran zu präparieren. Die CTA ist derzeit noch nicht flächendeckend etabliert, kann aber mit gewöhnlichen CT-Geräten (bspw. 64-zeiliges Spiral-CT) ohne viel Aufwand eingeführt werden. Mit den jetzigen CT-Geräten können gute Darstellungen im Bereich des Rumpfes, ventral und dorsal, vorgenommen werden. Die Darstellung von Perforatorgefäßen an Oberschenkel und Unterschenkel oder im Bereich der oberen Extremität ist dagegen noch nicht sehr ausgereift und bedarf der sorgfältigen Absprache mit den Radiologen. In jedem Fall sollte im Vorfeld eine CT-Untersuchung, eine Kommunikation zwischen Operateur und Radiologen erfolgen, um das CT-Areal so klein wie möglich zu halten, da die Strahlendosis mit dem Ausmaß des untersuchten Areals korreliert (Fansa et al. 2013).

Die **MR-Angiografie** ist im Voranschreiten. Ihr Vorteil ist, dass keine Strahlenbelastung notwendig ist, allerdings sehen wir noch Qualitätsmängel in der Ausbreitung der Perforatoren in dem Fett- und Muskelgewebe, so dass die Planung hier eine größere Erfahrung benötigt. Langfristig allerdings besteht kein Zweifel daran, dass das MR für die Angiographie ebenfalls geeignet ist und damit die CTA ablösen kann.

Klassische Verfahren wie der »**Taschen-Doppler**« haben den Vorteil, dass sie durch den Operateur selber durchgeführt werden können. Auch hier benötigt es einige Erfahrung, um die Gefäße adäquat einschätzen zu können. Hier ergibt sich zudem eine Abhängigkeit vom Blutdruck und Rückstrom, von der Temperatur des Patienten und anderen Parametern, sodass wir eine hohe Rate an falsch-positiven und auch falsch-negativen Befunden vorfinden. Nichtsdestotrotz bleibt der Taschen-Doppler eine günstige und praktikable Alternative zur Ersteinschätzung der Gefäßsituation.

Mit der **Farbduplexsonografie** kann ein geübter Untersucher die Arterien und Venen getrennt voneinander darstellen. Man kann den Durchfluss messen und das genaue Kaliber des Gefäßes bestimmen. Nachteil dieser Methode ist, dass die Technik untersucherabhängig und sehr zeitintensiv ist.

Die herkömmliche **digitale Subtraktionsangiografie (DSA)** ist sehr gut geeignet, große Gefäße darzustellen und erreicht ihr Limit bei kleinen Perforansgefäßen. Allerdings ist es durchaus möglich, Perforansgefäße der oberen und unteren Extremität darzustellen. Auch hier ist eine Kommunikation mit den Radiologen unerlässlich, um mit Ihnen im Vorfeld zu besprechen, auf welche Gefäße geachtet werden muss, da bei der DSA die Lagebeziehung zu den Muskeln und die verschiedenen Ebenen schwierig sein können.

25.4.2 Instrumente

Die Herstellung der Instrumente für die Supermikrochirurgie ist kein Problem. Namhafte Hersteller bieten Dissektoren, Pinzetten, Scheren und Nadelhalter in sehr guter Qualität an (◘ Abb. 25.1). Ein wichtiges Instrument für die Supermikrochirurgie ist allerdings auch der Dilatator. Dilatatoren für die Supermikrochirurgie können das Gefäß atraumatisch erweitern und damit die Anastomose deutlich vereinfachen. Für die intraluminäre Spülung sollten Tränenwegskanülen verwendet werden,

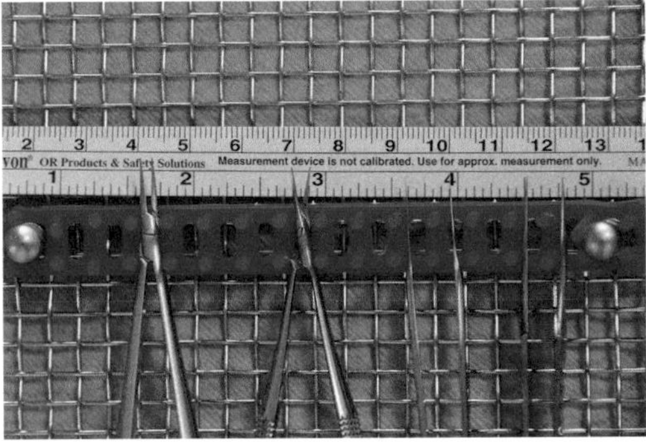

◘ **Abb. 25.1** Sehr feine Instrumente für Supermikrochirurgie

da diese am ehesten den Gefäßdurchmessern entsprechen. Diese sind vorne abgerundet und verletzen damit die Intima des Gefäßes nicht, sodass auch ein Eingehen in das Gefäß möglich ist.

Es empfiehlt sich für Perforator-Anastomosen Bulldog-Klemmen mit niedrigerem Auflagedruck zu verwenden, um die Gefäße nicht irreversibel zu komprimieren. Inzwischen bieten viele Hersteller Bulldog-Klemmen mit gestaffelten Drücken an, die an die Gefäßgröße und -art (Arterie oder Vene) angepasst sind.

Ein Problem mit Instrumenten für die Supermikrochirurgie ist nicht nur die Herstellung, sondern die Aufbereitung der Instrumente (Waschen und Sterilisation). Diese sehr feinen Instrumente bedürfen einer besonderen schonenden Handhabung. Nach den deutlichen Verschärfungen der Hygieneanforderungen ist die Sterilisation in Deutschland oft ausgelagert und der Umgang mit den feinen Instrumenten leider meist reparaturaufwändig.

25.4.3 Anastomose

In der Regel werden bei supermikrochirurgischen Lappenplastiken die Stiele kurz sein; auch bei lymphovenösen Anastomosen kann es durchaus sein, dass nicht ausreichend Platz zur Verfügung steht, um eine Anastomose in der klassischen Art mit Umklappen der Bulldog-Klemmen durchzuführen.

> **Deswegen sollte man in der Supermikrochirurgie die Anastomose beherrschen, bei der in der endgültig geplanten Stiellage zunächst die Naht der Rückwand erfolgt.**

Hierzu wird der Gefäßstiel der Lappenplastik so positioniert, wie er später liegen soll; die Lappenplastik wird temporär mit 2–3 Haltenähten fixiert. Auf die Gefäße der Lappenplastik brauchen keine Bulldog-Klemmen gesetzt werden.

Bei der Anastomose wird zunächst die Naht der Rückwand gesetzt, die am weitesten vom Operateur entfernt ist (▶ Kap. 9, ▶ Kap. 10, ▶ Kap. 11). In der Regel liegt diese bei rund 150°. Dann werden die Rückwandnähte weiter zum Operateur hin gestochen, bis man die 0° erreicht hat. Dann beginnt man wieder an der am weitesten entferntesten Stelle mit der Vorderwand (180°) und näht wieder auf sich zu. Es empfiehlt sich, die letzten Nähte als vorgelegte Nähte durchzuführen, damit immer ein Blick ins Lumen besteht. Wenn möglich, sollte vom dünnwandigen zum dickwandigeren Gefäß gestochen werden.

Bei einem sog. **Mismatch der Gefäßlumina** sollte die Anastomose nach Dilatation so erfolgen, dass die Strecke zwischen den Einstichen auf beiden Seiten der Gefäße proportional ist. Wenn die Venen 1,5 mm und mehr messen und ausreichend Platz für das Couplergerät besteht, können sie auch ohne Probleme gecouplert werden. Für kleinere Lumina empfehle ich die Naht von Hand.

Wichtig für die Anastomosen sind die **Fäden**. In der Regel wird man für supermikrochirurgische Einsätze Fadenstärken von 9-0 bis 12-0 verwenden. Aber nicht nur die Fadendicke ist wichtig, sondern auch das Handling, d. h. die Fäden sollten kurz genug abgeschnitten werden, damit in dem kleinen Gesichtsfeld nicht zu lange Fadenenden das Knoten erschweren. Hilfreich hierbei ist ein Mikroskop mit einem Fußpedal, bei dem über eine Fußbedienung die Vergrößerung verändert werden kann.

Anastomosen kleinkalibriger Gefäße benötigen auch feine **Nadeln**. Nur so kann sicher gestochen werden. Bei zu großen Nadeln besteht immer die Gefahr, dass die Rückwand mitgefasst wird oder dass Stichkanäle im Gefäß entstehen, die nicht dicht zu bekommen sind. Das Einspannen dieser Fäden erfordert auch von der assistierenden Pflegekraft ein ganz besonders behutsames Handling.

Insgesamt sollte die Anastomose immer primär dicht geplant werden, damit keine Naht bei vollendeter Anastomose ohne adäquate Sicht (sog. »Dichtungsnaht«) gesetzt werden muss. Diese Dichtungsnaht ist bei großen Gefäßen in der Regel kein Problem, bei kleinen Gefäßen kann aber aufgrund der mangelnden Tiefenschärfe bei fehlender Übersicht nicht immer das Stechen der Rückwand oder eine Invertierung der Lumina ausgeschlossen werden, sodass es hier zu einer Obliterierung des Lumens kommen kann. Sog. Pfeiltupfer (mancherorts auch Dreiecktupfer genannt), können kleinere Blutungen nach Abnahme der Bulldog-Klemmen an der Anastomose stillen. Diese sind meist schonender als Kompressen.

Sauger sollten in Größe und Saugkraft dem Situs angepasst werden. Herkömmliche Sauger mit zu hoher Saugkraft sind zu grob und können die Gefäße verletzen. Mikrosauger (z. B. Wullsteinsauger aus der HNO) sind auch als Einmalmaterial erhältlich.

25.4.4 Flow, Blutdruck und lokale Spasmolytika

Supermikrochirirgische Lappenplastiken haben in der Regel kleinere Gefäßlumina und einen höheren peripheren Widerstand.

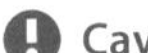

Cave

Es kann daher notwendig sein, dass der Blutdruck gesteigert werden muss, um einen adäquaten Flow im Gefäß nach der Anastomose zu haben. Empfehlenswert sind initial hohe Drücke.

Die Steuerung kann entweder über einen hohen Mitteldruck oder einen hohen systolischen Blutdruck erfolgen. Ein anzustrebender systolischer Druck zur Anastomose kann durchaus zwischen 120 und 160 mmHg liegen. Die Steuerung des Blutdruckes kann mit Volumen erfolgen (▶ Kap. 3). Da es Patienten gibt, bei denen keine adäquate Drucksteuerung über Volumen möglich ist oder bei denen bereits schon viel Volumen gegeben wurde, können auch Katecholamine verwendet werden (Zhong et al. 2011). Hier existieren relativ wenig klinische Daten, und gar keine evidenzbasierten Studien, sodass man sich lediglich auf seine mikrochirurgische Erfahrung stützen kann. Sollte eine Katecholamingabe notwendig sein, hat sich in unseren Händen Noradrenalin bewährt (Vyas u. Wong 2014). Dieses wirkt sich meist nicht negativ auf die Durchblutung der Lappenplastik, sondern steigert lediglich den Druck in den größeren Gefäßen. Katecholamine sollten erst zur Anastomose eingesetzt werden (Eley at al. 2012). Ein Einsatz bereits bei der Lappenhebung könnte die Lappenperfusion beeinträchtigen (Chen at al. 2010).

❯ Diese Spezifika sind für viele Anästhesisten unbekannt. Es empfiehlt sich daher, diese im Vorfeld zu erörtern und Leitpfade für diese Patienten zu etablieren, die auch von wechselnden Teams nachvollzogen werden können.

In der Literatur werden immer lokal zu verabreichende Spasmolytika erwähnt. Grundsätzlich gilt, dass aufgrund der Gefahr eines »Rebound« der Einsatz zurückhaltend erfolgt. Auch hier ist die Datenlage dürftig. Im eigenen Patientengut haben wir sehr gute Erfahrungen gemacht mit der Kombination aus Blutdrucksteigerung und der lokalen Anwendung von Papaverinhydrochlorid (Handelsname z. B. Paveron N). Dies führt relativ schnell zu einer Spasmolyse der Arterie und der Vene, so dass bereits nach kurzer Zeit eine Einschätzung des Gefäßes möglich ist, ob es sich für die Lappenplastik oder die Anastomose eignet. Ein Rebound-Phänomen haben wir hier noch nicht beobachtet. Eine Zusammenfassung experimenteller Daten bieten Hyza et al. (2014).

25.5 Supermikrochirurgische Lappenplastiken

Grundsätzlich können fast alle bekannten Lappenplastiken als supermikrochirurgische Lappenplastiken gehoben und transplantiert werden, indem man die Endäste ohne lange Stiele verwendet. So kann man die ALT-Lappenplastik nur mit den Perforansgefäßen heben und z. B. für einen Defekt an der Hand oder Finger verwenden. Andere Lappenplastiken werden aber für supermikrochirurgische Indikationen neu beschrieben werden, wenn einfach die Perforansgefäße »free style« gehoben werden oder bisher als zu klein erachtete Gefäßstiele für Muskeln als transplantierbar eingestuft werden.

Die Anforderungen an den Defekt sind hierbei genauso zu beachten, wie die Gesamtkonstitution des jeweiligen Patienten. Dünnere Patienten sind sicher geeigneter. Schwierig wird es bei Patienten mit dicker Subkutanschicht. Hier kann es sinnvoller sein, auf herkömmliche Lappenplastiken zurückzugreifen.

25.5.1 Planung – »Shopping list«

Präoperativ sollte die Planung gemeinsam mit den Patienten erfolgen. Die Gegebenheiten der Defekte müssen berücksichtigt werden, aber auch die Wünsche und anatomische Situation des Patienten. Für bestimmte Bereiche kann sinnvoll sein, keinen haartragenden Lappen zu transplantieren, oder bereits im Vorfeld eine spätere Laserhaarentfernung zu besprechen, oder auf eine Muskellappenplastik mit Spalthaut zurückzugreifen.

Für die intraoperative Planung beschrieb Lister 1983 für die Hebung der zweiten Zehe als Daumenersatz die sog. »shopping list«: nach Präparation des Daumenstumpfs wird festgehalten, welche Strukturen in welcher Länge mit der Zehe gehoben werden sollen: bspw. benötigt eine Transplantation 4 cm Beugesehne, 2 cm Strecksehne, palmare/plantare Nerven in der Länge usw. So ist gesichert, dass das Transplantat dem Bedarf entspricht und sich passend in den Defekt einfügt. Eine solche »Einkaufsliste« ist für die Planung einer supermikrochirurgischen Lappenplastik sinnvoll. Diese kann als gezeichnete Schablone oder als Liste mit einem OP-Stift auf Handschuhpapier erfolgen. Mit einer exakten Planung zur Stiellänge in Bezug auf die Empfängergefäße, Stiellage innerhalb des Lappens (z. B. zentral oder exzentrisch), Dicke des Lappens, Faltung oder Formung, sowie der Einbeziehung des Verschlusses des Empfängerareals über dem angeschlossenen Gefäßstiel (mit dem Lappen selbst, primär, getunnelt etc.) werden Überraschungen vermieden, die Mehrarbeit durch »plötzlich« notwendige Interponate, Spalthauttransplantationen o. Ä. verursachen.

25.5.2 Faszio-/septokutane Lappenplastiken

Wie bereits erwähnt, erweitert die Supermikrochirurgie die Möglichkeiten herkömmlicher Lappenplastiken. So können je nach Defekterfordernis Endäste bekannter Gefäßbäume als supermikrochirurgische Lappenplastiken verwendet werden, bspw. A. radialis-Perforatorlappen, lateraler Oberarmlappen, T-DAP, DIEP, Leistenlappen, ALT und ADP. Da eine Beschreibung aller möglichen Lappenplastiken kaum sinnvoll ist, werden nachfolgend nur einige Beispiel zu möglichen Lappenplastiken an Hand von Fallbeispielen genannt.

Der laterale Oberarmlappen ist über dem Ellenbogen/proximalen Unterarm z. B. als dünner (septo)kutaner Lappen geeignet für Hautdefekte, die eine dünne, gut formbare Haut erfordern (◘ Abb. 25.2). Bei gewöhnlicher Hebung wird die Haut nach proximal zum Gefäßstiel immer etwas dicker. Verwendet man ihn als »Endast-Lappenplastik«, also nur den Anteil über dem distalen Oberarm und dem Ellenbogen entsteht eine Lappenplastik, die sehr gut für Defekte an der Hand und den Fingern geeignet ist. Auch als supermikrochirurgischer Lappen kann er mit Periost oder Knochenanteilen aus dem distalen Humerus gehoben werden.

25.5.3 Muskellappenplastiken

Reine Muskellappenplastiken haben den Nachteil, dass sie noch mit Haut gedeckt werden müssen. Dafür sind aber die Gefäßstiele in der Regel konstant. Die Entnahme kleiner Muskeln, oder nur kleiner Muskelanteile mit einem nicht dominanten Gefäßstiel verursachen nur geringe Spendermorbidität.

So kann z. B. der M. peroneus brevis als freier Muskellappen transplantiert werden (Schirmer et al. 2013). Der Zugang erfolgt wie bei der Verwendung als gestielte Lappenplastik im mittleren Drittel des fibularen Unterschenkels. Versorgt wir der Muskel aus Ästen der A. tibialis anterior und Ästen der A. fibularis. Einer der beiden proximalen Gefäßstiele kann meist über eine Länge von 1–2 cm gehoben werden. Wenn notwendig kann der den Muskel innervierende Ast des N. peroneus superficialis mit gehoben werden. Indikationen sind z. B. kleinere Defekte am Fuß, die nicht mit einer lokalen Lappenplastik gedeckt werden können. Erfolgt die Deckung ebenfalls an der unteren Extremität kann die Operation auch in regionaler Anästhesie erfolgen. Eine andere Möglichkeit ist die Verwendung des M. extensor digitorum brevis am Fuß. Dessen Ausfall ist sehr gut kompensierbar (◘ Abb. 25.3).

25.5.4 Arterialisierte venöse Lappenplastiken

Lange bekannt, aber aufgrund ihrer bisher nicht ganz verstandenen Physiologie wenig verwendet sind die arterialisierten venösen Lappenplastiken. Mit der supermikrochirurgischen Technik sind aber auch diese Lappenplastiken gut einsetzbar. Die

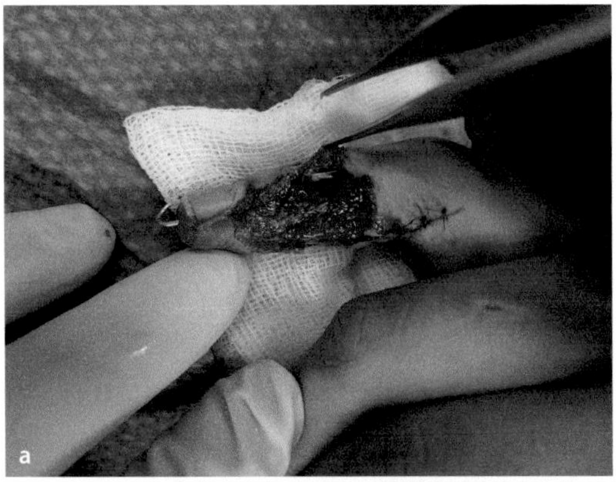

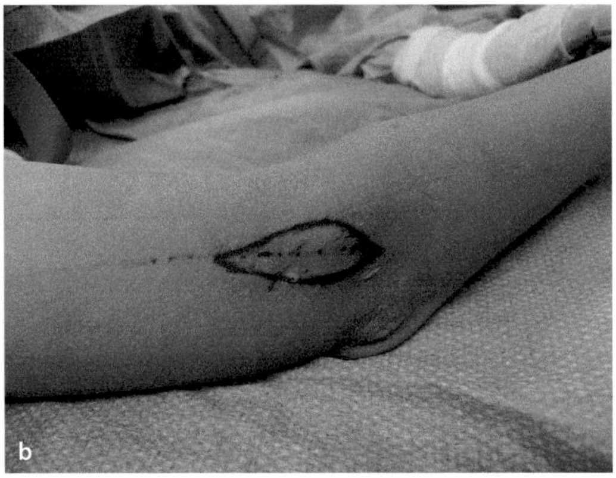

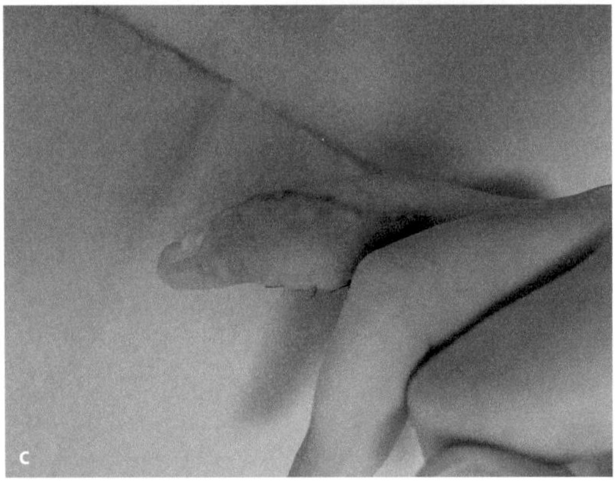

Abb. 25.2a–c **a** Fingerdefekt bei einem 7-Jährigen Kind. **b** Supermikrochirurgische Hebung des lateralen Oberarmlappens nur über dem Ellenbogen als Endast der A. coll. radialis. **c** Deckung

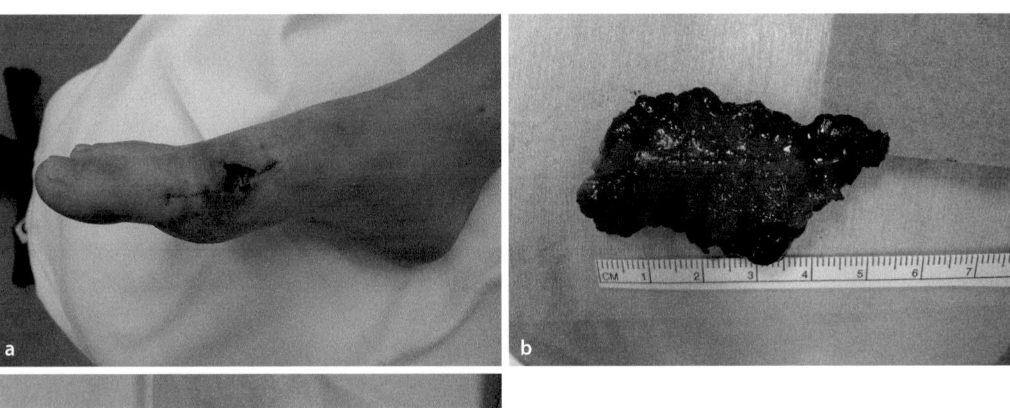

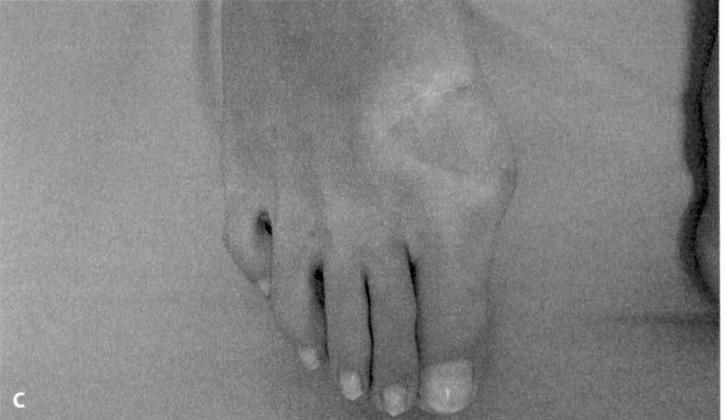

Abb. 25.3a–c **a** Defekt nach Hallux-valgus-OP mit Osteomyelitis des Os metatarsale 1 und tiefer Höhle nach Débridement; **b** freier M. extensor digitorum brevis vom gleichen Fuß mit Abgang von der A. und V. tarsalis lateralis. **c** Anschluss an die Endäste der A. metatarsalis I, Ergebnis nach 6 Monaten mit Spalthautdeckung. Eine sekundäre Ausdünnung ist nicht notwendig und normales Schuhwerk kann getragen werden

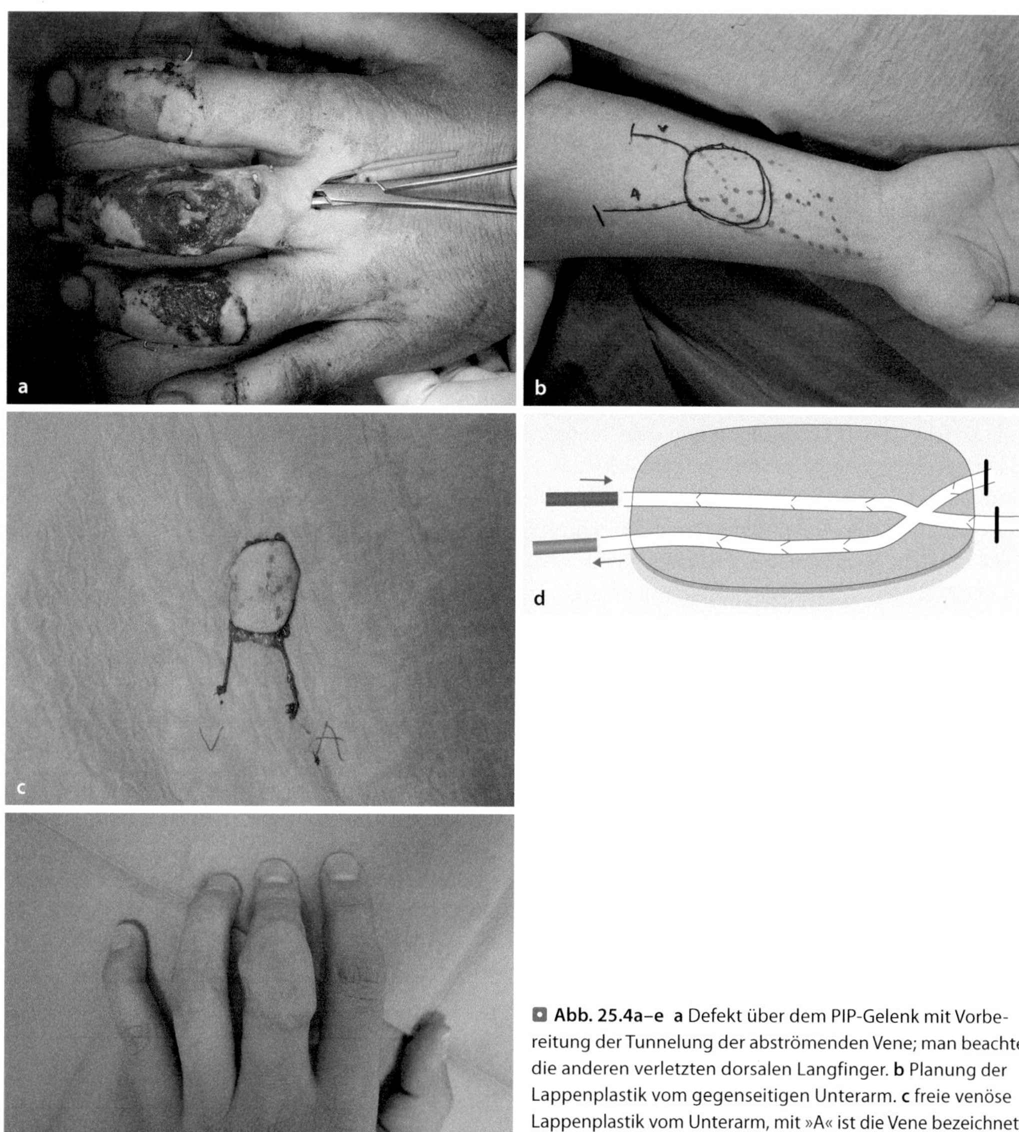

Abb. 25.4a–e **a** Defekt über dem PIP-Gelenk mit Vorbereitung der Tunnelung der abströmenden Vene; man beachte die anderen verletzten dorsalen Langfinger. **b** Planung der Lappenplastik vom gegenseitigen Unterarm. **c** freie venöse Lappenplastik vom Unterarm, mit »A« ist die Vene bezeichnet, die arterialisiert wird, mit »V« diejenige, die als ausströmende Vene genutzt wird. **d** Schema mit retrogradem Einstrom. **e** Ergebnis nach 3 Monaten

venöse Lappenplastik ist ein kutaner freier Lappen, dessen Perfusion durch das subkutane venöse Gefäßsystem gesichert ist. Das Grundprinzip liegt im Heben eines dünnen Hautweichteilmantels mit einer oberflächlichen Vene. Die Anastomose erfolgt für den arteriellen Einstrom an eine Arterie im Empfängerareal und für den venösen Abstrom an eine entsprechende Vene. Das oberflächliche venöse Gefäßsystem in der Lappenplastik ist somit arterialisiert und die Perfusion erfolgt auf unphysiologischem Wege in die Gewebeperipherie. Die Neovaskularisation scheint für die venöse Lappenplastik von entscheidender Bedeutung zu sein. Daher sollte der Wundgrund sauber débridiert sein und genügend Vaskularität aufweisen. Der distale palmare Unterarm, aber auch der Fußrücken, das mediale Knie und die Leiste können als Hebeareal gewählt werden. Kleinere Hebedefekte können primär verschlossen werden. Bei größeren Hebedefekten ist eine Spalthauttransplantation notwendig. In die arterialisierte venöse Lappenplastik können funktionelle Strukturen integriert werden. Somit ist eine gleichzeitige Arterien-, Nerven- und Sehnenrekonstruktionen möglich. Die freien venösen Lappenplastiken haben v. a. ihre Indikation bei Defekten an der Hand und den Fingern (Walle et al. 2013).

Verschiedene Lappenformen und -größen, Gefäßanschlüsse und Flussrichtungen sind bei den venösen Lappenplastiken möglich. Die Wahl hängt vom Defekt, dessen Lokalisation und dem venösen Gefäßnetz im Spendeareal ab (Woo et al. 2007). Die einfachste arterialisierte venöse Lappenplastik stellt der Durchflusslappen dar. Dabei wird die zentrale Vene mit dem entnommenen Hautweichteilmantel an die Arterie im Defektbereich mikrochirurgisch anastomosiert. Der arterielle Einstrom fließt mit der Klappenrichtung (antegrade Flussrichtung) durch die Vene. Distal wird die Lappenvene wieder an eine Arterie angeschlossen. Diese Form der Lappenplastik eignet sich für gleichzeitige Rekonstruktionen von kleineren Hautweichteildefekten und Defektverletzungen von Arterien.

Befinden sich der arterielle Einstrom und der venöse Ausstrom der Lappenplastik auf einer Seite, so ist der arterielle Einstrom entgegengesetzt der Venenklappen zu planen (retrograder Einstrom). Den ersten Widerstand des einströmenden Bluts stellt die erste Venenklappe dar. Die erste Venenklappe sollte innerhalb der Lappenplastik liegen. Um einen maximalen arteriellen Einstrom und venösen Ausstrom zu gewährleisten, ist ein langer paralleler Gefäßverlauf innerhalb der Lappenplastik, bevor eine Verbindung beider Venen vorliegt, anzustreben (◘ Abb. 25.4). Somit ist eine Gefäßformation zu planen, die einem U, X, H oder Y entspricht. Bei unterschiedlicher Kalibergrößen der Venen sollte die größere den venösen Ausstrom und die kleinere den arteriellen Einstrom übernehmen (Kong et al. 2008).

Klinisch zeigt sich die Lappenplastik in den ersten postoperativen Tagen hellrot und gut rekapillarisierend. Anschließend kann eine venöse Stauung mit Schwellungen auftreten, sodass eine eingeschränkte Perfusion möglich ist. Bei einem retrograden Einstrom entsteht aufgrund des Klappenwiderstandes ein höherer intravasaler Druck, der zu einem vermehrten Ausstrom ins Interstitium führt. Die somit anfänglich vermehrte und großflächige Sicherung der Perfusion kann im Verlauf zu einem Überangebot an Volumen und später zu einem verzögerten Ausstrom führen. Mildere venöse Stauungen, Schwellungen und kleine Randnekrosen sind meist mit konservativen Maßnahmen zu beherrschen.

25.6 Perforatorgefäße als Empfängergefäße

Perforatorgefäße sind nicht nur als Gefäße für die Lappenplastik geeignet, sondern natürlich auch als Gefäße für den Anschluss der Lappenplastik. Häufig wurden die Perforatoren bei der Präparation zum »eigentlichen« Anschlussgefäß koaguliert. Wenn die Perforatorgefäße aber geeignet sind, beschleunigt man damit die Präparation im Hebeareal. Zudem sind die Perforatorgefäße aufgrund ihrer anatomischen Struktur bei Patienten mit AVK oder Diabetes weniger sklerotisch und haben seltener Intimaschäden. Die Anastomose ist damit einfacher (Hong 2006).

In anatomischen Bereichen, in denen kein großes Gefäß für den Anschluss einer Lappenplastik verläuft können Perforatorgefäße eine gute Alternative als Anschlussgefäß darstellen. Beispielsweise gilt das in der distalen, ventralen Oberschenkel und Knieregion, in der die A. femoralis und später die A. poplitea nach dorsal verlaufen (Hong u. Koshima 2010).

Nachteilig bei einem Anschluss an die Perforatorgefäße ist die initial geringere Flussrate. Hier ist es wichtig, gemeinsam mit den Anästhesisten zur Freigabe der Anastomose eine gute Perfusion über den Mitteldruck (oder systolischen Blutdruck) zu steuern.

In der autologen Brustrekonstruktion oder in der Rekonstruktion von Pharynx und Hals haben sich die Perforansgefäße der A. und V. mammaria interna (korrekt: A. thoracica interna) als Anschlussgefäße bewährt (Fansa et al. 2013). Die Kaliberstärksten finden sich im ersten bis dritten Interkostalraum (ICR). Sowohl Arterie als auch Vene

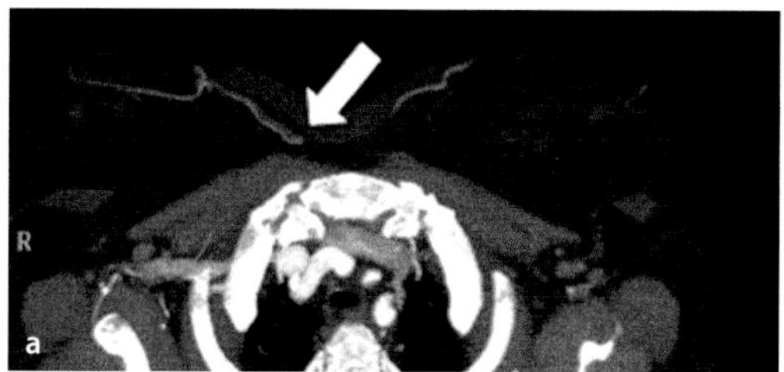

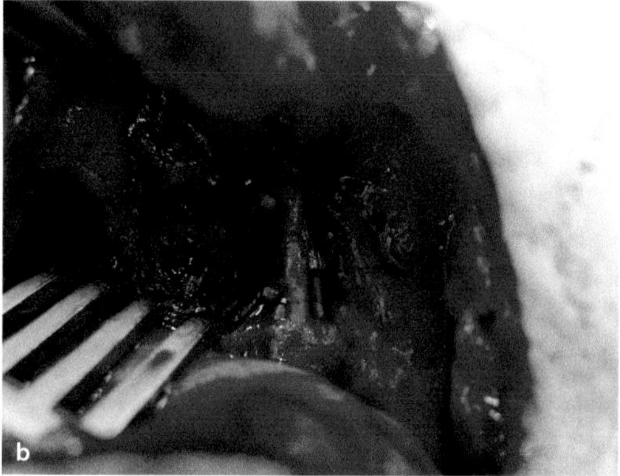

Abb. 25.5a, b **a** CTA des Thorax zeigt das arterielle (hell kontrastiert) und das venöse (dunkler) kontrastierte Internal-mammary-artery-perforator-Gefäß (IMAP). **b** Anastomose einer DIEP-Lappenplastik an IMAP, Arterie mit 10-0 und BV-4 Nadel; Vene mit 1,5-mm-Coupler

sind meistens ausreichend, die Lappenplastik zu perfundieren. Die Venen können auch gekoppelt werden, allerdings muss auf die höhere Klappendichte geachtet werden (Abb. 25.5). Auf diese Weise kann die IMA für mögliche Bypassoperationen »gespart« werden. Eine Präparation der Rippe oder des ICR mit dem Risiko einer Verletzung der Interkostalnerven und der Pleura mit möglichen Komplikationen wird damit vermieden. Die Perfusion reicht auch für große Lappenplastiken aus und verändert sich in Abhängigkeit des Bedarfs.

25.7 Nerven

Supermikrochirurgie der Nerven unterscheidet sich nicht wesentlich von der regulären Mikrochirurgie der Nerven, die Nähte erfolgen sparsam, spannungsfrei epi-/perineural unter Berücksichtigung der intraneuralen Topografie. Bei geeigneter Indikation können Endäste des N. facialis rekonstruiert werden, oder intramuskuläre Neurotisationen erfolgen (Becker et al. 2002, Koshima et al. 2010). Die Rekonstruktion mit gefäßgestielten oder frei mit Gefäßstiel transplantierten Nerven stellt eine Besonderheit dar. Vaskularisierte Nerventransplantate (N. cutaneus femoris lateralis; N. suralis oder N. ulnaris) sind z. B. für Plexus-brachialis-Rekonstruktionen bei kontralateralem C7-Transfer unerlässlich, da nur so die Vitalität der Schwann-Zellen bei der langen Überbrückungsstrecke erhalten bleibt.

Literatur

Asko-Seljavaara S (1983) Free Style Free Flaps. In: Abstracts of the 7th ISRM New York

Becker M, Lassner F, Fansa H,Mawrin C, Pallua N (2002) Refinements in muscle to nerve neurotisation. Muscle Nerve 26: 362-366

Chen C, Nguyen MD, Bar-Meir E, Hess PA, Lin S, Tobias AM, Upton J 3rd, Lee BT (2010) Effects of vasopressor administration on the outcomes of microsurgical breast reconstruction. Ann Plast Surg; 65:28-31

Fansa H, Frerichs O, Schneider W (2002) Die freie, mikrovaskuläre Transplantation des proximalen Interphalangealgelenkes zur Rekonstruktion des Metakarpophalangealgelenks. Hand Mikro Plast Chir 34: 205-208

Fansa H, Schirmer S, Frerichs O, Gehl HB (2011) Der Stellenwert der der CT-Angiographie für DIEP, Tram und SIEA-Lappenplastiken. Hand Mikro Plast Chir 43: 81-87

Fansa H, Schirmer S, Cervelli A, Gehl HB (2013) Computed tomographic angiography (CTA) imaging and clinical implications of internal mammary artery perforator vessels as recipient vessels in autologous breast reconstruction. Ann Plast Surg 71:533-537

Hong JP (2006) Reconstruction of the diabetic foot using the anterolateral thigh perforatorflap. Plast Reconstr Surg 117: 1599-1608

Hong JP (2009) The use of supermicrosurgery in lower extremity reconstruction: the next step in evolution. Plast ReconstrSurg 123: 230-235

Hong JP, Koshima I (2010) Using perforators as recipient vessels (supermicrosurgery) for free flap reconstruction of the knee region. Ann Plast Surg 64; 291-293

Hyza P, Streit L, Schwarz D, Kubek T, Vesely J (2014) Vasospasm of the FlapPedicle: The Effect of 11 of the Most Often Used Vasodilating Drugs. Comparative Study in a Rat Model. Plast Reconstr Surg 134: 574e-584e

Kim JS, Choi TH, Kim NG et al. (2007) The replantation of an amputated tongue by supermicrosurgery. J Plast Reconstr Aesthet Surg 60: 1152-1155

Kim CY, Naidu S, Kim YH (2010) Supermicrosurgery in peroneal and soleus perforator-based free flap coverage of foot defects caused by occlusive vascular diseases. Plast Reconstr Surg 126: 499-507

Kong BS, Kim YJ, Suh YS, Jawa A, Nazzal A, Lee SG (2008) Finger soft tissue reconstruction using arterialized venous free flaps having 2 parallel veins. J Hand Surg Am 33: 1802-1806

Koshima I, Nanba Y, Takahashi Y, Tsukino A, Kishimoto K (2002) Future of Supramicrosurgery as it Relates to Breast Reconstruction: Free Paraumbilical Perforator Adiposal Flap. Semin PlastSurg 16: 93-100

Koshima I (2008) A typical arteriole anastomoses for fingertip replantations under digital block. J Plast ReconstrAesthetSurg 61: 84-87

Koshima I, Yamamoto T, Narushima M, Mihara M, Iida T (2010) Perforator Flaps and Supermicrosurgery. Clin Plast Surg 37: 683-689

Lister GD, Kalisman M, Tsai TM (1983) Reconstruction of the Hand with free Microneurovascular Toe-to-Hand Transfer: experience with 54 Toe Transfers. Plast Reconstr Surg 71: 372-384

Masia J, Olivares L, Koshima I et al. (2014) Barcelona Consensus on Supermicrosurgery. J Reconstr Microsurg 30: 53-58

Nahabedian MY, Schwartz J (2008) Autologous breast reconstruction following mastectomy. Handchir Mikrochir Plast Chir 40:248-54

Saint-Cyr M, Wong C, Schavarien M, Mojallal A, Rohrich R (2009) The Perforasome Theory: Vascular Anatomy and Clinical Implications. Plast Reconstr Surg 124: 1529-1544

Schirmer S, Ritter RG, Fansa H (2013) Vascular surgery, microsurgery and supramicrosurgery for treatment of chronic diabetic foot ulcers to prevent amputations. PLoS One13;e74704. doi: 10.1371/journal.pone.0074704. eCollection 2013

Vyas K, Wong L (2014) Intraoperative management of free flaps: current practice. Ann Plast Surg 72: S220-223

Walle L, Vollbach FH, Fansa H (2013) Arterialisierte venöse Lappenplastiken zur Defektdeckung an Hand und Fingern. Handchir Mikrochir Plast Chir 45: 160-166

Wehage IC, Fansa H (2011) Complex reconstructions in head and neck cancer surgery: decision making. Head Neck Oncol 3:14. doi: 10.1186/1758-3284-3-14

Wei FC, Mardini S (2004) Free-Style Free Flaps. Plast Reconstr Surg 114: 910-916

Woo SH, Kim KC, Lee GJ, Ha SH, Kim KH, Dhawan V, Lee KS (2007) A retrospective analysis of 154 arterialized venous flaps for hand reconstruction: an 11 year experience. Plast Reconstr Surg 119: 1823-1838

Zhong T, Neinstein R, Massey C et al. (2011) Intravenous fluid infusion rate in microsurgical breast reconstruction: important lessons learned from 354 free flaps Plast Reconstr Surg 128: 1165-1168

Lymphatische Mikrochirurgie

R. G. H. Baumeister

U. Kneser et al. (Hrsg.), *Grundkurs Mikrochirurgie*,
DOI 10.1007/978-3-662-48037-3_26,

26.1 Einleitung

Die chirurgische Beschäftigung mit den Lymphgefäßen gehört zu den herausforderndsten mikrochirurgischen Betätigungsfeldern. Dies ist zum einen der Winzigkeit der Gefäße und der Zartheit ihrer Wand zum anderen geschuldet. Weiterhin bedarf es einer profunden Kenntnis der Pathophysiologie der Erkrankungen des lymphatischen Transportsystems.

Lässt man sich allerdings auf diese speziellen Gefäße ein, so wird man erfahren, dass die Gefäße durchaus Vorteile für den Mikrochirurgen aufweisen. Dies ist ihr wasserklarer Inhalt, der niedrige Systemdruck und v. a. die Tendenz und Option einer Eigenanastomosierung.

Ein verantwortlicher Umgang erfordert die Bereitschaft zu einer ausführlichen experimentellen Übungsphase und zu einer steten Verbesserung der Indikationsstellung und der Technik.

26.2 Experimentelle technische Vorbereitung

Ausgehend von einer bereits profunden mikrochirurgischen Ausbildung und Praxis sollte man sich mit den besonderen Verhältnissen der Lymphgefäße vertraut machen. Hierzu eignet sich die Ratte aus verschiedenen Gründen gut. Die Möglichkeiten der Darstellung des abdominellen Ductus throracicus direkt neben der Aorta, aber auch kleinerer Lymphkollektoren im Beckenbereich zählen hierzu.

Der abdominelle D. thoracicus lässt sich gut von einer großen medianen Laparatomie aus darstellen. Zum Freihalten dienen breitflächige Halterungen, die zum einen den Darmbauch nach rechts weghalten, zum anderen den linksseitigen Aortenbereich freihalten. Das Retroperitoneum wird eröffnet und die Aorta von links freigelegt. Zwischen zwei Lumbalarterien lässt sich dann der D. thoracicus, je nach Füllungszustand als gräulich weißliche oder als klar durchscheinende Struktur, darstellen. Geachtet werden sollte darauf, nicht das Zwerchfell zu eröffnen, um einen Pneumothorax zu vermeiden.

Nach Teildurchtrennungen kann man sich mit der Handhabung der Gefäßwand vertraut machen. Nach vollständiger Durchtrennung erschwert die Retraktion die Naht, sodass es oft einfacher ist ein entsprechendes Segment von einem anderen Tier einzunähen und auf diese Weise 2 Anastomosen ohne Spannung zu nähen oder auch eine End-zu-Seit-Anastomose zu versuchen. Durch eine periphere Patent-Blau-Gabe kann die Durchgängigkeit überprüft werden.

In der lymphatischen Beckenstrombahn lassen sich auch kleinere Lymphbahnen anastomosieren. Hier ist es auch möglich, Lymphbahnen mit Lymphknoten, z. B. auf der Gegenseite, zu verbinden und auf diese Weise die Variante der lympho-lymphonodulären Anastomosen zu trainieren. Durchgängigkeiten lassen sich durch einseitige Gabe von Patent Blau nachvollziehen (Wallmichrath et al. 2011).

26.3 Lympho-lymphatische Anastomosen

Für die kleinen Gefäße und die zarte Wand zusammen mit dem niedrigen intravaskulären Druck genügen zum einen dünnstes Nahtmaterial, zum anderen ist eigentlich nur eine Adaptation notwendig, d. h. es genügen oft nur 3 Nähte pro Gefäß.

Die histologischen Beobachtungen anlässlich der experimentellen Entwicklung der Lymphgefäßtransplantation zeigten, dass bei Verwendung von resorbierbarem Nahtmaterial dieses nach wenigen Wochen nahezu verschwunden war, während bei nicht resorbierbarem Material neben den zarten Lymphbahnen große Fremdkörperkonvolute zu sehen waren (Baumeister et al. 1982). Dies führte dazu, dass im eigenen Vorgehen stets resorbierbares Nahtmaterial aus Polyglactin 9-10 – derzeit in der Stärke 10-0, armiert mit einer BV75-4 Nadel – verwendet wurde, auch nachdem produktionsbedingt die ursprüngliche kleinste Nahtstärke 11-0 nicht mehr zur Verfügung stand.

Der zarten Wandstruktur ist geschuldet, dass, anders als bei der Nahttechnik nach Cobbett, das Gefäß bei der Naht nicht an Eckfäden gedreht wird, sondern während der sog. **zugfreien Anastomosierungstechnik** das Lymphgefäß nach der ersten Naht an der dem Operateur gegenüberliegenden Gefäßwand nur vorsichtig angehoben wird, um die Naht an der Rückseite des Gefäßes durchzuführen.

Die Nähte erfolgen in **Einzelknopfnahttechnik** mit den Knoten nach außen (▪ Abb. 26.1a).

Manchmal erscheinen End-zu-Seit-Anastomosen angebracht, etwa wenn vermutete wird, dass über das anzuschließende Gefäß zumindest noch eine Rest an Lymphabstrom erfolgt (▪ Abb. 26.1b).

Das Lymphgefäß wird an der dem Transplantat zugewandten Seite eröffnet und die Anastomose in der Regel mit 4 Nähten vervollständigt.

Experimentelle Untersuchungen zeigten eine **Durchgängigkeitsrate von nahezu 100%** (Baumeister et al. 1980). Dies mag zu einem beträchtlichen Anteil folgenden Faktoren geschuldet sein:

- Die Lymphflüssigkeit weist deutlich geringere Thrombosierungseigenschaften auf im Vergleich zu Blut (Yoffey u. Courtice 1977).
- Lymphbahnen zeigen auch die Fähigkeit zu einer gewissen spontanen Anastomosierungsfähigkeit. So konnte Danese lympho-lymphatische Verbindungen beobachten, wenn er 2 Lymphbahnen in räumliche Nähe brachte, ohne sie zu selbst zu anastomosieren (Danese et al. 1982).

26.4 Lympho-lymphonoduläre Anastomosen

Insbesondere am Hals erscheint es manchmal sinnvoller, die lymphatische Strombahn durch Verbindung des Transplantats mit dem Lymphknoten statt mit zu zarten oder zu kleinen Lymphbahnen wieder herzustellen.

Es wird dabei die Lymphknotenkapsel im der Größe des Lumens des Transplantats eröffnet. Dabei ist darauf zu achten, den Randsinus zu eröffnen, ohne jedoch eine Blutung zu provozieren. Die Naht erfolgt danach analog zu dem Vorgehen bei der End-zu-Seit-Naht zwischen 2 Lymphgefäßen. Auch hier genügen häufig 4 Nähte, die das Lumen direkt über dem eröffneten Kapselareal geöffnet halten und gleichzeitig einen seitlichen Abschluss gewährleisten (▪ Abb. 26.1c).

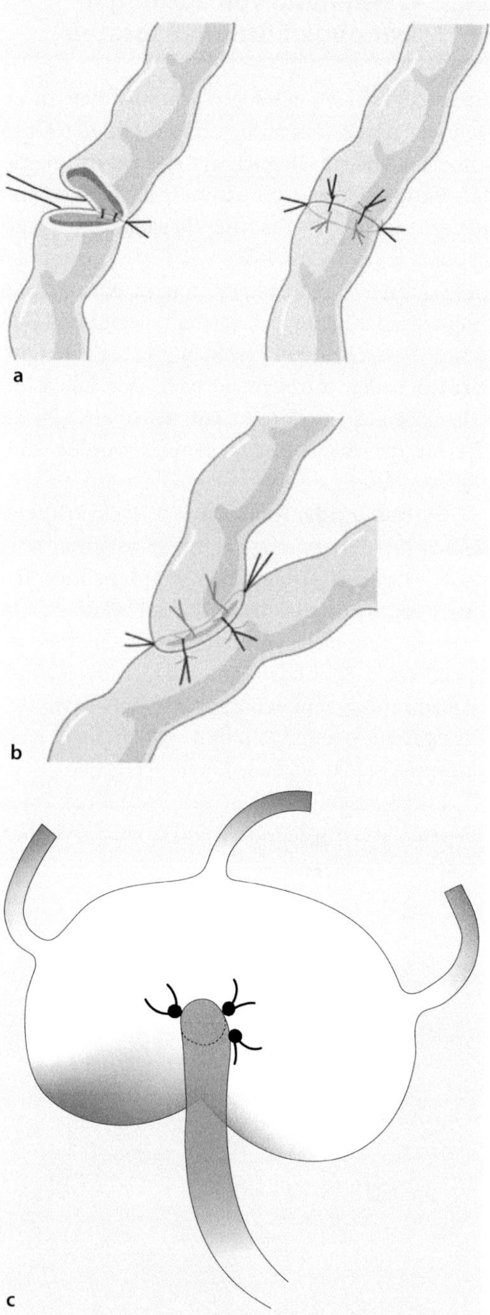

▪ **Abb. 26.1a, b** **a** Lympho-lymphatische End-zu-End-Anastomose. (Aus: Berger u. Hierner 2003). **b** Lympho-lymphatische End-zu-Seit-Anastomose (Aus: Berger u. Hierner 2003). **c** Lympho-lymphonoduläre Anastomose

26.5 Gewinnung von autologen Lymphgefäßtransplantaten

Eine Möglichkeit, autologe Lymphbahnen zu gewinnen, findet sich an der Innenseite der Oberschenkel. Hier im Bereich des sog. **ventromedialen Bündels** laufen bis zu 16 Lymphkollektoren nahezu parallel. Oberhalb der Engstelle des Lymphsystems an der Innenseite des Knies weitet sich der Lauf der Lymphbahnen, um an der nächsten Engstelle, der Leiste, sich wieder zu verengen. Zwischen diesen beiden Engstellen, die nicht tangiert werden sollen, verbleibt je nach der Länge der Oberschenkel eine Strecke von bis zu etwa 30 cm, die für die Transplantate genutzt werden kann (◘ Abb. 26.2a).

Die **Hebung der Transplantate** ist ein kritischer Schritt bei der Lymphgefäßtransplantation, muss doch möglichst sichergestellt werden, hier kein Ödem zu provozieren. Deshalb wird bei der Anamneseerhebung nach vorbestehenden Ödemen am Spenderbein gefahndet. Eine präoperative Lymphsequenzszintigraphie würde präklinische Lymphabflussstörungen aufdecken und sollte deshalb einen uneingeschränkt normalen Befund ergeben.

Intraoperativ wird vor der Entnahme Patent Blau subdermal in den ersten und zweiten Zwischenzehenraum injiziert. Es sollte sich danach keine sog. »dermal backflow« zeigen. Dies wäre ein Zeichen für einen gestörten Lymphtransport.

Schließlich färben sich die Lymphkollektoren am Oberschenkel in weniger als 15 min. Die gefärbten Lymphkollektoren erleichtern einerseits die Präparation der Transplantate, andererseits ergibt sich so die Möglichkeit immer gefärbte Lymphbahnen, die auf diese Weise ihre Funktionstüchtigkeit unter Beweis stellen zurück zu lassen, um sicher zu stellen, dass die Lymphe auch nach Entnahme von Transplantaten sicher zu den Leistenlymphknoten transportiert wird.

Werden die Lymphkollektoren für eine freie Transplantation gebraucht, so werden die Lymphkollektoren zentral unterhalb der Leistenlymphknoten durchtrennt und mit 6-0 Faden ligiert. Die Fäden werden lang gelassen, damit die Transplantate später daran gehalten werden können.

Werden die Lymphkollektoren für eine Transposition zum gegenseitigen Bein benötigt, bleiben die Gefäße mit den Leistenlymphknoten verbunden.

In der Peripherie werden bevorzugt Seitenäste präpariert, denn dadurch wird es möglich eine größere Anzahl von Anastomosen im Ödemgebiet zu fertigen als es der Zahl der präparierten Lymphkol-

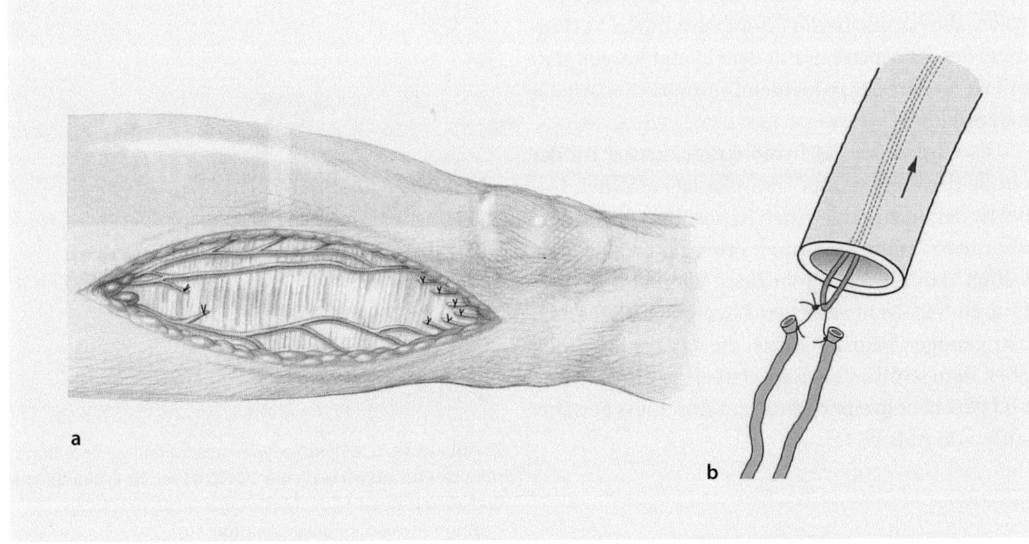

◘ **Abb. 26.2a–c** Lymphgefäßentnahme. **a** zur freien Transplantation (Aus: Berger u. Hierner 2009). **b** Durchzugsmanöver (Aus: Luther 2014)

lektoren entspricht. Ausgehend von etwa 2–3 lange präparierten Kollektoren wird es so möglich, etwa 5–7 Lymphkollektoren im Ödemgebiet anzuschließen. Bei freien Transplantaten bleiben diese Enden offen.

Handelt es sich um Kollektoren für eine Transposition, werden diese Seitenäste mittels 6-0-Fäden verschlossen. Auch hier werden die Enden für einen späteren Durchzug lang gelassen.

Die zu den Transplantaten führenden Lymphbahnen werden entweder mittels feinen Ligaturen oder durch Elektrokoagulation verschlossen, um Leckagen zu vermeiden.

26.6 Vorgehen bei Ödemen in verschiedenen Regionen

26.6.1 Armlymphödeme

Bei Armlymphödemen infolge eines Abflusshindernisses in der Achsel müssen lympho-lymphatische Anastomosen vor und nach dem Hindernis gefertigt werden.

Am Oberarm wird hierzu eine quere, streng oberflächliche Inzision unterhalb der Achsel etwa oberhalb des Gefäßbündels durchgeführt. Unter Sicht durch das Operationsmikroskop wird das Subkutangewebe bis zur Faszie auf längsgerichtete Strukturen durchmustert. Größere Lymphkollektoren imponieren dabei als mattschimmernde graue Gefäße mit farbloser Flüssigkeit. Da die Lymphe, insbesondere bei länger bestehenden Lymphödemen schlecht, oder allenfalls über den oberflächlichen Plexus transponiert wird, verzichtet man auf die Gabe von Farbstoffen.

Zur Erleichterung der Darstellung von Lymphbahnen am Hals kann dagegen Patent Blau hinter dem Ohr subdermal injiziert werden. Es färben sich dann dorsal gelegene Lymphbahnen an – allerdings nicht regelhaft.

Am Hals wird etwa 2 cm oberhalb der Klavikula am Hinterrand des M. sternocleidomastoideus inzidert, der Muskel nach medial abgehoben und das Fettgewebe darunter bis zu V. jugularis interna nach Lymphbahnen durchmustert, die vom Kopf zum Venenwinkel ziehen. Auch nach Lymphknoten wird gefahndet.

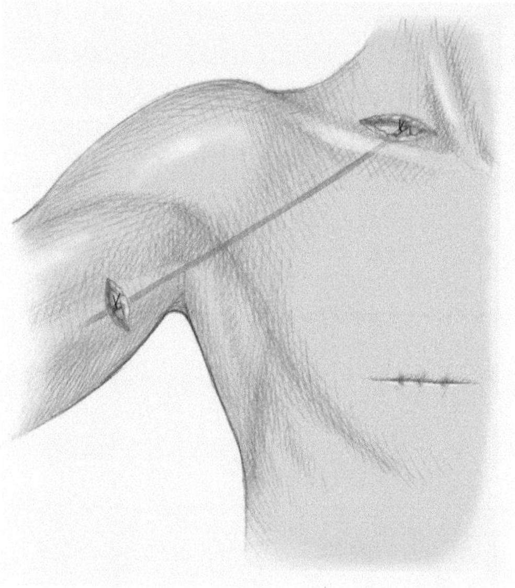

■ Abb. 26.3 Vorgehen bei Armlymphödemen (Aus: Berger u. Hierner 2009)

Zwischen den beiden Inzisionen wird mithilfe einer langen Kornzange stumpf ein Tunnel gebohrt, in den beim Zurückziehen der Kornzange ein dicker Redondrainageschlauch eingelegt wird. In diesen war zuvor bereits ein Faden eingebracht worden, der für den Durchzug der Transplantate benötigt wird. Die langgelassenen Ligaturen der Transplantate werden mit den im Redonschlauch platzierten Fäden verknüpft (■ Abb. 26.2b). Nach Füllen des Schlauchinneren mit Ringerlösung können die Transplantate vom Oberarm zum Hals mit dem zentralen Ende voran, entsprechend der Flussrichtung, ohne Friktion durch gezogen werden. Die Ligaturen werden am Hals manuell fixiert, der Redonschlauch zum Oberarm hin aus dem Tunnel gezogen. Somit liegen die Transplantate ohne jegliche Zugspannung im Gewebe (■ Abb. 26.3).

Kranial und kaudal folgen danach unter höchster Vergrößerung die entsprechenden Anastomosen.

26.6.2 Einseitige Beinlymphödeme

Am betroffenen Bein wird unterhalb der Leiste von einer queren oberflächlichen Inzision aus analog zum Vorgehen am Oberarm bis zu Faszie nach auf-

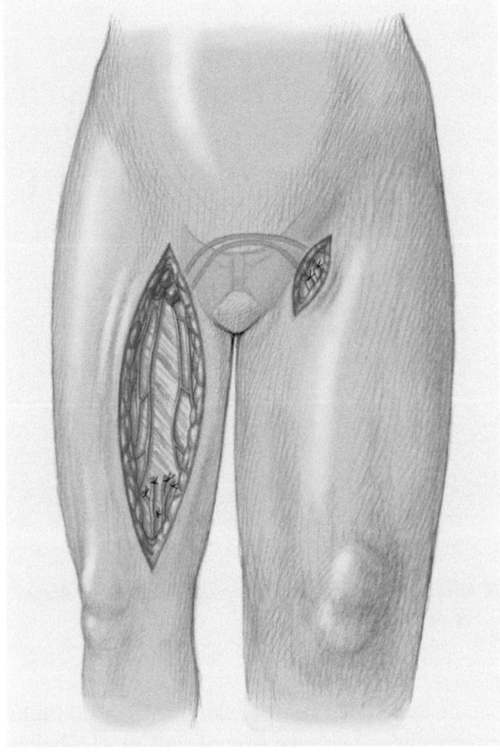

Abb. 26.4 Vorgehen bei einseitigen Beinlymphödemen (Aus: Berger u. Hierner 2009)

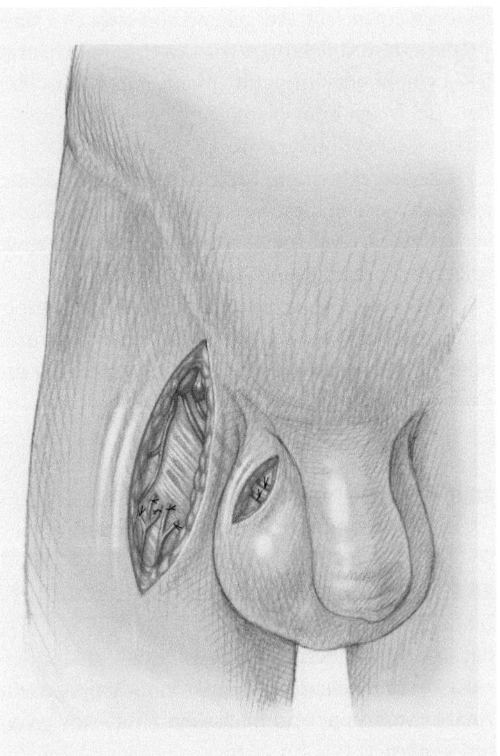

Abb. 26.5 Vorgehen bei Penis- und Skrotumödemen (Aus: Berger u. Hierner 2009)

steigenden Lymphkollektoren durchsucht. Am Spenderbein bleiben die Lymphkollektoren an den Leistenlymphknoten gestielt belassen. Analog dem Vorgehen am Arm werden die Lymphkollektoren an Fäden durch einen Redonschlauch hindurch zur betroffenen Seite gezogen und ihre Enden mit den aufsteigenden Lymphkollektoren anastomosiert. Die Lymphe fließt danach von der betroffenen Seite durch die transponierten Lymphbahnen zu den Lymphknoten des gesunden Beins und von dort weiter über die Beckenstrombahn (Abb. 26.4).

26.6.3 Penis- und Skrotalödem

Penis- und Skrotalödeme lassen sich mithilfe kurzer transponierter Lymphkollektoren behandeln, falls zumindest ein Bein einen ungestörten Lymphabtransport aufweist. Da vornehmlich die Lymphe von Penis und Skrotum zu den medial gelegenen Leistenlymphknoten abtransportiert wird, empfiehlt es sich Kollektoren, die zu den lateral gelegenen Lymphknoten ziehen, für die Transposition zu verwenden.

Die abzuleitenden Lymphbahnen werden an der Penis- bzw. Skrotalwurzel von einem oberflächlichen Schnitt aus aufgesucht. Da, insbesondere bei lange bestehenden Ödemen, das Gewebe massiv verändert und verhärtet sein kann und dort dann keine Lymphbahnen zu präparieren sind, empfiehlt es sich, vorab auch evtl. ein resezierendes Verfahren als Alternative einzuplanen (Abb. 26.5).

26.6.4 Periphere lokale Lymphbahnunterbrechungen

Periphere Traumen oder Folgezustände nach operativen Eingriffen, etwa an der Innenseite des Knies oder am Unterschenkel, können mithilfe kurzer

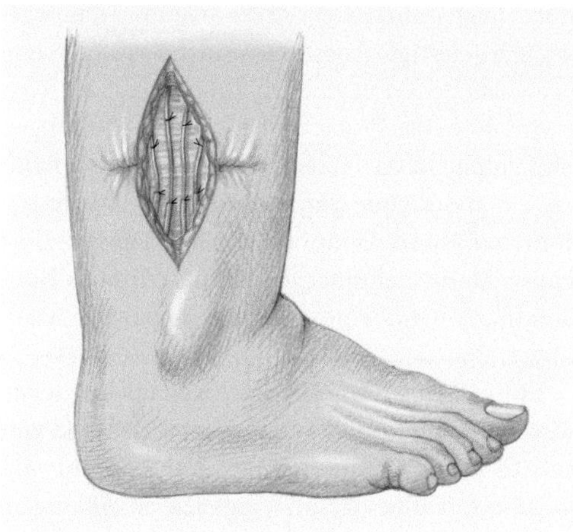

■ **Abb. 26.6** Vorgehen bei peripheren Lymphbahnunterbrechungen (Aus: Berger u. Hierner 2009)

freier Transplantate überbrückt werden. Vor und nach der Blockadestelle werden Lymphbahnen präpariert, die Transplantate um die betroffene Stelle gleitet und mit den Lymphbahnen zu beiden Seiten anastomosiert (■ Abb. 26.6).

26.6.5 Lymphfisteln und Lymphozelen

Lymphfisteln und Lymphozelen haben meist ihre Ursache in einem ungenügenden Abtransport der anfallenden Lymphe durch Ausfall von Lymphbahnen oder auch einen ausbleibenden, spontan sich bildenden lymphatischen Umgebungskreislauf. Insbesondere dann, wenn sich peripher ein Lymphödem entwickelt hat, sollte nach einer Abflussverbesserung für die Lymphe gesucht werden. Auch hierfür können entweder bei z. B. leistennahen Befunden Lymphbahntranspositionen vom gesunden Bein oder auch lokale Lymphbahnumlagerungen oder kurze lymphatische Interponate in Betracht gezogen werden.

26.7 Lymphableitende mikrochirurgische Verfahren

Vor der mikrochirurgischen Möglichkeit, innerhalb des Lymphbahnsystems Rekonstruktionen durchzuführen, waren bereits in den 1950er Jahren Verbindungen zwischen dem Lymphsystem und dem peripheren Venensystem entwickelt worden. Zunächst wurden Verbindungen zwischen eröffneten Lymphknoten und benachbarten Venen durchgeführt (Nielubowicz u. Olszewski 1968) (■ Abb. 26.7).

Es wurden Verbindungen zwischen Lymphbahnen und größeren Venen ohne Anastomosierungen durch Einführen eröffneter Lymphbahnen entwickelt (Degni et al. 1978) (■ Abb. 26.8a) und schließlich direkte Anastomosierungen einzelner Lymph-

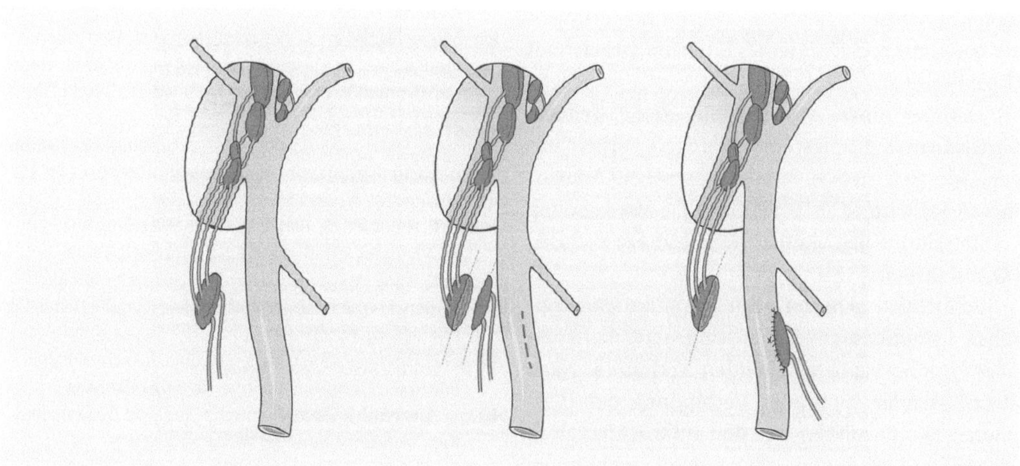

■ **Abb. 26.7** Lymphadeno-venöse Anastomosierung (Aus: Luther 2014)

◘ Abb. 26.8a–c **a** Lympho-venöser Shunt, Durchziehtechnik nach Degni (Aus: Luther 2014). **b** Lymphovenöse End-zu-End-Anastomose (Aus: Luther 2014). **c** Lympho-venöse End-zu-Seit-Anastomose (Aus: Luther 2014)

bahnen mit peripheren Venen unter dem Operationsmikroskop durchgeführt (O'Brien et al. 1977) (◘ Abb. 26.8b). In neuerer Zeit werden derartige lympho-venöse periphere Anastomosierungen als supramikrochirurgische Eingriffe bezeichnet (Koshima et al. 2000).

Darüber hinaus wurden eine Reihe weiterer Variationen der Anastomosierungen vorgeschlagen, wie Seit-zu-Seit- und End-zu-Seit-Anastomosen (Mihara et al. 2012) oder die Verwendung von intraluminalen Shunts (Narushima et al. 2010) (◘ Abb. 26.8c).

Schließlich gehören auch die mikrochirurgischen Lymphknotenverpflanzungen zu den peripher lympho-venös ableitenden Verfahren. Nach abzuwartender spontaner Verbindung der peripheren Lymphbahnen mit den mikrochirurgisch arteriell und venös angeschlossenen Lymphknoten wird die Lymphe über lympho-venöse intranodale Shunts letztendlich über die veno-venöse mikrochirurgisch gefertigte Anastomose in das Venensystem abgeleitet (Becker et al. 1991, 2012). Auf diese Weise wird eines der Probleme peripherer Ableitungen von Lymphe in das Venensystem umgangen, nämlich ein **möglicher gegengerichteter Druckgradient zwischen Lymphbahn und Venen**. Eine venöse Abflussbehinderung gilt natürlich als Kontraindikation für eine derartige ableitende Maßnahme.

Ein weiteres Problem von Anastomosierungen zwischen Lymphgefäßen und Venen stellt die **vermehrte Thrombosierungsrate bei Kontakt von Lymphe mit Blut** dar im Vergleich zu alleinigem Lymphflüssigkeitskontakt. Lymphe selbst enthält nur einen Bruchteil an Koagulationsfähigkeit im Vergleich zu Blut (Yoffey u. Courtice 1977).

Bei Verbindungen zwischen Lymphgefäßen und Venen in der Peripherie werden unterschiedliche Strategien empfohlen. Zumeist sollte ein Reflux in die Lymphbahn dadurch verhindert werden, dass Lymphbahnen mit einer funktionstüchtigen Klappe für die Anastomosierung gewählt werden, falls eine End-zu-End-Anastomose angestrebt wird.

Literatur

Baumeister R G, Seifert J, Wiebecke B. (1980) Homologous and autologous experimental lymph vessel transplantation: Initial experience. Int J Microsurg 3:19

Baumeister RG, Seifert J, Wiebecke B (1982) Untersuchungen zum Verhalten von resorbierbarem und nichtresorbierbarem Nahtmaterial bei der Lymphgefäßnaht. Handchirurgie 14: 87

Baumeister RG, Seifert J. WiebeckeB, Hahan D (1981) Experimental basis and first application of clinical lymph vessel transplantation of secondary lymphedema. World J Surg 5: 401

Baumeister RGH, Frick A (2003) Die mikrochirurgische Lymphgefässtransplantation. Handchir Mikrochir Plast Chir 35: 202

Becker C, Hidden G, Godart S, Maurage H, Pecking A (1991) Free lymphatic transplant. Eur J Lymphol 2: 75-77

Becker C, Vasile JV, Levine JL et al. (2012) Microlymphatic surgery for the treatment of iatrogenic lymphedema. Clin Plastic Surg 39: 385-398

Berger A, Hierner R (2003) Plastische Chirurgie, Grundlagen Prinzipien Techniken. Springer Verlag Heidelberg

Berger A, Hierner R (2009) Plastische Chirurgie, Extremitäten. Kap. 14, Kap 19. Springer Verlag Heidelberg

Danese C, Bower R, Howard J (1982) Experimental anastomosis of lymphatics. Arch Surg 84: 24

Degni M (1978) New technique of lymphatico-venous anastomosis for the treatment of lymphedema. J Cardiovasc Surg (Turin) 19: 577

Koshima I, Inagawa K, Urshibara K, Moriguchi T (2000) Supermicrosurgical lymphaticovenular anstomosis for the treatment of lymphedema in the upper extremities. J Reconstr Microsurg 16: 437-442

Luther BLP (2014) Techniken der offenen Gefäßchirurgie, Kap. 26 Lymphgefäße. Springer Verlag, Heidelberg

Mihara M, Hara H, Iida T et al. (2012) Antegrade and retrograde lymphatico-venous anastomosis for cancer-related lymphedema with lymphatic valve dysfunction and lymphatic varix. Microsurgery DOI 10: 580-584

Narushima M, Mihara M, Yamamoto Y, Iida T, Koshima I, Mundinger GS (2010) The intravascular stenting method for treatment of extremity lymphedema with multiconfiguration lymphaticovenous anastomoses. Plast Reconstr Surg 125: 935-942

Nielubowicz J, Olszewski W, (1968) Surgical lymphaticovenous shunts in patients with secondary lymphedema. Brit J Surg 55: 440-442

O'Brien B, Sykes PJ, Threlfall GN, Browning FSC (1977) Microlymphaticovenous anastomoses for obstructive lymphedema. Plast Reconstr Surg 60: 197-211

Wallmichrath J, Baumeister RGH, Giunta R, Frick A (2011) Lymphgefäßtransplantation mit Anastomosierung der Transplantate an regionale Lymphknoten zur Therapie von Lymphödemen. Lymph Forsch 15: 68-71

Yoffey JM, Courtice FC (1977) Lymphatics, Lymph and the Lymphomyeloid Complex. Academic Press, New York

Indikationsspezifische Besonderheiten

Mikrochirurgische Rekonstruktionsverfahren in der Therapie von Weichteilsarkomen

N. Kapalschinski; H.-H. Homann, M. Lehnhardt

U. Kneser et al. (Hrsg.), *Grundkurs Mikrochirurgie*,
DOI 10.1007/978-3-662-48037-3_27,

In der Planung des therapeutischen Konzepts von Weichteilsarkomen stellt die plastisch chirurgische Defektdeckung nach onkologiegerechter Tumorresektion ein zentrales Element dar. Insbesondere im Bereich der (distalen) Extremitäten resultieren aus radikalen Sarkomresektionen oftmals Haut- und Weichteildefekte mit freiliegenden funktionellen Strukturen, wie Gefäßen, Nerven, Knochen und Gelenken (◘ Abb. 27.1). Eine Amputation bietet in diesen Fällen keinen signifikanten Überlebensvorteil im Vergleich zum Extremitätenerhalt, geht aber mit erheblichen objektiven und subjektiven Einschränkungen der Lebensqualität einher (Papagelopoulos et al. 2008). Aufgrund des geringen Weichteilmantels ist in diesen Arealen oftmals kein spannungsfreier Weichteilverschluss möglich und eine einfache Hauttransplantationen verbietet sich im Falle exponierter funktioneller Strukturen. Entsprechend gängiger plastisch chirurgischer Algorithmen kommen freie, mikrochirurgische Verfahren (freie Lappenplastiken) zum Einsatz, wenn lokale Alternativen des Weichteilverschlusses (lokale Lappenplastiken) nicht gegeben sind. Zur Gewährleistung einer adäquaten Behandlung muss somit in diesen Fällen ein interdisziplinäres Therapieregime unter Einbezug spezialisierter plastisch-rekonstruktiver Zentren erfolgen.

Ist die freie Lappenplastik Teil des präoperativ festgelegten Behandlungskonzepts, sollten bereits im Rahmen der Tumorresektion die Grundlagen für diese geschaffen werden – sei es für eine primär oder sekundär durchgeführte Plastik. So sollten etwa der resultierende Weichteildefekt dem späteren Lappendesign angepasst und mögliche Anschlussgefäße – wenn onkologisch vertretbar – geschont werden. Eine präoperative Gefäßdarstellung ist hierbei oftmals unabdingbar.

Ziel der plastisch chirurgischen Wiederherstellungschirurgie ist, neben dem Extremitätenerhalt, die schnellstmögliche Schaffung einer anatomischen **Grundlage zur Durchführung einer suffizienten adjuvanten Radiatio** unter Reduzierung der Risiken für bestrahlungsbedingte, lokale Nebenwirkungen (Steinau 2007). Gleichzeitig ermöglicht ein entsprechender Weichteilmantel den Erhalt funktioneller Strukturen (◘ Abb. 27.2). Aufgrund der fortgeschrittenen mikrochirurgischen Möglichkeiten und der Vielzahl der beschriebenen Lappenplastiken können diese den jeweiligen Anforderungen angepasst werden. Neben der Größe und Tiefe des zu deckenden Defekts sind insbesondere die geplanten adjuvanten Therapieoptionen von Bedeutung. So sollten spalthauttransplantierte rein muskuläre Lappenplastiken bei geplanter Radiatio vermieden werden. Gleichzeitig reichen Perforatorlappenplastiken oder fasziokutane Alternativen bei sehr ausgedehnten Defekten aufgrund der limitierten Größe oftmals nicht aus. Eine gängige Indikation zur rein muskulären Lappenplastik stellt die Plombierung von entstandenen Wundhöhlen dar. Die freie Lappenplastik ermöglicht durch einen Transfer von »gesundem« Gewebe von anderer Körperregion die Rekonstruktion eines adäquat perfundierten Gewebemantels. Insbesondere nach neoadjuvanter Radiatio oder bei Rezidiven in postradiogen veränderten Arealen wird so eine physiologische Wundheilung ermöglicht, da eine großzügige Exzision des Radioderms möglich ist (Townley et al. 2013). Lokale Lappenplastiken verbieten sich in diesen Fällen oftmals aufgrund der postradiogenen Fibrose und dem hiermit verbundenen Elastizitätsverlust des umgebenden Gewebes.

Bei **Invasion des Sarkoms in funktionelle Strukturen**, wie Gefäße-Nerven-Bahnen, kann die freie Lappenplastik einen ausreichenden Schutz autogener oder allogener Transplantate gewährleisten (z. B. Gefäßprothesen, Gefäß-/Nerveninterponate) (◘ Abb. 27.1d, e). Fallen im Rahmen der Tumorresektionen große Teile des Bewegungsapparats in der entsprechenden Region, bietet ein neurovaskulärer Muskeltransfer (► Kap. 21) (z. B. neurovaskulärer Transfer des M. latissimus dorsi) eine Alternative zu motorischen Ersatzplastiken (Brenner et al. 1991).

Die im weiteren Verlauf notwendigen lokalen Staginguntersuchungen sollten interdisziplinär mit erfahrenen Radiologen erfolgen. Eine Differenzierung eines Tumorrezidivs ist aufgrund der fibrotischen Umbauprozesse der freien Lappenplastik oftmals schwierig, sodass Tumorrezidive übersehen oder die resultierenden Vernarbungen fälschlich als Rezidiv gedeutet werden.

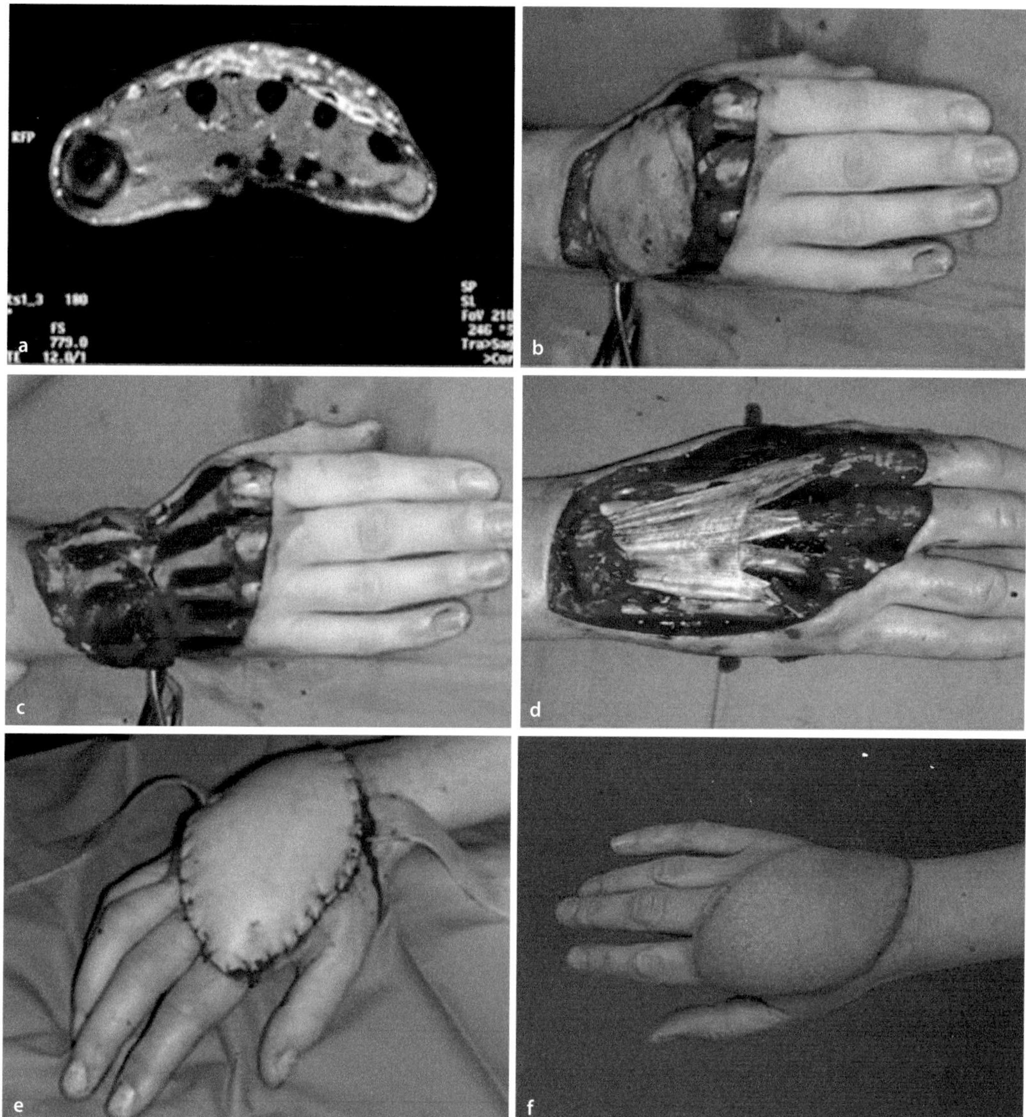

Abb. 27.1a–f Fallbeispiel 1: **a** Kernspintomografische Darstellung eines myxoinflammatorischen fibroblastischen Sarkoms im Bereich des Handrückens einer 42-jährigen Patientin. **b, c** Onkologiegerechte Resektion unter Mitnahme der Langfingerstrecksehnen D II–V und Deperiostierung der Mittelhandknochen. **d** Rekonstruktion des Streckapparats mittels Tensor fasciae latae vom linken Oberschenkel. **e, f** Defektdeckung mittels freier ALT-Lappenplastik direkt postoperativ (**e**) und 10 Monate postoperativ (**f**)

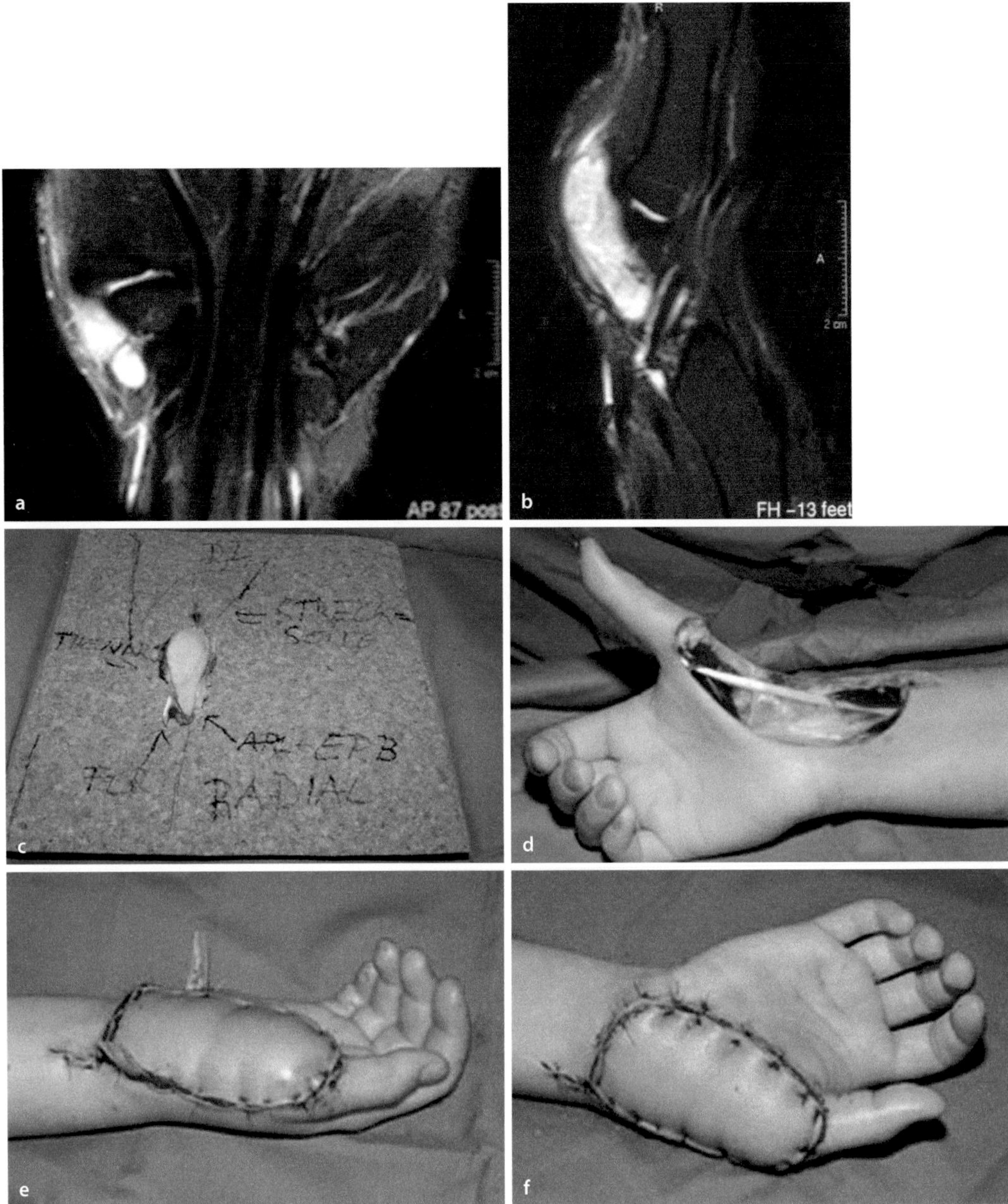

Abb. 27.2a–f Fallbeispiel II. **a, b** Kernspintomografische Darstellung eines Rhabdomyosarkoms thenar/radialer Handrücken rechts einer 26-jährigen Patientin. **c, d** Intraoperativer Befund des auf einer Korkplatte markierten Resektats (**c**) und des resultierenden Haut-Weichteildefekts (**d**) nach Resektion der Thenarmuskulatur, der Sehnen des Abductor pollicis longus und Extensor pollicis brevis sowie Anteilen der Sehnen des Flexor pollicis longus und Extensor pollicis longus, des Kapsel-Band-Apparats und Deperiostalisierung Os metacarpale I mit knöcherner Resektion des Os trapezium und Os scaphoideum. **e, f** Defektdeckung mit freiem lateralem Oberarmlappen mit Anastomosierung an die A. radialis und Begleitvene (**e** direkt postoperativ, **f** 1 Woche postoperativ)

Literatur

Brenner P, Berger A, Schneider W, Reichert B (1991) [Functional reconstruction by neurovascular muscle and myocutaneous flaps of the lower extremity]. Langenbecks Archiv fur Chirurgie. Supplement. Kongressband. Deutsche Gesellschaft fur Chirurgie. Kongress 579-583

Papagelopoulos PJ, Mavrogenis AF, Mastorakos DP, Patapis P, Soucacos PN (2008) Current concepts for management of soft tissue sarcomas of the extremities. Journal of surgical orthopaedic advances 17: 204-215

Steinau HU (2007) [Radiotherapy and its consequences: a plea for an interdisciplinary dialogue]. Deutsche medizinische Wochenschrift132: 938

Townley WA et al. (2013) Reconstruction of sarcoma defects following pre-operative radiation: free tissue transfer is safe and reliable. J Plast Reconstr Aesthet Surg 66: 1575-1579

Extremitätenrekonstruktion

T. Kremer, C. Hirche, U. Kneser

U. Kneser et al. (Hrsg.), *Grundkurs Mikrochirurgie*,
DOI 10.1007/978-3-662-48037-3_28,

28.1 Einleitung

Die mikrochirurgische Rekonstruktion der oberen und unteren Extremität gehört zu den zentralen Aufgaben der plastisch-rekonstruktiven Chirurgie – und sie ist sicher eine der größten Herausforderungen. Ursache hierfür sind zahlreiche negative Einflussfaktoren, die eine erfolgreiche Rekonstruktion erschweren. Diese können abhängig von der Ursache des zu rekonstruierenden Defekts u. a. traumatisiertes Weichgewebe mit posttraumatischer Inflammation, postradiogene oder arteriosklerotische Veränderungen, chronische Infektionen, postthrombotische Syndrome und Lymphabflussstörungen sein. Die Extremitätenrekonstruktion bedarf daher viel operativer und v. a. auch indikativer Kreativität und Erfahrung, guter Planung und in einem hohen Maß auch interdisziplinärer Anstrengungen, um erfolgreich einen Extremitätenerhalt umsetzen zu können.

Zahlreiche Entscheidungen müssen im Rahmen der Extremitätenrekonstruktion getroffen werden. Diese beziehen sich auf:

- den **Zeitpunkt** der Rekonstruktion,
- die Wahl des **rekonstruktiven Verfahrens** und der Lappenplastik,
- die Wahl der **Anschlussgefäße**,
- die Antizipation von **Komplikationen** und
- die **postoperative Behandlung.**

Diese Variablen spielen abhängig von der Ursache des rekonstruktiven Problems eine unterschiedlich gewichtige Rolle und müssen daher individuell auf den Patienten abgestimmt werden.

Ursachen für entsprechende Defekte können u. a.:

- Posttraumatische Defekte
- chronische Defekte als Folge von knöchernen Verletzungen (Pseudarthrosen/Osteomyelitis)
- onkologische Defekte
- Defekte bei vaskulären Erkrankungen (periphere arterielle Verschlusskrankheit [pAVK], chronisch venöse Insuffizienz [CVI])
- Defekte im Rahmen des diabetischen Fußsyndroms.

Im Folgenden soll auf diese einzelnen Entitäten eingegangen und indikationsspezifische Besonderheiten dargestellt werden. Nicht eingegangen wird auf den Komplex der mikrochirurgischen Rekonstruktion von peripheren Nervenverletzungen, da dies in ▶ Kap. 17 und ▶ Kap. 18 bereits ausführlich dargelegt wird. Auch die Rekonstruktion nach onkologischen Resektionen (▶ Kap. 27) und der vaskulär kompromittierten Extremität (▶ Kap. 29) werden in anderen Kapiteln im Detail dargestellt.

28.2 Amputation versus Rekonstruktion

Eine therapeutische Alternative zur Extremitätenrekonstruktion und damit zum Extremitätenerhalt ist immer die Amputation. Dies ist eine individuelle Entscheidung, die letztlich von Patientenprofil und dessen Wünschen abhängt (▶ Kap. 22).

Eine entscheidende Frage in diesem Zusammenhang ist die **präoperative Mobilität** des Patienten. Eine aufwendige Rekonstruktion der **unteren Extremität** bei einem bettlägerigen Patienten ist beispielsweise meist nicht sinnvoll. Dagegen kann beim alten Patienten ein Extremitätenerhalt auch dann erstrebenswert sein, wenn der Patient auch nur eingeschränkt gehfähig ist. Das Bein wird hier oft beim Umsetzen vom Rollstuhl ins Bett oder bei der Körperpflege benötigt. Entsprechende Patienten können häufig den Umgang mit einer Prothese nicht mehr erlernen. Hier können bei der Funktion der Extremität Kompromisse eingegangen werden, da diese ja nur für sehr eingeschränkte Tätigkeiten genutzt werden wird.

Bei jüngeren, gehfähigen Patienten spielt dagegen die zu erwartende Funktion der rekonstruierten Extremität eine entscheidende Rolle. Dies gilt einerseits deswegen, weil diese Patienten den Umgang mit einer Prothese gut erlernen können und insbesondere bei distalen Amputationen (unterhalb des Knies) eine gute Funktion zu erwarten ist. Andererseits ist der funktionelle Anspruch an die rekonstruierte Extremität höher, sodass weniger Kompromisse eingegangen werden können. Ein wesentlicher Parameter ist in diesem Zusammenhang die **periphere Sensibilität der Extremität**, weil eine asensible, unter Umständen schmerzhafte untere Extremität funktionell deutlich schlechter sein kann als eine gute Prothesenversorgung.

Vollständig anders sind die Überlegungen bei der Rekonstruktion von Defekten der **oberen Extremität**, weil hier die funktionellen Ansprüche deutlich höher sind und demgegenüber die funktionellen Ergebnisse der prothetischen Versorgung aufgrund der fehlenden Sensibilität trotz beeindruckender Fortschritte der Medizintechnik aktuell noch signifikant schlechter sind.

> **Ein Extremitätenerhalt ist im Bereich der oberen Extremität wenn immer möglich anzustreben.**

Eine weitere Frage ist die nach der potenziellen **Amputationshöhe**. Die Funktion und der zusätzlich notwendige Kraftaufwand bei Amputationen der unteren Extremität hängen nämlich entscheidend von der Höhe der Amputation ab. Bei Erhalt des Kniegelenks ist eine Funktion mit prothetischer Versorgung deutlich besser als bei Amputationen proximal des Kniegelenks. Das bedeutet im Umkehrschluss, dass die Indikationen zur Extremitätenrekonstruktion und zum Erhalt des Beins umso aggressiver gestellt werden sollten, je weiter proximal der Defekt liegt.

Berücksichtigt werden sollte auch die **Sterblichkeit** nach Amputationen an der unteren Extremität. Diese ist über die unterschiedlichen Ursachen hinweg gemittelt nicht unerheblich. Die Mortalität innerhalb von 30 Tagen betrug in einer Studie 22%, nach 1 Jahr und nach 5 Jahren waren 44% bzw. 77% der Patienten mit Amputationen auf Höhe der Tibia oder weiter proximal verstorben (Fortington 2013). Die Sterblichkeit war dabei im Kollektiv der Patienten mit Amputation deutlich höher als bei Patienten ohne Amputation, obwohl die Rate an beispielsweise Myokardinfarkten und Schlaganfällen in beiden Kollektiven vergleichbar war (Jones 2013). Amputationen an der unteren Extremität haben daher bei vorher mobilen Patienten offensichtlich ein eigenes Mortalitätsrisiko, das unabhängig von anderen Begleiterkrankungen ist. Daher ist insbesondere bei vorerkrankten Patienten ein Extremitätenerhalt in vielen Fällen auch trotz großen Aufwands sinnvoll.

> **Amputationen der unteren Extremität haben eine hohe Mortalität und sollten daher insbesondere bei vorerkrankten, aber noch mobilen Patienten vermieden werden.**

28.3 Extremitätenrekonstruktion bei posttraumatischen Defekten

Der Entscheidung zum **Zeitpunkt** der mikrochirurgischen Rekonstruktion kommt bei der Behandlung posttraumatischer Defekte eine wesentliche Bedeutung zu. Godina konnte in seinen bekannten Arbeiten zeigen, dass eine möglichst frühzeitige Versorgung die Komplikationsraten senken kann (Godina 1986).

Allerdings sind diese Arbeiten vor der Verbreitung von fortschrittlichen Konzepten der **Wundbehandlung**, wie der Unterdruckbehandlung, entstanden. Aktuellere Arbeiten zeigen, dass eine moderate Verzögerung der mikrochirurgischen Therapie durch Überbrückung mittels einer Vakuumtherapie durchaus vertretbar sein kann (Liu 2011, Steiert 2009). Dies gilt insbesondere für kontaminierte Wunden und Defekte mit stark kontusionierten Weichteilen, bei denen serielle Débridements vor der Defektrekonstruktion und ein Abwarten einer Demarkation von Nekrosen die Sicherheit erhöhen und v. a. den Verlust von funktionell relevanten Strukturen deutlich minimieren können.

Wichtig ist hier die enge Absprache mit allen beteiligten Disziplinen. Insbesondere die Koordination einer potenziell notwendigen osteosynthetischen Versorgung mit der Defektdeckung ist wesentlich. Es ist bei kombinierten knöchernen und Weichteilverletzungen unbedingt sinnvoll, die endgültige knöcherne Versorgung gleichzeitig mit der Defektrekonstruktion durchzuführen, damit das Osteosynthesematerial nicht exponiert oder nur durch schlecht perfundierte, kontusionierte Weichteile bedeckt ist. Dies führt unweigerlich zu einer bakteriellen Kolonisation des Osteosynthesematerials und zur potenziellen Ausbildung von sog. **Biofilmen**, die dann die langfristig erfolgreiche Extremitätenrekonstruktion gefährden.

Praxistipp

Die definitive osteosynthetische Versorgung bei posttraumatischen Extremitätendefekten sollte idealerweise zeitgleich mit der mikrochirurgischen Rekonstruktion erfolgen, um eine bakterielle Kontamination des Osteosynthesematerials und die Ausbildung von Biofilmen zu vermeiden.

Ein weiterer wesentlicher Faktor ist die Wahl der **Anschlussgefäße** im Bereich der Empfängerregion. Wenn möglich, ist präoperativ eine angiografische Abklärung potenzieller Anschlussgefäße sinnvoll (▶ Kap. 6). Bei dem Verdacht auf eine venöse Insuffizienz sollte darüber hinaus eine Phlebografie erfolgen. Selbstverständlich sollten wenn möglich Anschlussgefäße gewählt werden, die in der Nähe des zu rekonstruierenden Defekts liegen, damit die Lappenplastik direkt angeschlossen werden kann. Allerdings sind die Empfängergefäße proximal der Traumazone weniger risikobehaftet. Im Rahmen der postraumatischen Inflammation kommt es nämlich zu fibrotischen Veränderungen, die einerseits die Präparation deutlich erschweren können, andererseits aber auch eine Rigidität der Gefäßwände zur Folge haben, die dann Komplikationen wie arterielle Perfusionsstörungen oder eine venöse Abflussstörung nach sich ziehen kann (▶ Kap. 8).

> **Anschlussgefäße für freie mikrochirurgische Lappenplastiken in der Extremitätenrekonstruktion sollten außerhalb der Traumazone liegen.**

Sollte ein Anschluss außerhalb traumatisierten Gewebes nicht einfach möglich sein, müssen beispielsweise arteriovenöse Schleifen (»Loops«) oder Gefäßinterponate Verwendung finden. Für den venösen Anschluss ist aus dem gleichen Grund, wenn möglich, das tiefe Venensystem zu bevorzugen, da aufgrund postinflammatorischer Veränderungen und einer potenziellen venösen Insuffizienz die oberflächlichen Venen eher komplikationsbehaftet sind (Lorenzo 2011; ▶ Kap. 19).

Für die **Wahl des rekonstruktiven Verfahrens** und der Lappenplastik ist eine genaue Analyse des Defekts notwendig (▶ Kap. 19). Spezifische Einflussfaktoren im Rahmen der Extremitätenrekonstruktion sind die Dicke der Lappenplastik, die Belastbarkeit, die Sensibilität sowie die Notwendigkeit weiterer operativer Maßnahmen. Im Bereich der distalen Extremitäten können auftragende Lappenplastiken funktionell sehr ungünstig sein. So können dicke Lappenplastiken an den Händen beispielsweise aufgrund der Weichteilhemmung zu deutlichen Bewegungseinschränkungen führen und an der unteren Extremität kann eine Schuhversorgung erschwert werden. Aus diesem Grund sind in diesem Bereich häufig dünne fasziokutane (z. B. ALT, Paraskapularlappen) oder sogar Faszienlappenplastiken (z. B. Serratusfaszienlappen) indiziert. Perforatorlappenplastiken haben den Vorteil, dass sie primär bereits stark ausgedünnt werden können, während axial gestielte fasziokutane Lappenplastiken, wie beispielsweise der Paraskapularlappen, meist einer sekundären Ausdünnung bedürfen (◘ Abb. 28.1).

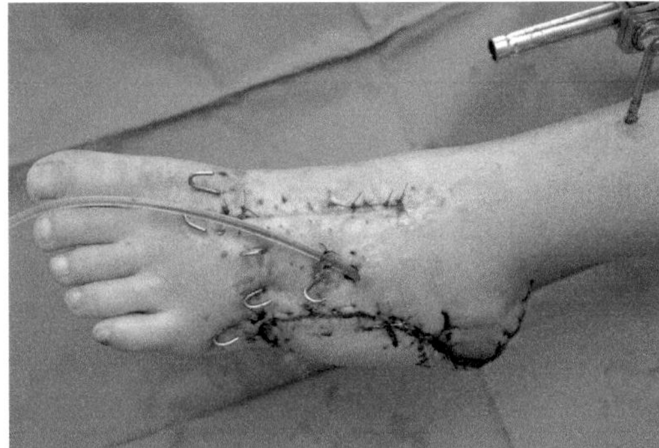

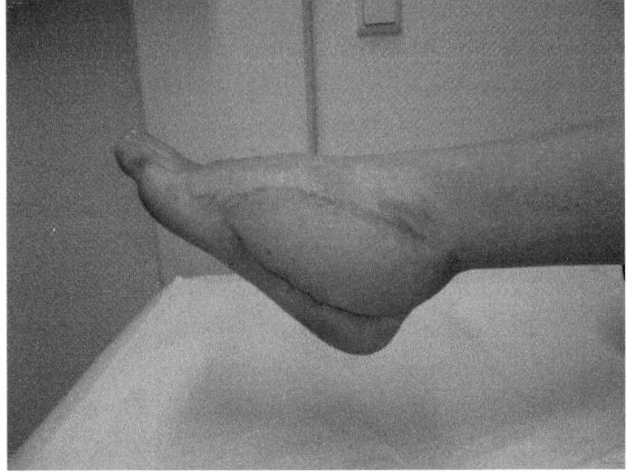

◘ **Abb. 28.1** 28-jährige Patientin mit komplexen Mittelfuß- und Fußwurzelfrakturen. Ein Weichteildefekt wurde am lateralen Fuß mittels eines freien Paraskapularlappens gedeckt (oben). Dieser trägt postoperativ deutlich auf (unten) und bedarf daher serieller Ausdünnungen, um eine normale Schuhversorgung der Patientin zu ermöglichen

Im Bereich der **belasteten Fußsohle** ist die Belastbarkeit einer Lappenplastik ein entscheidender Parameter. Präferiert werden sollte hier eine lokale Rekonstruktion mit Fußsohlenhaut (z. B. Instep-Island-Lappenplastik, die aber auch von der Gegenseite mikrochirurgisch frei transplantiert werden kann). Ist dies nicht möglich, können hier dünne

Muskellappenplastiken mit Spalthaut Vorteile gegenüber fasziokutanen Lappen haben, weil diese zu stark auf dem Untergrund verschieblich sind und daher oft nicht stabil ausheilen.

Zusammen mit anderen beteiligten Disziplinen muss darüber hinaus geklärt werden, ob Folgeeingriffe, z. B. Tenolysen oder auch Spongiosaplastiken, geplant sind. Für diese Fälle sollten Lappenplastiken gewählt werden, die sich leicht wieder anheben lassen (v. a. fasziokutane Lappenplastiken). Im Bereich der Hand spielt zusätzlich die Sensibilität eine große Rolle, sodass hier stets die Transplantation innervierter und nervalkoaptierter Lappenplastiken in Betracht kommt.

Die **postoperative Behandlung** nach einer posttraumatischen Defektrekonstruktion hängt in der Regel initial vom mikrochirurgischen Gewebetransfer ab. Die notwendigen Maßnahmen sind detailliert in ▶ Kap. 15 dargelegt. Nach Stabilisierung der Lappenplastik nach wenigen Tagen steht dann die funktionelle Rekonstruktion der Extremitäten mit entsprechender physiotherapeutischer Beübung und Aufbelastung nach Maßgabe verschiedener beteiligter Fachdisziplinen im Vordergrund. Die Nachbehandlung der Lappenplastik sollte zu keiner wesentlichen Verzögerung der funktionellen Rehabilitation führen.

28.4 Extremitätenrekonstruktion bei chronischen Defekten – Pseudarthrose, Osteomyelitis

Die Wahl des **Operationszeitpunkts** ist naturgemäß bei chronischen Defekten weniger kritisch als bei akuten Traumafolgen. Hier hängt die Planung der Operation meist sehr viel mehr von interdisziplinären Absprachen und einer gemeinsamen Therapieplanung ab. Allerdings gilt auch hier, dass eine osteosynthetische Versorgung und eine Versorgung mittels einer mikrochirurgischen Lappenplastik wenn immer möglich einzeitig erfolgen sollten. Zuvor ist in der Regel ein meist serielles radikales Débridement notwendig, an das ähnliche Radikalitätskriterien angelegt werden sollten, wie an onkologische Resektionen. Nach einem solchen Débridement darf kein avitales Gewebe verbleiben, weder im Bereich der Weichteile noch im Knochen. Wichtig ist, dass hier im Rahmen der Débridements sowohl für die Mikrobiologie als auch für die Pathologie Proben (Biopsien) gewonnen werden, um eine Osteomyelitis/Osteitis zu diagnostizieren oder auszuschließen und das genaue Keimspektrum zu kennen, das dann gezielt antibiotisch behandelt werden kann. Ein reiner Abstrich ist hier für die Diagnostik nicht ausreichend.

> **Cave**
> **Abstriche sind bei dem Verdacht auf eine Infektion des Knochens nicht ausreichend. Notwendig sind vielmehr Gewebs- und Knochenbiopsien, die sowohl zur mikrobiologischen als auch pathologischen Aufarbeitung gesandt werden sollten.**

Eine Defektdeckung sollte erst angestrebt werden, wenn die mikrobiologischen Untersuchungen keimfrei sind.

Die Wahl der **Anschlussgefäße** im Bereich der Empfängerregion bei chronischen Infektionen unterscheidet sich nicht wesentlich von den Überlegungen, die im Rahmen der posttraumatischen Rekonstruktion angestrengt werden müssen. Die Frequenz an schwierigen Anschlusssituationen ist allerdings im Rahmen der Rekonstruktion bei Patienten mit chronischen Osteomyelitiden oder Pseudarthrosen deutlich höher, da bei den Patienten in der Regel zahlreiche Voroperationen durchgeführt wurden. Dies geht mit entsprechender Vernarbung einher und kann die Darstellung von Empfängergefäßen sogar unmöglich machen. Aus diesem Grund ist hier immer eine Abklärung des Gefäßstatus indiziert. Dies beinhaltet auch eine Abklärung anschlussfähiger Venen und potenzieller Veneninterponate (z. B. V. saphena magna, V. saphena parva, aber auch Venen an der oberen Extremität [v. a. V. cephalica], ◘ Abb. 28.2). Gegebenenfalls müssen die Indikationen zu AV-Loops und Bypässen großzügig gestellt werden.

Für die **Wahl des rekonstruktiven Verfahrens** sollte bei diesen Patenten eng im interdisziplinären Team abgestimmt sein. Aus plastisch-rekonstruktiver Sicht bestehen unterschiedliche therapeutische Optionen. Eine Möglichkeit ist die Auffüllung eines knöchernen Defekts mit gut vaskularisiertem Gewebe. Dies ist selbstverständlich nur dann eine Option, wenn der Knochen nach dem Débridement

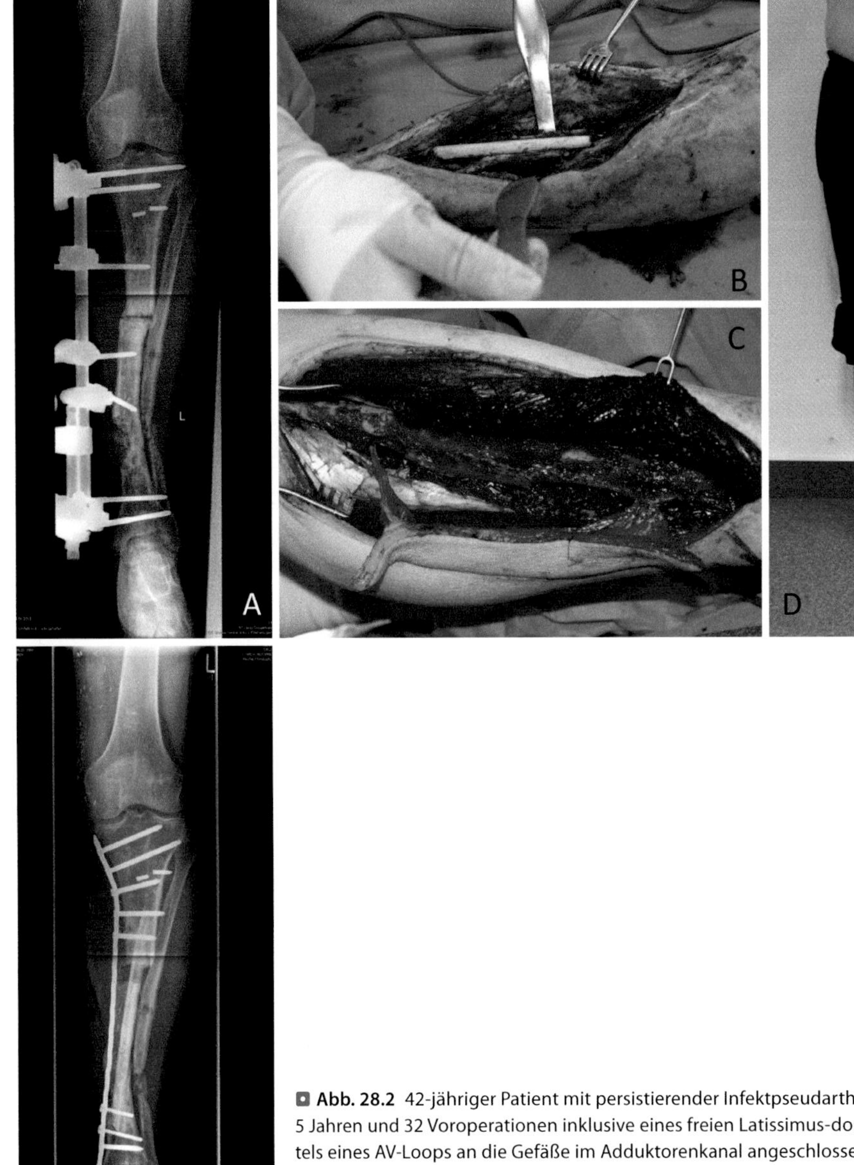

▣ **Abb. 28.2** 42-jähriger Patient mit persistierender Infektpseudarthrose der Tibia nach 5 Jahren und 32 Voroperationen inklusive eines freien Latissimus-dorsi-Lappens, der mittels eines AV-Loops an die Gefäße im Adduktorenkanal angeschlossen wurde. Die präoperativen Bilder zeigen eine persistierende Pseudarthrose (**A**). Die Rekonstruktion des Defekts (**B**) erfolgte mittels einer freien osteokutanen Fibula (**C**), die mittels eines zweiten Loops aus V. cephalica und V. saphena parva im Adduktorenkanal angeschlossen wurde. Nach 12 Monaten kam es zu einer knöchernen Ausheilung (**E**). Der Patient kann voll belasten, braucht aber aufgrund einer Beinverkürzung entsprechende Schuhe (**D**)

noch stabil ist und lediglich eine knöcherne Höhle aufgefüllt werden muss. Eine häufig verwendete Lappenplastik ist in diesem Zusammenhang der M. gracilis. Die gute Vaskularisation trägt zur Prophylaxe eines Infektrezidivs bei.

Praxistipp

Bei stabilem Knochen können ossäre Defekte mit gut vaskularisiertem Gewebe aufgefüllt werden, um zu einer Ausheilung eines Osteitis/Osteomyelitis beizutragen.

Ist der Knochen nach einem radikalen Débridement instabil oder in seiner Kontinuität unterbrochen, bestehen unterschiedliche Möglichkeiten zur knöchernen Rekonstruktion. Diese können in nicht mikrochirurgischen Maßnahmen, wie einem Segmenttransport nach Ilizarov oder einer Rekonstruktion nach Masquelet bestehen. Auch eine Verkürzung des Knochens mit Reosteosynthese ist eine Option. Diese Verfahren können alle mit einem mikrochirurgischen Gewebetransfer kombiniert werden, da hier der Erfolg entscheidend von der Vaskularisation der umgebenden Weichteile abhängt. Aus mikrochirurgischer Sicht ist darüber hinaus eine Rekonstruktion des Knochens mittels vaskularisierter Knochentransplantate möglich. Besonders häufig finden die freie Fibula (ossär, osteokutan, osteomyokutan), der freie vaskularisierte Beckenkamm und die freie mediale Femurkondyle Anwendung. Vorteil dieser Transplantate ist theoretisch, dass sie eine höhere Resistenz gegenüber Infektionen haben und sich den biomechanischen Anforderungen der Empfängerregion durch Remodeling anpassen können. Nachteilig ist häufig die primär nicht ausreichende Stabilität, sodass eine Belastung, insbesondere der unteren Extremität, oft erst nach mehreren Monaten möglich ist.

Eine potenzielle Möglichkeit ist hier die Kombination eines autologen vaskularisierten Knochentransplantats mit einem knöchernen Allograft. Dabei wird der vaskularisierte Knochen in das Allograft eingebracht. Dieses Verfahren wurde von Capanna et al. inauguriert und bietet theoretisch den Vorteil einer primären Stabilität gemeinsam mit den Vorteilen einer vaskularisierten Knochentransplantation (Capanna 2007). In der Praxis ist dieses Verfahren im Rahmen onkologischer Rekonstruktionen effektiv und sicher, bei der Therapie chronischer Knocheninfektionen besteht aber eine erhöhte Infektrezidivgefahr.

Cave

Die Kombination vaskularisierter Knochentransplantate mit einem massiven knöchernen Allograft (Capanna-Technik) ist ein sicheres Verfahren bei Rekonstruktionen onkologischer Defekte, ist aber risikobehaftet bei der Therapie ossärer Infektionen und Pseudarthrosen.

Das Prinzip der **chirurgischen Angiogenese** kann ebenfalls in diesem Krankengut angewandt werden. Hier wird gut vaskularisiertes Gewebe in eine schlecht perfundierten Knochen eingebracht, um dessen Perfusion und so die Ausheilungsraten von Pseudarthrosen zu verbessern. Dies kann beispielsweise durch eine Ummantelung einer Pseudarthrose nach stabiler Reosteosynthese mittels eines freien mikrovaskulären Periostlappens von der medialen Femurkondyle erreicht werden.

Mikrochirurgische Transplantate können nach dem Prinzip der chirurgischen Angiogenese zur Verbesserung der knöchernen Perfusion beitragen und damit zu einer Ausheilung von therapieresistenten Pseudarthrosen führen.

Die **postoperative Behandlung** bei einer Rekonstruktion chronischer knöcherner Defekte ist nach der kurzen Phase der Immobilisation zur Protektion des mikrochirurgischen Gewebetransfers durch 2 Faktoren bestimmt: die knöcherne Heilung und die Vermeidung eines Infektionsrezidivs. Daher sollten sowohl die postoperative Physiotherapie, die Aufbelastung, aber auch die antimikrobielle Therapie eng interdisziplinär abgestimmt werden.

Literatur

Capanna R et al. (2007) A new reconstructive technique for intercalary defects of long bones: the association of massive allograft with vascularized fibular autograft. Long-term results and comparison with alternative techniques. Orthop Clin North Am 38(1): 51-60

Fortington LV et al. (2013) Short and Long Term Mortality Rates after a Lower Limb Amputation; Eur J Vasc Endovasc Surg 46: 124-31

Godina M. (1986) Early microsurgical reconstruction of complex trauma of the extremities. Plast Reconstr Surg 78(3): 285-92

Jones WS et al. (2013) High mortality risks after major lower extremity amputation in Medicare patients with peripheral artery disease. American Heart Journal 165: 809-815.e1

Liu DS et al. (2012) Early soft tissue coverage and negative pressure wound therapy optimises patient outcomes in lower limb trauma. Injury. 43(6): 772-8

Lorenzo AR et al. (2011) Selection of the recipient vein in microvascular flap reconstruction of the lower extremity: analysis of 362 free-tissue transfers. J Plast Reconstr Aesthet Surg 64(5): 649-55

Steiert et al. (2009) Delayed flap coverage of open extremity fractures after previous vacuum-assisted closure (VAC) therapy – worse or worth? J Plast Reconstr Aesthet Surg 62(5): 675-83

Mikrochirurgie bei Patienten mit arterieller Verschlusskrankheit

R. E. Horch

U. Kneser et al. (Hrsg.), *Grundkurs Mikrochirurgie*,
DOI 10.1007/978-3-662-48037-3_29,

29.1 Einleitung

Mikrochirurgie bei Patienten mit peripherer arterieller Verschlusskrankheit (pAVK) zeichnet sich durch einige Besonderheiten im Vergleich zu Gewebetransplantationen bei gefäßgesunden Patienten aus. Von Relevanz sind hier besonders die Problematik des kompromittierten Einstroms, der Gefäßwandbeschaffenheit mit unterschiedlichen Verkalkungen und Wandverdickungen sowie die Strömungswiderstände im abführenden Gefäßschenkel. Während in der Anfangszeit der Mikrochirurgie die Anastomosierung von Mikrogefäßen an atherosklerotisch veränderte Empfänger- oder Spendergefäße als relative Kontraindikation angesehen wurde, gelten heute durch die zunehmende Standardisierung des Vorgehens und die Verbreitung der Mikrochirurgie auch fortgeschrittene Gefäßveränderungen bei kritisch kranken Patienten nicht mehr als eine Kontraindikation gegen mikrochirurgische Rekonstruktionen. Hierzu wurden mittlerweile vermehrt interdisziplinäre Konzepte entwickelt, die in diesem Abschnitt beleuchtet werden sollen.

29.2 Systemische Faktoren der pAVK

Patienten mit kritischen Perfusionsstörungen und arterieller Verschlusskrankheit stellen prinzipiell auch in systemischer Hinsicht kritisch kranke Menschen dar, sodass neben den rein technischen Aspekten der mikrochirurgischen Operation auch systemische Faktoren perioperativ besonders zu berücksichtigen sind. Dies bezieht sich auf die häufig vorhandenen Begleiterkrankungen, wie Diabetes mellitus, koronare Herzkrankheit, Herzrhythmusstörungen, Niereninsuffizienz etc.. Letztere ist bereits bei der präoperativen Planung wegen der Kontrastmitteldarstellung zu berücksichtigen. Grundsätzlich gilt zwar, dass Patienten mit peripherer arterieller Verschlusskrankheit ein erhöhtes Risiko aufweisen, chirurgische Komplikationen während oder nach erfolgtem freiem Gewebetransfer zu entwickeln. Durch interdisziplinäre Optimierung der Ausgangssituation, mithilfe der interventionellen Radiologie, der Gefäßchirurgie und der Gefäßmedizin kann die plastisch rekonstruktive Wundversorgung und der Extremitätenerhalt aber optimiert werden (Veith et al. 1990, Horch et al. 2014, Sumpio et al. 2010).

Durch die interdisziplinäre Zusammenarbeit können nicht nur Extremitäten mit komplexen Wunden erhalten werden, was die Lebensqualität verbessert, sondern – wie sich anhand von Literaturdaten zeigt – es kann auch die Lebensdauer von schwer gefäßerkrankten Patienten verlängert werden. Für die Indikationsstellung bei grenzwertigen Befunden und hochkomplexen Wunden gilt es daher dieses Wissen – vorausgesetzt die Compliance des Patienten ist adäquat – mit einzubeziehen, da mit jeder Amputation die Lebenserwartung von Patienten mit pAVK sinkt. Abgesehen vom medizinischen Aspekt deuten Literaturdaten auch darauf hin, dass zwar initial aufwendige rekonstruktive Maßnahmen im Gesundheitssystem nicht adäquat abgebildet werden und kostenintensiv sind, aber im Vergleich zur Amputation die langfristigen Kosten durch die Rekonstruktion sinken (Keagy et al. 1986, Luther 1997, Luther 1998, Aust et al. 2008, Fitzgerald et al. 2011, Mackey et al. 1986).

Der Anschluss von freien Lappen auf einen Bypass oder an eine rekanalisierte Gefäßachse ermöglicht über den Extremitätenerhalt hinaus nicht nur die Deckung von großen Defekten, er stellt auch durch die Erhöhung des Blutflusses im Bypass einen hämodynamischen Vorteil dar. Dies ist auf das zusätzliche Gefäßbett zurückzuführen, das mit dem freien Lappen transplantiert wird. Der oft schlechte Allgemeinzustand der Patienten erfordert eine entsprechende interdisziplinäre präoperative Planung, die auf den jeweiligen Einzelfall abgestimmt werden muss. Der Erhalt der Mobilität bietet für dieses Patientengut wesentliche Vorteile, wobei stets der initial weniger belastende Eingriff der Amputation auch mit in Betracht gezogen werden muss.

Wie beim Diabetischen Fußsyndrom sollte der plastische Chirurg nicht nur den Defekt betrachten, sondern auf **folgende Parameter achten**:

- Durchblutung (Perfusion),
- Ausdehnung (Extent),
- Tiefe des Defekts (Depth),
- Infektion (Infection) und
- Sensibilität (Sensation).

Diese Punkte entsprechen der sog. PEDIS-Klassifikation. Die Diagnosestellung ist deswegen komplex, da sie das eigene Fachgebiet meistens überschreitet (Lipsky et al. 2006, Lipsky et al. 2004). Auch das Kreuzrisiko für das Auftreten kardiovaskulärer Ereignisse bei diesen Patienten ist bis um das 9-Fache erhöht, sodass die Patienten in jedem Fall mit einer zweifachen (ASS und LMH), manchmal sogar mit unter einer dreifach antithrombotischen Therapie operiert werden sollten. Limitierend sind dabei nicht das Alter, sondern die Komorbiditäten und die Compliance des Patienten (Schirmer et al. 2011, Schirmer et al. 2013).

29.3 Technische Aspekte

Es wurden unterschiedliche Konzepte für diese Patientengruppe entwickelt, bei denen ein- oder mehrzeitige rekonstruktive Eingriffe mit gefäßerweiternden Verfahren, alleine oder in Kombination mit unterschiedlichen Konfigurationen von autologen Bypasses zur differenzierten Anwendung kommen. Freie Lappenplastiken erhalten durch die Revaskularisierung im Sinne eines »nutrient flap« Anschlussmöglichkeiten.

Neben der mikrochirurgischen Entwicklung tragen auch spezifische Weiterentwicklungen der gefäßchirurgischen Techniken und Konzepte sowie der interventionellen Radiologie (▶ Kap. 36) dazu bei, die Amputationsraten zu senken, z. B. pedale Bypässe und Stents. Durch eine gesteigerte Durchblutung nach Beseitigung von Stenosen können meistens kleinere Defekte bei pAVK-Patienten ohne aufwendige Rekonstruktion zur Abheilung gebracht werden. Nach einer erfolgreichen Revaskularisation sind deshalb superfizielle oder kleinere Haut-Weichteil-Defekte häufig durch einfache Spalthauttransplantationen oder geeignete lokale Lappenplastiken (Kneser et al. 2014) zu sanieren (Keagy et al. 1986, Horch et al. 2008). Die topische lokale Unterdrucktherapie ist in diesem Zusammenhang oftmals sehr hilfreich (Horch et al. 2008), kann aber wegen der schlechten Durchblutung auch kontraindiziert sein (Malsiner et al. 2013, Vacuum assisted closure 2008, Hunter et al. 2007). Größere Defekte bedürfen allerdings meist eines freien Gewebetransfers (Fitzgerald et al. 2011, Mackey et al. 1986, Lipsky et al. 2004, Lipsky et al. 2006, Schirmer et al. 2011, Schirmer et al. 2013).

Persistierende Wunden sind bei den kritisch kranken und daher per se immunsupprimierten Patienten häufig eine Eintrittspforte für Erreger, was im günstigsten Fall nur zu wiederholten Aufenthalten im Krankenhaus führt, im schlimmsten Fall aber bei aszendierender Infektion auch den Extremitätenverlust bedeuten kann. Die Grundlagen der chirurgischen Infektsanierung sind auch bei pAVK-Patienten einzuhalten. Bei Infekten steht das kompromisslose Débridement im Vordergrund.

Die 30-Tages-Mortalität nach dem Eingriff wird zwischen 1 und 6% angegeben (Fitzgerald et al. 2011, Tukiainen et al. 2006, Illig et al. 2001, Moran et al. 2004), Wundheilungsstörungen, Hämatome und Lappenteilnekrosen mit 20–50%. Komplett komplikationslose postoperative Verläufe wurden nur in 22% der Patienten verzeichnet. Trotz der Bemühungen werden im ersten Jahr 27% und in den ersten 5 Jahren nach dem Eingriff 44% der Extremitäten letztendlich doch amputiert (Tukiainen et al. 2006), wobei positivere Berichte von 85% Beinerhalt in den ersten eineinhalb Jahren sprechen (Fischer et al. 2013). Das Risiko eines Lappenverlusts erscheint mit 10–15% relativ gering (Tukiainen et al. 2006).

Aufwendige rekonstruktive Maßnahmen ohne eine **ausreichende Infektsanierung** sind sinnlos und belasten den Patienten unnötig. Die Amputation ist ggf. vorzuziehen, falls eine Infektsanierung nicht gelingt, wie Ergebnisse mit gelungener Bypass-free-flap-Rekonstruktion, aber wegen persistierender Infekte dennoch später erforderlicher sekundärer Extremitätenamputation zeigen (Kneser et al. 2013). Dies gilt auch für Patienten mit sehr schlechtem Allgemeinzustand und einer Klassifikation der Anästhesiefähigkeit ab ASA 4 (Tukiainen et al. 2000, Tukiainen et al. 2006). Anhand einer Metaanalyse von Studien mit insgesamt 528 Patienten mit freien Lappenplastiken an der unteren Extremität bei Diabetes mellitus wurden die präoperative Gehfähigkeit, die Möglichkeit, diese wiederzuerlangen, und das Fehlen lebensbedrohlicher Begleiterkrankungen, sowie keine deutliche Einschränkung der Nierenfunktion als Vorbedingungen für die Rekonstruktion angesehen.

Zunächst muss immer abgeklärt werden, ob im Becken- oder Oberschenkelbereich relevante und **behandlungsbedürftige Gefäßstenosen** vorliegen, bevor die Indikation zum mikrochirurgischen Gewebetransfer gestellt wird. Da die diagnostische Angiografie hierfür erforderlich ist, obliegt die ggf. erforderliche Therapie in der Regel der interventionellen Radiologie (Ferraresi et al. 2012, Brillu et al. 2001). Moderne endovaskuläre Verfahren sind hier das Mittel der Wahl. Beim Vergleich der Vor- und Nachteile von Gefäßdilatationen mit und ohne Stentimplantation bei Bypassoperationen bezüglich der Offenheitsraten und des Beinerhalts zeigt sich, dass bei Patienten mit kritischer Ischämie und chronischen Wunden in zwei Dritteln der Fälle isoliert oder zusätzlich zu Revaskularisationen von Becken und Oberschenkel auch noch eine Behandlung der Unterschenkelgefäße erforderlich ist (Ferraresi et al. 2012, Brillu et al. 2001, Graziani et al. 2007). Während für Rekanalisationen der Beckenarterien selbst bei komplexen Läsionen und Verschlüssen das endovaskuläre Vorgehen die Methode der Wahl ist, konkurrieren unterhalb des Leistenbandes Bypassoperation und endovaskuläre Therapieformen. Die Dilatation von Unterschenkelgefäße ist in diesem Zusammenhang dem Bypass im Hinblick auf die Offenheitsrate unterlegen (Abdelsalam et al. 2008, Fusaro et al. 2007), kann aber zur Vermeidung von Majoramputationen beitragen (Romiti et al. 2008, Adam et al. 2005). Ballondilatationen sind zwar am Unterschenkel sinnvoll, insbesondere zur Behandlung von Komplikationen, können jedoch als Vorbereitung für den direkten Anschluss von Mikrogefäßen nicht empfohlen werden.

Für die Mikrochirurgie ist dann die **Wahl eines geeigneten Anschlussgefäßes** entscheidend. Da häufig aufgrund extremer Wandverkalkungen eine Anastomosierung an die arteriosklerotisch alterierten Gefäße extrem schwierig und komplikationsbehaftet ist, muss zunächst erwogen werden, ob ein Verlängerungsbypass notwendig ist, um eine Verlagerung der Anastomosen aus der »zone of injury« heraus und einen guten arteriellen Zustrom zu erreichen, oder ob eventuell ein- oder zweizeitig ein arteriovenöser Loop angelegt werden muss. Besonders bei fraglichen venösen Abstromverhältnissen und fraglicher Venenthrombose nach langjährigen Verläufen ist die zweizeitige Anlage eines arteriovenösen Loops sehr zu empfehlen. Die Bypassversorgung nach distal sollte am sinnvollsten durch einen Gefäßchirurgen erfolgen, der hier durch den täglichen Umgang mit den arteriosklerotischen Gefäßen die entsprechende Erfahrung besitzt. Eine enge Absprache mit dem plastischen Chirurgen ist allerdings für die individuelle Verfahrenswahl sehr wichtig. Die grundsätzliche Klärung erfordert die Entscheidung über das ein- oder zweizeitige Vorgehen.

Gefäßanastomosen können sinnvollerweise in End-zu-End-Technik direkt auf den Verlängerungsbypass oder End-zu-Seit auf Bypasses angelegt werden. Distal am Fuß sind technisch pedale Anschlüsse an die ortsständigen Gefäße möglich, wenn ein ausreichender Fluss vorliegt. Einzelne Autoren schlagen hierfür einen Fluss von >20 ml/min als Anhaltspunkt vor. Wissenschaftliche Analysen hierzu stehen derzeit noch aus. Die Planung dafür sollte gemeinsam im Vorfeld erfolgen, damit die Route des Interponats/Bypass und das meist Anschlussgefäß in Bezug zum Defekt gesetzt werden können. Sofern möglich sollte die Anastomose vorzugsweise als End-zu-Seit-Anschluss erfolgen, damit der distale Ausstrom erhalten bleibt (Illig et al. 2001, Lorenzetti et al. 2001, Malikov et al. 2009, Schirmer et al. 2011).

Ob ein **einzeitiges Vorgehen** mit Einstrombahnverlängerung und Anschluss der Venen an autochthone Venen geplant ist, oder ein zweizeitiges Vorgehen mit einer Revaskularisation oder Rekanalisation und späterer Rekonstruktion oder ob ein arteriovenöser Loop erforderlich ist, muss im Einzelfall entschieden werden. Generelle Empfehlungen hierzu existieren noch nicht. Für die Anlage eines arteriovenösen Loop hat sich im eigenen Vorgehen bewährt, zunächst gefäßchirurgisch den Loop vorzulegen und nach einer Einlaufphase von etwa 1 Woche mit Sicherstellung der weiterhin patenten Zu- und Ablusssituation die Lappentransplantation End-zu-End an die beiden Schenkel vorzunehmen. Ein längeres Zuwarten führt zu einer zunehmenden Verhärtung der Interponatvenen durch den Umbau. Ein zu kurzes Zeitintervall kann ebenso wie die einzeitige Variante wegen der erhöhten Anzahl der Anastomosen und der nicht immer sicheren Perfusion dazu führen, dass man bei Problemen mit dem Ein- oder Ausstrom einen Lappen unnötig verlieren würde. Da auch das Gerinnungsmanagementzwischen Gefäßchirurgie und plastischer Chirurgie unterschiedliche Anforderungen erfüllen muss, ist ein zeitversetztes Vorgehen beim arteriovenösen Loop komplikationsärmer. Fragen der Dauer und der Art der perioperativen Gerinnungshemmung bedürfen derzeit noch der Standardisierung. Außerdem kann es bei länger bestehenden postthrombotischen Problemen zu einer Stabilisierung des venösen Abflusses kommen, wenn vor der endgültigen Lappenverpflanzung durch die AV-Fistel der venöse Abstrom mit einem hohen Fluss verbessert wird.

Insbesondere bei Anlage einer AV-Schleifenfistel wird gelegentlich ein mikrovaskuläres **Steal-Phänomen** diskutiert, welches zu einer Perfusionsverschlechterung der distal des Lappenanschlusses gelegenen Extremität führen soll. Dies scheint aber im klinischen Alltag von untergeordneter Bedeutung zu sein (Sonntag et al. 1995). Inwieweit nach kombinierter Bypass-free-flap-Rekonstruktion durch die erhöhte Flussrate im proximal gelegenen Bypass auch dessen Offenheitsrate erhöht wird, ist derzeit noch nicht sicher festzustellen (Tujiainen et al. 2000). Es scheint aber klinisch ein Vorteil zu sein, wenn durch Zuschalten eines relativ unverbrauchten Kapillargefäßnetzes in Form eines Muskellappens ein neues zusätzliches Abstromgebiet mit niedrigem Widerstand an der unteren Extremität geschaffen wird (Salgado et al. 2002). Ob die Lappenplastik daher als sog. »Nutrient-Flap« auch die Perfusion des umliegenden Gewebes durch Einsprossen von Gefäßen aus dem Lappen relevant verbessern kann, ist zwar wahrscheinlich, bleibt aber derzeit noch Gegenstand weiterer Untersuchungen (Salgado et al. 2002, Mimoun et al. 1989, Walgenbach et al. 1998, Lepantalo et al. 2010, Randon et al. 2009).

Als **Interponate** werden grundsätzlich autologe Veneninterponate empfohlen. Die Anastomosierung von mikrochirurgischen Lappenplastiken direkt auf einen PTFE-Bypass bei fehlendem autologen Material ist zwar beschrieben (Bergmann et al. 1992, Kasabian et al. 1995), bleibt allerdings aufgrund des sehr hohen Verschlussrisikos besonderen Fällen vorbehalten. In Einzelfällen, wenn der Defekt in unmittelbarer Nähe der zu überbrückenden Gefäßstenose liegt, kann durch ein axiales großkalibriges Lappengefäß die Revaskularisierung und durch den Lappen die Defektdeckung simultan erreicht werden. Auch kann bei gleichzeitiger Revaskularisation durch einen Bypass der Lappen End-zu-Seit an das Venengraft arteriell und venös meistens dann an eine autochthone Vene angeschlossen werden.

29.4 Algorithmus der verschiedenen Konstellationen für Bypass-Free-Flaps

Anhand der eigenen Erfahrungen mit der Kombination von Bypasses und Free-Flaps konnten grundsätzliche Konstellationen herauskristallisiert werden, die für die chirurgische Herangehensweise und die Einordnung der Ergebnisse sinnvoll erscheinen (Horch et al. 2014) (◘ Abb. 29.1).

29.5 Anforderungen an die zu wählende Lappenplastik

Die Lappenplastik, sollte erstens den Defekt sicher verschließen, zweitens eine geringe Hebemorbidität, auch unter Berücksichtigung der Antikoagulation verursachen und drittens in der Handhabung sicher und standardisiert sein. Abgesehen von distalen Rekonstruktion auf dem Fußrücken, bei denen kleinere Lappengefäße erforderlich sind und mit weniger Durchfluss zu rechnen ist, erscheint es nach allen Erkenntnissen besonders wichtig, dass das transplantierte Gewebe **ausreichend große Empfängergefäße** aufweist. Im Gegensatz zu den meisten Gewebetransplantationen, bei denen der Fluss ausreichend sein muss, um den Lappen gut zu perfundieren, muss bei Einstrombahnverlängerungen, etwa mit einem V. -saphena-magna-Interponat, an welches End-zu-End angeschlossen wird, der Lappen in der Lage sein, einen enormen arteriellen Einstrom aufzunehmen. Er sollte deswegen ein hoch kapazitatives Mikrogefäßsystem besitzen, wie es üblicherweise große Muskellappen mitbringen (Lorenzetti et al. 2001, Salmi et al. 1995). Der **Latissimus-dorsi- oder Rectus-abdominis-Muskel** ist daher gut geeignet, um auch große arterielle Zuströme aufzunehmen (Lorenzetti et al. 2012), während etwa mit entwicklungsgeschichtlich eher segmental versorgten Muskeln, wie z. B. dem M. gracilis, häufiger bei einem »mismatch« von Zu- und Abstrom Probleme berichtet werden.

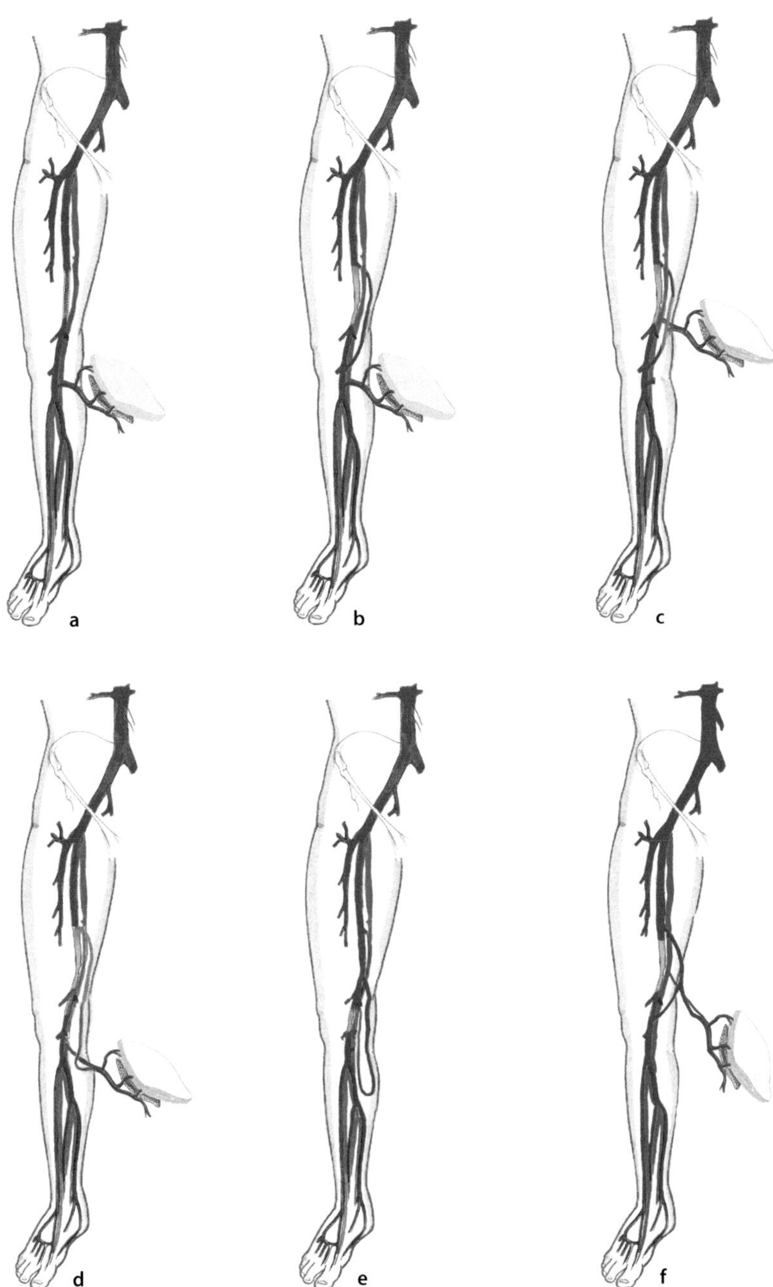

Abb. 29.1a–f Unterschiedliche Varianten der ein- oder zweizeitigen kombinierten Transplantation von Geweben mit Mikrogefäßanastomosen bei Patienten mit pAVK. **a** Interventionelle Einlage eines Stents und distaler Anschluss freier Lappen. **b** Anlage autologer Bypass und distaler Anschluss des Lappens bei wieder hergestellter suffizienter Durchblutung. **c** Überbrückung einer Gefäßstenose mit einem Lappen, der als Durchflusslappen angesehen werden kann oder dessen Gefäßachse eine Revaskularisation mit distalem Anschluss erlaubt und gleichzeitiger Defektdeckung. **d** Verlängerungsbypass für eine End-zu-End-Anastomose und Anschluss der Vene an eine ortsständige Vene **e** Anlage einer temporären arteriovenösen Schleifenfistel (AV-Loop). **f** Nach Durchtrennen der arteriovenösen Schleifenfistel wird der freie Lappen an den arteriellen und venösen Schenkel End-zu-End mikrochirurgisch angeschlossen

Kleinere Lappen, wie der muskuläre oder myokutane **Gracilislappen**, werden deshalb eher für die weit distal gelegenen Rekonstruktion **am Fuß** als sinnvoll angesehen (Lorenzetti et al. 2001, Malikov et al. 2005). Manche Autoren berichten auch über gute Erfahrungen mit dem Paraskapularlappen (Daigeler et al. 2014). Dafür wird auf relativ konstante, wenig sklerotisch veränderte Gefäße, eine dicke Rückenhaut und ein »benignes« Hebeareal verwiesen (Schirmer et al. 2013). Bei adipösen Patienten ist aber die Verwendung eines Muskellappens mit Spalthauttransplantation zu bevorzugen (Schirmer et al. 2013).

Der fasziokutane Radialis-Lappen ist für die Aufnahme auch großer Zuflussmengen ebenfalls ein gut geeigneter Lappen. Die Entnahme der Arteriaradialis ist bei erhaltenem Hohlhandbogen vertretbar, und im eigenen Vorgehen wird regelhaft ein Ersatz derselben durch ein Veneninterponat vorgenommen. Wir verwenden diesen Lappen bei kleineren Defekten, bei denen üblicherweise ein Direktverschluss der Entnahmestelle gewährleistet ist. Dadurch wird die bekannte Entnahmestellenproblematik minimiert. Er kann zusätzlich sehr elegant auch als Durchflusslappen verwendet werden oder durch zusätzliche Abflüsse im Bedarfsfall augmentiert werden (Eweida et al. 2013). In besonderen Fällen können auch ungewöhnliche Transplantate wie das Omentummajus mit Spalthaut zur Anwendung kommen (Horch et al. 2007). Der ALT und der Radialis Lappen eignen sich grundsätzlich sehr gut als Bypass-Flaps, wenn mit der Gefäßachse sowohl die arterielle Revaskularisation als auch die Defektdeckung vorgenommen werden soll (Malikov et al. 2004).

29.6 Zusammenfassung

Der mikrochirurgische Gewebetransfer stellt bei richtiger Indikationsstellung und Optimierung der Rahmenbedingungen aber eine sinnvolle Therapieoption zur Rekonstruktion ausgedehnter Defekte im Extremitätenbereich bei pAVK-Patienten dar (◘ Abb. 29.2). Die erhöhten perioperativen Risiken erscheinen mit der Aussicht einer verlängerten Lebenserwartung für diese Patienten vertretbar (Horch et al. 2014, Kneser et al. 2013, Daigeler et al. 2014). Auch wenn die verschiedenen chirurgischen Fachdisziplinen prinzipiell sowohl Bypasses anlegen als auch mikrochirurgische Gewebetransplantationen technisch durchführen können, erscheint vor dem Hintergrund der komplexen Problematik der Weg der geteilten Arbeit und Kooperation sinnvoll, da die Spezialkenntnisse der jeweiligen Fachdisziplin das Spektrum der operativen Therapie erweitern und die Sicherheit für den Patienten sowohl in der Indikationsstellung als auch in der Methodenwahl bereichern (Lepantalo et al. 2000). Darüber hinaus werden gerade bei diesen kritisch kranken Menschen von gefäßchirurgischer Seite die Indikationen zum Extremitätenerhalt erweitert, da ohne mikrochirurgische Transplantation oftmals keine Revaskularisation möglich ist und stattdessen aufgrund der fehlenden Möglichkeiten eher eine Amputation vorgenommen wird. Andererseits können plastische Chirurgen auch in solchen Fällen freie mikrochirurgische Rekonstruktionen vornehmen, die ansonsten wegen fehlender Einstromverhältnisse nicht infrage gekommen wären (Lang u. Horch 2006). Davon profitieren nicht nur die beiden chirurgischen Disziplinen, sondern v. a. die kritisch kranke Patientenklientel, der eine optimierte Therapie angeboten werden kann.

Bei aller Euphorie über die Erweiterung der therapeutischen Möglichkeiten und das technisch Machbare muss aber immer im Auge behalten werden, dass derartige aufwendige interdisziplinäre Rekonstruktionsverfahren durchaus eine erhebliche Belastung für die teils schwer vorerkrankten Patienten darstellen und die Komplikationsrate höher als bei gefäßgesunden Patienten ist.

Auch wenn die Komplikations- und die sekundären Amputationsraten hoch erscheinen, so kann bei entsprechender Patientenselektion und sorgfältiger präoperativer Planung durch die interdisziplinäre Zusammenarbeit für einen erheblichen Teil der Patienten ein Beinerhalt und damit eine Verbesserung der Lebensqualität und wahrscheinlich sogar ein verlängertes Überleben erreicht werden (Kneser et al. 2013).

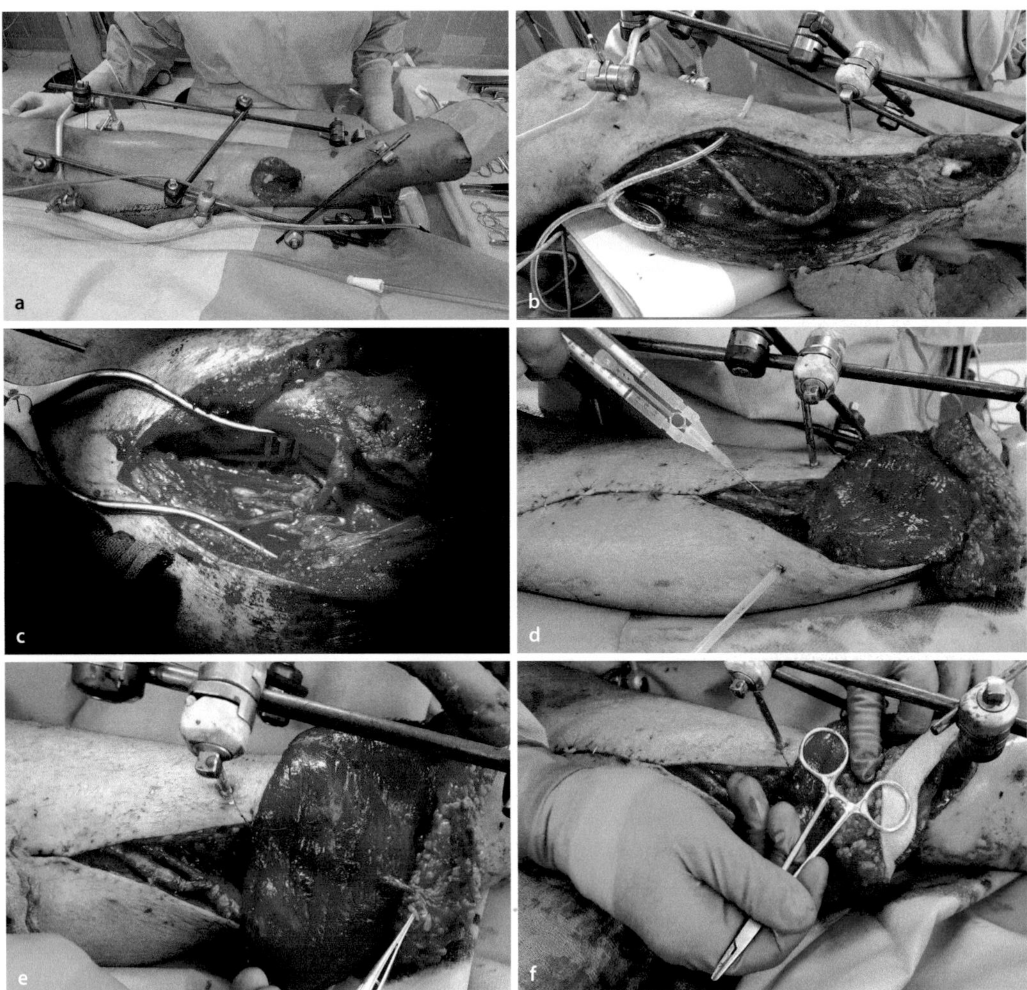

▪ **Abb. 29.2a–i** **a** Offene Unterschenkeltrümmerfraktur links bei Überrollverletzung bei Polytrauma und Ein-Gefäß-Bein Situation nach Stabilisierung des Gesamtzustandes und Wundkonditionierung. Exponierte Knochendefektzone; Tiefe Beinvenenthrombose durch Unfall. **b** Zustand nach Thrombektomie, radikalem knöchernem Débridement und Anlage eines AV-Loops. **c** Zweizeitige Durchtrennung des AV-Loops und mikrochirurgischer End-zu-End-Anschluss der Lappenarterie an arteriellen Schenkel sowie Vene an venösen Schenkel. **d** Einscheiden der Anastomosenregion mit Fibrinkleber. **e** Die Haut-»Monitor«-Insel wird als zusätzlicher Perforatorlappen gehoben und kann dann sekundär »bedside« mit Ligatur der Stielgefäße im Verlauf einfach entfernt werden. **f** Die Monitorinsel als Perforatorlappen für die einfache sekundäre Entfernung »bedside« wird über das mit Spalthaut zu bedeckende Muskeltransplantat locker fixiert und kann für die Testung der Rekapillarisierung in der frühen postoperativen Phase benutzt werden. **g** Frühpostoperatives Bild mit eingeheiltem bypass freeflap und zunehmender knöcherner Konsolidierung. **h** Stabiles Langzeitergebnis 1 Jahr nach venöser Thrombektomie, temporärer AV-Loop-Anlage und zweizeitiger Bypass-free-flap-Deckung von vorne. **i** Stabiles Langzeitergebnis 1 Jahr nach venöser Thrombektomie, temporärer AV-Loop-Anlage und zweizeitiger Bypass-free-flap-Deckung von seitlich

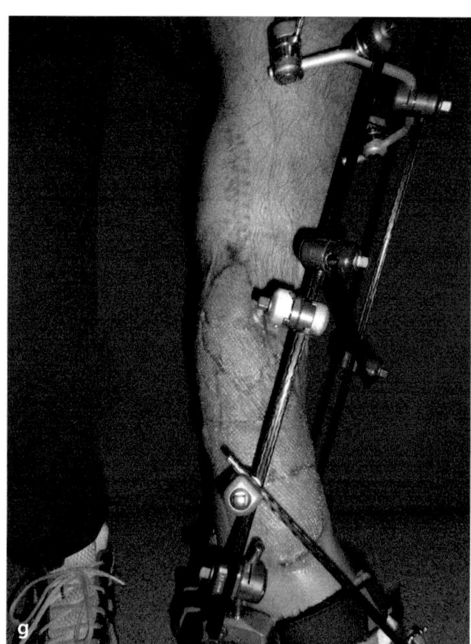

▣ **Abb. 29.2g–i** (Fortsetzung)

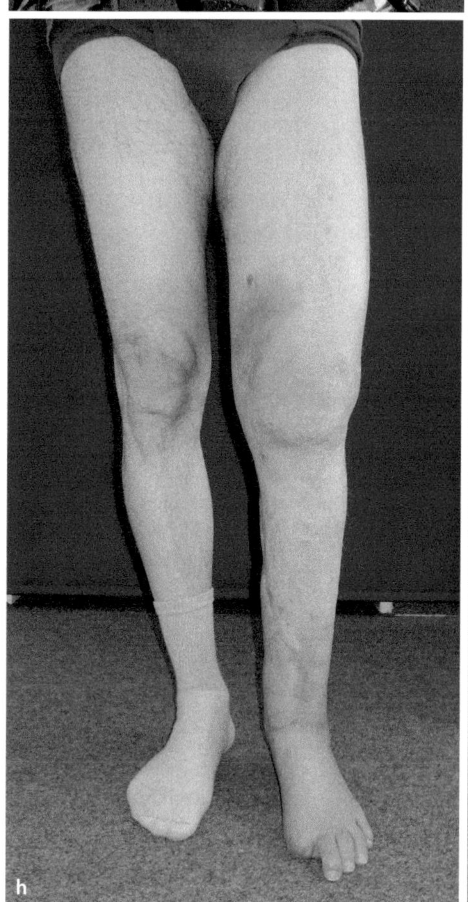

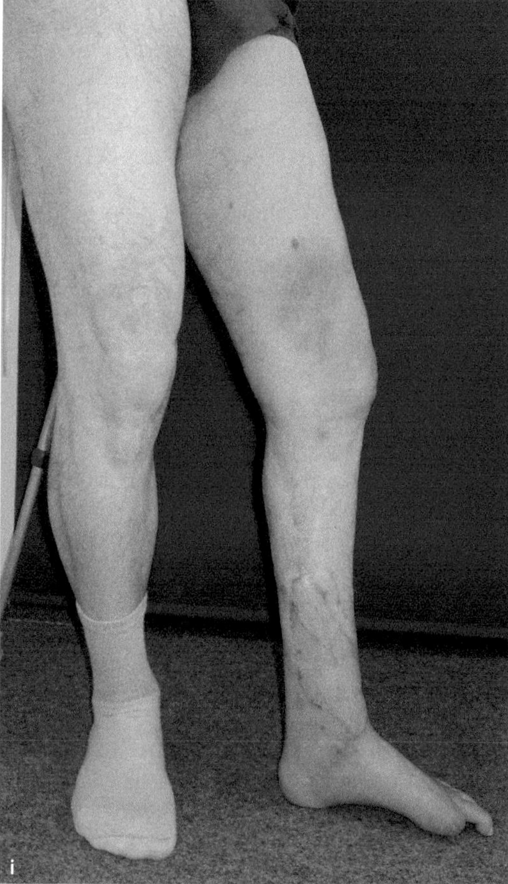

Literatur

Abdelsalam H, Markose G, Bolia A (2008) Revascularization strategies in below the knee interventions. The Journal of cardiovascular surgery 49(2): 187-91

Adam DJ, Beard JD, Cleveland T et al. (2005) Bypass versus angioplasty in severe ischaemia of the leg (BASIL): multicentre, randomised controlled trial. Lancet 366(9501): 1925-34

Aust MC, Spies M, Guggenheim M et al. (2008) Lower limb revascularisation preceding surgical wound coverage – an interdisciplinary algorithm for chronic wound closure. Journal of plastic, reconstructive & aesthetic surgery : JPRAS 61(8): 925-33

Bergman BA, Zamboni WA, Brown RE (1992) Microvascular anastomosis of a rectus abdominis free flap into a prosthetic vascular bypass graft. Journal of reconstructive microsurgery 8(1): 9-12

Brillu C, Picquet J, Villapadierna F et al. (2001) Percutaneous transluminal angioplasty for management of critical ischemia in arteries below the knee. Annals of vascular surgery 15(2): 175-81

Daigeler A, Kneser U, Fansa H, Riester T, Uder M, Horch RE (2014) [Reconstruction of the Vascular Compromised Lower Extremity - Report of the Consensus Workshop at the 35. Meeting of the DAM (Deutschsprachige Gemeinschaft fur Mikrochirurgie der peripheren Nerven und Gefasse) 2013 in Deidesheim]. Handchirurgie, Mikrochirurgie, plastische Chirurgie : Organ der Deutschsprachigen Arbeitsgemeinschaft fur Handchirurgie: Organ der Deutschsprachigen Arbeitsgemeinschaft fur Mikrochirurgie der Peripheren Nerven und Gefässe 46(4): 248-55 (Rekonstruktion der vaskular kompromittierten unteren Extremitat - Bericht des Consensus-Workshops im Rahmen der 35. Jahrestagung der DAM 2013 in Deidesheim)

Eweida AM, Lang W, Schmitz M, Horch RE (2013) Salvage of a free radial forearm flap by creation of an arteriovenous fistula at the distal arterial pedicle. Microsurgery 33(5): 391-5

Ferraresi R, Centola M, Biondi-Zoccai G (2012) Advances in below-the-knee drug-eluting balloons. The Journal of cardiovascular surgery 53(2): 205-13

Fischer S, Klinkenberg M, Behr B et al. (2013) Comparison of donor-site morbidity and satisfaction between anterolateral thigh and parascapular free flaps in the same patient. Journal of reconstructive microsurgery. 29(8): 537-44

Fitzgerald O'Connor EJ, Vesely M, Holt PJ, Jones KG, Thompson MM, Hinchliffe RJ (2011) A systematic review of free tissue transfer in the management of non-traumatic lower extremity wounds in patients with diabetes. European journal of vascular and endovascular surgery : the official journal of the European Society for Vascular Surgery 41(3): 391-9

Fusaro M, Dalla Paola L, Biondi-Zoccai G (2007) Pedal-plantar loop technique for a challenging below-the-knee chronic total occlusion: a novel approach to percutaneous revascularization in critical lower limb ischemia. The Journal of invasive cardiology 19(2): E34-7

Graziani L, Silvestro A, Bertone V et al. (2007) Vascular involvement in diabetic subjects with ischemic foot ulcer: a new morphologic categorization of disease severity. European journal of vascular and endovascular surgery : the official journal of the European Society for Vascular Surgery 33(4): 453-60

Horch RE, Dragu A, Lang W et al. (2008) Coverage of exposed bones and joints in critically ill patients: lower extremity salvage with topical negative pressure therapy. Journal of cutaneous medicine and surgery 12(5):223-9

Horch RE, Horbach T, Lang W (2007) The nutrient omentum free flap: revascularization with vein bypasses and greater omentum flap in severe arterial ulcers. Journal of vascular surgery 45(4): 837-40

Horch RE, Lang W, Arkudas A et al. (2014) Nutrient free flaps with vascular bypasses for extremity salvage in patients with chronic limb ischemia. The Journal of cardiovascular surgery 55(2 Suppl 1): 265-72

Hunter JE, Teot L, Horch R, Banwell PE (2007) Evidence-based medicine: vacuum-assisted closure in wound care management. International wound journal 4(3): 256-69

Illig KA, Moran S, Serletti J et al. (2001) Combined free tissue transfer and infrainguinal bypass graft: an alternative to major amputation in selected patients. Journal of vascular surgery 33(1): 17-23

Kasabian AK, Glat PM, Eidelman Y, Karp N, Giangola G (1995) Limb salvage with microvascular free flap reconstruction using simultaneous polytetrafluoroethylene graft for inflow. Annals of plastic surgery 35(3): 310-5

Keagy BA, Schwartz JA, Kotb M, Burnham SJ, Johnson G, Jr (1986) Lower extremity amputation: the control series. Journal of vascular surgery 4(4): 321-6

Kneser U, Arkudas A, Beier JP et al. (2013) [Extended skin and soft tissue defects after vascular wounds: plastic surgical concepts]. Zentralblatt fur Chirurgie 138(5): 536-42 (Ausgedehnte Gewebedefekte bei vaskularen Wunden – Möglichkeiten der plastischen Chirurgie)

Kneser U, Beier JP, Schmitz M et al. (2014) Zonal perfusion patterns in pedicled free-style perforator flaps. Journal of plastic, reconstructive & aesthetic surgery : JPRAS 67(1): e9-17

LaMuraglia GM, Conrad MF, Chung T, Hutter M, Watkins MT, Cambria RP (2009) Significant perioperative morbidity accompanies contemporary infrainguinal bypass surgery: an NSQIP report. Journal of vascular surgery 50(2): 299-304, e1-4

Lang W, Horch RE (2006) [Distal extremity reconstruction for limb salvage in diabetic foot ulcers with pedal bypass, flap plasty and vacuum therapy]. Zentralblatt fur Chirurgie 131(1): S146-50 (Distale Extremitatenrekonstruktion mit pedalem Bypass und Lappenplastiken beim diabetischen Fusssyndrom nach Vakuumvorbehandlung)

Lepantalo M, Biancari F, Tukiainen E (2000) Never amputate without consultation of a vascular surgeon. Diabetes/ metabolism research and reviews 16(1): S27-32

Lepantalo M, Kallio M, Tukiainen E. (2010) Comment on: »A 15-year experience with combined vascular reconstruction and free flap transfer for limb-salvage«, C. Randon, B. Jacobs, F. De Ryck, K. Van Landuyt, F. Vermassen Eur. J Vasc Endovasc Surg 38(3): 338-345. European journal of vascular and endovascular surgery : the official journal of the European Society for Vascular Surgery 39(5): 654-5

Lipsky BA, Berendt AR, Deery HG et al. (2004) Diagnosis and treatment of diabetic foot infections. Clinical infectious diseases : an official publication of the Infectious Diseases Society of America 39(7): 885-910

Lipsky BA, Berendt AR, Deery HG et al. (2006) Diagnosis and treatment of diabetic foot infections. Plastic and reconstructive surgery 117(7 Suppl): 212S-38S

Lorenzetti F, Giordano S, Tukiainen E (2012) Intraoperative hemodynamic evaluation of the latissimus dorsi muscle flap: a prospective study. Journal of reconstructive microsurgery 28(4): 273-8

Lorenzetti F, Tukiainen E, Alback A, Kallio M, Asko-Seljavaara S, Lepantalo M (2001) Blood flow in a pedal bypass combined with a free muscle flap. European journal of vascular and endovascular surgery: the official journal of the European Society for Vascular Surgery 22(2): 161-4

Luther M (1997) Surgical treatment for chronic critical leg ischaemia: a 5 year follow-up of socioeconomic outcome. European journal of vascular and endovascular surgery : the official journal of the European Society for Vascular Surgery 13(5): 452-9

Luther M (1998) Surgical treatment of chronic critical leg ischaemia. A five-year follow-up of survival, mobility, and treatment level. The European journal of surgery = Acta chirurgica 164(1): 35-43

Mackey WC, McCullough JL, Conlon TP et al. (1986) The costs of surgery for limb-threatening ischemia. Surgery 99(1): 26-35

Malikov S, Casanova D, Champsaur P, Magnan PE, Branchereau A (2004) The bypass flap: an innovative technique of distal revascularization – anatomical study and clinical application. Annals of vascular surgery 18(5): 535-43

Malikov S, Casanova D, Magnan PE, Branchereau A, Champsaur P (2005) Anatomical bases of the bypass-flap: study of the thoracodorsal axis. Surgical and radiologic anatomy : SRA 27(2): 86-93

Malikov S, Magnan PE, Casanova D et al. (2009) Bypass flap reconstruction, a novel technique for distal revascularization: outcome of first 10 clinical cases. Annals of vascular surgery 23(6): 745-52

Malsiner CC, Schmitz M, Horch RE, Keller AK, Leffler M (2013) Vessel transformation in chronic wounds under topical negative pressure therapy: an immunohistochemical analysis. International wound journal 12(5): 501-9

Mimoun M, Hilligot P, Baux S (1989) The nutrient flap: a new concept of the role of the flap and application to the salvage of arteriosclerotic lower limbs. Plastic and reconstructive surgery 84(3): 458-67

Moran SL, Salgado CJ, Serletti JM (2004) Free tissue transfer in patients with renal disease. Plastic and reconstructive surgery 113(7): 2006-11

Randon C, Jacobs B, De Ryck F, Van Landuyt K, Vermassen F (2009) A 15-year experience with combined vascular reconstruction and free flap transfer for limb-salvage. European journal of vascular and endovascular surgery : the official journal of the European Society for Vascular Surgery 38(3): 338-45

Romiti M, Albers M, Brochado-Neto FC, Durazzo AE, Pereira CA, De Luccia N (2008) Meta-analysis of infrapopliteal angioplasty for chronic critical limb ischemia. Journal of vascular surgery 47(5): 975-81

Salgado CJ, Smith A, Kim S et al. (2002) Effects of late loss of arterial inflow on free flap survival. Journal of reconstructive microsurgery 18(7): 579-84

Salmi AM, Tierala EK, Tukiainen EJ, Asko-Seljavaara SL (1995) Blood flow in free muscle flaps measured by color Doppler ultrasonography. Microsurgery 16(10): 666-72

Schirmer S, Ritter RG, Fansa H (2013) Vascular surgery, microsurgery and supramicrosurgery for treatment of chronic diabetic foot ulcers to prevent amputations. PloS one 8(9): e74704

Schirmer S, Ritter RG, Rice A, Frerichs O, Wehage IC, Fansa H (2011) [Preventing lower limb amputations in patients suffering from diabetic foot syndrome and peripheral vascular disease - opportunities and limitations]. Handchirurgie, Mikrochirurgie, plastische Chirurgie: Organ der Deutschsprachigen Arbeitsgemeinschaft fur Handchirurgie : Organ der Deutschsprachigen Arbeitsgemeinschaft fur Mikrochirurgie der Peripheren Nerven und Gefasse 43(6):338-44. Grenzen und Moglichkeiten der Vermeidung von Majoramputationen der unteren Extremitat bei Diabetischem Fusssyndrom und arterieller Verschlusskrankheit durch freien Gewebetransfer

Sonntag BV, Murphy RX, Jr., Chernofsky MA, Chowdary RP (1995) Microvascular steal phenomenon in lower extremity reconstruction. Annals of plastic surgery 34(3):336-9; discussion 9-40

Sumpio BE, Armstrong DG, Lavery LA, Andros G (2010) The role of interdisciplinary team approach in the management of the diabetic foot: a joint statement from the Society for Vascular Surgery and the American Podiatric Medical Association. Journal of vascular surgery 51(6): 1504-6

Tukiainen E, Biancari F, Lepantalo M (2000) Lower limb revascularization and free flap transfer for major ischemic tissue loss. World journal of surgery 24(12): 1531-6

Tukiainen E, Kallio M, Lepantalo M (2006) Advanced leg salvage of the critically ischemic leg with major tissue loss by vascular and plastic surgeon teamwork: Long-term outcome. Annals of surgery 244(6): 949-57; discussion 57-8

Vacuum assisted closure: recommendations for use. A consensus document. International wound journal. 2008; 5 Suppl 4: iii-19

Veith FJ, Gupta SK, Wengerter KR et al. (1990) Changing arteriosclerotic disease patterns and management strategies in lower-limb-threatening ischemia. Annals of surgery 212(4):402-12; discussion 12-4

Walgenbach KJ, Voigt M, Horch R, Stark GB (1998) [Surgically-induced angiogenesis as basic principle in treatment ov hypovascularized wounds--the nutritive flap]. Langenbecks Archiv fur Chirurgie Supplement Kongressband Deutsche Gesellschaft fur Chirurgie Kongress. 115: 1186-8 (Chirurgisch induzierte Angiogenese als Grundlage der Behandlung hypovaskularisierter Wunden – der nutritive Lappen)

»Transferkapitel«

Handchirurgie

U. Kneser, B. Bickert

U. Kneser et al. (Hrsg.), *Grundkurs Mikrochirurgie*,
DOI 10.1007/978-3-662-48037-3_30, © Springer-Verlag Berlin Heidelberg 2016

Nur wenige Fachgebiete erfordern so häufig den Einsatz und die Beherrschung mikrochirurgischer Techniken wie die Handchirurgie. Die meisten der in diesem Buch beschriebenen Techniken, z. B. die Gefäßnaht, die Nervenkoaptation oder die freien Lappenplastiken kommen in der Handchirurgie regelhaft zur Anwendung. Die ersten klinischen Anwendungen mikrochirurgischer Techniken erfolgten auf dem Gebiet der Handchirurgie. So berichtete Kleinert bereits 1963 über eine erfolgreiche Fingerrevaskularisation (Kleinert u. Kasdan 1963). Auch die erste Daumenreplantation sowie der erste Zehentransfer zur Fingerrekonstruktion wurde klinisch in den späten 60er Jahren des 20. Jahrhunderts durchgeführt (Cobbett 1969, Tamai 1978). Bemerkenswert ist, dass die Technik der »freien Lappenplastik« erst einige Jahre später erstmals klinisch angewandt wurde.

Die Relevanz der Mikrochirurgie für die Handchirurgie kann sehr gut am Beispiel der **modernen Replantationschirurgie** dargestellt werden. Eine Fingerreplantation (▶ Kap. 22, 23) ist ohne die mikrochirurgische Anastomosierung von Arterien und Venen oder sogar den Einsatz von Gefäßinterponaten undenkbar. Selbstverständlich erfordert die Replantation auch die Koaptation der durchtrennten Nerven (▶ Kap. 12). Unter Umständen sind im Kontext der Replantationschirurgie auch noch mikrochirurgische freie Lappenplastiken erforderlich (▶ Kap. 19, 20). Je sicherer alle verfügbaren mikrochirurgischen Techniken beherrscht werden, desto flexibler kann im Rahmen der operativen Versorgung reagiert werden. Dabei stellt gerade die Notfallversorgung von komplexen Handverletzungen höchste Anforderungen an die mikrochirurgische Expertise und auch Phantasie bei der Entwicklung von individuellen Lösungsansätzen (Sabapathy u. Satbhai 2014). Hierbei ist durchaus der Vergleich zwischen einen Pianisten und einem mikrochirurgisch versierten Handchirurgen erlaubt: Was dem einen die Geläufigkeit der Finger und die technische Virtuosität ist, ist dem anderen die sichere Beherrschung aller mikrochirurgischen Techniken. Beides ist die Grundlage für die eigentliche Betätigung – entweder die Aufführung einer Klaviersonate mit höchstem künstlerischem Anspruch oder die perfekte Rekonstruktion einer schwerstverletzen Hand mit z. B. heterotopen Replantationen, »spare part free flaps«, Gefäßinterponaten etc.

In der **sekundären Rekonstruktion** ist die Mikrochirurgie ebenfalls ein unverzichtbarer Baustein. So können Narbenkontrakturen mit freien Lappenplastiken aufgelöst werden. Auch ausgedehnte Weichteilinfekte können freie Lappenplastiken zur Defektrekonstruktion erfordern (◘ Abb. 30.1). In einigen Fällen sind Tenolysen nur möglich, wenn zeitgleich eine freie Lappenplastik zur Rekonstruktion der prekären Weichteile durchgeführt wird. Auch kann bei therapierefraktären Pseudarthrosen oder ausgedehnten Knochendefekten ein mikrochirurgischer Knochentransfer die adäquate Ausheilung sicherstellen. Bei schweren Amputationsverletzungen kann oft nur durch einen freien Zehentransfer eine gute Funktionsfähigkeit erreicht werden. Letztendlich basiert auch die allogene Transplantation von Händen oder Armen auf der Anwendung mikrochirurgischer Techniken (▶ Kap. 24).

Aber nicht nur für die Versorgung von Patienten mit **Handverletzungen** ist die Mikrochirurgie unverzichtbar. Auch die Korrektur von **angeborenen Handfehlbildungen** erfordert zum einen aufgrund der sehr kleinen und empfindlichen Strukturen eine perfekte mikrochirurgische Dissektionstechnik zur Schonung von Nerven und Gefäßen. Zum anderen kann bei der Pollizisation aber neben der Arterio- und Neurolyse unter Umständen eben auch eine Gefäßanastomose oder eine Nervenkoaptation notwendig werden.

Letztendlich ist die Beherrschung mikrochirurgischer Techniken unbedingt erforderlich, um bei **elektiven Handeingriffen** intraoperative Komplikationen beherrschen zu können. So ist die partielle Aponeurektomie bei Dupuytren-Kontraktur einer der am häufigsten durchgeführten Eingriffe in der Handchirurgie. Dieser Eingriff umfasst regelmäßig ausgedehnte Neurolysen und Arteriolysen, die insbesondere im Rezidivfall mitunter sehr komplex sein können. Wenn es im Rahmen einer partiellen Aponeurektomie zu Gefäß- oder Nervenverletzungen kommt, müssen die verletzten Strukturen im selben Eingriff mittels mikrochirurgischer Techniken rekonstruiert werden, um bleibende funktionelle Einschränkungen oder gar den Verlust von Fingern zu verhindern.

Viele junge Mikrochirurgen haben bei der Versorgung von Handverletzungen die Möglichkeit, die im mikrochirurgischen Übungskurs (▶ Kap. 38) er-

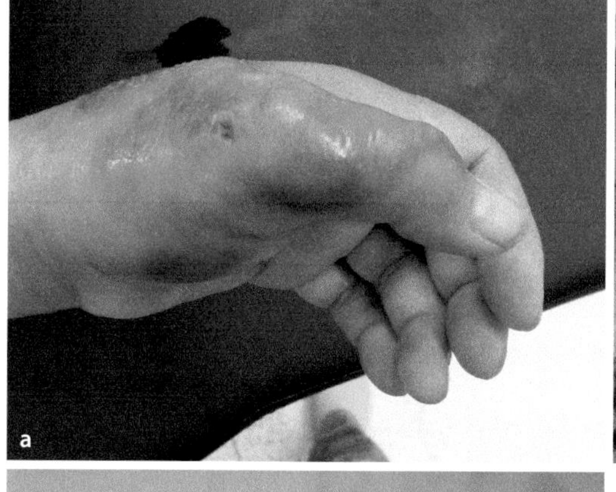

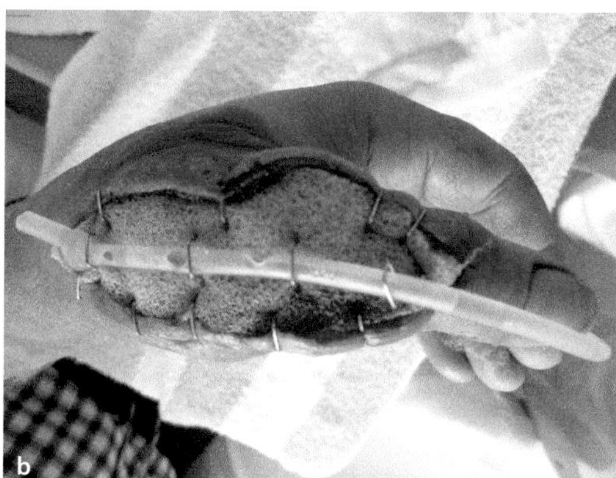

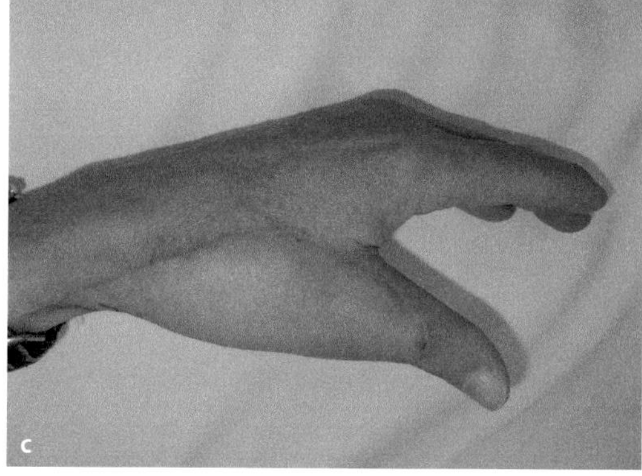

Abb. 30.1a–c **a** Ausgedehnter phlegmonöser Infekt der rechten Hand mit beginnender Weichteilnekrose. **b** Zustand nach mehrfachem Débridement und Coldex-Verbandanlage. **c** Defektrekonstruktion mit freiem SIEA-Lappen

lernten Techniken erstmals unter Aufsicht klinisch anzuwenden. Gerade die Rekonstruktion von Gefäß- und Nervenverletzungen im Fingerbereich oder auf Handgelenkshöhe erlaubt hier die klinische Ausbildung unter kontrollierten Bedingungen und ohne Zeitdruck.

Literatur

Cobbett JR (1969) Free digital transfer. Report of a case of transfer of a great toe to replace an amputated thumb. J Bone Joint Surg Br 51(4): 677-679

Kleinert HE, Kasdan ML (1963) Restoration of Blood Flow in Upper Extremity Injuries. J Trauma 3: 461-476

Sabapathy SR, Satbhai NG (2014) Microsurgery in the urgent and emergent management of the hand. Curr Rev Musculoskelet Med 7(1): 40-46

Tamai S (1978) Digit replantation. Analysis of 163 replantations in an 11 year period. Clin Plast Surg 5(2): 195-209

Die Anwendung mikrochirurgischer Techniken in der Neurochirurgie

I.Y. Eyüpoglu

U. Kneser et al. (Hrsg.), *Grundkurs Mikrochirurgie*,
DOI 10.1007/978-3-662-48037-3_31, © Springer-Verlag Berlin Heidelberg 2016

31.1 Einleitung

Die Durchführung einer Operation unter dem Mikroskop mit Mikroinstrumentarium wird unter dem Begriff »mikrochirurgische Technik« zusammengefasst und wird bereits seit mehr als 100 Jahren durchgeführt. Ein Operationsmikroskop wurde erstmalig bei einer neurochirurgischen Operation 1957 eingesetzt und ist seitdem nicht mehr aus der modernen Neurochirurgie wegzudenken (▶ Kap. 7). Zahlreiche neurochirurgische Krankheitsbilder waren durch die Einführung der mikrochirurgischen Techniken einer erfolgreichen Therapie erst überhaupt zugängig. Dementsprechend ist das Erlernen des mikrochirurgischen Handwerks ein essenzieller Bestandteil der neurochirurgischen Ausbildung.

31.2 Wichtige Prinzipien

Um auf einem hohen Niveau an mikrochirurgischen Techniken arbeiten zu können, muss der »mikrochirurgische Neophyt« sich stets einige grundlegende Aspekte vor seinem geistigen Auge halten.

■ Schonung von gesundem Gewebe

Ein Grundproblem chirurgischer Disziplinen besteht darin, dass pathologische Gewebsstrukturen stets durch nicht erkranktes Gewebe verdeckt werden. Dadurch bedingt muss der Operateur an »gesundem« Gewebe vorbeipräparieren oder sogar hindurch operieren. Die Anwendung mikrochirurgischer Techniken ermöglicht es dementsprechend, die pathologischen Strukturen unter maximal möglicher Schonung zu erreichen, was natürlich im ZNS eine übergeordnete Rolle spielt. Das Risiko einer potenziellen Schädigung von vitalem Hirnparenchym kann also durch den Einsatz der Mikrochirurgie auf ein notwendiges Minimum reduziert werden.

■ Faktor Zeit

Der Einsatz mikrochirurgischer Techniken geht im Vergleich zu makroskopisch durchgeführten Operationen immer auf Kosten der Zeit. Mikrochirurgische Operationen haben per se einen höheren zeitlichen Aufwand als die gleiche Operation unter makroskopischen Bedingungen. Ein hohes Maß an Präzision wird also mit dem Zeitfaktor bezahlt. Dementsprechend dürfen mikrochirurgische Techniken, bis auf ein paar wenige Ausnahmen, nicht unter Zeitdruck erfolgen: Der Operateur hat alle Zeit der Welt.

■ Ergonomisches Arbeiten

Da Zeit in der neurochirurgischen Mikrochirurgie keine Rolle spielt und dementsprechend die Eingriffe mehrere Stunden in Anspruch nehmen können, ist für den Operateur Komfort kein Luxus, sondern ein notwendiges Muss. In der praktischen Umsetzung bedeutet dies, dass der Operateur und sein Team bereits vor Beginn der Operation auf eine »bequeme« Operationsposition zu achten haben. Idealerweise sollten die Operationen sitzend mit optimal angepassten Rücken- und Armlehnen für den individuellen Operateur erfolgen, sodass sich auch nach mehreren Operationsstunden keine muskuläre Ermüdung einstellt.

■ Grobmotorische Arbeiten

Grobmotorische Aktivitäten, also Techniken die mit vermehrter Kraft einhergehen, sind unmittelbar vor dem mikrochirurgischen Eingriff durch den Operateur zu vermeiden. Die Schädeleröffnung (Trepanation, Kraniotomie oder Kraniektomie) ist hierbei ähnlich einzustufen und sollte daher nicht durch den Operateur persönlich durchgeführt werden.

■ Penible Blutstillung

Die Schädeleröffnung erfolgt makroskopisch, daher wirken kleinere Blutungen in dieser Phase als nicht störend. Sobald jedoch unter dem Operationsmikroskop gearbeitet wird, haben auch die kleinsten »Sickerblutungen«, die sich vom Rand des Operationssitus ihren Weg in das Operationsfeld bahnen, einen enorm störenden Einfluss auf den Verlauf der Operation. Es muss also auch in der makroskopischen Phase der Operation auf eine minutiöse Blutstillung geachtet werden.

■ Trichterprinzip

In der mikrochirurgischen Neurochirurgie wird nach dem »Trichterprinzip« gearbeitet. Das bedeutet, dass die oberflächlich angelegte Schädeleröffnung so groß wie nötig und so klein wie möglich

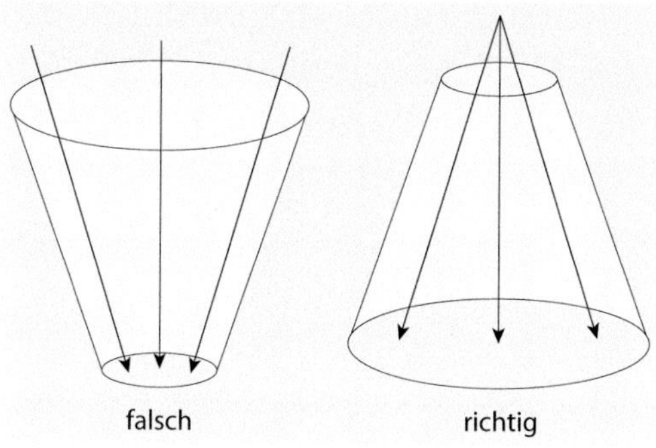

Abb. 31.1 Schematische Darstellung des Ziellandes

gewählt werden sollte. Je tiefer der Arbeitsbereich liegt, desto größer wird entsprechend das Arbeitsfeld (Abb. 31.1). In der praktischen Umsetzung bedeutet dies, dass man jeden »Weichteilschnitt« nach der Phase der Schädeleröffnung maximal ausnutzt und so gut wie möglich arachnoidale oder sogar narbige Strukturen als Fixierung löst.

Diese Grundregeln sollten vor Beginn einer mikrochirurgischen Operation beherzigt werden. Natürlich wird ein mikrochirurgisch versierter Neurochirurg diese Regeln nicht »auswendig« können. Vielmehr werden die Prinzipien der mikrochirurgischen Neurochirurgie dem neurochirurgischen Neophyten während seines kontinuierlichen Lernprozesses ganz unbewusst beigebracht und er integriert sie dann als erfahrener Neurochirurg in sein tägliches operatives Handeln – ganz unbewusst im Sinne eines Automatismus.

31.3 Besonders diffizile Eingriffe

Ein hohes Maß an mikrochirurgischer Expertise wird in der Neurochirurgie bei folgenden Operationen vorausgesetzt:

- Ausschaltung vaskulärer Läsionen (Kavernome, Angiome, Aneurysmen) aus dem ZNS
- Vaskuläre Rekonstruktionen bzw. revaskularisierende Operationen
- Entfernung von Hirntumoren, insbesondere im Bereich der Schädelbasis
  - transkraniell
  - transsphenoidal

Dies bedeutet nicht, dass die oben genannten Eingriffe im Rahmen des Lernprozesses nicht vom mikrochirurgisch Lernenden durchgeführt werden können. Grundsätzlich kann der »Lehrling« unter der Anleitung eines versierten »Mentors« Anteile solcher Eingriffe übernehmen und so seine Expertise in der Mikrochirurgie weiterentwickeln. Dazu gehört z. B. die Eröffnung der Fissura Sylvii bei Läsionen der vorderen/mittleren Schädelbasis oder die oberflächliche Präparation von Hirntumoren in nicht eloquenten Arealen. Kontinuierlich kann der »Lehrling« immer mehr Anteile der Operation übernehmen. Entscheidend bei dieser Form des Teaching ist, dass der »Lehrling« im richtigen Moment die Operation ohne Diskussion an den »Mentor« abgibt und umgekehrt der »Mentor« nach Überbrücken eines schwierigen operativen Abschnitts die Operation auch wieder an seinen »Lehrling« zurück übergibt.

Mikrochirurgische Techniken in der Mund-, Kiefer-, Gesichtschirurgie

M. R. Kesting

U. Kneser et al. (Hrsg.), *Grundkurs Mikrochirurgie*,
DOI 10.1007/978-3-662-48037-3_32,

32.1 Einleitung

Defekte nach ablativer Tumorchirurgie, Traumata und Fehlbildungen verursachen teils dramatische ästhetische und funktionelle Defizite im Mund-, Kiefer-, Gesichtsbereich. Die Einführung mikrochirurgischer Techniken konnte das rekonstruktive Spektrum der Mund-, Kiefer-, Gesichtschirurgie seit den 1980er Jahren nachdrücklich erweitern (Reuther et al. 1984). Suffiziente Hart- und Weichgewebsrekonstruktionen konnten den Patienten zur Wiedererlangung einer normalen Ästhetik, aber auch zur Rehabilitation der Kau-, Sprech- und Schluckfunktion verhelfen. Neben den Fähigkeiten des mikrochirurgischen Operierens und der Gewebeverpflanzung sind für den Mund-Kiefer-Gesichtschirurgen jedoch auch Kenntnisse in der Funktionsweise des stomatognathen Systems und der sachgerechten Integration von Zahnersatz Voraussetzung. In Folgendem werden die bedeutendsten mikrochirurgischen Verfahren in der Mund-Kiefer-Gesichtschirurgie – der freie Gewebetransfer und die Mikronervenchirurgie – dargestellt.

32.2 Freier Gewebetransfer

32.2.1 Allgemeine Aspekte

Die fachbezogene Onkologie stellt die häufigste Indikation für freien Gewebetransfer in der Mund-, Kiefer-, Gesichtschirurgie dar. Traumatologische Indikationen oder Fehlbildungen erfordern weit seltener mikrochirurgische Gewebeverpflanzungen. Bei Geschwülsten im Mund-, Kiefer-, Gesichtsbereich stellt die radikale Tumorresektion gekoppelt mit der Ausräumung der zervikalen Lymphabflusswege (neck dissection) die Therapie der ersten Wahl dar. Die dabei entstehenden Gewebsdefekte werden im modernen rekonstruktiven Zentrum noch im gleichen operativen Eingriff wieder verschlossen (Wolff et al. 2012a). Dabei gelten die Grundsätze der rekonstruktiven Chirurgie:

- verlorenes Gewebe ist mit ähnlichem Eigengewebe zu rekonstruieren,
- die Morbidität der Entnahmeregion ist möglichst gering zu halten,
- die Erhaltung der Lebensqualität des Patienten stellt das oberste Ziel dar.

Gestielte Lappenplastiken wie das Pectoralis-maior-Transplantat vermögen die letzten beiden Anforderungen selten zu erfüllen, nichtperfundierte Transplantate können große Defekte nicht überbrücken. Dem mikrovaskulären Gewebetransfer ist daher Priorität einzuräumen. Probleme für den mikrovaskulären Gewebetransfer können sich v. a. bei Sekundärinterventionen oder gefäßkranken Patienten ergeben. Die Anschlussgefäße für das mikrovaskuläre Transplantat können durch Voroperationen oder eine Strahlentherapie reseziert, okkludiert oder fibrosiert sein. Dies gilt v. a. für die arteriellen Anschlussgefäße, wie die Äste der A. carotis externa und die A. carotis externa selbst, aber auch für die venösen Anschlussgefäße wie die V. jugularis interna mit ihren Abgängen oder die V. jugularis externa. In solchen Fällen ist eine präoperative Abklärung mittels einer dreidimensionalen CT-Angiografie der Halsgefäße unumgänglich (Thurmüller et al. 2007). Alternativ kann auf die Gefäße der kontralateralen Halsseite, die A. transversa colli oder auf eine am Oberarm abgesetzte und nach kranial geschlagene V. cephalica zurückgegriffen werden. Gefäßinterponate zur reinen Überbrückung oder zur Anlage einer arteriovenösen Schleife sind ebenfalls möglich.

32.2.2 Defekte und Transplantatwahl

Kleinere bis mittelgroße intraorale Defekte können mit dem »Arbeitspferd« der rekonstruktiven Mund-, Kiefer-, Gesichtschirurgie, dem radialen Unterarmtransplantat, verschlossen werden. Im Bereich des Mundbodens, der Zunge und der Innenwange ahmt die haarlose Unterarmregion das intraorale Integument nach (Abb. 32.1); für Rekonstruktionen des Weichgaumens zeigt der lange Lappenstiel erhebliche Vorteile. Als Alternative wurden für die Mundboden- und Zungenregion Perforatortransplantate vom Unterschenkel vorgeschlagen, die durch Primärverschluss ihrer Entnahmestelle die Unterarmmorbidität des Radialistransplantats vermeiden (Wolff et al. 2006a, 2012b). Sie sind jedoch in ihrer Stiellänge limitiert.

Große intraorale Defekte infolge einer Hemiglossektomie oder **kombiniert intra-extraorale Defekte** aufgrund eines perforierenden Tumorwachs-

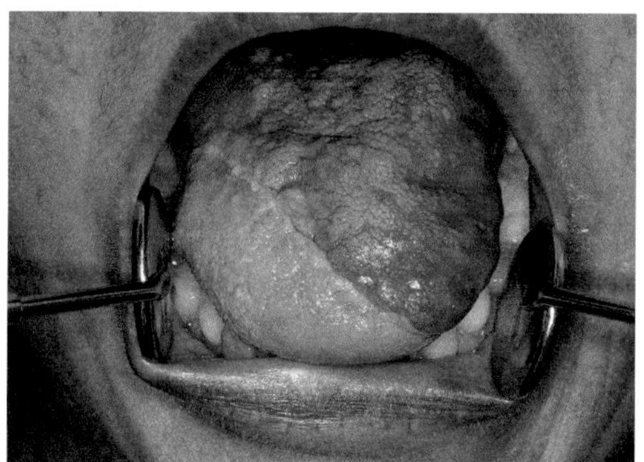

Abb. 32.1 Zungenrekonstruktion mit radialem Unterarmtransplantat

tums erfordern entsprechende Volumenkompensation. Das anterolaterale Oberschenkeltransplantat oder das voluminösere myokutane Vastus-lateralis-Transplantat stellen die Transplantate der ersten Wahl dar (Wolff et al. 2006b). Alternativ kann auf einen lipokutanen Skapulalappen oder einen Latissimus-dorsi-Lappen zurückgegriffen werden; allerdings scheidet aufgrund der notwendigen Umlagerung ein »Two team approach« aus (Brown et al. 2010, Horn et al. 2013).

Volumendefekte, die sich im Gesichtsbereich bei einer progressiven Hemiatrophiafaciei oder als Bestrahlungsfolge manifestieren, können mit mikrovaskulär gestielten Fetttransplantaten aus der anterolateralen Oberschenkelregion augmentiert werden (Höltje 1978, Ehrenfeld u. Riediger 1990, Agostini u. Agostini 2009). **Unterkieferkontinuitätsdefekte**, aber auch **Oberkieferdefekte** erfordern »Composite-tissue«-Transplantate, die sowohl die knöcherne als auch die weichteilige Rekonstruktion gewährleisten. Osteokutane Fibula- und Skapulatransplantate sind hierfür besonders geeignet (Mitsimponas et al. 2014, Mücke et al. 2013).

Seit Kurzem kann mit präoperativ erstellten CT-Datensätzen die Resektion der Kiefer und deren Rekonstruktion dreidimensional virtuell simuliert werden (Abb. 32.2) (Tarsitano et al. 2014). »Labside« wird auf Basis dieser Daten die Herstellung individueller sterilisierbarer Sägeschablonen ermöglicht. Mit deren Hilfe steigt die operative Präzision merklich an, da sie die Voraussetzungen für akkurate Osteotomien und Osteosynthesen, eine exakte Transplantatpositionierung und eine simultane Insertion von Dentalimplantaten schaffen.

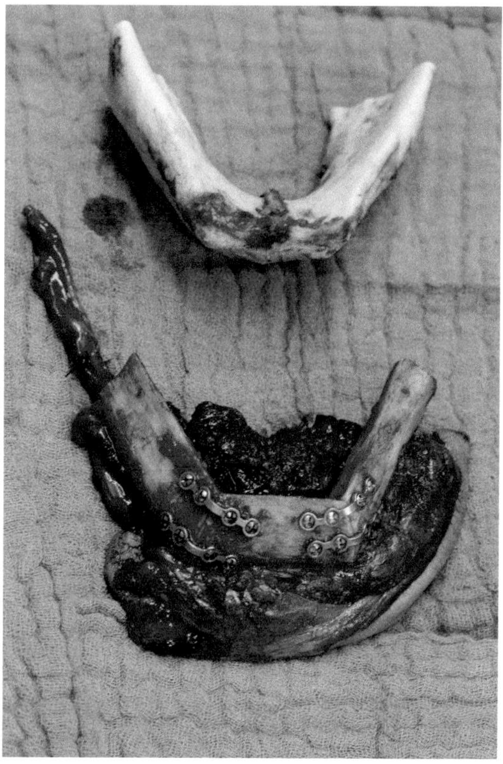

Abb. 32.2 Oben: Resezierter, von Osteoradionekrose betroffener Unterkieferanteil. Unten: Ersatz des obigen Unterkieferanteils durch passgenaues, virtuell geplantes osteokutanes Fibulatransplantat

32.3 Mikronervenchirurgie

32.3.1 N. lingualis- und N. alveolaris-inferior-Rekonstruktion

Die traumatische Durchtrennung von N. lingualis oder N. alveolaris inferior tritt nicht selten als iatrogene Folge einer Weisheitszahnentfernung auf. Bei sicherer Kontinuitätsunterbrechung ist die Sofortrekonstruktion der Nervkontinuität angezeigt. Dabei müssen die sich kontrahierenden Enden des N. alveolaris inferior ggf. über ein vestibuläres Knochenfenster dargestellt und mikrochirurgisch readaptiert werden. Kann aufgrund der Eigenspannung des Nervs die Strecke nicht überbrückt werden, ist die Entnahme und Interposition eines N. suralis-Transplantats notwendig (Ziccardo u. Zuniga 2007).

32.3.2 N. facialis-Rekonstruktion

Vor allem in der sekundären funktionellen Fazialischirurgie werden mikrochirurgische Techniken eingesetzt. Nach Vorlegen von »Cross-Face-Nerventransplantaten« in einem ersten operativen Schritt, wird wenige Monate später ein mikrovaskulär gestieltes M. gracilis-Transplantat mit seinem motorischen Nerv an die terminalen Cross-Face-Nerv-Stümpfe angeschlossen. Dabei wird der Muskel ausgehend von der Präaurikulärregion an die Effektororgane so gefiedert, dass er nach Funktionsaufnahme die faziale Motorik übernehmen kann (Momeni et al. 2013).

Literatur

Agostini T, Agostini V (2009) Adipofascial anterolateral thigh free flap for hemifacial atrophy. Acta Otorhinolaryngo Iltal 29:103-107

Brown J, Bekiroglu F, Shaw R (2010) Indications for the scapular flap in reconstructions of the head and neck. Br J Oral Maxillofac Surg 48: 331-337

Ehrenfeld M, Riediger D (1990) [Correction of subcutaneous soft tissue defects by microsurgical transplants].Fortschr Kiefer Gesichtschir 35: 100-104 German

Höltje WJ (1978) [Free adipose tissue transplants with use of microvascular anastomosis. Experimental foundations for the reconstruction of soft tissue defects of the face]. Fortschr Kiefer Gesichtschir 23: 6-9 German

Horn D, Jonas R, Engel M, Freier K, Hoffmann J, Freudlsperger C (2013) A comparison of free anterolateral thigh and latissimusdorsi flaps in soft tissue reconstruction of extensive defects in the head and neck region. J Craniomaxillofac Surg ## Nov 20 (Epub ahead of print)

Mitsimponas KT, Iliopoulos C, Stockmann P et al. (2014) The free scapular/parascapular flap as a reliable method of reconstruction in the head and neck region: a retrospective analysis of 130 reconstructions performed over a period of 5 years in a single department. J Craniomaxillofac Surg 42: 536-543

Momeni A, Chang J, Khosla RK (2013) Microsurgical reconstruction of the smile – contemporary trends. Microsurgery 33: 69-76

Mücke T, Loeffelbein DJ, Kolk A et al. (2013) Comparison of outcome of microvascular bony head and neck reconstructions using the fibular free flap and the iliac crest flap. Br J Oral Maxillofac Surg 51: 514-519

Reuther JF, Steinau HU, Wagner R (1984) Reconstruction of large defects in the oropharynx with a revascularized intestinal graft: an experimental and clinical report. PlastReconstr Surg 73: 345-358

Tarsitano A, Mazzoni S, Cipriani R, Scotti R, Marchetti C, Ciocca L (2014) The CAD-CAM technique for mandibular reconstruction: An 18 patients oncological case-series. J Craniomaxillofac Surg 42(7): 1460-4

Thurmüller P, Kesting MR, Hölzle F, Retzgen H, Wolff KD (2007) Volume-rendered three-dimensional spiral computed tomographic angiography as a planning tool for microsurgical reconstruction in patients who have had operations or radiotherapy for oropharyngeal cancer. Br J Oral Maxillofac Surg 45: 543-547

Wolff KD, Kesting M, Thurmüller P, Böckmann R, Hölzle F (2006) The anterolateral thigh as a universal donor site for soft tissue reconstruction in maxillofacial surgery. J Craniomaxillofac Surg 34: 323-331

Wolff KD, Kesting M, Thurmüller P, Böckmann R, Hölzle F (2006) The early use of a perforator flap of the lateral lower limb in maxillofacial reconstructive surgery. Int J Oral Maxillofac Surg 35: 602-607

Wolff KD, Bauer F, Wylie J, Stimmer H, Hölzle F, Kesting M (2012) Peroneal perforator flap for intraoral reconstruction.Br J Oral Maxillofac Surg 50: 25-29

Wolff KD, Follmann M, Nast A (2012) The diagnosis and treatment of oral cavity cancer. Dtsch Arztebl Int 109: 829-835

Ziccardi VB, Zuniga JR (2007) Nerve injuries after third molar removal. Oral Maxillofac Surg Clin North Am 19: 105-115

Entwicklung der Mikrochirurgie aus Sicht der Hals-Nasen-Ohrenheilkunde, Kopf- und Halschirurgie

J. Schipper

U. Kneser et al. (Hrsg.), *Grundkurs Mikrochirurgie*,
DOI 10.1007/978-3-662-48037-3_33, © Springer-Verlag Berlin Heidelberg 2016

Das Fachgebiet der Hals-Nasen-Ohren-Heilkunde, Kopf- und Halschirurgie war u. a. einer der Vorreiter in der Entwicklung der heutigen Mikrochirurgie. Die Möglichkeit der intraoperativen optischen Vergrößerung war dabei die Grundvoraussetzung für die Entwicklung der Mikrochirurgie.

Carl Olof Siggesson Nylen setzte als erster Chirurg das Mikroskop bei einem otorhinolaryngologischen Eingriff ein. Der Otochirurg Wullstein (Wullstein1949/1950), ein Pionier nicht nur in der mikrochirurgischen Otochirurgie, sondern auch bei der Entwicklung der ersten Operationsmikroskope zusammen mit der Fa. Zeiss, führte neben Shambaugh Anfang 1952 die ersten mikroskopischen Operationen durch. Mithilfe des Operationsmikroskops war es erstmals möglich, intraoperativ bisher verborgene anatomische Details durch die mikroskopische Vergrößerung sichtbar zu machen.

Durch Einsatz des Operationsmikroskops änderte Wullstein die gesamte bis dahin weltweit anerkannte Technik der Ohrchirurgie. Durch die bessere Auflösung anatomischer Details war es ihm erstmals möglich unter Nutzung des äußeren Gehörgangs als natürliche Körperhöhlenöffnung einen operativen Zugang zum Mittelohr zu erhalten. Heute wird diese seit mehr als 6 Jahrzehnten bekannte Operationstechnik durch das Endoskop erweitert und in anderen Fachdisziplinen als neue Errungenschaft, z.B. »NOTES« (Natural Orifice Transluminal Endoscopic Surgery), gefeiert. Neben dem Mikroskop waren es auch Vertreter aus dem deutschsprachigen Raum der Hals-Nasen-Ohrenheilkunde, Kopf- und Halschirurgie, die erstmals das Endoskop für mikrochirurgische Manipulationen einsetzten.

Unter Einsatz neuer endoskopischer Chipkameras und unter Nutzung von Videoketten können heute auch anatomische Strukturen in unterschiedlicher Detailauflösung in verschiedenen Winkeln (30°, 45°, 70° oder 120°) dargestellt werden. Die Firma Karl Storz, Tuttlingen, kaufte dazu das entscheidende Patent für sog. Hopkins-Stablinsen und stellte die ersten medizinischen Endoskope weltweit her, zunächst aber nur für die Nasennebenhöhlenchirurgie (Messerklinger 1970, Wigand 1978, Stammberger 1990). Später wurde neben dem Mikroskop auch das Endoskop in den anderen medizinischen Fachgebieten zum Einsatz in der Mikrochirurgie entdeckt. So war bislang die intraoperative Auflösung anatomischer Details nur in einem linearen Blickwinkel durch das Mikroskop möglich. Heute erlauben die Endoskope als Winkeloptiken auch den Blick um die Ecke mit der gleichzeitigen Möglichkeit einer entsprechenden Detailvergrößerung. Entsprechend änderte sich auch die gesamte Operationstechnik der Ohr- und Nasennebenhöhlenchirurgie zu einer reinen Mikrochirurgie unter Nutzung der natürlichen Körperhöhlenöffnungen als Zugangsweg.

Die im HNO-Bereich entwickelten Techniken der Mikrochirurgie fanden schließlich auch Eingang in der mikrovaskulären Anastomosenchirurgie im Rahmen onkochirurgischer oder traumatisch bedingter Defektdeckungen im Kopf- und Halsbereich. Insbesondere das bis dahin ausschließlich für die Mikrochirurgie des Ohres und der Nase entwickelte chirurgische Instrumentarium war Grundlage für die Weiterentwicklung von beispielsweise Mikroinstrumenten in der Neurochirurgie und in der plastischen Chirurgie. Ebenfalls in der Hals-Nasen-Ohrenheilkunde wurden erstmalig unter Einsatz des Mikroskops die ersten Hirnnervenanastomosen durchgeführt, z. B. vom N. facialis (Miehlke1960).

Die durch das Mikroskop und später in den 1970er Jahren durch das Endoskop mögliche höhere Detailauflösung sorgte für eine komplette Änderung der bis dahin gängigen Operationstechnik. Parallel dazu wurden entsprechend geeignete Mikroinstrumente und Fäden entwickelt, die bis heute noch Anwendung finden. Die verbesserte optische Visualisierung des Operationssitus mit der Möglichkeit einer wesentlich höheren Detailauflösung änderte auch das Verständnis und das chirurgische Handling des zu operierenden Gewebes. Durch die höhere Detailauflösung kann heute wesentlich gewebeschonender mit Erhalt auch dünnster Nerven- und Gefäßstrukturen operiert werden.

Literatur

Miehlke A (1960) Die Chirurgie des Nervusfacialis. Urban & Schwarzenberg

Messerklinger W (1970) Endoskopie der Nase. Monatsschr Ohrenheilkd Laryngorhinol. 104(10): 451-6

Stammberger H, Posawetz W (1990) Functional endoscopic sinus surgery. Concept, indications and results of the Messerklinger technique. Eur Arch Otorhinolaryngol 247(2): 63-76

Wigand ME, Steiner W, Jaumann MP (1978)Endonasal sinus surgery with endoscopical control: From radical operation to rehabilitation of the mucosa. Endoscopy 10:255–260

Wullstein H (1949/1950) Operationsmethoden zur Hörverbesserung und Prophylaxe bei Otosklerose und Adhäsivprozeß und ihre vorläufigen Ergebnisse. Arch. Ohr.-, Nas.- u. Kehlk.- Heilk. 156: 252-269

Gynäkologie

J. Heil, C. Sohn

U. Kneser et al. (Hrsg.), *Grundkurs Mikrochirurgie*,
DOI 10.1007/978-3-662-48037-3_34, © Springer-Verlag Berlin Heidelberg 2016

Die Mikrochirurgie ist im Fachgebiet der Gynäkologie wenigen Spezialsituationen vorbehalten. Je nach Definition beginnt der Einsatz mikrochirurgischer Techniken bei den fertilitätswiederherstellenden Operationen z. B. bei der Wiederherstellung der Tubendurchgängigkeit nach Sterilisation und reicht bis hin zu den freien Lappentransplantationen im Rahmen onkologischer Erkrankungen. Hierbei ist sowohl an Defektdeckungen jeder Art bei gynäkologischen Tumorentitäten des äußeren Genitales, der Thoraxwand, v. a. aber an tatsächliche Wiederherstellungsoperationen der Brust zu denken.

Das Mammakarzinom ist eine sehr häufige Erkrankung; etwa jede 8.–10. Frau wird im Laufe ihres Lebens mit dieser Erkrankung konfrontiert; bei etwa 30% dieser Frauen wird aus onkologischer Begründung empfohlen die Brust zu entfernen. Insbesondere im Rahmen der Brustrekonstruktion kommt es auf ein interdisziplinäres Konzept an, um Patientinnen für ihre jeweils individuelle Situation das beste operative Vorgehen anbieten zu können. Dabei sollten fachpolitische Grenzen überwunden werden und ein gemeinsames, inhaltlich motiviertes Streben um möglichst optimale Ergebnisse der Anspruch sein. Aus diesem Grund schreiben die derzeitigen Richtlinien für die Zertifizierung von Brustzentren in Deutschland die Integration der Plastischen Chirurgie vor, um tatsächlich das gesamte Spektrum der modernen brustwiederherstellenden Verfahren anbieten zu können.

Bei aller Diskussion und schwer interpretierbaren und bisweilen fehlenden Evidenz um die Frage der optimalen rekonstruktiven Technik, sei es auf der Basis von gestieltem oder freien Eigengewebe oder auf der Basis von Fremdmaterial (implantatbasierte Brustrekonstruktion) lässt sich ein Beratungsgerüst aufbauen, das transparent Vor- und Nachteile der verschiedenen Verfahren aufführt. Dabei werden im Rahmen einer interdisziplinären Beratung von gynäkologischem und plastisch-rekonstruktivem Mammaoperateur die individuellen Voraussetzungen und Vorstellungen der Patientin integriert und hier eine informierte Entscheidungsfindung unterstützt und herbeigeführt.

Ein **Beispiel eines solchen prinzipiellen Beratungsgerüsts** sei an dieser Stelle genannt und begründet. Von besonderer Bedeutung sind dabei – und sollten daher in der Beratung eine besondere Rolle spielen – individuelle Patientinnenwünsche und Risikoprofile.

- Im Falle einer Mastektomie ohne indizierte bzw. durchgeführte Bestrahlung kann in der Regel ein implantatbasiertes Vorgehen als erste Wahl in Betracht gezogen werden. Dies kann sowohl und in Abhängig der individuellen Situation als sog. Expander/Implantatsequenz ein- oder zweitzeitig im Bezug zur Mastektomie, aber auch als Sofortrekonstruktion erfolgen.
- Die onkologische Empfehlung auch nach einer Mastektomie eine Bestrahlung anzuschließen nimmt an Bedeutung eher zu. In dieser Situation scheint die Eigengewebsrekonstruktion gerade auch im Hinblick auf die Langzeitergebnisse (Re-operationsraten und Beschwerden wegen ungünstigem funktionellem und ästhetischem Ergebnis) überlegen zu sein. Hier ist die freie Lappentransplantation, vornehmlich von Gewebe des Unterbauchs (DIEP, msTRAM) aber auch der Oberschenkelinnenseite (TMG) oder vom Gesäß (SGAP; IGAP) zu erwägen (◘ Abb. 34.1). Einem zweizeitigem Vorgehen sollte in der Regel der Vorzug gegeben werden. Gestielte Lappenplastiken (v. a. TRAM, LADO) haben ihren individuellen Einsatz im Rahmen der Defektdeckung.
- Kombinierte Verfahren (Eigen- und Fremdgewebe, z. B. LADO plus Implantat) sind im Einzelfall zu diskutieren, gelten aber nicht als Methode der ersten Wahl zur Brustrekonstruk-

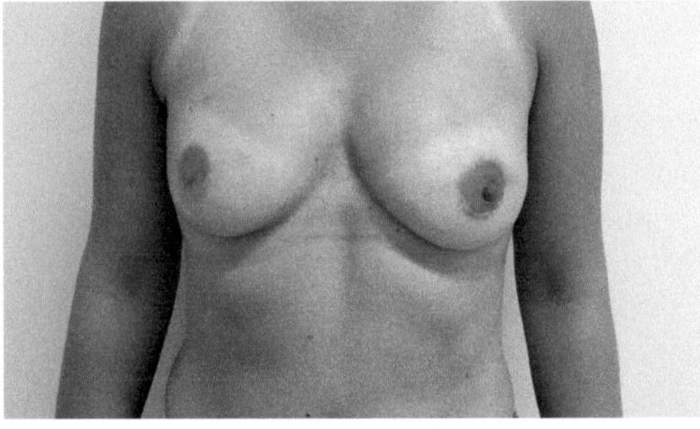

◘ **Abb. 34.1** BRCA1-positive Mammakarzinomerkrankung nach brustwarzenerhaltender Mastektomie beidseits, primärer Rekonstruktion mit freiem transversem, myokutanem Gracilislappen beidseits sowie Lipofilling zur Formkorrektur

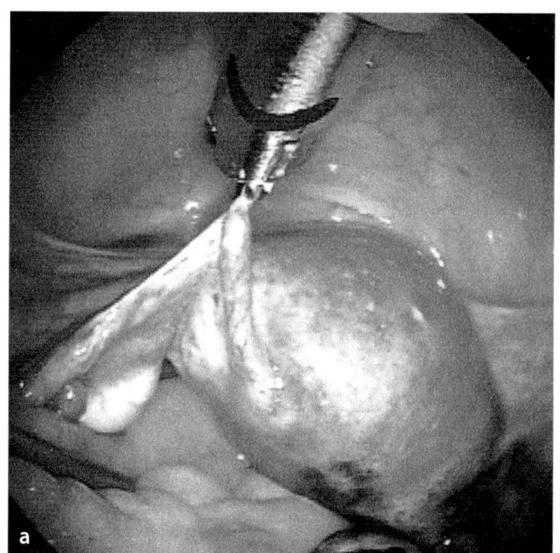

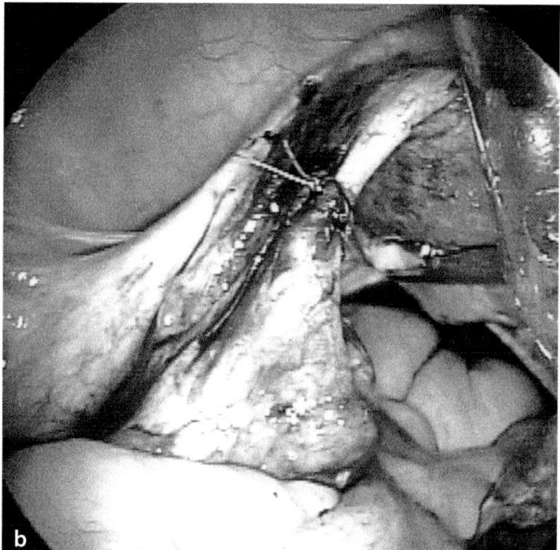

■ **Abb. 34.2** Tubenanastomose. (Aus: Kaufmann et al. 2013)

tion. Dennoch gibt es individuelle Situation, wo auch ein solches Vorgehen die relativ besten Ergebnisse erwarten lässt, z. B. bei sehr schlanken Patientinnen nach Bestrahlung.

In den letzten Jahren gewinnt die **beidseitige Mastektomie** zunehmend Bedeutung. Dies erfolgt sowohl in rein prophylaktischer Intention als auch im Fall der einseitigen Brustkrebserkrankungen, in der sich Frauen mit dem Ziel der Risikoreduktion für eine Erkrankung der Gegenseite für eine beidseitige Brustentfernung entscheiden. Hier sind onkologische, psychologische und ästhetische Gründe kritisch zu evaluieren und gegeneinander abzuwägen. Bei beidseitiger Mastektomie ist im Falle eines Rekonstruktionswunschs ein beidseits gleiches rekonstruktives Verfahren anzustreben, sofern dies technisch möglich erscheint und keine erheblichen Gegenargumente vorliegen.

Ein weiterer, wichtiger Bereich der »Mikrochirurgie« (nach gynäkologischer Definition) in unserem Fachgebiet sind die **(Re-)Fertilisierungsoperationen** an den den Tubae uterinae (■ Abb. 34.2). Durch die sich erheblich weiterentwickelnden laparoskopischen Operationstechniken in der Gynäkologie ist die offene mikrochirugische Tubenchirurgie zurückgedrängt worden. Neben der Adhäsiolyse finden mikrochirurgische Techniken wie eine Tubenanastomosierung, Fibrioplastik oder Salpingoneostomie in dieser Situation Einsatz und erreichen Schwangerschaftsraten bis zu 50%. Sie sind damit ein wichtiger Bestandteil moderner Fertilitätsmedizin.

Literatur

Kaufmann M, Costa SD, Scharl A (2013) Die Gynäkologie, 3. Aufl. Springer Verlag, Heidelberg

Urologie

C. Leiber

U. Kneser et al. (Hrsg.), *Grundkurs Mikrochirurgie*,
DOI 10.1007/978-3-662-48037-3_35, © Springer-Verlag Berlin Heidelberg 2016

In den 1970er Jahren begann die zunehmende Verwendung von mikrochirurgischen Techniken in der Urologie. Während zunächst hauptsächlich mit Einsatz von Lupenbrillen in der operativen Andrologie und der Kinderurologie gearbeitet wurde, gibt es heute in fast allen Bereichen der operativen Urologie Einsatzmöglichkeiten für mikrochirurgische Techniken, bei denen vorzugsweise Operationsmikroskope eingesetzt werden (Schwarzer 1994) (◘ Tab. 35.1).

Eine »klassische« Domäne der mikrochirurgischen Operationstechnik in der operativen Andrologie ist die Durchführung von **Eingriffen zur Refertilisierung**, insbesondere nach vorausgegangener Vasoresektion. Wiederdurchgängigkeitsraten von >90% und Schwangerschaftsraten von ca. 60% sind nur bei Verwendung eines Operationsmikroskops und von 10/0-Fäden erreichbar (Schwarzer 2013). Hierbei werden die beiden Enden der Samenleiter jeweils mit inneren und äußeren Nähten anastomosiert (◘ Abb. 35.1). Speziell die **Tubulovasostomie**, bei der eine Anastomose zwischen dem nur 0,1–0,3 mm dicken Nebenhodentubulus (Wandstärke ca. 30 µm) und dem ca. 2 mm dicken Samenleiter (Lumen 0,2–0,3 mm) geschaffen werden muss, ist ohne ein modernes leistungsstarkes Operationsmikroskop technisch nicht durchführbar. Inzwischen werden in dieser Indikation auch schon roboterassistierte Verfahren eingesetzt (Gudeloglu 2014), wobei bisher keine Überlegenheit hierfür gezeigt werden konnte.

Die mikrochirurgische **Varikozelen-Operation** bietet im Vergleich zu anderen Techniken den großen Vorteil, dass alle relevanten Strukturen des Samenstrangs (sämtliche Venen, Lymphgefäße, Ductus deferens und A. testicularis) eindeutig erkannt und entsprechend ligiert bzw. geschont werden können. Hierdurch kommt es zu einer höheren Erfolgs- und geringeren Komplikationsrate (Mehta 2013). Im Vergleich zum alleinigen Einsatz einer Lupenbrille können mit dem Operationsmikroskop auch kleinere Venen sicher identifiziert und ligiert werden (Zhang 2014), sodass hier weniger Rezidive entstehen.

Da bei Patienten mit nichtobstruktiver Azoospermie in der Regel nur in einzelnen Tubuli im Hoden eine Spermatogenese stattfindet, hat die Einführung der mikrochirurgischen **testikulären Spermienextraktion** (Mikro-TESE) zu einer erhöhten Spermiengewinnungsrate geführt (Dabaja 2013). Dies gilt insbesondere für Patienten mit Klinefelter-Syndrom, Zustand nach Chemotherapie oder Kryptorchismus.

Eine spezielle und relativ seltene Indikation für mikrochirurgische Operationsverfahren in der Andrologie stellt die **chronische Testalgie** bzw. der chronische Skrotalschmerz dar. Unter dem Operationsmikroskop ist es möglich, eine Mikrodenervation des Samenstrangs vorzunehmen, ohne sonstige Strukturen zu traumatisieren (Larsen 2013).

Die heute verwendeten operativen Verfahren zur **Phalloplastik** bei Transsexualismus (Frau zu

◘ Tab. 35.1 Indikationen für mikrochirurgische Verfahren in der Urologie

Fachgebiet	Operationsverfahren
Andrologie	Mikrochirurgische Vasovasostomie und Tubulovasostomie Mikrochirurgische Varikozelen-Operation Mikrochirurgische testikuläre Spermienextraktion (Mikro-TESE) Mikrochirurgische Denervation des Ramus genitalis des N. genitofemoralis bei chronischer Samenstrangneuralgie/Testalgie Mikrochirurgische Phalloplastik bei Transsexualismus (Frau zu Mann) Mikrochirurgische Penisreplantation nach Trauma
Kinder-Urologie	Mikrochirurgische Ureterabgangsplastik Mikrochirurgische Orchidolyse Mikrochirurgische Hypospadie-Korrekturverfahren und andere genitalrekonstruktive Eingriffe Mikrochirurgische Nierentransplantation (Gefäß- und Harnleiteranastomosen)
Neuro-Urologie	Mikrochirurgische Techniken bei sakraler Neurostimulation

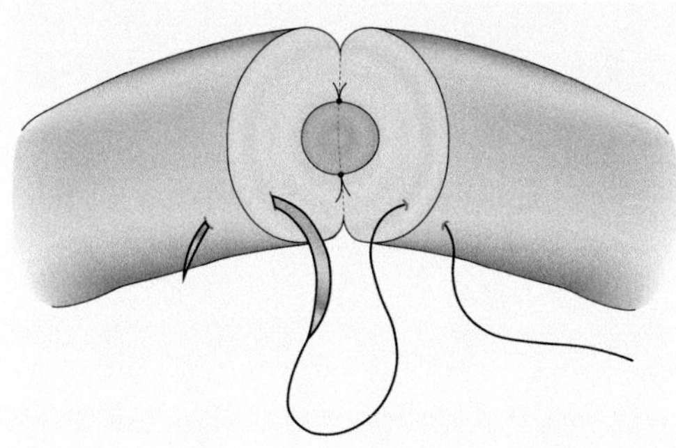

Abb. 35.1 Schema der Anastomosierung des Samenleiters

Mann) kommen ohne Mikrochirurgie nicht aus. Die Gefäß- und Nerven-Anastomosen bei den meist freien Transplantaten sind anders nicht durchführbar (Young 1992). Auch bei den seltenen Fällen einer traumatischen Penisamputation oder beim Penisaufbau nach radikal-chirurgischen Maßnahmen wegen eines Peniskarzinoms sind ohne den Einsatz von mikrochirurgischen Verfahren nicht denkbar (Guizhong 2012, Roche 2012).

Unter Berücksichtigung der Größenverhältnisse, insbesondere bei Früh- und Neugeborenen bzw. Säuglingen, sind mikrochirurgische Techniken in der **Kinderurologie** unverzichtbar. Hier werden nahezu alle Eingriffe mit Lupenbrille und teilweise auch mit einem Operationsmikroskop durchgeführt. Dies gilt insbesondere für die plastisch-rekonstruktive Genitalchirurgie und die Gefäß- und Harnleiter-Anastomosen im Rahmen von Nierentransplantationen bei Kindern.

In der **Neuro-Urologie** kommen mikrochirurgische Operationsverfahren bei allen Eingriffen in Rückenmarksnähe (z. B. Implantation eines sakralen Neurostimulators) zum Einsatz, da hier eine entsprechende Darstellung der einzelnen Strukturen für den Operationserfolg und die Vermeidung von schwerwiegenden Komplikationen essenziell ist.

Literatur

Dabaja AA, Schlegel PN (2013) Microdissection testicular sperm extraction: an update. Asia J Androl 15: 35–39

Gudeloglu A, Brahmbhatt J V, Parekattil SJ (2014) Robot-assisted microsurgery in male infertility and andrology. Urol Clin North Am 41 (4): 559–566

Guizhong L, Feng H, Guangling H et al. (2012) Management of penile defects: a review. J Reconstr Microsurg 28 (5): 293–296

Larsen SM, Benson JS, Levine LA. (2013) Microdenervation of the spermatic cord for chronic scrotal content pain: single institution review analysing success rate after prior attempts at surgical correction. J Urol 189 (2): 554–558

Metha A, Goldstein M (2013) Microsurgical varicocelectomy: a review. Asia J Androl 15: 56–60

Roche NA, Vermeulen BT, Blondeel PN, Stillaert FB (2012) Technical recommendations for penile replantation based on lessons learned from penile reconstruction. J Reconstr Microsurg 28 (4): 247–250

Schwarzer J U, Steinfatt H (2013) Current status of vasectomy reversal. Nat Rev Urol 10 (4): 195–205

Schwarzer J U, Pickl U, Hofmann R et al. (1994) Microsurgical techniques in urology. Urologe 33 (1): 44–48

Young VL, Khouri RK, Lee GW, Nemecek JA (1992) Advances in total phalloplasty and urethroplasty with microvascular free flaps. Clin Plast Surg 19 (4): 927–938

Zhang H, Liu X-P, Yang X-J et al. (2014) Loupe-assisted versus mircoscopic varicocelectomy: is there an intraoperative anatomic difference? Asia J Androl 16: 112–114

Gefäßchirurgie

W. Lang

U. Kneser et al. (Hrsg.), *Grundkurs Mikrochirurgie*,
DOI 10.1007/978-3-662-48037-3_36, © Springer-Verlag Berlin Heidelberg 2016

36.1 Besonderheiten

Bei der Anastomosentechnik an den Extremitätenarterien müssen die Wandverhältnisse der Gefäße in vielen Fällen mehr berücksichtigt werden als das bei gesunden, nicht arteriosklerotisch veränderten Gefäßen zutrifft. Der Durchmesser einer A. dorsalis pedis ist zum Anschluss eines pedalen Bypass selten ein Problem, meist liegen noch Innendurchmesser der Arterie von 1,5 und mehr Millimetern vor. Problematisch sind Wanddicke und auch eine eventuelle Wandkalzifikation, die v. a. bei fortlaufenden Nähten sehr schnell eine Unschärfe der Nadel verursachen oder das Durchdringen der Nadel durch die Gefäßwand verhindern. Da bei der Wahl der Anastomosenregion meist ein geringer Spielraum besteht, müssen die Kalzifikationen häufig mit einer feinen Klemme gebrochen werden. Bei starkem Wandkalk, v. a. bei zirkumskripter Kalzifikation, wird es zudem unmöglich, das Gefäßlumen mit externen Gefäßklemmen während der Anastomosierung zu okkludieren.

36.2 Klemmung der Gefäße

Wegen der kleinen Gefäße werden die üblichen zarten Klemmen verwendet, die dann in den genannten Fällen nicht immer eine effektive Blutungskontrolle bewirken. Durch die ungleiche Verteilung der Arteriosklerose in der Gefäßwand blutet es trotz Anlage spezieller Gefäßklemmen aus dem zuführenden oder abführenden Gefäß an der Anastomose. Ein weiteres Problem kann durch die Kompression der starren Gefäßwand durch die Gefäßklemme entstehen mit der Gefahr, dass durch einen »Memory-Effekt« das Gefäß auch nach dem Entfernen der Klemme zusammengedrückt bleibt. Aus diesem Grund wird häufiger mit einer intraluminalen Blockade durch Bombinen oder besser durch feine Ballonkatheter okkludiert. Eine Alternative ist auch die Anlage einer Blutsperre, wobei dies v. a. bei Diabetikern mit starker Mediasklerose der A. femoralis nicht effektiv ist.

36

36.3 Spezialgebiet: Dialysefistel bei Kindern und Jugendlichen

Die Anwendung mikrochirurgischer Techniken spielt eine große Rolle bei der Anlage von Dialysefisteln bei Kindern. Wenn immer möglich, sollten auch bei Kindern arteriovenöse Fisteln (Cimino-Fistel) primär weit distal angelegt werden, um nicht die Punktionsstrecke am Unterarm aufzugeben und in der Ellenbeuge eine Fistel mit zu hohem Fluss zu generieren. Gerade bei Kindern und Jugendlichen, die bei einer Niereninsuffizienz noch eine wesentlich höhere Lebenserwartung haben, ist das klinisch relevant. Während die Gefäßdurchmesser der oberflächlichen Venen groß genug sind, muss sich der arterielle Zustrom im Verlauf vergrößern. In der

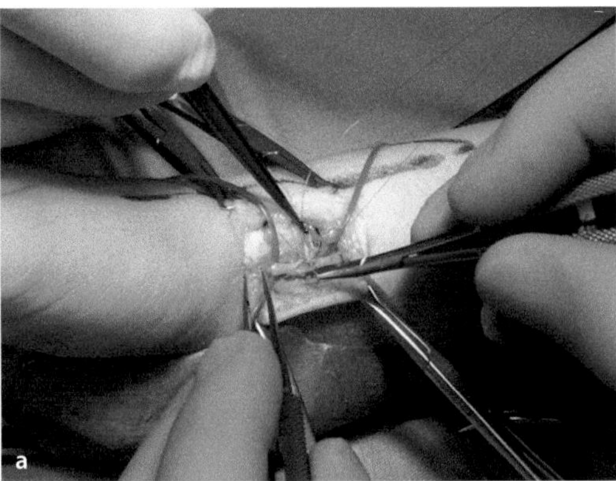

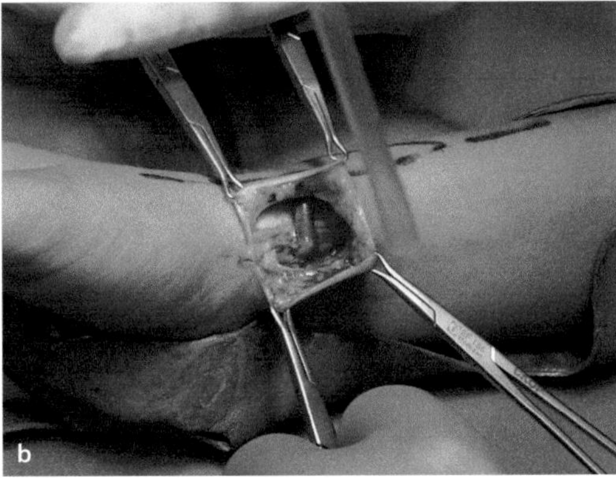

Abb. 36.1a, b **a** Anlage einer arteriovenösen Fistel (Cimino-Fistel) am rechten Handgelenk zwischen der A. radialis und der V. cephalica. Unter Anlage einer Blutleere ist keine direkte Klemmung der Gefäße erforderlich, ein Spasmus der Arterie wird vermieden (Aus: Lang 2013). **b** Situs der Fistel nach Öffnen der Blutleere. (Aus: Lang 2013)

Regel ist das kein Problem – durch die hohen Flussvolumina vergrößert sich der Gefäßdurchmesser kompensatorisch. Eingeschränkt wird der initiale Blutfluss häufig durch die **arterielle Gefäßspastik**. Bereits die zarte Berührung der distalen A. radialis mit einem feinen atraumatischen Instrument kann einen starken Gefäßspasmus auslösen, der den Durchfluss drosselt. Der konsekutive Verschluss der Gefäßanastomose lässt sich in diesen Fällen auch nicht durch eine intraoperative Antikoagulation (z. B. Heparin) verhindern, da durch die Ablagerung von Thrombozyten an der Anastomose der initiale Gerinnungsprozess in den kleinlumigen Gefäßen bereits zur Thrombosierung der Anastomose ausreicht. Wird in Blutleere nach Anlage einer Sperrmanschette und Auswickeln der Extremität mit einer Esmarch-Binde operiert, tritt keine Spastik auf (◘ Abb. 36.1). Ein Abklemmen der Gefäße entfällt ebenfalls. Nach Öffnen der Blutleere ist die Anastomose weit; es kommt zu keiner Einschränkung des Blutflusses durch eine Gefäßspastik.

36.4 Fazit

Zusammenfassend sind mikrovaskuläre Techniken in der Gefäßchirurgie etabliert, wegen der noch relativ großen Durchmesser der Gefäße werden in der klinischen Routine keine speziellen mikrovaskulären Anastomosen erforderlich. Ausnahmen ergeben sich bei kleinen Gefäßlumina, z. B. bei Kindern und Jugendlichen.

Literatur

Lang W (2013) Gefäßchirurgie bei Kindern. CME Zertifizierte Fortbildung. Gefässchirurgie 18: 591-602

Experimentelle Mikrochirurgie

Experimentelle Mikrochirurgie

Y. Harder, H.-G. Machens, D. Schmauß

U. Kneser et al. (Hrsg.), *Grundkurs Mikrochirurgie*,
DOI 10.1007/978-3-662-48037-3_37,

37.1 Einleitung

Die Mikrochirurgie ist ein wichtiger Bestandteil im klinischen Alltag von rekonstruktiv tätigen plastischen Chirurgen, die auch in anderen chirurgischen Fachgebieten wie der Orthopädie und Unfallchirurgie, der Senologie, der Mund-Kiefer-Gesichtschirurgie oder der Hals-Nasen-Ohrenheilkunde zum Einsatz kommen. Historisch gesehen haben viele dieser operativen Verfahren ihren Ursprung in experimentellen Tiermodellen (Karl et al. 1978, Tan et al. 1978), anhand derer eine Operation entwickelt oder eingeübt wurde. Die Mikrochirurgie findet erstmals 1953 Anwendung in der Klinik zur Behandlung von Otorrhoe (Garcia Ibanez 1953). Die erste Revaskularisation eines Fingers wurde 1963 von Kleinert und Mitarbeitern durchgeführt (Kleinert et al. 1963), wohingegen der erste mikrovaskuläre Gewebetransfer erst 10 Jahre später erfolgte (Taylor u. Daniel 1973).

Heutzutage wird die experimentelle Mikrochirurgie in erster Linie für **zweierlei Anwendungsbereiche** verwendet:

1. Um neue mikrochirurgische Verfahren zu evaluieren und zu verbessern, z. B. eine neue Nahttechnik oder einen Couplerdevice und
2. um die Wirksamkeit eines Behandlungskonzepts, z. B. eine lokale Therapie beim Ischämie-/Reperfusionsschaden (I-/R) eines mikrovaskulären Lappens (Rücker et al. 2001) zu untersuchen oder das Herstellen eines Gewebekonstrukts zu ermöglichen (Polykandriotis et al. 2006).

Da die mikrochirurgischen Techniken heutzutage sehr etabliert und elaboriert sind, verlagert sich das Augenmerk der experimentelle Mikrochirurgie in der Plastischen Chirurgie immer mehr darauf, die mikrozirkulatorischen und molekularbiologischen Grundlagen eines Gewebetransfers zu verstehen.

Sicherlich ist es nicht einfach festzulegen, welche experimentellen Modelle unter den Überbegriff »Experimentelle Mikrochirurgie« fallen, da dieser sehr weit gefasst werden kann. Aus diesem Grund haben wir als Einschlusskriterium für dieses Buchkapitel definiert, dass zumindest für einen Teilschritt eines Modells neben dem mikrochirurgischen Instrumentarium eine Vergrößerung durch eine Lupenbrille oder ein Mikroskop vonnöten ist. Im Folgenden möchten wir eine Auswahl an gängigen mikrochirurgischen Verfahren vorstellen, die für die experimentelle plastisch-chirurgische Forschung von Bedeutung sind.

37.2 Rückenhautkammer

Das »Rückenhautkammer-Modell«, oder im Englischen »dorsal skinfold chamber-model«, ist ein weit verbreitetes Modell, das in erster Linie in der Mikrozirkulationsforschung verwendet wird (Lehr et al. 1993). Es wird vorwiegend an der Maus, in einzelnen Fällen jedoch auch am Hamster (Endrich et al. 1982) und an der Ratte angewendet (Papenfuss et al. 1979). Diese Rückenhautkammer ist eine Weiterentwicklung der Ohrkammer am Kaninchen (Ebert et al. 1948). Das Modell in der Maus wurde von Barkovskiĭ erstbeschrieben (Barkovskiĭ 1979).

Ein für die plastische Chirurgie wichtiges Anwendungsgebiet der Rückenhautkammer ist unumstritten die Erforschung der Gewebeintegration von sog. »scaffolds« (Gewebegerüsten) (Laschke et al. 2009) und die der anhaltenden akuten Ischämie im Lappenmodell (■ Abb. 37.1) (Harder et al. 2004; Harder et al. 2014). Hierbei werden verschiedene Ansätze erforscht, um die Vaskularisierung von nicht durchbluteten Gewebegerüsten und das Lappenüberleben zu verbessern. Diese Hautkammer ermöglicht über einen Zeitraum von ca. 2 Wochen die Untersuchung der Mikrozirkulation mittels intravitaler Epi-Fluoreszenzmikroskopie. Molekularbiologische Hintergründe können mittels spezifischen Gewebeuntersuchungen beleuchtet werden. Die Präparation der verschiedenen Rückenhautkammermodelle erfordern zum Einbringen eines Scaffolds oder aber zur Präparation eines Lappens – randomisiert durchblutet (Harder et al. 2014) oder axial durchblutet (Schweizer R et al. 2011) – chirurgische Teilschritte, die durch eine Lupenvergrößerung oder ein Operationsmikroskop unterstützt werden.

Mit dem Lappenmodell in der Rückenhautkammer konnte gezeigt werden, dass sowohl das lokale Anbringen von Hitze (Harder et al. 2005) oder Schockwellen (Tobalem et al. 2013), wie auch die systemische Gabe von Erythropoetin (Rezaeian et al.

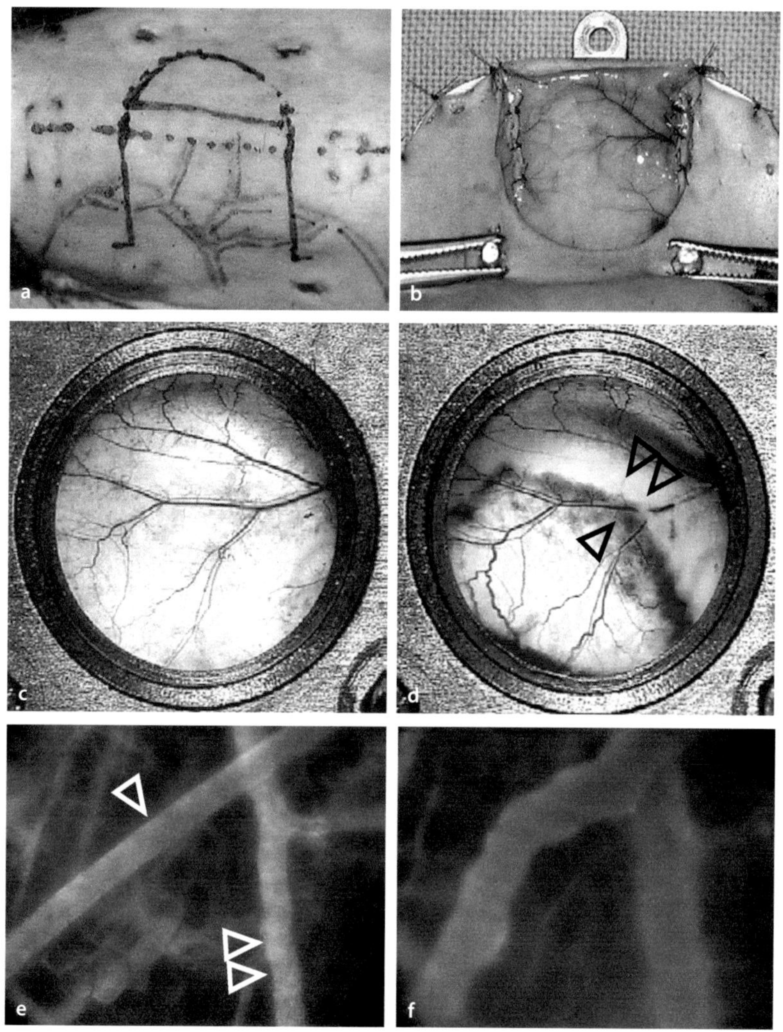

Abb. 37.1 Das Modell des randomisiert durchbluteten muskulokutanen Lappens in der Rückenhautkammer an der Maus: Anzeichnung der Schnittführung (schwarz) und des Gefäßverlaufs (blau-rot). Die gestrichelte Linie gibt den Verlauf der Wirbelsäule wieder (**a**). Der umschnittene und mit der umliegenden Haut wieder eingenähte Lappen wurde an die Rückseite der Kammer mittels Einzelknöpfen fixiert (**b**). Das Sichtfenster der Kammer am Tag 1 (**c**) und 3 (**d**) nach Lappenhebung. Die Demarkationszone zwischen vitalem Lappengewebe proximal und nekrotischem Lappengewebe distal besteht aus einem wolkigen, roten Saum (einfacher Pfeil) und der distal davon gelegenen weißen Falx (doppelter Pfeil) (D). Abbildungen mittels intravitaler Fluoreszenzvideomikroskopie einer Arteriole (einfacher Pfeil) und einer Venole (doppelter Pfeil) im proximalen Teil des Lappens am Tag 1 (**e**) und 10 (**f**) nach Lappenhebung (75-fache Vergrößerung). Man beachte im zeitlichen Verlauf die Dilatation der Arteriole und der Venole und die zunehmende Gewundenheit (tortuosity; mikrovaskuläres Remodeling als Zeichen der Arteriogenese) der Arteriole (F)

2013) und Ghrelin (Rezaeian et al. 2012) einen positiven Einfluss auf das Lappenüberleben haben.

Plock et al. etablierten ein axial gestieltes Hautlappen-Modell an der Maus (Plock et al. 2009). Die Autoren präparierten am Rücken der Tiere einen paramedianen, an den lateralen thorakalen Gefäßen gestielten Insellappen mit den Maßen 25×13 mm. Auch dieser Lappen kann in eine Rückenhautkammer eingespannt werden. Mittels intravitaler Epi-Fluoreszenzmikroskopie kann die Lappenunterseite dargestellt werden, welche eine mikrohämodynamische Analyse in kritisch ischämischem Lappengewebe ermöglicht. Alternativ kann der Lappen an seiner ursprünglichen Position vernäht werden, wobei hier das Unterlegen einer Silikonschicht das Einsprossen von Gefäßen aus dem Wundbett verhindert. Schweizer et al. verwendeten dieses Modell, um den Einfluss von Botulinumtoxin auf den Blutfluss des kritisch durchbluteten Lappengewebes zu untersuchen (Schweizer et al. 2013).

Lindenblatt et al. hingegen verwendeten das Rückenhautkammer-Modell an der Maus, um die Mikrozirkulation bei Hauttransplantaten (Lindenblatt et al. 2008) und die angiogenetischen Vorgänge zwischen originärem Wundbett und Hauttransplantat (Lindenblatt et al. 2011) zu untersuchen.

Sorg et al. wiederum verwendeten die Rückenhautkammer in der Maus, um Einblicke in die Mechanismen der Wundheilung zu bekommen (Sorg et al. 2007). Dafür wurde ein 4 mm^2 großer Vollhautdefekt an der Rückenhaut erzeugt, der über einen Zeitraum von 12 Tagen wiederholt mittels Intravitalmikroskopie untersucht wurde.

Des Weiteren wird die Rückenhautkammer u. a. in der onkologischen Forschung verwendet, z. B. um die Vaskularisation von Tumoren zu studieren oder die Inhibition ebendieser durch Medikamente zu analysieren (Dreau et al. 2006).

37.3 Arteriovenöser Loop

»Tissue Engineering« stellt heute ein großes Forschungsgebiet im Bereich der rekonstruktiven plastischen Chirurgie und fast sämtlichen anderen chirurgischen Fachbereichen dar. Dabei soll »fehlendes« körpereigenes Gewebe durch präfabriziertes Gewebe, z. B. Knochen oder Weichteilgewebe ersetzt werden. Im letzten Jahrzehnt gab es vielversprechende Ansätze auf dem Gebiet des Tissue Engineerings. Ein limitierender Faktor ist jedoch nach wie vor die Vaskularisierung der zentralen Anteile eines größeren dreidimensionalen Tissue-Engineering-Konstrukts, die eine Voraussetzung für dessen Biointegration darstellt. Ein Ansatz für die Lösung dieser Problematik in experimentellen Modellen ist die In vivo-Prävaskularisation mithilfe einer mikrochirurgisch angelegten arteriovenösen (AV) Gefäßschleife. Dieses sog. AV-Loop-Modell wurde erstmalig von Erol und Spira im Jahre 1979 beschrieben (Erol u. Spira 1979) und später durch Mian et al. modifiziert (Mian et al. 2000). Dabei wird meistens an der Ratte (Bitto et al. 2013), in einigen Fällen jedoch auch beim Schaf, (Beier et al. 2011) das femorale neurovaskuläre Gefäßbündel im Bereich des medialen Oberschenkels freigelegt. Daraufhin wird nach der Separation von Vene und Arterie ein femorales Venentransplantat auf der kontralateralen Seite gehoben und mittels mikrochirurgischer Anastomosen als Veneninterponat (vein graft) zwischen die femoralen Gefäße geschaltet. Alternativ kann anstatt eines Veneninterponats auch ein artifizielles Gefäßsegment verwendet werden. Im Anschluss wird der AV-Loop um die zu vaskularisierende Struktur gelegt und dieses Konstrukt in eine Trennkammer eingepasst (■ Abb. 37.2).

Polykandriotis et al. verwendeten dieses Modell an der Ratte, um eine Matrix aus prozessierter bovinen Spongiosa in Ratten zu prävaskularisieren und analysierten die Gefäßdichte des Konstrukts zu verschiedenen Zeitpunkten (Polykandriotis et al. 2006). Die Autoren verglichen die Ergebnisse mit einer Prävaskularisierungsstrategie, bei der ein femorales arteriovenöses Gefäßbündel, welches distal ligiert wurde, zentral in die Matrix eingeleitet wird. Es zeigte sich, dass der AV-Loop eine höhere Kapazität besitzt, Vaskularisation in der Kammer zu induzieren.

Bitto et al. modifizierten dieses AV-Loop Modell an der Ratte, um eine Neurotisation eines axial gestielten Scaffolds durch einen motorischen Nerven zu ermöglichen, und so eine myogene Differenzierung von mesenchymalen Stammzellen (MSCs) zu induzieren (Bitto et al. 2013). Die Autoren verwendeten die inferiore epigastrische V. und A. saphena, zusammen mit einem Interponat aus der kontralateralen inferioren epigastrischen Arterie, um eine arteriovenöse Gefäßschleife zu bilden. Der AV-Loop wurde daraufhin in eine Kammer aus Teflon eingespannt. Nach 14 Tagen Prävaskularisierung wurde der N. obturatorius in die Kammer eingeleitet und diese mit MSCs und Myoblasten befüllt. Nach acht Wochen konnte eine myogene Differenzierung der MSCs beobachtet werden.

Weiter gibt es eine Vielzahl an experimentellen Modellen zur Präfabrikation eines Lappens, die vor-

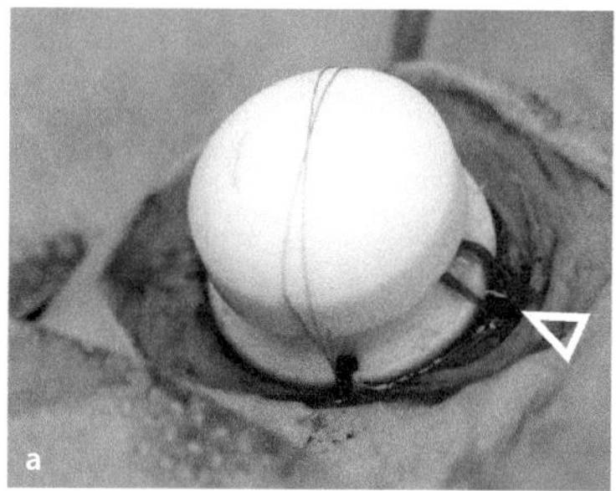

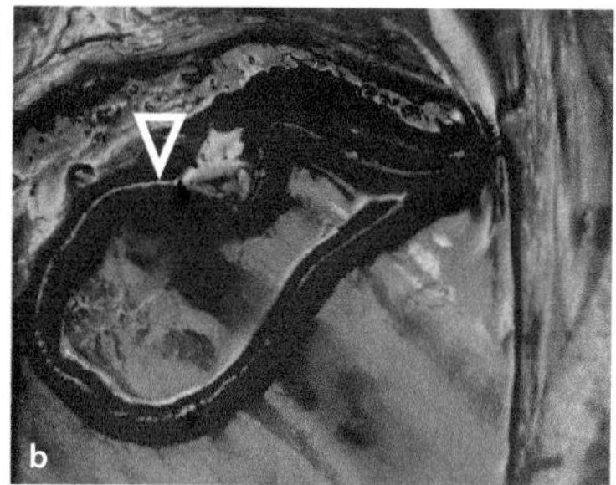

Abb. 37.2 AV-Loop-Modell in der Ratte: Teflonkammer mit Deckel verschlossen, der Eingang des Gefäßstiels ist sichtbar (Pfeil). Die Kammer ist mit einer Naht an der Muskelfaszie des Oberschenkels fixiert (**a**). Der AV-Loop nach Einnaht des venösen Interponats (kontralaterale V. femoralis; Pfeil: Naht mit Ethilon 11-0) (**b**). (Bilder freundlicherweise zur Verfügung gestellt von Schmidt VJ, Wietbrock JO und Kneser U, Ludwigshafen 2014)

wiegend an Kaninchen durchgeführt werden. Darunter versteht man die Implantation eines ortsfremden, autologen Gefäßbündels in ein ausgewähltes Gebiet mit anschließender neugeschaffener und unabhängiger Blutversorgung und dadurch zuletzt möglicher Transplantation des Lappens (Maiz et al. 1994, Adams et al. 1998, Giessler et al. 2007, van Bomhardt et al. 2013).

37.4 Kremastermuskel und osteomyokutaner Composite-Lappen

Für Studien der Mikrozirkulation in Muskelgewebe eignet sich nicht nur die Rückenhautkammer, sondern auch das von Grant erstbeschriebene Modell am Kremastermuskel der Ratte (Grant 1964). Dafür wird ein Stück der Skrotalhaut reseziert und der Kremastermuskel freigelegt (Abb. 37.3). Ein re-

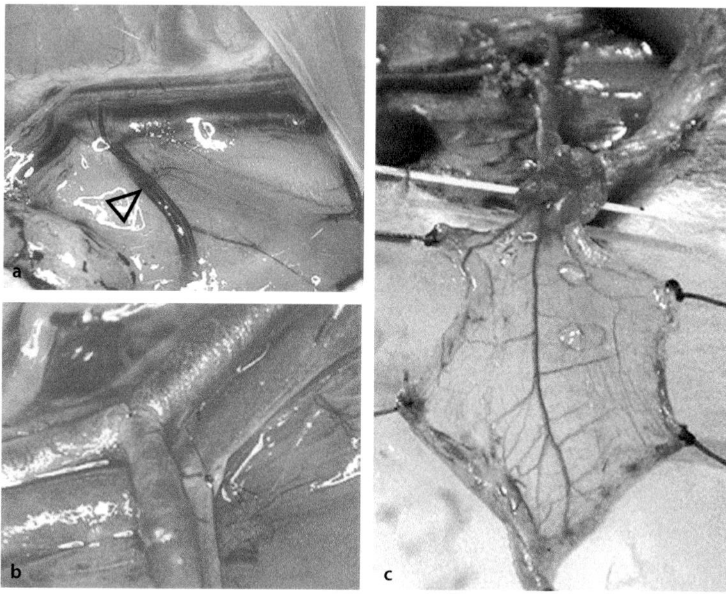

Abb. 37.3 Der axial gestielte Kremastermuskel-Lappen: Das freigelegte arteriovenöse Bündel der Femoralgefäße und die Arteria und V. pudenda externa superficialis (Pfeil; **a**). Nahaufnahme einer mikrochirurgischen End-zu-End-Anastomose zwischen dem Pedikel des Kremastermuskels und den Femoralgefäßen (**b**). Übersichtsaufnahme des gesamten Kremastermuskel-Lappens nach Hebung (**c**)

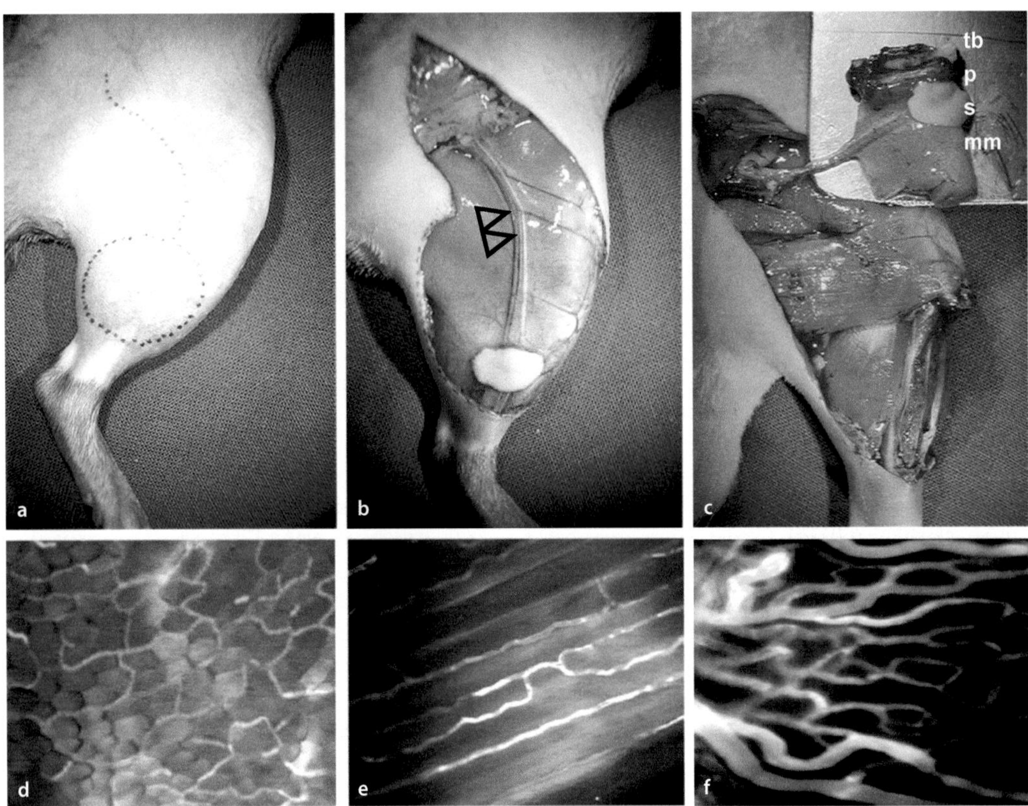

Abb. 37.4 Der osteomyokutane, axial gestielte Lappen in der Ratte: Nach der Planung der Hautinzision zur Umschneidung der Hautinsel am Lappen und zur Gefäßdissektion (**a**) werden die Femoralgefäße (doppelter Pfeil) dargestellt (**b**). Freilegen des femoralen Gefäßpedikels und Mobilisierung des Lappens, welcher aus Tibia (tb), Periost (p), den Semitendinosus und Gracilis Muskeln (mm) und der Hautinsel (subkutanes Fett und Haut; s) besteht (**c**). Intravitale Epi-Fluoreszenzmikroskopie zur Darstellung der Mikrozirkulation im subkutanen Fettgewebe mit seiner wabenartigen Angioarchitektur (**d**). Die Kapillaren im Muskelgewebe verlaufen parallel zur Muskelfaserrichtung (**e**). Dichtes Netzwerk von großlumigen Kapillaren im Periost (**f**). Bilder **d–e**: Vergrößerung ×75

flektierender Spatel wird unter den Muskel geschoben, um diesen flach zu halten und gute Bedingungen für die Epi- und Transillumination zu schaffen. Für die Darstellung der Gefäße wird u.a. Karbon Schwarz intravenös verabreicht. Dieses Modell kann ebenso am Kaninchen angewandt werden und wurde von Majno et al. modifiziert (Majno et al. 1967).

Acland et al. etablierten ein Modell, bei dem der Kremastermuskel der Ratte als freier Lappen gehoben und unter mikroskopischer Vergrößerung an die A. iliaca externa angeschlossen werden kann (Acland et al. 1989). Dieses Modell ermöglicht das Studium der Mikrozirkulation v. a. im Rahmen des Ischämie-/Reperfusionsschadens und der Thrombosebildung im Bereich der Mikroanastomose und des Muskellappens. Später wurde durch Ozer et al. ein Transplantationsmodell des Kremastermuskels an der Maus beschrieben (Ozer et al. 2002).

Durch die stetige Weiterentwicklung der Rekonstruktionsmöglichkeiten in der plastischen Chirurgie haben sich in den letzten Jahrzehnten immer wieder neue Möglichkeiten eröffnet. Der freie Transfer eines Composite-Lappens, d. h. ein aus verschiedenen Geweben zusammengesetzter Lappen, wie dem osteomyokutanen Lappen, stellt in der Klinik nach wie vor ein anspruchsvolles Verfahren dar. Rücker et al. haben an der Ratte ein Modell von Linsell und Mitarbeiter weiterentwickelt, das es erlaubt, an einem freien Lappen, welcher aus

Knochen, Periost, Muskel, Fettgewebe, subkutanes Fettgewebe und Haut zusammengesetzt ist, die Mikrozirkulation in den verschiedenen Gewebearten getrennt voneinander mittels Intravitalmikroskopie zu untersuchen. (Linsell et al. 1988, Rücker et al. 1998. Der verwendete Lappen besteht aus einem Segment der Tibia, dem Periost, den Gracilis und Semitendineus-Muskeln und dem darüber liegenden Unterhautfettgewebe und der Haut (◘ Abb. 37.4). Der Gefäßstiel wird von der A. bzw. V. saphena gebildet. Die Anastomosierung erfolgt End-zu-End oder End-zu-Seit an die kontralateralen Femoralgefäße, sofern er als freier Lappen verwendet wird.

37.5 Allotransplantation

Die allogene Transplantation von Organen, wie z. B. des Herzens, der Niere oder der Leber ist mittlerweile eine etablierte Therapieoption bei terminalen Organerkrankungen mit guten Langzeitergebnissen. Die Erfahrungen der Organtransplantation, immer wirkungsvollere Immunsuppressiva-Regimes und die Fortschritte auf dem Gebiet der rekonstruktiven Mikrochirurgie haben dazu geführt, dass die allogene Transplantation von Gewebe, wie einer Extremität (Landin et al. 2009), dem Gesicht (Devauchelle et al. 2006) oder einer Bauchwand (Levi et al. 2003), in ausgewählten Fällen in der klinischen Chirurgie angewendet werden kann und somit in der tierexperimentellen Forschung, v. a. aufgrund der Immunsuppression an Bedeutung gewinnt.

Bezüglich der Transplantation des Gesichts existieren experimentelle Modelle in verschiedenen Tierarten. Ulusal et al. entwickelten ein Modell für eine kombinierte Gesichts- und Skalptransplantation bei Ratten (Ulusal et al. 2003). Dabei dienten die Aa. carotides communes und die Vv. jugulares externae beidseits als Gefäßpedikel des Transplantats. Die Autoren bevorzugten die Aa. carotides externae und die Vv. jugulares externae trotz eines Kalibersprungs zwischen den arteriellen Gefäßen als Spendergefäße, da sie hierbei das beste Outcome erzielten. In einer weiteren Arbeit konnte gezeigt werden, dass eine unilaterale Anastomosierung der genannten Gefäße im Vergleich zu bilateralen Anastomosen zu einer signifikanten Reduktion der Komplikations- und Mortalitätsrate führte (Unal et al. 2005). Die Durchführung dieses Modells, wie auch diejenige anderer Gesichtstransplantationsmodelle setzt gute anatomische Kenntnisse sowie operatives Geschick in der Präparation und in der Gefäßanastomosierung voraus.

Yazici et al. beschrieben die Composite-Transplantation einer Gesichtshälfte der Ratte, die mit der Transplantation eines Teils des Schädelknochens, der Mandibula und/oder der Zunge kombiniert werden kann (Yazici et al. 2006, Yazici et al. 2007).

Sucher et al. entwickelten ein Transplantationsmodell einer Gesichtshälfte an der Maus, wobei hierbei unilateral die Aa. carotides communes und Vv. jugulares externae des Spenders und Empfängers mithilfe eines cuffs (Manschette) anastomosiert wurden (Sucher et al. 2012).

Im Schwein wurde die Transplantation einer Gesichtshälfte unter Anastomosierung der gleichen Gefäße, jedoch in Nahttechnik, von Kuo et al. beschrieben (Kuo et al. 2009).

Die weltweit erste Transplantation einer Hand im Jahre 1998 in Lyon oder beider Arme im Jahre 2008 am Klinikum rechts der Isar in München zeigen, welche Möglichkeiten es mittlerweile auf dem Gebiet der Allotransplantation von Extremitäten gibt. Die experimentelle allogene Transplantation von Extremitäten, z. B. an der Ratte, wird in erster Linie dazu genutzt, um die Wirksamkeit eines Immunsuppressiva-Regimes zu testen, und wurde von Schwind im Jahre 1936 erstbeschrieben (Schwind 1936). In aktuellen Arbeiten wird dazu eine zirkumferente Inzision im proximalen Drittel des Hinterlaufs einer Ratte durchgeführt, die femoralen Gefäße dargestellt, geklemmt und proximal der superfiziellen epigastrischen Arterie abgesetzt Press et al. 1986, Ozer et al. 2003). Der femorale Nerv wird dargestellt und ca. 1 cm distal des Leistenbandes durchtrennt. Danach wird der M. biceps femoris durchtrennt und der N. ischiadicus dargestellt und proximal seiner Bifurkation durchtrennt. Nun wird die Extremität in der Mitte des Femurs amputiert und bei einem Empfängertier, das auf die gleiche Weise präpariert wurde, replantiert. Dazu werden eine intramedulläre 20-Gauge-Nadel und ein einfacher Cerclage-Draht verwendet. Die großen Muskelgruppen werden in Juxtaposition vernäht, die femoralen Gefäße des Spenders mit den iliakalen Gefäßen des Empfängers in End-zu-End-Technik anastomosiert und eine epineurale Naht der beschriebenen Nerven durchgeführt.

Ustüner et al. entwickelten ein Transplantations-Modell am Schwein, bei dem der Vorderlauf transplantiert wird und das sich aufgrund der Größe des Tiers und der Anatomie für präklinische Studien zur Handtransplantation eignet (Ustüner et al. 2000).

Ozer et al. entwickelten ein allogenes Transplantationsmodell des M. cremaster an der Maus, um die Mikrozirkulation während einer akuten Abstoßungsreaktion oder eines I-/R-Schadens durch Intravitalmikroskopie zu untersuchen (Ozer et al. 2003). Dabei wird besagter Muskel an den Iliakalgefäßen gehoben und in der Nackenregion des Empfängers an die ipsilaterale A. carotis und die V. jugularis in End-zu-End-Technik anastomosiert.

37.6 Lymphchirurgie

Weltweit sind etwa 250 Mill. Menschen von einem chronischen Lymphödem betroffen (Zuther 2009). Lange Zeit war die Erforschung der pathophysiologischen Mechanismen dieser Erkrankung und der therapeutischen Ansätze durch einen Mangel an brauchbaren Tiermodellen eingeschränkt. Schon im Jahre 1888 wurde in einem ersten Modell durch die Ligatur der lymphatischen Gefäße des Hinterlaufs eines Hundes ein Lymphödem erzeugt (Delius 1888). Dieses Modell wurde mehrfach modifiziert, konnte sich jedoch aufgrund der Komplexität des Eingriffs und der langen Latenz bis zum Auftreten des Lymphödems nicht durchsetzen. Aktuell werden v. a. 2 Lymphödem-Modelle an Nagern verwendet: Das Schwanz-Modell und das Hinterlauf-Modell. Beim Schwanz-Modell wird lediglich eine zirkumferente Inzision der Haut an der Schwanzbasis durchgeführt, wobei die Wundränder mit dem Elektrokauter verödet werden sollten, um einen 2–3 mm großen Defekt zu schaffen und die Wundheilung zu verzögern (Rutkowski et al. 2006). Das Modell hat den Vorteil der einfachen Durchführbarkeit und der Möglichkeit molekulare Aspekte der Lymphangiogenese zu untersuchen. Das Hinterlauf-Modell hingegen ist technisch anspruchsvoller, erzeugt jedoch ein Ödem, das physiologisch und anatomisch dem sekundären Lymphödem des Menschen mehr ähnelt (Park et al. 2013). Des Weiteren erlaubt das Modell die Entnahme von reichlich Gewebe für molekularbiologische Untersuchungen.

Beim Lymphödem-Modell am Hinterlauf wird Methylenblau subkutan in diesen gespritzt, um das lymphatische System darzustellen. Circa 30 min später wird durch zirkumferente Inzisionen ein 1 cm breiter Streifen aus Haut und Subkutangewebe reseziert, wobei auf die Schonung des medialen neurovaskulären Bündels geachtet werden muss. Des Weiteren erfolgen die Resektion des darunter liegenden Muskelgewebes, um das tiefe Lymphsystem zu zerstören, und die Elektrokauterisation der gefärbten Lymphbahnen und der Resektionsränder. Danach werden unter dem Mikroskop die inguinalen Lymphknoten entfernt und auch hier gefärbte Lymphbahnen verödet. Am Schluss der Operation wird das resezierte Muskelgewebe mittels Nähten refixiert und die Wunde z. B. mit einem Streifen eines sterilen OP-Handschuhs abgedeckt. Diese OP-Technik stellt eine Modifikation des Modells von Wang und Zhong dar, die das sog. »hindlimb-model« im Nager erstbeschrieben haben, jedoch weniger radikal vorgingen (Wang u. Zhong 1985). Nichtsdestotrotz zeigt sich nach wie vor, selbst bei der eben beschriebenen ausgedehnten Dissektion, das Problem, dass ein erfolgreich induziertes Lymphödem nach ein bis drei Wochen rückläufig ist, und damit nicht als chronisches Lymphödem zu werten ist. Eine zusätzliche Bestrahlung der Extremität sorgt zwar für ein länger andauerndes Lymphödem, indem zusätzliche Lymphbahnen zerstört werden oder die Regeneration gehemmt wird, ist jedoch mit einer hohen Rate an Gewebsnekrose vergesellschaftet.

Die Transplantation von vaskularisierten Lymphknoten als operative Therapieoption bei chronischem Lymphödem gewinnt immer mehr an Beachtung, die Mechanismen und Wirkungsweise dieser Therapie sind jedoch noch nicht vollständig geklärt. Becker und Mitarbeiter entwickelten 1988 ein Modell an der Ratte, welches es ermöglichte vaskularisierte Lymphknoten aus einer gesunden Körperregion in eine ödematöse Region zu transplantieren und somit das Ödem erfolgreich zu behandeln (Becker u. Hidden 1988).

Cheng et al. etablierten gut 25 Jahre später ein experimentelles Modell eines gestielten Lappens, der Lymphknoten enthält, an der Ratte (Cheng et al. 2014). Hierfür wird unter dem Mikroskop in der Leistenregion des Tiers ein 3×1,5 cm großer Lappen, der aus Fettgewebe und Lymphknoten besteht und an der A. iliaca circumflexa superficialis gestielt ist, präpariert. Der Gefäßstiel wird bis an seinen Ursprung aus der A. femoralis verfolgt. Es ist darauf zu achten, dass die Lymphknoten im Lappen zwar identifiziert, jedoch nicht vom Fettgewebe disseziert werden, um die lymphatiko-venösen Verbindungen nicht zu beschädigen. Anhand dieses Lappens kann der lymphatische Abfluss z. B. nach Injektion von Indocyaningrün in den Lappen untersucht werden.

Obwohl klinisch regelmäßig verwendet, wird die lymphovenöse Anastomosierung im Tiermodell, deren Erstbeschreibung beinahe 30 Jahre alt ist, kaum verwendet (Jacobs 1983). Zu diesem Thema existieren weiter Beschreibungen von Tiermodellen zur Transplantation von Lymphkollektoren, d. h. der lympho-lymphatischen Transplantation, (Baumeister et al. 1981) und der lympho-lymphonodulären Anastomosierung (Wallmichrath et al. 2009). Das letztere Verfahren hat sich klinisch noch nicht etabliert.

37.7 Chirurgie der peripheren Nerven

Die Chirurgie peripherer Nerven spielt in der plastischen Chirurgie, der Handchirurgie und der Neurochirurgie eine große Rolle. Für die experimentelle Forschung an peripheren Nerven gibt es eine Vielzahl von Modellen in den unterschiedlichsten Tierarten, wie z. B. dem Schaf, der Ratte, dem Schwein und der Maus (Strasberg et al. 1996, Tarasidis et al. 1998, Jensen et al. 2005, Sen et al. 2005). Aufgrund der niedrigen Kosten und den einfachen Haltungsbedingungen haben sich Modelle an der Ratte bewährt. Hier steht v. a. der N. ischiadicus im Vordergrund, der nach einer Hautinzision in der Glutealregion leicht aufgefunden werden kann, indem der Muskel vorsichtig aufpräpariert wird (◘ Abb. 37.5). An diesem Nerven können Versuche zur Nervenrekonstruktion nach Nervendurchtrennung durchgeführt werden. Lohmeyer et al. benutzten dieses Modell beispielsweise, um den Einfluss einer systemischen EPO-Gabe auf die Nervenregeneration bei Nerventubulisation und allogener Nerventransplantation zu untersuchen (Lohmeyer et al. 2008). Andererseits können anhand dieses Modells auch Versuche zu chronischer Nervenkompression durchgeführt werden (Mackinnon et al. 1984).

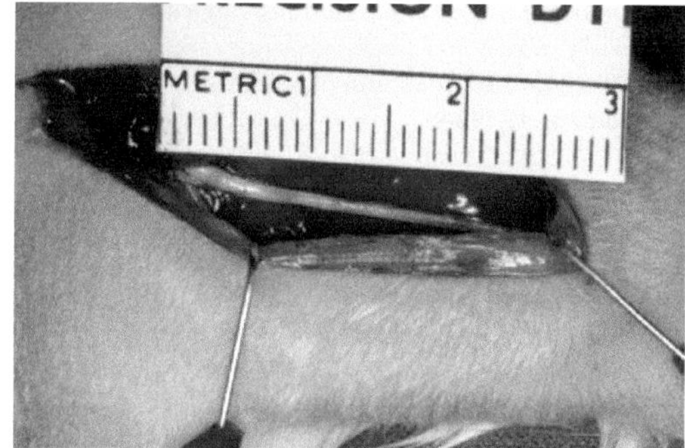

◘ **Abb. 37.5** Freigelegter N. ischiadicus an der Ratte. (Das Bild wurde freundlicherweise zur Verfügung gestellt von Lohmeyer JA, Hamburg/München 2014)

In der experimentellen Fazialischirurgie existieren ebenfalls Modelle an der Ratte. Hierbei wird der N. facialis über einen retroaurikulären Zugang am Austritt aus dem Foramen stylomastoideum dargestellt. Um eine Fazialisparese hervorzurufen, kann der Hauptstamm des Nervs proximal seiner Verzweigung für eine Minute mithilfe eine Klemme komprimiert werden (Toros et al. 2013).

Literatur

Acland RD, Anderson G, Siemionow M, McCabe S (1989) Direct in vivo observations of embolic events in the microcirculation distal to a small-vessel anastomosis. Plast Reconstr Surg 84: 280-8

Adams WP Jr, Griffin JR, Friedman RM, Rohrich RJ, Robinson JB Jr (1998) The myoadipose flap: a new composite. Plast Reconstr Surg 102: 735-40

Barkovskiĭ VS (1975) [Technic for implanatation of a transparent chamber into a skin fold on the back of a mouse]. Arkh Anat Gistol Embriol 68: 103-6

Baumeister RG, Seifert J, Wiebecke B, Hahn D (1981) Experimental basis and first application of clinical lymph vessel transplantation of secondary lymphedema. World J Surg 5: 401-7

Becker C, Hidden G (1988) [Transfer of free lymphatic flaps. Microsurgery and anatomical study]. J Mal Vasc. 13: 119-22

Beier JP, Hess A, Loew J et al. (2011) De novo generation of an axially vascularized processed bovine cancellous-bone substitute in the sheep arteriovenous-loop model. Eur Surg Res 46: 148-55

Bitto FF, Klumpp D, Lange C et al. (2013) Myogenic differentiation of mesenchymal stem cells in a newly developed neurotised AV-loop model. Biomed Res Int 2013: 935046

Calcagni M, Althaus MK, Knapik AD et al. (2011) In vivo visualization of the origination of skin graft vasculature in a wild-type/GFP crossover model. Microvasc Res 82: 237-45

Cheng MH, Huang JJ, Wu CW et al. (2014) The mechanism of vascularized lymph node transfer for lymphedema: natural lymphaticovenous drainage. Plast Reconstr Surg 133: 192-8

Delius B (1988) Uber die Regeneration der Lymphdrüsen [Dissertation], quoted by A. W. Meyer, »An experimental study on the recurrence of lymphatic glands and the regeneration of lymphatic vessels in the dog,« Bulletin of the Johns Hopkins Hospital 1906;17: 185

Devauchelle B, Badet L, Lengelé B et al. (2006)First human face allograft: early report. Lancet 368: 203-9

Dréau D, Karaa A, Culberson C, Wyan H, McKillop IH, Clemens MG (2006) Bosentan inhibits tumor vascularization and bone metastasis in an immunocompetent skin-fold chamber model of breast carcinoma cell metastasis. Clin Exp Metastasis 23: 41-53

Ebert RH, Ahern JJ, Bloch RG (1948) Development of tuberculous infection; in vivo observations in the rabbit ear chamber. Proc Soc Exp Biol Med 68: 625-33

Endrich B, Laprell-Moschner C, Brendel W, Messmer K (1982) Effects of prolonged cold injury on the subcutaneous microcirculation of the hamster. I. Technique, morphology and tissue oxygenation. Res Exp Med 181: 49-61

Erol OO, Spira M (1979) New capillary bed formation with a surgically constructed arteriovenous fistula. Surg Forum 30: 530-1

Garcia Ibanez L (1953) Functional microsurgery in otorrheas. Med Esp 29:477-81

Giessler GA, Friedrich PF, Shin RH, Bishop AT (2007) The superficial inferior epigastric artery fascia flap in the rabbit. Microsurgery 27:560-4

Grant RT (1964) Direct Observation of Skeletal Muscle Blood Vessels (Rat Cremaster). J Physiol 172:123-37

Harder Y, Amon M, Erni D, Menger MD (2004) Evolution of ischemic tissue injury in a random pattern flap: a new mouse model using intravital microscopy. J Surg Res 121:197-205

Harder Y, Amon M, Schramm R et al. (2005) Heat shock preconditioning reduces ischemic tissue necrosis by heat shock protein (HSP)-32-mediated improvement of the microcirculation rather than induction of ischemic tolerance. Ann Surg 242: 869-78

Harder Y, Schmauss D, Wettstein R et al. (2014) Ischemic tissue injury in the dorsal skinfold chamber of the mouse: A skin flap model to investigate acute persistent ischemia. J Vis Exp 93: e51900

Jacobs JW (1983) [Venous thrombosis after production of a lympho-venous anastomosis by the »pull through« method]. Phlebologie 36: 71-5

Jensen JN, Brenner MJ, Tung TH, Hunter DA, Mackinnon SE (2005) Effect of FK506 on peripheral nerve regeneration through long grafts in inbred swine. Ann Plast Surg 54: 420-7

Karl P, Heiner H, Tilgner-Peter A (1978) [Free skin-adipose tissue flap transplantation in rats]. Z Exp Chir 11: 251-7

Kleinert HE, Kasdan ML, Romero JL (1963) Small blood-vessel anastomosis for salvage of severely injured upper extremity. J Bone Joint Surg Am 45: 788-96

Kuo YR, Shih HS, Lin CC et al. (2009) Swine hemi-facial composite tissue allotransplantation: a model to study immune rejection. J Surg Res 153: 268-73

Landin L, Cavadas PC, Nthumba P, Ibañez J, Vera-Sempere F (2009) Preliminary results of bilateral arm transplantation. Transplantation 88: 749-51

Laschke MW, Strohe A, Scheuer C et al. (2009) In vivo biocompatibility and vascularization of biodegradable porous polyurethane scaffolds for tissue engineering. Acta Biomater 5: 1991-2001

Lehr HA, Leunig M, Menger MD, Nolte D, Messmer K (1993) Dorsal skinfold chamber technique for intravital microscopy in nude mice. Am J Pathol 143: 1055-62

Levi DM, Tzakis AG, Kato T et al. (2003) Transplantation of the abdominal wall. Lancet. 361: 2173-6

Lindenblatt N, Calcagni M, Contaldo C, Menger MD, Giovanoli P, Vollmar B (2008) A new model for studying the revascularization of skin grafts in vivo: the role of angiogenesis. Plast Reconstr Surg 122: 1669-80

Linsell M, Jablonski P, Howden B, Scott D, Marshall V (1988) The thigh flap: an osteomyocutaneous free-flap model in the rat. Plast Reconstr Surg 81: 240-5

Lohmeyer JA, Essmann E, Richerson SJ et al. (2008) Use of Erythropoietin as adjuvant therapy in nerve reconstruction. Langenbecks Arch Surg 393: 317-23

Mackinnon SE, Dellon AL, Hudson AR, Hunter DA (1984) Chronic nerve compression – an experimental model in the rat. Ann Plast Surg 13(2): 112-20

Maitz PK, Pribaz JJ, Hergrueter CA (1994) Manipulating prefabricated flaps: an experimental study examining flap viability. Microsurgery 15: 624-9

Majno G, Gilmore V, Leventhal M (1967) A technique for the microscopic study of blood vessels in living striated muscle (cremaster). Circ Res 21: 823-32

Mian R, Morrison WA, Hurley JV et al. (2000) Formation of new tissue from an arteriovenous loop in the absence of added extracellular matrix. Tissue Eng 6: 595-603

Ozer K, Zielinski M, Unsal M, Siemionow M (2002) Development of mouse cremaster transplantation model for intravital microscopic evaluation. Microcirculation 9: 487-95

Ozer K, Oke R, Gurunluoglu R et al. (2003) Induction of tolerance to hind limb allografts in rats receiving cyclosporine A and antilymphocyte serum: effect of duration of the treatment. Transplantation 75: 31-6

Ozer K, Zielinski M, Siemionow M (2003) New composite tissue allograft transplantation model in mouse with intravital microscopic evaluation of microcirculation. J Reconstr Microsurg 19: 323-30

Papenfuss HD, Gross JF, Intaglietta M, Treese FA (1979) A transparent access chamber for the rat dorsal skin fold. Microvasc Res 18: 311-8

Park HS, Jung IM, Choi GH, Hahn S, Yoo YS, Lee T (2013) Modification of a rodent hindlimb model of secondary lymphedema: surgical radicality versus radiotherapeutic ablation. Biomed Res Int 2013: 208912

Plock JA, Rafatmehr N, Sinovcic D et al. (2009) Hemoglobin vesicles improve wound healing and tissue survival in critically ischemic skin in mice. Am J Physiol Heart Circ Physiol 297: H905

Polykandriotis E, Arkudas A, Euler S, Beier JP, Horch RE, Kneser U (2006) [Prevascularisation strategies in tissue engineering]. Handchir Mikrochir Plast Chir 38: 217-23

Press BHJ, Sibley RK, Shons AR (1986) Limb allotransplantation in the rat: extended survival and return of nerve function with continuous cyclosporin/prednisone immunosuppression. Ann Plast Surg 16: 313-21

Rezaeian F, Wettstein R, Scheuer C et al. (2012) Ghrelin protects musculocutaneous tissue from ischemic necrosis by improving microvascular perfusion. Am J Physiol Heart Circ Physiol 302: 603-10

Rezaeian F, Wettstein R, Scheuer C et al. (2013) Long-term preconditioning with erythropoietin reduces ischemia-induced skin necrosis. Microcirculation 20: 693-702

Rutkowski JM, Moya M, Johannes J, Goldman J, Swartz MA (2006) Secondary lymphedema in the mouse tail: Lymphatic hyperplasia, VEGF-C upregulation, and the protective role of MMP-9. Microvasc Res 72: 161–171

Rücker M, Roesken F, Vollmar B, Menger MD (1998) A novel approach for comparative study of periosteum, muscle, subcutis, and skin microcirculation by intravital fluorescence microscopy. Microvasc Res 56: 30-42

Rücker M, Schäfer T, Roesken F, Spitzer WJ, Bauer M, Menger MD (2001) Local heat-shock priming-induced improvement in microvascular perfusion in osteomyocutaneous flaps is mediated by heat-shock protein 32. Br J Surg 88: 450-7

Schweizer R, Merz K, Schlosser S et al. (2011) Morphology and hemodynamics during vascular regeneration in critically ischemic murine skin studied by intravital microscopy techniques. Eur Surg Res 47: 222-30

Schweizer DF, Schweizer R, Zhang S et al. (2013) Botulinum toxin A and B raise blood flow and increase survival of critically ischemic skin flaps. J Surg Res 184: 1205-13

Schwind JV (1936) Successful transplantation of a leg in albino rats with reestablishment of muscular control. Science 84: 355

Sen SK, Lowe JB 3rd, Brenner MJ, Hunter DA, Mackinnon SE (2005) Assessment of the immune response to dose of nerve allografts. Plast Reconstr Surg 115: 823-30

Sorg H, Krueger C, Vollmar B (2007) Intravital insights in skin wound healing using the mouse dorsal skin fold chamber. J Anat 211: 810-8

Strasberg SR, Mackinnon SE, Genden EM et al. (1996) Long-segment nerve allograft regeneration in the sheep model: experimental study and review of the literature. J Reconstr Microsurg 12: 529-37

Sucher R, Lin CH, Oberhuber R et al. (2012) Hemiface allotransplantation in the mouse. Plast Reconstr Surg 129: 867-70

Tan E, O'Brien BM, Brennen M (1978) Free flap transfer in rabbits using irradiated recipient vessels. Br J Plast Surg 31: 121-3

Tarasidis G, Watanabe O, Mackinnon SE, Strasberg SR, Haughey BH, Hunter DA (1998) End-to-side neurorraphy: a long-term study of neural regeneration in a rat model. Otolaryngol Head Neck Surg 119: 337-41

Taylor GI, Daniel RK (1973) The free flap: composite tissue transfer by vascular anastomosis. Aust N Z J Surg 43:1-3

Tobalem M, Wettstein R, Pittet-Cuénod B et al. (2013) Local shockwave-induced capillary recruitment improves survival of musculocutaneous flaps J Surg Res 184: 1196-204

Toros SZ, Karaca ÇT, Güneş P et al. (2013) Hyperbaric oxygen versus steroid in facial nerve injury: an experimental animal study. Am J Otolaryngol 34: 530-6

Ustüner ET, Majzoub RK, Ren X et al. (2000) Swine composite tissue allotransplant model for preclinical hand transplant studies. Microsurgery 20: 400-6

Ulusal BG, Ulusal AE, Ozmen S, Zins JE, Siemionow MZ (2003) A new composite facial and scalp transplantation model in rats. Plast Reconstr Surg 112: 1302–11

Unal S, Agaoglu G, Zins J, Siemionow M (2005) New surgical approach in facial transplantation extends survival of allograft recipients. Ann Plast Surg 55: 297–303

von Bomhard A, Veit J, Bermueller C et al. (2013) Prefabrication of 3D cartilage contructs: towards a tissue engineered auricle--a model tested in rabbits. PLoS One 8: e71667

Wallmichrath J, Baumeister RG, Deglmann CJ, Greiner A, Heim S, Frick A (2009) Technique and proof of patency of microsurgical lympho-lymphonodular anastomoses: a study in the rat model. Microsurgery 29: 303-9

Wang GY, Zhong SZ (1985) A model of experimental lymphedema in rats' limbs. Microsurgery 6: 204–10

Yazici I, Unal S, Siemionow M (2006) Composite hemiface/calvaria transplantation model in rats. Plast Reconstr Surg 118: 1321–7

Yazici I, Carnevale K, Klimczak A, Siemionow M (2007) A new rat model of maxilla allotransplantation. Ann Plast Surg 58: 338–344

Zuther JE (2009) Lymphedema Management: The Comprehensive Guide for Practitioners, 2nd edition, Thieme, New York, NY, USA

Mikrochirurgische Ausbildung

Struktur eines Basiskurses, Implementierung des Wissens im klinischen Alltag, Erfolgskontrolle

A. Kämpfen, D. J. Schäfer

U. Kneser et al. (Hrsg.), *Grundkurs Mikrochirurgie*,
DOI 10.1007/978-3-662-48037-3_38, © Springer-Verlag Berlin Heidelberg 2016

38.1 Struktur eines Basiskurses

Es ist unbestritten, dass die mikrochirurgische Technik innerhalb der plastischen, rekonstruktiven und Hand-Chirurgie einen hohen Stellenwert hat. Durch Verbesserung und Standardisierung wurde eine niedrige Komplikationsrate erreicht und Mikrochirurgie mit freien Gewebeverpflanzungen wird auch in der ästhetischen Chirurgie zunehmend als Option diskutiert (Lineaweaver et al. 2010, Kim et al. 2015). Auch andere chirurgische Disziplinen, wie Hals-Nasen-Ohren-Spezialisten, Neurochirurgie, Kieferchirurgie oder Urologie verwenden deshalb zunehmend mikrochirurgische Technik (Daigeler et al. 2010).

Dieser klinischen Realität muss in entsprechender Konsequenz auch die Aus- und Weiterbildung folgen. Chirurgen und Forschende, die ihre Tätigkeit auf mikrochirurgischer Technik aufbauen, können diese nicht am Patienten oder Versuchstier selbstständig empirisch erlernen. Eine Verlagerung der Ausbildung aus dem Operationssaal in Ausbildungslaboratorien mit messbarem Fortschritt in Durchführung von Prozeduren gehört heute zum Standard in chirurgischer Ausbildung (Epstein 2007, Wanzel et al. 2002). Grundlegende Technik soll in einem Basiskurs für Mikrochirurgie ihren Anfang nehmen, damit klinische Applikation und Forschungstätigkeit auf sicherem Fundament ruht.

Der Basiskurs soll im Rahmen der Qualitätssicherung auch ein Qualitätskriterium vor der klinischen Anwendung bilden. Seine Wertigkeit ist von der Verbreitung und Anerkennung abhängt.

Um eine hohe Wertschätzung des Kurses durch die Teilnehmer und Ausbildner zu sichern, soll das Basismodul die Fertigkeiten der mikrochirurgischen Technik und pathophysiologischen Zusammenhänge derart vermitteln, dass im Anschluss mikrochirurgische Operationen von einfacherem Schwierigkeitsgrad am Patienten/Versuchstier unter Supervision durchgeführt werden können. Die Ausbildung soll in einem festgelegten Zeitraum in hohem Maße effizient sein und möglichst wenig Versuchstiertraining und betreutes Operieren am Patienten bis zur Beherrschung der Technik nach sich ziehen (Satterwhite et al. 2014, Studinger et al. 2005). Da dies hohe Anforderungen an den Basiskurs sind, muss der Inhalt des Kurses standardisiert werden, damit weniger interinstitutionelle und intrainstitutionelle Unterschiede auf Seiten der Mindestanforderungen entstehen. Nur so kann die Qualität der erlernten Technik für den Auszubildenden garantiert sein (Kaempfen et al. 2011).

Jegliches Lernen erfolgt gemäß Kolb in Zyklen (Kolb et al. 2001): Einer Erfahrung folgt Reflexion. Es folgt der Schluss und das Gelernte wird umgesetzt und geprobt. Für den Chirurgen wichtiges psychomotorisches Lernen gelingt ähnlich. Gemäß Hamdorf et al. lernen Chirurgen in 3 Schritten (Hamdorf u. Hall 2000):

1. Erkenntnis: Verständnis und klares Konzept für die motorische Aufgabe
2. Integration: Einzigartige Bewegungsabläufe werden benutzt um Ineffizienz zu vermeiden.
3. Automatisierung: Die Fertigkeit erfolgt automatisch ohne aktive Kontrolle.

Theoretisches Vorwissen verbessert somit die Erfolgsquote und den Lerneffekt auch praktischer Übungen; das Versuch- und Irrtumslernverfahren wird damit umgangen (Satterwhite et al. 2014). Pathophysiologische Zusammenhänge der Hämodynamik, Gerinnung und des ischämischen Gewebeschadens gehören zum Lerninhalt eines Basiskurses wie die praktischen Übungen.

Diese sollen wiederum praxisbezogen sein und Lernende zur Selbstkritik angehalten werden, denn Edgar Dale zeigte in den 1960iger Jahren, dass Gelerntes am anhaltendsten ist, wenn dieses aktiv angewandt oder selber gelehrt wird (Dale 1969). Ein qualitatives und quantitatives Übertraining wird empfohlen, da dieses Nachhaltigkeit garantiert (Grober et al. 2004, Mucke et al. 2013).

Das Erlernen einer manuellen Fertigkeit ist individuell. Die dafür notwendige Zeit variiert und ist gemäß Honey/Mumford abhängig auch vom persönlichen Lerntyp (Honey u. Mumford 2000). Der Aktivist benötigt viel praktisches emotionales Üben. Nachdenker wollen Zeit nach einer Erfahrung, um darüber zu reflektieren. Theoretiker benötigen viel Wissensvermittlung, um eine klare logische Vorstellung ihrer Tätigkeit zu haben, bevor sie diese umsetzen. Pragmatiker schließlich setzen klare Instruktionen verantwortlich um. Auch wenn mikrochirurgische Technik manuelle Fertigkeit in den Vordergrund stellt, sollte jeder Lerntypus in einem Basiskurs eingebunden werden, damit ein befriedigendes, effizientes Lernen für alle möglich ist. Positive Emotionen beim Üben unterstützen ein gutes Ergebnis. Auf lange Sicht werden durch positive Einstellung gegenüber der Mikrochirurgie Komplikationsraten gesenkt.

> Theoretisches Vorwissen steigert die Erfolgsquote

Weltweit hat sich aufgrund dieser Lerntheorien ein modularer Aufbau von mikrochirurgischen Basiskursen bewährt (Saterwhite et al. 2014, Leung et al. 2013). Initial erfolgt ein erster Kontakt mit der Sehhilfe Mikroskop, dann wird die Auge-Hand-Koordination neu erlernt und die delikaten Instrumente verwendet. In Schwierigkeitsgrad erhöhenden Stufen wird sich langsam der klinischen Situation angenähert. Verschiedene Trainingsobkjekte zur mikrochirurgischen Übung wurden publiziert (Weber et al. 1997, Fanua et al. 2001, Klein et al. 2003). Sie lassen sich einteilen in klinische Realitätsnähe, wobei anorganische Modelle wie Plastikröhrchen oder Handschuhe eine geringe Wiedergabetreue haben und organisch vitale, z. B. Rattenkarotis, eine hohe Wiedergabetreue (Dumestre et al. 2014). Einfache Übungen werden am anorganischen Modell instruiert und im Anschluss werden komplexere organische, avitale und organische vitale Trainingsmöglichkeiten verwendet (McDonald 2005).

Während eines Kurses soll der Realitätsbezug kontinuierlich und parallel zur technischen Schwierigkeitsteigen. Vor dem Übergang zu organisch vitalen Modellen empfiehlt sich eine Prüfung des Erlernten. Eine Vielfalt an Testmöglichkeiten existiert (Satterwhite et al. 2014, Hui et al. 2000, Ramachandran et al. 2013): Diese sind zum Teil theoretisch oder analysieren mittels Wertetabellen oder Videos die Qualität jedes einzelnen Teils von Anastomosen. Eine weitere Vertiefung dieses Themas erfolgt in ▶ Abschn. 38.3.

Eine qualitative Überprüfung des Endresultats ist genauso wichtig wie der Weg dahin. Direkte Betreuung ist deshalb wichtige Grundvoraussetzung für die Qualität eines Basiskurses. Das Betreuungsverhältnis bewegt sich international zwischen 1:2 bis 1:8 (Myers et al. 2013).

Der Nutzen von Versuchstieren in einem Basiskurs für Mikrochirurgie ist umstritten und gesetzlich reglementiert. Je nach Tierschutzgesetzgebung ist ein geprüftes Basiswissen Voraussetzung, um an Versuchstieren unter Aufsicht zu arbeiten. Eine Reduktion und Minimierung des Stresses für die Tiere ist Pflicht. Der Vorteil eines Trainings am Übungstier ist nicht evidenzbasiert (Dumestre et al 2014). Aus ethischen Überlegungen besteht jedoch Einigkeit in der Arbeitsgemeinschaft für Mikrochirurgie (DAM), dass das Rattenmodell der gewünschte Übungsstandard vor dem Einsatz der Technik am Menschen ist (Kaempfen et al. 2011). Somit sollte dies in ein abgestuftes Ausbildungssystem eingebunden werden. Ob es in einem Grundkurs oder erst einem Fortgeschrittenen Kurs zur Anwendung kommt ist Gegenstand von Diskussionen und abhängig von lokalen Möglichkeiten, vitale Modelle für einen Kurs einzusetzen.

Um den Lernerfolg zu maximieren, soll in den einzelnen Modulen des Basiskurses Lernen nach Peytons Konzept erfolgen (Peyton 1997):

1. Demonstration der Aufgabe durch den Lehrer
2. Dekonstruktion durch demonstratives Aufteilen der Aufgabe in Teilschritte
3. Ausformulierung durch den Instruktor und Nachführen durch die Lernenden unter Kontrolle
4. Durchführung des Gelernten und Kommentieren durch die Lernenden

Dieses Vorgehen garantiert den besten Lerneffekt. Der technische Schwierigkeitsgrad wird dabei kontinuierlich erhöht und beginnt mit dem Einrichten des Arbeitsplatzes. Dann erfolgt das Erlernen des Instrumenten- und Nadelhandling und Knotenübungen am anorganischen Übungsmodell. Kritische Selbstevaluation und Fremdevaluation sind anschliessend zum Erreichen der nächst schwierigeren Qualifikationsstufe notwendig. Es würden logischerweise Gefäßanastomosen am anorganischen Modell folgen, dann Gefäßanastomosen am organischen avitalen Modell (z. B. Schweineherz). Der Schwierigkeits-/Realitätsgrad kann dann schrittweise von »End-zu-End«-Anastomose zu »End-zu-Seit«-Anastomose zu Bypass erhöht werden.

Erst wenn diese Techniken am avitalen Modell beherrscht und überprüft sind, wird am vitalen Modell geübt (■ Abb. 38.1). Schwierigkeitsgrade bis hin

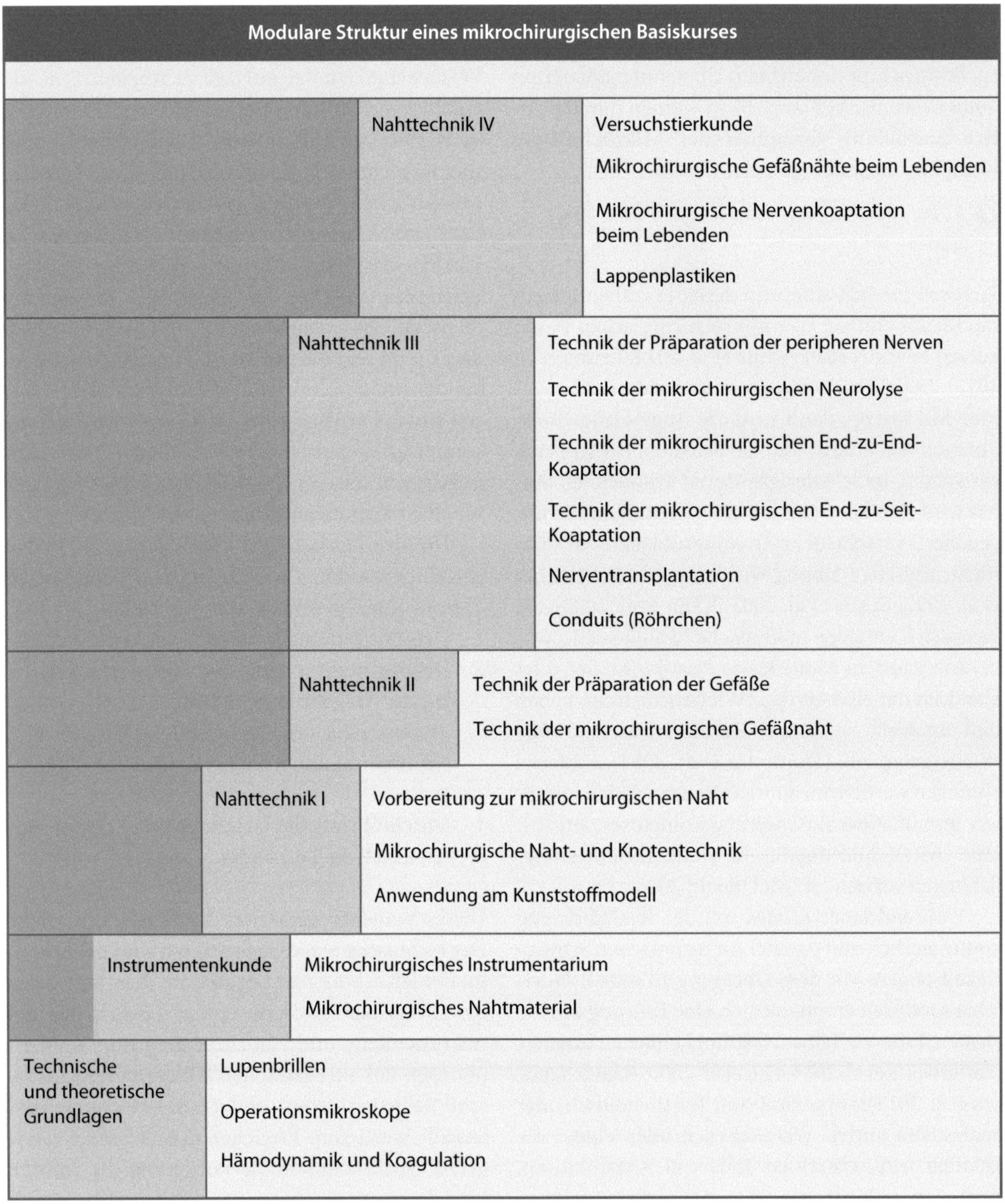

Modulare Struktur eines mikrochirurgischen Basiskurses

Modul	Inhalte
Nahttechnik IV	Versuchstierkunde Mikrochirurgische Gefäßnähte beim Lebenden Mikrochirurgische Nervenkoaptation beim Lebenden Lappenplastiken
Nahttechnik III	Technik der Präparation der peripheren Nerven Technik der mikrochirurgischen Neurolyse Technik der mikrochirurgischen End-zu-End-Koaptation Technik der mikrochirurgischen End-zu-Seit-Koaptation Nerventransplantation Conduits (Röhrchen)
Nahttechnik II	Technik der Präparation der Gefäße Technik der mikrochirurgischen Gefäßnaht
Nahttechnik I	Vorbereitung zur mikrochirurgischen Naht Mikrochirurgische Naht- und Knotentechnik Anwendung am Kunststoffmodell
Instrumentenkunde	Mikrochirurgisches Instrumentarium Mikrochirurgisches Nahtmaterial
Technische und theoretische Grundlagen	Lupenbrillen Operationsmikroskope Hämodynamik und Koagulation

Abb. 38.1 Struktur eines mikrochirurgischen Basiskurses. (Aus: Kämpfen 2011)

zum freien Gewebetransfer im Submillimeter-Bereich sind damit möglich und garantieren ein wünschenswertes Übertraining.

Nervennähte gehören im Unterschied zu Gefäßanastomosen am vitalen Modell diskussionslos zu einem mikrochirurgischen Basiskurs, denn diese gehören zu den ersten klinischen mikrochirurgischen Tätigkeiten der Kursteilnehmer. Die meisten Modelle (z. B. Nervennaht am Hühnerschenkel mit viel Fett, oder N. ischiadicus an der Ratte mit viel Spannung) sind für Kursanfänger anspruchsvoll und sollten deshalb später ins Programm eingebunden werden. Wegen dieses Umstandes werden in 20% der Basiskurse für Mikrochirurgie (im Durchschnitt Dauer von 5 Tagen) Nervennahtübungen nicht durchgeführt (Leung et al. 2013, Myers et al. 2013). Es empfiehlt sich unserer Meinung nach, auf zeit- und ressourcenaufwendige vitale Tiermodelle zu verzichten und zielgruppenorientiert – die Mehrheit der Kursteilnehmer sind angehende plastische und Handchirurgen (Leung et al. 2013) – die Nervennaht in einem Basiskurs vorzuziehen.

Übungen am vitalen Modell können in längeren Kursen oder Kursen für Fortgeschrittene erfolgen. Die Mehrheit der Kursteilnehmer wird diese Kurse gerne besuchen, um auch die notwendige Übungszeit zum Erreichen von Vertrauen in die eigene Fertigkeit zu erlangen.

38.2 Implementierung des Wissens im klinischen Alltag

Wie bereits angedeutet sollen Absolventen eines Basiskurses in Mikrochirurgie unter Aufsicht die Fertigkeit haben im klinischen Alltag Routineanastomosen an Gefäßen und Nerven durchzuführen. Die Kursqualität sollte dabei so gut sein, dass einige wenige assistierte Anastomosen dem Auszubildenden und dem Ausbilder Vertrauen in die erlernte Fertigkeit geben. In Analogie zur Pilotenausbildung ist die Selektion streng und ungenügende Anastomosen sollten zur Rückkehr ins mikrochirurgische Ausbildungslaboratorium führen, anstatt zu weiteren klinischen Übungen (Wanzel et al. 2002). Die Ressourcen und der Qualitätsanspruch in den Gesundheitssystemen erlauben keine lange intraoperative Übungszeit mehr (Studinger et al. 2005). Im Forschungslabor werden sämtliche Tierversuche protokolliert und ein Tierverschleiß aufgrund von frustranen Übungen kann zum Entzug der Lizenz führen.

Intraoperatives Üben ist nicht mehr zeitgemäß

Eine rasche Eignung der Ausgebildeten zur selbständigen Durchführung von mikrochirurgischen Anastomosen führt hingegen zum Einsatz in Notfallsituationen. Dabei gibt es meist Möglichkeiten, mit vertretbarem Zusatzaufwand Erfahrung zu sammeln, ohne Operationsergebnisse zu gefährden (z. B. Naht adominantes Fingergefäß, Nervenkoaption). Dies führt zu vermehrter Erfahrung und Vertrauen in die eigene Technik.

Freie Gewebetransfers verlangen hohe mikrochirurgische Präzision. Diese elektiven Operationen werden heute an ihrem Erfolg, respektive niedriger Komplikationsrate und Planbarkeit gemessen. Das Rückgrat des freien Gewebetransfers sind die Gefäßanastomosen. Die perfekte Präparation des Transplantatstiels und Anschlussgefäßes liegt meist in der Verantwortung des erfahrensten Chirurgen. Die Ausbildung angehender Mikrochirurgen in diesem Setting benötigt viel Vertrauen und basiert auf dem Vorwissen der Auszubildenden. Hier wird schnell klar, wer genügend geübt hat und wer sich noch nicht sicher ist mit der eigenen Technik. In Großbritannien assistieren 80% der Weiterzubildenden in plastischer Chirurgie (erste 3 Jahre Fachweiterbildung nach mindestens 3 Jahren vorangegangener allgemeinmedizinischer und allgemeinchirurgischer Weiterbildung) bei freien Gewebetransfers nach einem mikrochirurgischen Basiskurs. Nur 50% von ihnen assistieren am Mikroskop und nur 20% führen Anastomosen bei freien Gewebetransfers durch (Allouni et al. 2014).

Da somit die Repetition des Gelernten nur durch eine Anbindung an einen betriebsamen handchirurgischen Notfalldienst oder regelmäßiges elektives Training sichergestellt scheint, sind Übungsmöglichkeiten im mikrochirurgischen Labor oder weiterführende Kurse in der Anfangsphase mikrochirurgischer Tätigkeit unverzichtbar (Klein et al. 2003, Komatsu et al. 2013, Kraemer et al. 2010).

38.3 Erfolgskontrolle

Qualitätsprüfung von Kurs und Fortschritt der Teilnehmer sind unverzichtbar (Kaufman et al. 1987). Einerseits soll der Kurs den Erfolg garantieren, andererseits sollen Kursteilnehmer, die den Anforderungen nicht genügen, anschließend nicht am Patienten oder Forschungstier empirisch üben. Die Rolle eines direkten Feedbacks in der Ausbildung darf zudem nicht unterschätzt werden. Kursteilnehmer sollen deshalb nicht nur ein Anwesenheitszertifikat erhalten, sondern einen Nachweis über Qua-

Tab. 38.1 Stanford Mikrochirurgie und Assistententraining Skala. Adaptiert nach Satterwhite et al. 2014

Beschreibung der Leistungen und Benotung				
Instrumentenhaltung und Benutzung				
1	2	3	4	5
Mehrfaches Probieren und unkontrollierte Manöver, unkorrekte Benutzung von Instrumenten		Kompetenter Instrumentengebrauch, manchmal steif oder unkontrolliert	Flüssige präzise Bewegung mit korrektem Gebrauch der Instrumente	
Sorgfalt bei der Gewebedissektion				
1	2	3	4	5
Häufiger unnötiger Zug am Gewebe oder Gefäßverletzung		Sorgfältige Gewebemanipulation, teilweise ungewollter Gefäßschaden	Durchwegs sorgfältig und adäquater Umgang mit dem Gewebe, minimaler Gewebeschaden	
Effizienz				
1	2	3	4	5
Viele überflüssige Bewegungen, mehrfache Fassbewegungen, zieht die Nadel nicht aus dem Gesichtsfeld		Einige überflüssige Bewegungen, manchmal neues Fassen, zieht die Nadel manchmal aus dem Gesichtsfeld	Keine überflüssigen Bewegungen, greift nur einmal, zieht die Nadel stets aus dem Gesichtsfeld	
Nahthandhabung				
1	2	3	4	5
Mehrfaches Stechen, fasst Nadelspitze, zieht Nadel, ohne dem Bogen zu folgen		Einige Mehrfachstiche, fasst manchmal Nadelspitze, zieht manchmal Nadel gerade aus dem Gewebe	Faden stets kontrolliert angefasst, Stiche flüssig ohne Korrektur, fasst nie Nadelspitze, zieht Nadel immer im Bogen aus dem Gewebe	
Knotentechnik				
1	2	3	4	5
Unpassende Knotenpositionierung, zieht zu grob an der Nadel, uneffizientes Knoten, zu viel Bewegung an der Anastomose/Gewebe während des Knotens		Wechselnde Knotenposition, grobe/unregelmäßige Nadeldurchführung, Knoten zu lose, eng oder uneffizient	Korrekte Einstichstelle, zieht die Nadel in einem Bogen aus dem Gewebe, effizientes Knoten, Anastomose/Gewebe bleibt während des Knotens am Ort	
Knotenqualität				
1	2	3	4	5
Knoten nicht rechtwinklig zum Wundrand, lose, Enden zu lang oder zu kurz		Knoten zum Teil nicht rechtwinklig zum Wundrand, manchmal lose, Abgeschnittene Enden OK	Rechtwinklige Knoten, satt sitzend, abgeschnittene Enden in korrekter Länge	

Tab. 38.1 (Fortsetzung)

Beschreibung der Leistungen und Benotung				
Endprodukt				
1	2	3	4	5
Grobes Erscheinungsbild, schlechte Verteilung der Knoten, Knotenenden endovaskulär		Anastomosen z. T. invertierend, z. T. aufgeworfen, Knotenabstände variabel	Glattes äußeres Erscheinungsbild, alle Knotenenden extravaskulär, angemessene Knotenabstände	
Operationsfluss				
1	2	3	4	5
Stockender Operationsfluss, mehrfache Pausen und Unsicherheit bzgl. nächstem Schritt		Demonstriert Vorwärtsplanen mit angemessenem Ablauf	Angepasstes Vorgehen mit offensichtlich geplantem Ablauf	
Gesamtbeurteilung der Leistung				
1	2	3	4	5
Nicht fähig die Prozedur durchzuführen		Fähig die Prozedur durchzuführen	Beherrschung sämtlicher Aspekte	

lität und Quantität der durchgeführten Übungen führen können. Ihr Können und die erreichten Fertigkeiten sollen auf der Kursbestätigung ersichtlich sein (Tab. 38.1). Nur dann kann der klinische Ausbilder Vertrauen für den klinischen Einsatz des Gelernten haben (Kaempfen et al. 2011). Inwiefern Erfolgskontrolle im Kurs und derjenigen in klinischer Tätigkeit korrelieren, hängen letztendlich vom einzelnen Chirurgen, Fachgesellschaften und Politik ab. Für die Patientensicherheit und zum Wohle der Versuchstiere ist eine klar strukturierte Zulassungsbeschränkung über die Kurszertifikaterteilung jedoch möglich. Dies verpflichtet die Organisatoren von mikrochirurgischen Basiskursen zur Durchführung von Prüfungen, welche objektiven Kriterien folgen.

Seit den 1990er Jahren wird die Effizienz mikrochirurgischer Kurse analysiert. Anfangs wurden Regelmäßigkeit der Platzierung von Knoten, Zeit zur Vervollständigung und Durchgängigkeit von Gefäßanastomosen vor und nach Kursen untersucht (Starkes et al. 1998). Interessanterweise hatte mikrochirurgische Erfahrung vor dem Kurs nur Einfluss auf die Dauer zur Vervollständigung einer Anastomose, nicht ihrer Qualität. Dies bestätigt die Qualität des mikrochirurgischen Kurses und zeigt auf, dass fortwährendes Training empfehlenswert ist. Ähnliche Ergebnisse fanden spätere Analysen, welche zusätzlich die Effizienz der Handbewegungen bewerteten und anhand von Bewertungsbogen objektive Testergebnisse von verschiedenen Kursmodellen ermöglichten (Grober et al. 2004, Polykandriotis et al. 2011, Cigna et al. 2010).

Insgesamt wird Mikrochirurgische Technik, ähnlich dem Fahrradfahren, wenn einmal gelernt nicht wieder verlernt (Dumont et al. 2010). Regelmäßige Übung ist neben perfekter Grundausbildung jedoch unverzichtbar, um effizient zu arbeiten und überlange Narkosen und Ischämiezeiten zu vermeiden. Um genügend hohe Fallzahlen zur Aus- und Weiterbildung zu ermöglichen, sollten demnach Mikrochirurgische Eingriffe an Zentren mit einem gewissen Minimalvolumen durchgeführt werden (Allouni et al. 2014).

> **Qualitätskontrolle soll zur Routine jedes Mikrochirurgen gehören.**

Kritische Rückmeldung der Teilnehmerist notwendig, um den Organisatoren zu ermöglichen Kurse effizienter zu gestalten. Da das Ziel für die Kursteilnehmer, wie erwähnt, die klinische Einsatzmöglichkeit sein soll, kann die Wertung des Kurses durch diese meist erst nach einigen Monaten erfolgen. Einfache Fragebogen genügen zur Evaluation und helfen den Kurs zu verbessern und auf die zukünftigen Teilnehmer abzustimmen.

Literatur

Allouni A, Dunne J, Collin T, Saleh D (2014) A survey of microsurgery training among UK plastic surgery and maxillofacial surgery trainees. Microsurgery 00:00-00 2014 Wiley Periodicals

Cigna E, Bistoni G, Trignano E, Tortorelli G, Spalvieri C, Scuderi N (2010) Microsurgical teaching: our experience. Journal of plastic, reconstructive & aesthetic surgery: JPRAS 63: e529-31

Daigeler A, Kaempfen A, Beier JP et al. (2010) [Microsurgical training – report on the consensus workshop of the 31st annual meeting of the German-language group for microsurgery of the peripheral nerves and vessels 2009 in Erlangen]. Handchirurgie, Mikrochirurgie, plastische Chirurgie: Organ der Deutschsprachigen Arbeitsgemeinschaft fur Handchirurgie : Organ der Deutschsprachigen Arbeitsgemeinschaft fur Mikrochirurgie der Peripheren Nerven und Gefässe 42: 273-6

Dale E (1969) Audio-visual methods in teaching: Dryden Press New York

Dumestre D, Yeung JK, Temple-Oberle C (2014) Evidence-based microsurgical skill-acquisition series part 1: validated microsurgical models-a systematic review. Journal of surgical education 71: 329-38

Dumont H, Istance D, Benavides F (2010) The nature of learning. 2010 OECD Centre for Educational Research and Innovation ISBN – 978-92-64-08648-7

Epstein RM (2007) Assessment in medical education. The New England journal of medicine 356: 387-96

Fanua SP, Kim J, Shaw Wilgis EF (2001) Alternative model for teaching microsurgery. Microsurgery 21: 379-82

Grober ED, Hamstra SJ, Wanzel KR et al. (2004) Laboratory based training in urological microsurgery with bench model simulators: a randomized controlled trial evaluating the durability of technical skill. The Journal of urology 172: 378-81

Hamdorf JM, Hall JC (2000) Acquiring surgical skills. The British journal of surgery 87: 28-37

Honey P, Mumford A (2000) The learning styles helper's guide: Peter Honey Maidenhead, Berkshire

Hui KC, Zhang F, Shaw WW et al. (2000) Learning curve of microvascular venous anastomosis: a never ending struggle? Microsurgery 20: 22-4

Kaempfen A, Daigeler A, Largo RD et al. (2011) [Report of the consensus workshop on microsurgical training at the 32nd annual meeting of the german-speaking group for microsurgery of the peripheral nerves and vessels in Basel 2010]. Handchirurgie, Mikrochirurgie, plastische Chirurgie : Organ der Deutschsprachigen Arbeitsgemeinschaft fur Handchirurgie : Organ der Deutschsprachigen Arbeitsgemeinschaft fur Mikrochirurgie der Peripheren Nerven und Gefässe 43: 262-5

Kaufman HH, Wiegand RL, Tunick RH (1987) Teaching surgeons to operate--principles of psychomotor skills training. Acta Neurochir (Wien) 87: 1-7

Klein I, Steger U, Timmermann W, Thiede A, Gassel HJ (2003) Microsurgical training course for clinicians and scientists at a German University hospital: a 10-year experience. Microsurgery 23: 461-5

Kolb DA, Boyatzis RE, Mainemelis C (2001) Experiential learning theory: Previous research and new directions. Perspectives on thinking, learning, and cognitive styles 1: 227-47

Komatsu S, Yamada K, Yamashita S, et al. (2013) Evaluation of the microvascular research center training program for assessing microsurgical skills in trainee surgeons. Archives of plastic surgery 40: 214-9

Kraemer B, Hoffmann J, Wallwiener M, Wallwiener C, Rajab TK (2010) Microsurgical training in a rat model: an approach and concept for gynecological surgeons. The journal of obstetrics and gynaecology research 36: 1075-9

Leung CC, Ghanem AM, Tos P, Ionac M, Froschauer S, Myers SR (2013) Towards a global understanding and standardisation of education and training in microsurgery. Archives of plastic surgery 40: 304-11

Lineaweaver W, Akdemir O, Schleich A (2010) Management strategies following microsurgical flap failure. Microsurgery 30: 61-3

MacDonald JD (2005) Learning to perform microvascular anastomosis. Skull base : official journal of North American Skull Base Society 15: 229-40

Mucke T, Borgmann A, Ritschl LM, Kesting MR, Loeffelbein DJ, Wolff KD (2013) Microvascular training of medical students and surgeons – a comparative prospective study. Journal of cranio-maxillo-facial surgery : official publication of the European Association for Cranio-Maxillo-Facial Surgery 41: e187-90

Myers SR, Froschauer S, Akelina Y, Tos P, Kim JT, Ghanem AM (2013) Microsurgery training for the twenty-first century. Archives of plastic surgery 40: 302-3

Peyton R (1998) Teaching and learning in medical practice. In: Peyton JWR, editor. Rickmansworth: Manticore Publishers Europe Ltd; 1998

Polykandriotis E, Drakotos D, Arkudas A et al. (2011) Factors influencing successful outcome in the arteriovenous loop model: a retrospective study of 612 loop operations. Journal of reconstructive microsurgery 27: 11-8

Ramachandran S, Ghanem AM, Myers SR (2013) Assessment of microsurgery competency – where are we now? Microsurgery 33: 406-15

Satterwhite T, Son J, Carey J, et al. (2014) The Stanford Microsurgery and Resident Training (SMaRT) Scale: Validation of an On-Line Global Rating Scale for Technical Assessment. Annals of plastic surgery 72 Suppl 1: S84-8

Starkes JL, Payk I, Hodges NJ (1998) Developing a standardized test for the assessment of suturing skill in novice microsurgeons. Microsurgery 18: 19-22

Studinger RM, Bradford MM, Jackson IT (2005) Microsurgical training: Is it adequate for the operating room? European Journal of Plastic Surgery 28: 91-3

Wanzel KR, Ward M, Reznick RK (2002) Teaching the surgical craft: From selection to certification. Curr Probl Surg 39: 573-659

Weber D, Moser N, Rosslein R (1997) A synthetic model for microsurgical training: a surgical contribution to reduce the number of animal experiments. European journal of pediatric surgery: official journal of Austrian Association of Pediatric Surgery. Zeitschrift fur Kinderchirurgie 7: 204-6

Serviceteil

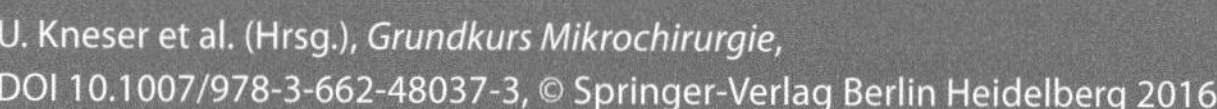
U. Kneser et al. (Hrsg.), *Grundkurs Mikrochirurgie*,
DOI 10.1007/978-3-662-48037-3, © Springer-Verlag Berlin Heidelberg 2016

Stichwortverzeichnis

E

F

G

H

I

K

L

M

N

O

U

V

W

Z